全国普通高等中医药院校药学类专业第三轮规划教材

中药药理学（第3版）

（供中药学、药学、药物制剂、临床药学、制药工程及相关专业用）

主　编　彭　成

副主编　（以姓氏笔画为序）

王爱云　方晓艳　叶耀辉　汪　宁　沈祥春

聂　红　徐世军　彭　芙　游秋云

编　者　（以姓氏笔画为序）

王爱云（南京中医药大学）　　　　方晓艳（河南中医药大学）

叶耀辉（南昌医学院）　　　　　　任艳青（河北中医药大学）

刘　明（贵州中医药大学）　　　　刘　燕（山东中医药大学）

刘艳丽（苏州大学）　　　　　　　李红艳（辽宁中医药大学）

吴国泰（甘肃中医药大学）　　　　汪　宁（安徽中医药大学）

沈祥春（贵州医科大学）　　　　　屈　飞（江西中医药大学）

聂　红（暨南大学）　　　　　　　徐世军（成都中医药大学）

郭　洁（陕西中医药大学）　　　　彭　成（成都中医药大学）

彭　芙（四川大学）　　　　　　　董世芬（北京中医药大学）

程再兴（福建中医药大学）　　　　游秋云（湖北中医药大学）

谢晓芳（成都中医药大学）　　　　操红缨（广州中医药大学）

中国健康传媒集团

中国医药科技出版社

内容提要

本教材是"全国普通高等中医药院校药学类专业第三轮规划教材"之一，分为总论、各论、实验、附录四部分。总论部分，重在构建中药药理学的理论知识架构，包括绪论、中药药性、中药药效学、中药药动学、中药毒理学、中成药学和中药药理研究方法7章；各论部分，重在介绍各类具体药物的药理毒理及临床应用，按照传统中药功效分类，共分为18章，每章分为单味药和中成药两节；实验部分，按照实验技能教学的要求，共有14个中药药理学实验；附录为英文缩略词表。教材编写体现"医药结合，明理致用"的原则，贯彻"三基（基本知识、基本内容、基本技能）""三性（科学性、准确性、特色性）"和"三度（广度、深度、宽度）"的要求。本教材为书网融合教材，即纸质教材有机融合电子教材、教学配套资源（PPT、微课、视频、图片等）、题库系统、数字化教学服务（在线教学、在线作业、在线考试）。

本教材主要供全国普通高等院校中药学、药学、药物制剂、临床药学、制药工程及相关专业师生教学使用，也可供中药学类、药学类专业自学考试和执业药师、职称考试人员参考。

图书在版编目（CIP）数据

中药药理学/彭成主编．— 3 版．—北京：中国医药科技出版社，2023.12

全国普通高等中医药院校药学类专业第三轮规划教材

ISBN 978－7－5214－3997－7

Ⅰ.①中…　Ⅱ.①彭…　Ⅲ.①中药学－药理学－中医学院－教材　Ⅳ.①R285

中国国家版本馆 CIP 数据核字（2023）第 130041 号

美术编辑　陈君杞
版式设计　友全图文

出版　**中国健康传媒集团** ｜ 中国医药科技出版社
地址　北京市海淀区文慧园北路甲 22 号
邮编　100082
电话　发行：010－62227427　邮购：010－62236938
网址　www.cmstp.com
规格　889mm×1194mm $^{1}/_{16}$
印张　20 $^{3}/_{4}$
字数　591 千字
初版　2014 年 12 月第 1 版
版次　2024 年 1 月第 3 版
印次　2024 年 1 月第 1 次印刷
印刷　北京金康利印刷有限公司
经销　全国各地新华书店
书号　ISBN 978－7－5214－3997－7
定价　**65.00 元**

获取新书信息、投稿、为图书纠错，请扫码联系我们。

出版说明

"全国普通高等中医药院校药学类专业第二轮规划教材"于2018年8月由中国医药科技出版社出版并面向全国发行，自出版以来得到了各院校的广泛好评。为了更好地贯彻落实《中共中央 国务院关于促进中医药传承创新发展的意见》和全国中医药大会、新时代全国高等学校本科教育工作会议精神，落实国务院办公厅印发的《关于加快中医药特色发展的若干政策措施》《国务院办公厅关于加快医学教育创新发展的指导意见》《教育部 国家卫生健康委 国家中医药管理局关于深化医教协同进一步推动中医药教育改革与高质量发展的实施意见》等文件精神，培养传承中医药文化，具备行业优势的复合型、创新型高等中医药院校药学类专业人才，在教育部、国家药品监督管理局的领导下，在由成都中医药大学彭成教授担任主任委员的教材建设指导委员会指导下，中国医药科技出版社组织修订编写"全国普通高等中医药院校药学类专业第三轮规划教材"。

本轮教材吸取了目前高等中医药教育发展成果，体现了药学类学科的新进展、新方法、新标准；结合党的二十大会议精神、融入课程思政元素，旨在适应学科发展和药品监管等新要求，进一步提升教材质量，更好地满足教学需求。通过走访主要院校，对2018年出版的第二轮教材广泛征求意见，针对性地制订了第三轮规划教材的修订方案。

第三轮规划教材具有以下主要特点。

1.立德树人，融入课程思政

把立德树人的根本任务贯穿、落实到教材建设全过程的各方面、各环节。教材内容编写突出医药专业学生内涵培养，从救死扶伤的道术、心中有爱的仁术、知识扎实的学术、本领过硬的技术、方法科学的艺术等角度出发与中医药知识、技能传授有机融合。在体现中医药理论、技能的过程中，时刻牢记医德高尚、医术精湛的人民健康守护者的新时代培养目标。

2.精准定位，对接社会需求

立足于高层次药学人才的培养目标定位教材。教材的深度和广度紧扣教学大纲的要求和岗位对人才的需求，结合医学教育发展"大国计、大民生、大学科、大专业"的新定位，在保留中医药特色的基础上，进一步优化学科知识结构体系，注意各学科有机衔接、避免不必要的交叉重复问题。力求教材内容在保证学生满足岗位胜任力的基础上，能够续接研究生教育，使之更加适应中医药人才培养目标和社会需求。

3.内容优化，适应行业发展

教材内容适应行业发展要求，体现医药行业对药学人才在实践能力、沟通交流能力、服务意识和敬业精神等方面的要求；与相关部门制定的职业技能鉴定规范和国家执业药师资格考试有效衔接；体现研究生入学考试的有关新精神、新动向和新要求；注重吸纳行业发展的新知识、新技术、新方法，体现学科发展前沿，并适当拓展知识面，为学生后续发展奠定必要的基础。

4.创新模式，提升学生能力

在不影响教材主体内容的基础上保留第二轮教材中的"学习目标""知识链接""目标检测"模块，去掉"知识拓展"模块。进一步优化各模块内容，培养学生理论联系实践的实际操作能力、创新思维能力和综合分析能力；增强教材的可读性和实用性，培养学生学习的自觉性和主动性。

5.丰富资源，优化增值服务内容

搭建与教材配套的中国医药科技出版社在线学习平台"医药大学堂"（数字教材、教学课件、图片、视频、动画及练习题等），实现教学信息发布、师生答疑交流、学生在线测试、教学资源拓展等功能，促进学生自主学习。

本套教材的修订编写得到了教育部、国家药品监督管理局相关领导、专家的大力支持和指导，得到了全国各中医药院校、部分医院科研机构和部分医药企业领导、专家和教师的积极支持和参与，谨此表示衷心的感谢！希望以教材建设为核心，为高等医药院校搭建长期的教学交流平台，对医药人才培养和教育教学改革产生积极的推动作用。同时，精品教材的建设工作漫长而艰巨，希望各院校师生在使用过程中，及时提出宝贵意见和建议，以便不断修订完善，更好地为药学教育事业发展和保障人民用药安全有效服务！

数字化教材编委会

主 编 彭 成
副主编 （以姓氏笔画为序）
王爱云 方晓艳 叶耀辉 汪 宁 沈祥春
聂 红 徐世军 彭 芙 游秋云
编 者 （以姓氏笔画为序）

王爱云（南京中医药大学） 方晓艳（河南中医药大学）
叶耀辉（南昌医学院） 任艳青（河北中医药大学）
刘 明（贵州中医药大学） 刘 燕（山东中医药大学）
刘艳丽（苏州大学） 李红艳（辽宁中医药大学）
吴国泰（甘肃中医药大学） 汪 宁（安徽中医药大学）
沈祥春（贵州医科大学） 屈 飞（江西中医药大学）
聂 红（暨南大学） 徐世军（成都中医药大学）
郭 洁（陕西中医药大学） 彭 成（成都中医药大学）
彭 芙（四川大学） 董世芬（北京中医药大学）
程再兴（福建中医药大学） 游秋云（湖北中医药大学）
谢晓芳（成都中医药大学） 操红缨（广州中医药大学）

中药药理学是在中医药理论指导下，应用现代科学技术方法，研究中药与机体相互作用及其作用规律的科学。本课程是中药学、药学专业的主干课程，是中医学、中西医临床医学专业的基础课程，是沟通中西医、联系中西药、跨越医学和药学、衔接基础与临床的桥梁性课程。

本教材是"全国普通高等中医药院校药学类专业第三轮规划教材"之一，是在充分分析现有《中药药理学》教材的优势和不足的基础上，结合近年来学科的新进展和教学实践的反馈，吐故纳新，以中药学类、药学类专业学生为中心，以服务中药学类、药学类人才培养为目标，编写过程中坚持一个理念、两个体系、三个结合、四个特点、五个性质，注重对学生知识、能力和素质的培养，以期达到"教师好教、学生好学、用者好用"的目的。

1. 一个理念：医药结合、学以致用 中药药理学是研究中药与机体相互作用及其规律的科学，是联系医学与药学、基础医学与临床医学、中医药与西医药、基础研究与产业之间的桥梁学科。它在中医学专业中是一门基础课程，在中药学类、药学类专业中是一门主干专业课程；它既是指导临床医生合理用药的基础学科，又是中药的新药发现、创制、研发中必不可少的重要环节。因此，编写过程中既要坚持医药结合，又要兼顾中药学类、药学类专业的特点，坚持"医药结合、学以致用"的理念。

2. 两个体系：理论教学体系、实践教学体系 中药药理学是一门实践性很强的学科，对中药学类、药学类专业而言，实践教学和实践技能的培养尤为重要，既要重视中药药理学的科学内涵、中药药性、中药药效学、中药药动学、中药毒理学、中成药学和代表药、代表中成药所构建的理论教学体系，又要重视中药药理基础、专业、创新性实验、实训、实践所构成的实践教学体系。

3. 三个结合：医药结合、理论实践结合、知识点执业点结合 中医、中药密不可分，相互依存，相互促进，教材编写力求贯彻医药结合；理论与实践不可偏颇，理论是指导实践的基础，实践是促进理论创新的核心，教材不仅注重理论的系统性、科学性和创新性，而且注重临床和新药开发的实际；教材既重视对中药药理学基本知识、基本理论、基本技能的阐述，又注重知识点、创新点、执业点的结合。

4. 四个特点：特、新、准、全 特：即特色。一是内容架构按照总论、各论和实验三部分编排，总论以中药药理科学内涵、中药药性、中药药效学、中药药动学、中药毒理学、中成药学和中药药理研究方法为理论框架，各论以代表单味药和代表中成药作为支撑，并精选14个中药药理学实验，供老师和同学们选择，将理论、知识、技能融为一体。二是编写内容重视逻辑性与一致性，总论的中药药性、中药药效学、中药药动学、中药毒理学和中成药学按照基本概念、现代研究和影响因素的思路编写，各论按章节概述、代表单味药与代表中成药的药理作用、体内过程、毒理研究、临床应用和不良反应等展开。三是编写体例设置学习目标、知识链接、思政导航和本章小结。

新：即创新。首先是编写思路创新，突出中药学类、药学类专业与产业紧密结合的特点，构建基本理论和实践理论相结合的知识体系。其次是内容设计创新，总论纳入中成药学基础知识，新增中药药理研究方法，各论纳入代表中成药。最后是将基本知识、基本理论、基本技能和实验实践结合，便于研习者前后互参。

准：即准确。教材编写力求概念正确、基本理论准确、技能训练精确。此外，教材编写中知识线条力求清晰，知识点、执业点、创新点明确。

全：即全面。一是力求理论体系全面，总论按中药药理内涵、中药药性、中药药效学、中药药动学、中药毒理学、中成药学和中药药理研究方法七个板块构建中药药理学理论知识体系。二是各论以代表单味药和代表中成药构建各章知识内容。三是具体代表单味药或代表中成药从功能主治、药理作用、体内过程、毒理研究、临床应用和不良反应等方面进行论述。

5. 五个性质：系统性、科学性、创新性、实用性、前瞻性　针对中药药理对象多（中药材、饮片、提取物、配方颗粒、配伍药对、复方、中成药）、材料多（芯片、分子、细胞、组织、动物和人体）、环节多（多基原、多品种、多商品规格、多剂型、多途径、多成分、多功效、多性能、多用途）等特点，努力使教材最终体现系统性、科学性、创新性、实用性和前瞻性。

（1）系统性　一是根据中药药理学学科知识体系，总论部分按照绪论、中药药性、中药药效学、中药药动学、中药毒理学、中成药学和中药药理研究方法七个方面展开。二是各论部分按照代表单味药和代表中成药两个层次展开，以达到构建全面、系统的中药药理学学科知识体系的目的。

（2）科学性　一是注意与现代科学技术的同步发展，确保术语科学规范；二是深入研究和厘清中医药的理论，充分体现中医药特色，写作中表述力求客观、公正、平和，避免引起歧义和争议。

（3）创新性　一是整个教材的内容构架创新，按照中药药理学学科知识体系进行布局谋篇，如总论分为绪论、中药药性、中药药效学、中药药动学、中药毒理学和中成药学和中药药理研究方法七个部分，不仅体现中药药理的理论知识架构，而且体现方法论的架构；各论分为常用代表单味药和代表中成药两个层次。二是引入最新的研究成果，如纳入目前"国家重点研发计划"、重大专项等的最新研究成果，体现知识的更新和最新进展。

（4）实用性　针对目前教材存在知识点多、小、乱和前后重复的现状，编写内容力求每一类药物主要撰写与其功效密切相关的药理作用，关键药理作用写深、写透，其他药理作用点到为止，同时写作中紧密结合临床实际和研究开发实际，将知识点与执业点紧密结合，以达到"教师好教、学生好学、用者好用"的目的。

（5）前瞻性　本教材不仅与时俱进，体现学科发展的新知识、新技术、新成果和教育教学改革、教材改革的成果，而且可为三级学科的分化奠定基础，如为中药毒理学学科的学习奠定坚实的基础。

本教材分为总论、各论、实验和附录四个部分，共25章。前7章为总论部分，主要介绍中药药理学的基本概念、主要任务、中药药性、中药药效学、中药药动学、中药毒理学、中成药学和中药药理研究方法，其中：第一章、第五章由彭成撰写；第二章由王爱云撰写；第三章由徐世军撰写；第四章由方晓艳撰写；第六章由沈祥春撰写；第七章由彭芙撰写。后18章为各论部分，每章包括概述、代表单味药和中成药3个部分，其中：第八章由徐世军撰写；第九章由聂红撰写；第十章由叶耀辉撰写；第十一章由屈飞撰写；第十二章由郭洁撰写；第十三章、第十五章由汪宁撰写；第十四章由刘燕撰写；第十六章由操红缨撰写；第十七章由董世芬撰写；第十八章由李红艳撰写；第十九章由任艳青撰写；第二十章由程再兴撰写；第二十一章由刘艳丽撰写；第二十二章由刘明撰写；第二十三章由游秋云撰写；第二十四章由吴国泰撰写；第二十五章由谢晓芳撰写。第三部分为实验，其中：实验一、实验五由谢晓芳撰写；实验二由程再兴撰写；实验三由郭洁撰写；实验四由李红艳撰写；实验六由刘燕撰写；实验七由屈飞撰写；实验八由任艳青撰写；实验九由吴国泰撰写；实验十由刘明撰写；实验十一由刘艳丽撰写；实验十二由汪宁撰写；实验十三由方晓艳撰写；实验十四由操红缨撰写。附录由谢晓芳整理。在统稿过程中，成都中医药大学中药药理系的老师也做了大量的工作，在此一并表示感谢。

　　本教材为书网融合教材，即纸质教材有机融合电子教材、教学配套资源（PPT、微课、视频、图片等）、题库系统、数字化教学服务（在线教学、在线作业、在线考试）。

　　本教材主要供全国普通高等院校中药学、药学、药物制剂、临床药学、制药工程及相关专业师生教学使用，也可供中药学类、药学类专业自学考试和执业药师、职称考试人员参考。

　　使用本教材时，根据各专业的具体情况，在完成教学大纲基本要求的前提下，讲课学时、教学顺序和教学方法等可做适当调整。

　　本教材的撰写参考了历版《中药药理学》和《中成药学》教材，在此，对所参考各教材的主编和全体编者深表敬意和谢意。教材编写得到了成都中医药大学各级领导和各兄弟院校的大力支持，在此深表谢意。本教材引用了许多专家和学者的最新研究成果，限于体例未予标注，在此一并表示衷心的感谢！

　　限于编者知识和学识水平，书中难免有不足之处，恳请诸位同仁及读者批评指正。

编　者

2023 年 10 月

CONTENTS 目录

总　论

第一章　绪　论

PPT

学习目标

知识目标

1. 掌握　中药药理学的基本概念和主要内容。

2. 熟悉　中药药理学学科特征和学科任务。

3. 了解　中药药理学发展历史。

技能目标　通过本章的学习，知晓中药药理学的内容、学科特征与任务，对中药药理研究有初步的认知和思维。

素质目标　通过本章的学习，对中药药理学在所学专业中的课程地位和重要性有清晰的认识，知识构架更完善，具备现代中药学人才基本素养，能更好地传承发展中药。

中药药理学是中药学、药学的核心课程，是沟通中西医、联系中西药和衔接基础、临床、产业的桥梁课程，对医药学术创新、临床疗效提高和产业发展具有重要意义。

第一节　中药药理学概述

中药药理学，既包括中药药性、中药药效、中药药动、中药毒性和单味药、中成药所构建的理论知识体系，又包括中药药理实验、实训、实践所构成的实践技术体系。学习中药药理学必须具备中药学、中医学、西医基础和临床学科的知识及技能，才能融会贯通，推陈出新。

1. 基本概念与主要内容　中药药理学（pharmacology of traditional Chinese medicine，PTCM）是在中医药理论指导下，应用现代科学技术方法，研究中药与机体相互作用、作用规律及药效物质基础的科学。中药传统称为"本草"，西方医药学传入我国后，人们把我国传统药物称为"中药"，包括药材、饮片、配方颗粒、提取物、组分、成分、配伍、复方、中成药等。机体主要指人体、动物体、病原体，包括生物体、器官、组织、细胞、分子等不同层面。中药对机体的作用，包括预防和治疗作用、保健作用和毒副作用，主要研究中药对机体的作用、作用机制以及产生作用的物质基础。机体对中药的作用，主要研究中药接触或进入机体后，吸收、分布、代谢和排泄的过程。

中药药理学的研究内容主要包括三个方面：一是研究中药对机体的作用、作用环节与效应，以及产生作用和效应的物质基础，简称中药药效学（pharmacodynamics of TCM）；二是研究中药在体内吸收、分布、代谢、排泄的动态变化过程及特点，定量揭示中药在体内量－时－效的关系，简称中药药动学（pharmacokinetics of TCM）；三是研究中药对生物体的有害效应、机制、安全性评价与危险度评定，简称中药毒理学（toxicology of TCM）。

2. 学科特征与主要任务 中药药理学不同于西药药理学和天然药物药理学，其本质特征主要体现在三个方面：一是中药药理研究必须与中医药理论紧密结合；二是中药的研究对象和药效物质形式多样；三是中药的药理作用具有多靶点、多环节、多途径以及整合调节的特点。

中药药理学的主要任务是研究中药对机体的药理作用、作用机制和物质基础，以及机体对中药的药动学过程；阐明中药药性、中药功效和单味药、中成药应用的科学内涵，提高中药的临床疗效，指导临床科学合理应用；发现创新中药，科学评价中药新药的有效性和安全性，为中药新药开发奠定基础；揭示中药药理学的科学内涵，推动中药现代化、产业化，推进中西医结合，为中医药学、医药学的发展和生命科学的进步做出贡献。

◎ 第二节　中药药理学研究

中药药理学是中华民族在长期与疾病做斗争的实践和现代药理研究过程中，不断形成的知识和技术体系，凝聚了中华民族的医药学成就，蕴含着丰富的用药经验与中药防病治病的基本原理。其研究主要经历了基于临床的中药作用原理探索和基于学科发展的中药药理研究两个重要阶段。

1. 基于临床的中药作用原理探索 中药临床应用及其性能功效、作用原理的探索，早在《神农本草经》中就有记载。现存世界上最早的药学专著《神农本草经》（成书于东汉末年），载药 365 种，不仅论述了各药的性味、作用、主治，而且在"序例"中对中药四气五味、有毒无毒、七情和合等性能功效理论进行了探索，形成了性味药理的基本法制。南北朝时期，梁代陶弘景（452—536）著《本草经集注》，载药 700 种，每药之下不仅对原有的性味、功能与主治有所补充，还增加了产地、采集时间和加工方法等，丰富了《神农本草经》的内容。唐显庆四年（659），苏敬等 23 人奉命编撰《新修本草》（又名《唐本草》），共 54 卷，844 种药物，图文并茂，是我国第一部官修本草，也是世界上最早的药典，比《纽伦堡药典》早 800 多年；不但对我国药学的发展有很大影响，而且对世界医药的发展做出了重要贡献。北宋后期（1098—1108），蜀中名医唐慎微编撰《经史证类备急本草》（简称《证类本草》），31 卷，载药 1740 多种，药后列单验方 3000 余首，完整保存了主流本草的精华，是现存文献学价值最高的本草学著作，曾由政府派人修订三次，加上了"大观""政和""绍兴"的年号，作为官修本草刊行。北宋末（1118），宋徽宗赵佶《圣济经》中专门设有"药理篇"，是中医药学术著作中最早的药理专论。《圣济经·药理篇》主要分为"性味"和"法象"两大部分。"性味"就是《神农本草经》所载的四气五味等的延伸，属于药物的内在性质。"法象"则是受北宋儒学重格物穷理之风的影响，根据药物的外形、颜色、质地等外部现象和药物基原、习性、作用、自然界物种之间的克制关系等来说明药物的作用与作用原理。

金元医药学家改变了综合主流本草以药物品种搜寻、基原考证、方药资料汇集整理为重点的做法，大兴药物奏效原理探求之风，以药物形、色、气、味、体为主干，利用气化、运气和阴阳五行学说，建立了法象药理模式，并发展了归经、升降浮沉和五脏苦欲补泻等药物性能的理论。如刘完素《素问药注》《本草论》，张元素《珍珠囊》《脏腑标本寒热虚实用药式》，李东垣《药类法象》《用药心法》，朱丹溪《本草衍义补遗》，王好古《汤液本草》等本草著作，丰富了中药奏效原理研究的内容。

明代医药学家李时珍（1518—1593），"岁历三十稔，书考八百余家，稿凡三易"，编成《本草纲目》，52 卷，载药 1892 种，附方 11096 个，按药物的自然属性，分为 16 部 60 类，每药之下分为释名、集解、修治、主治、发明、附方等项，是我国本草史上伟大的药学著作，也对世界医药学做出了巨大贡献。

清代赵学敏对《本草纲目》做了一些正误和补充，于 1765 年辑成《本草纲目拾遗》，增药 716 种。

清代吴其浚编撰《植物名实图考》，于 1848 年刊行，共 38 卷，收录植物 1714 种，分 12 类，每类分若干种，叙述其名称、形、色、味、品种、产地、生长习性、用途等，并有附图；所载植物在种类和地理分布上都远远超过历代诸家本草，对我国近代中药学、近代植物分类学及世界植物学的发展都有深远影响。

我国古代医药学家不仅对中药功效应用及其作用原理进行了探索，而且已有实验药理和临床药理的萌芽。如早在公元前《国语》中就记载，以含乌头的肉喂狗以验其毒性。《论衡·道虚》谓："致生息之物密器之中，覆盖其口，漆涂其隙，中外气绝，息不得泄，有倾死也。"《智囊全集》记载许襄毅公为辨冤狱，"买鱼作饭，投荆花于中，试之狗毙，无不死者。"又如，唐代陈藏器《本草拾遗》记载："黍米及糯，饲小猫、犬，令脚屈伸不能行，缓人筋故也"，是关于中药药理动物模型最早的记载，"赤铜屑主伤寒，能焊人骨，及六畜有损者，细研酒服，直入骨损处，六畜死后，取骨视之，犹有焊痕，可验"是人性化的中药药理实验；宋代寇宗奭《本草衍义》记载，通过建立大雁骨折动物模型，观察自然铜对动物模型的影响，从而得出自然铜有接骨的功效；宋代苏颂《本草图经》记载，应用对比法进行临床药理实验，鉴别人参的真假，具有现代科学实验的思想。古代中药毒性的验证、中药功效的发现与实验具有重要的意义，其实验思想给现代中药药理研究以启迪。

>>> **知识链接** o--

法象药理学

法象药理学说是运用"取象比类"思维认识中药和中药作用原理的一种法象理论，它的理论核心是：以药物形、色、气、味、体为主干，利用气化、运气和阴阳五行学说，建立法象药理模式，来认知中药的功效、归经、升降浮沉等，指导临床用药。其基本原理是：将药物外在的象，即形态、质地、色泽、气味、生长习性等，配属关联天地自然之象的四气、五味、升降浮沉等，标志中药的共同特征，并将其属性进行归类。在此理论下认识和指导应用中药，即为法象用药，如物从其类，同形相趋，同气相求；动物治病"以情治病"，植物治病"以形治病"等。

----

2. 基于学科发展的中药药理研究 19 世纪中叶，西方医药体系传入我国，出现了中西两大医学体系的碰撞和渗透。我国老一辈医药学家，开始应用西医西药的理论、技术和方法来研究中药的作用、作用机制及产生作用的物质基础。自此，中药药理的现代研究才逐渐形成并不断发展。

20 世纪初，我国学者袁淑范在衣笠丰研究四川何首乌含蒽醌衍生物的基础上，比较研究了何首乌浸膏与何首乌蒽醌衍生物对动物肠管运动的影响，认为何首乌的作用至少一部分为何首乌蒽醌衍生物的作用，这是现代意义上最早的中药药理实验。尤其我国老一辈药学家、北京协和医学院药理学家陈克恢，首次发现麻黄的有效成分麻黄碱具有肾上腺素样作用，且作用持久，其作用与交感神经兴奋剂相同；他的研究论文"麻黄有效成分麻黄碱的作用"于 1924 年发表在 *Journal of Pharmacology and Experimental Therapeutics*，在国内外引起了强烈反响和广泛关注，麻黄碱从此成为重要的拟交感神经药物，为多国药典所收载，从此开启了中药药理现代研究的新纪元。

20 世纪 20—40 年代，国内学者沿用袁淑范、陈克恢的研究方法，相继对川芎、人参、当归、延胡索、黄连、黄柏、柴胡、乌头、蟾酥、仙鹤草、防己、贝母、使君子、常山、鸦胆子等数十种常用中药进行了化学和药理研究，并逐渐形成了一种延续至今的中药药理研究思路，即从天然药材中提取其化学成分，筛选研究其药效，再进行相关药理毒理研究。但由于受客观条件的限制，所研究中药的品种不多、成果有限，仅将临床有一定疗效的中药当成植物药来研究，很少联系中医药理论和临床。

20 世纪 50—60 年代，我国政府高度重视中医药的发展，中药药理现代研究进入了新的阶段。主要体现在三个方面。一是围绕西医学相关系统疾病进行有目的的中药疗效研究，特别在强心、降压、镇痛、驱虫、抗菌、抗炎、解热、利尿等方面进行了大量药物筛选，关于中药对呼吸系统、心血管系统、中枢神经系统的作用以及抗感染和抗肿瘤作用的研究取得显著成绩，发现和确定了小檗碱、苦参碱、川芎嗪、丹参酮、青蒿素、葛根黄酮、麝香酮等中药药理活性成分。二是建立了中医证候动物模型，开始结合中医理论和中医临床研究中药药理作用。三是进行研究总结，编著了中药药理专著。如 1953 年牟鸿彝编译《国药的药理学》，1954 年牛颜编著《中药的药理与应用》，张绍昌编著《中药的现代研究》，这类专著对 20 世纪 50 年代以前中药药理的研究概况进行了总结，为中药药理作用的深入研究奠定了基础。但其分类方法套用当时药理学的分类方法，而中药药理学学科尚未形成。

20 世纪 70—80 年代，中药药理学从药理学和中药学中脱颖而出，成为一门独立的学科。表现为三个方面的特征。一是重视中医证候、治则治法、中药复方的研究，形成了"以药测方、以方探法、以法说理"，逆向探索中医"理、法、方、药"的辨证思维模式，在活血化瘀、扶正固本、通里攻下、清热解毒等重要治法和血府逐瘀汤、桃红四物汤、四君子汤、补中益气汤、六味地黄丸、参附汤、大承气汤、黄连解毒汤等常用方剂研究方面取得重大进展。二是开始应用现代科学技术、药理实验方法，研究中药药性、中药药效、中药药动和中药毒性的科学内涵。三是进行了理论总结，出版了中药药理学专著和教科书。20 世纪 70 年代末，老一辈中药药理学家周金黄、王筠默主持编写了《中药药理学》，1985 年王筠默主编了第一版高等医药院校试用教材《中药药理学》，坚持中医药理论指导，以中药学教材体系为纲，对应介绍主要药性理论和主要功效类别中药的现代药理研究成果。

20 世纪末，随着现代科学技术的迅速发展，中药药理学的研究领域不断拓展，研究方法日益先进，学科体系进一步完善。在研究领域方面，中药代谢动力学研究和中药安全性评价备受重视，尤其是与中药药性、功效与主治相互联系的中药药理研究，以及复方配伍规律和复方药效物质基础的研究日益增多；在研究方法方面，中药血清药理学方法的开展、中药药理动物模型的建立、现代分子生物学技术的应用，使中药药理研究水平从整体深入到组织器官和细胞分子层面；在学科专业方面，1991 年，经教育部批准，成都中医药大学、南京中医药大学创办中药药理学专业，首次面向全国招收中药药理学本科学生，标志着中药药理学学科体系已基本形成。

21 世纪，国家大力支持中医药的发展与创新，中药药理学作为中医药现代化最活跃的力量，发展更为迅速。主要表现在以下三个方面。一是研究内容更加丰富，国家在大力支持现代中药、复方作用原理与物质基础研究的基础上，重点支持中药药性、中药毒性、中药药代和中药量－效关系的研究。二是研究方法更加多样，一方面，随着科学技术的进步，基因组学、蛋白组学、代谢组学等新技术、新方法，广泛应用于中药药理学研究；另一方面，符合中药药理学研究特点的中药药理病证动物模型方法、中药血清药理研究方法、中药脑脊液药理研究方法、中药毒理评价方法等不断涌现。三是学科分化趋于完善，国家中医药管理局明确将中药药理学作为二级学科，进行重点建设，中药药理学也将逐渐分化出中药药效学、中药药动学和中药毒理学等三级学科。

今后，中药药理学的研究发展将实现三个转变：一是单味中药、中药配伍、方剂、中成药的药理研究向中药药理学科构架、理论基础以及相应规律的总结与揭示转变；二是从实验药理向临床药理转变；三是从中药药理评价向创新药物发现、评价和中药作用原理研究转变。中药药理学学科将在三个方面实现转化突破，形成三个分支学科：一是科学实验方面，实现中药化学药理向中药结构药理转化突破，形成中药基础药理学；二是临床实践方面，实现中药治疗药理向中药精准药理转化突破，形成中药临床药理学；三是创新药物方面，实现中药药物设计向中药计算药理转化突破，形成中药新药药理学。

答案解析

目标检测

一、选择题

（一）单选题

1. 以下不属于中药药理学研究对象的是（　　）
   A. 酒黄连　　　　　　　　B. 生黄连水提液　　　　　C. 黄连生物碱
   D. 小檗碱衍生物　　　　　E. 从黄连中分离纯化获得的小檗碱

2. "中药与机体相互作用"中的"机体"包括人体、动物体和（　　）
   A. 细菌　　　　　　　　　B. 病毒　　　　　　　　　C. 病原体
   D. 寄生虫　　　　　　　　E. 支原体

3. 中药药理学的研究内容包括中药药效学、中药药动学和（　　）
   A. 中药毒理学　　　　　　B. 中药学　　　　　　　　C. 中药血清药理学
   D. 中药病理学　　　　　　E. 中药化学

4. 中医药学术著作中最早的药理学专论是（　　）
   A. 《神农本草经》　　　　B. 《圣济经》　　　　　　C. 《圣济总录》
   D. 《本草纲目》　　　　　E. 《本草经集注》

5. 现代意义上最早的中药药理学实验是关于（　　）的研究
   A. 大黄　　　　　　　　　B. 麻黄　　　　　　　　　C. 石膏
   D. 人参　　　　　　　　　E. 何首乌

（二）多选题

6. 中药对机体的作用有（　　）
   A. 预防作用　　　　　　　B. 治疗作用　　　　　　　C. 保健作用
   D. 毒副作用　　　　　　　E. 延年益寿

7. 中药药理学区别于西药药理学和天然药物药理学的本质特征是（　　）
   A. 中药药理学必须与中医药理论紧密结合
   B. 中药的研究对象和药效物质形式多样
   C. 中药药理学必须用中医证候模型来研究
   D. 中药的药理作用具有多靶点、多环节、多途径以及整合调节的特点
   E. 中药有临床用药经验，中药药效的研究较中药毒理的研究更重要

二、名词解释

中药药理学

三、简答题

中药药理学的研究内容和学科特征是什么？

书网融合……

思政导航	本章小结	题库

第二章　中药药性

◎ 学习目标

知识目标

1. 掌握　中药药性理论的研究内容，尤其是中药四气和五味与药理效应及物质基础之间的关联特点。

2. 熟悉　中药性味与归经、升降浮沉、有毒无毒、配伍禁忌的现代科学内涵。

3. 了解　中药药性理论研究思路与方法。

技能目标　通过本章的学习，使学生能理解中药药性理论的研究思路与方法，培养学生的逻辑思维能力、分析解决具体问题的能力和自主学习能力。

素质目标　通过本章的学习，能够灵活应用现代科学技术进行中药药性理论研究的基本设计，具备开展中药药性理论研究的基本科研素质和能力。

》 第一节　中药药性概述

中药药性是中药作用的基本性质和特征的高度概括，是根据机体用药反应，通过逻辑推理，对药物作用的概括。明代贾所学《药品化义》中指出，药性是"医人格物推测之义理"。中药药性理论是中药理论的核心，是中药学的主要特色，也是中药区别于植物药和天然药物的显著标志。中药药性主要内容有四气、五味、归经、升降浮沉和毒性等。近几十年来，不少学者围绕中药药性理论开展了一系列的研究工作，在理论探讨、实验研究、临床应用等方面取得了一定的成果，对中药药性理论的发展具有现实意义，为药性理论的深入研究奠定了基础。

1. 四气　"四气"原指四季气候特点，辞源释为："四时阴阳变化，温热寒凉之气。"中药四气，即指中药寒、热、温、凉四种药性，又称四性，主要反映药物影响人体阴阳盛衰、寒热病理变化的作用性质，是中药最主要的性能。《神农本草经》中最早提出"药有四气"；在每味药物功效前均冠以四气，四气不同，则药物作用不同。在四气中，温热与寒凉属于相反的性质，其中温与热、寒与凉在本质上相同，程度方面存在差异，温次于热，凉次于寒。此外，尚有平性药，指药性寒、热之性不显著，作用亦较和缓的药物。还有些药物以大热、大寒、微温、微寒等词予以区别，但仍在四性的范围内，故平性仅为相对的属性。药性寒热温凉，是从药物作用于机体所发生的反应概括出来的，与所治疾病的寒热性质相对应。《黄帝内经》中记载"所谓寒热温凉，反从其病也"，也就是说，药物寒热温凉的性质是由用药后机体的反应和病证的寒热决定的。具体而言，能够减轻或消除热证的药物，一般为寒性或凉性，具有清热、凉血、泻火、清虚热等功效，如板蓝根对于发热口渴、咽痛等热证有清热解毒作用；反之，能够减轻或消除寒证的药物，一般属热性或温性，具有祛寒、温里、助阳等功效，如附子、干姜对于腹中冷痛、脉沉无力等寒证有温中散寒作用。《黄帝内经》谓："寒者热之，热者寒之。"

由此可见，四性理论的形成，除有禀受于先天之说，更主要的是由药物作用于人体所产生的不同反应及其不同疗效总结出用药理论。现代研究针对中医临床寒热病证的表现与机体各系统功能活动变化的关系，基于不同寒热药性药物的治疗效果，发现病证的寒热与中药的四气均涉及机体活动的多个方面，主要体现在中枢神经系统、自主神经系统、内分泌系统、能量代谢等方面。除了在药理作用方面对四气的研究，亦有对中药化学成分与寒热药性关系的研究。

2. 五味 五味，即辛、甘、酸、苦、咸五种味道，有些药还附有淡味和涩味，只是涩附于酸，淡附于甘。《通鉴外纪》载："民有疾病，未知药石，炎帝始味草木之滋。尝一日而遇七十毒，神而化之，遂作方书，以疗民疾，而医道立矣"，即认为味由神农氏口尝获得，因此中药五味的本义是指辛、甘、酸、苦、咸五种通过口尝而直接感知的真实滋味。后来随着用药实践的发展及对药物作用认识的不断丰富，采用了以其作用推定其"味"的方法；《素问·藏气法时论》中概括了"辛散、酸收、甘缓、苦坚、咸软"等五味的作用特点。《本草备要》中明确记载："凡药酸者能涩能收，苦者能泄能燥能坚，甘者能补能和能缓，辛者能散能润，咸者能下能软坚，淡者能利窍能渗泄，此五味之用也"。由此可知，确定味的主要依据一是药物的滋味，二是药物的作用。而五味的实际意义，不仅表示药物的真实滋味，还提示药物作用的基本特征，例如，鱼腥草的辛味、甘草的甘味、酸枣仁的酸味、黄连的苦味、芒硝的咸味等，均反映了药物的真实滋味，是通过口尝而得来的感性认识，与实际滋味相符。而另一方面，五味并不一定表示药物的真实滋味，更是用以反映药物在补、泄、散、敛等方面的特性，是中药味道与功效的概括和总结，例如，具有补益功效的中药具有甘味，具有解表功效的药物具有辛味，葛根味辛、鹿茸味甘，白芍味酸，板蓝根味苦，玄参味咸，等等。

现代研究表明，五味的物质基础是不同类型的化学物质，不同类型的化学物质作用于机体，产生相应的药理作用，从而调节人体阴阳，扶正祛邪，消除疾病。即五味 – 化学成分 – 药理作用三者之间存在一定的规律性。

3. 归经 关于中药归经理论的论述最早见于《黄帝内经》，提出药物的五味对机体脏腑有选择性，如《素问·宣明五气篇》曰："五味入五脏，各归所喜，故酸先入肝，苦先入心，甘先入脾，辛先入肺，咸先入肾"。

中药归经理论是历代医家临床遣方用药经验的总结，是中药药性理论的重要组成部分。金元时期医家张洁古在其所著《珍珠囊》和《医学启源》等书籍中有"藁本乃太阳经风药"、石膏"乃阳明经大寒之药"等记载，把归经概念作为药性记载而提出来。明代李时珍在《本草纲目》中对药性有大量的论述，均标明有归经内容，如"麻黄乃肺经专药，故治肺病多用之"，还将《黄帝内经》五味五色入五脏的理论用于临床，提高了归经理论的实用价值，使归经理论逐渐完善，也促进了归经理论的应用和推广。

归有归属之意，经是人体脏腑经络及所属部位的概称。归经是药物作用定位的概念，即表示药物作用部位。古人在用药实践中观察到，一种药物主要对某一或某几条经络产生明显的作用，而对其他经络作用不明显或没作用，说明药物对机体产生效应的部位侧重点有所不同。中医理论认为，每种病证都是脏腑或经络发病的表现，因而某种药物能够治疗某脏腑经络的病证就意味着该药归某经。因此，归经是药物对机体治疗作用及适应范围的归纳，是中药对机体脏腑经络选择性的作用或影响，许多中药可以同时归两经或数经，说明该药对机体具有广泛的影响。例如，大黄具有泻下功效，归大肠经；淫羊藿、鹿茸补肾治疗阳痿滑精，归肾经；款冬花治疗咳嗽气喘，归肺经；天麻、羚羊角治疗手足抽搐，归肝经。归经理论的提出标志着传统中医形成了对中药选择性作用于脏腑经络的系统认识。

可见，中药的归经是由药物功效和疗效总结而来的，是药物作用以及效应的定向与定位，是药物功效与药理作用部位的综合，对中药的临床实践起重要的指导作用。中医脏腑与解剖学器官组织之间并非单纯的对应关系，因此，归经理论中所指的脏腑，是中医学中特有的定位概念，与解剖学中的器官组织有较大的区别。对于归经理论的研究，多从药物的药理作用、药物在体内的分布、微量元素及受体学说等方面进行研究。另外，引经和引经药之说作为归经理论的重要组成部分，其与药物配伍之后对药物作用选择性改变的这种特性，亦被人们重视。

4. 升降浮沉 中药的升降浮沉是用于表现药物作用趋向的一种性能，升代表上升，降代表下降，浮代表上行发散，沉代表下行泄利，是指中药对人体的不同趋向作用。疾病证候上的表征，上如咳嗽和呕吐，下如泻痢和脱肛，外如盗汗，向内的表现则较为多样。能够针对病情，改善或消除这些病证的药物，分别具有升降浮沉的作用趋向。具有解表、透疹、升阳举陷、开窍醒神、温阳补火、行气解郁等功效的药物，其作用趋向主要是升浮；具有清热、泻火、安神、止呕、平肝、息风止痉、止咳平喘、收敛固涩等功效的药物，作用趋向主要是沉降。

味辛、甘，性温热的药物多属于升浮药；味酸、苦、咸，性寒凉的药物多属于沉降药。质地轻松的中药（入药部位为花、茎、叶者），大多作用升浮，如菊花、升麻等，银翘散、桑菊饮等解表方药都采用质地轻松、气薄味辛的花草叶类药物，使配方具有升阳透表的功效；质地重实的中药（入药部位为子实者），大多作用沉降，如苏子、枳实、代赭石等，大承气汤等泻下方药常采用质地重浊、坚实、气厚、性寒的子实类药物，使配方具有攻下实积、向里趋下的功效。但药物升降浮沉的药性不可依据药物的药用部位一概而论，如旋覆花、丁香降气止呕，槐花治肠风下血，番泻叶泻下导滞，其性沉降而非升浮；蔓荆子疏散表邪以清利头目，苍耳子发散风寒通鼻窍等，其性升浮而非沉降。

值得注意的是，随着炮制、配伍、药用部位等条件的改变，中药升降浮沉之特性亦可以发生转变，即升浮转变为沉降，沉降转变为升浮。药物经酒制则升，姜炒则散，醋炒则收敛，盐炒则下行。如杜仲、菟丝子盐炙炒后，其下行补肾的作用增强；大黄峻下热结、泻热通便，具沉降之性，但酒制后，其活血化瘀及升浮之性增强，泻下通便等沉降之性则减缓。升浮药配伍在大量的沉降药之中，全方功效随之趋下；反之，沉降药在大量升浮药之中，全方的功效也随之趋上。中药升降浮沉之特性可因炮制、配伍、药用部位等条件而发生变化，是临床遣方用药及对中药升降浮沉理论的研究中值得注意的问题。

有些中药具有升浮和沉降的双向作用趋向，如麻黄发汗、解表具有升浮特性，又能止咳平喘、利尿消肿而具有沉降的特性；白芍上行头目、祛风止痛，具有升浮特性，又能下行血海以活血通经，具有沉降的特性；黄芪补气升阳、托毒生肌具有升浮特性，又能利水消肿、固表止汗，具有沉降的特性。四逆散柴胡主升，疏肝气之郁结，枳实主降，导胃气之壅滞；半夏泻心汤辛开苦降并用，调理脾胃之升降。

中药升降浮沉理论的现代研究资料尚少，主要是结合药物的药理作用进行观察和分析。

综上所述，中医辨证论治即是利用药性之偏，调节人体阴阳之偏，从而达到阴阳之间的相对平衡，使疾病痊愈。中药药性理论高度概括了中药祛除病邪、恢复脏腑功能的协调、纠正阴阳偏胜偏衰的病理现象，是对中药作用的基本性质、特点和作用规律的高度概括，是说明药物作用的主要理论依据，亦是中医辨证论治、处方遣药的依据，是中医药理论体系的重要组成部分。

⊗ 第二节 中药药性研究

1. 四气的现代研究 中药四气是中药性质和作用属性的高度概括，探讨四气用药的理论基础，对于运用四气理论指导临床用药具有重要的意义。现代一般将中药分为寒凉及温热两大类进行研究。针对中医临床寒热病证的表现与机体各系统功能活动变化的关系，多从中枢神经系统、自主神经系统、内分泌系统、能量代谢等方面，探讨四气理论及作用的规律性。

（1）中枢神经系统功能 热证患者常出现中枢兴奋的症状，如精神振奋、语高声粗、情绪激动、高热惊厥等；寒证患者则常出现中枢抑制的症状，如精神倦怠、安静、语音低微等。寒证患者经温热药物治疗或热证患者经寒凉药物治疗后，其中枢神经系统症状均有显著改善。

使用寒凉药或温热药制备的寒证或热证动物模型，可以出现类似寒证或热证患者中枢神经系统功能的异常变化。寒证动物模型痛阈值和惊厥阈值升高，脑内兴奋性神经递质去甲肾上腺素（NA）和多巴胺（DA）含量降低，抑制性神经递质5-羟色胺（5-HT）升高，表明动物中枢神经系统处于抑制状态；热证模型动物，痛阈值和惊厥阈值降低，脑内 NA 和 DA 含量升高，5-HT 降低，表明动物中枢神经系统处于兴奋状态。

多数寒凉药对中枢神经系统呈现抑制性作用。寒凉类方药可使大鼠脑内兴奋性神经递质（NA、DA）含量下降，多巴胺 β 羟化酶（DβH）活性降低，而 5-HT 含量增高。如知母、石膏使脑内兴奋性神经递质 NA 和 DA 含量降低，DβH 活性降低，表现出中枢抑制状态；钩藤、羚羊角等具有抗惊厥作用；黄芩、栀子、苦参等具有镇静作用。相反，多数温热药则对中枢神经系统呈现兴奋性作用，温热类方药使大鼠脑内 DβH 活性增强，NA、DA 含量增多且维持在较高水平。如附子、干姜、肉桂、麻黄、麝香、马钱子等，使中枢兴奋功能增强，痛阈值和惊厥值降低，脑内 DβH 活性显著增高，兴奋性神经递质 NA 含量增加。

（2）自主神经系统功能 寒证或热证患者常有自主神经功能紊乱的症状。寒证患者主要表现为形寒肢冷、口不渴、小便清长、大便稀清、咳痰稀薄等；热证患者主要表现为面红目赤、口渴喜饮、小便短赤、大便秘结等。寒证或热证患者均可见自主神经平衡指数异常（自主神经平衡指数包括唾液分泌量、心率、体温、呼吸频率、收缩压和舒张压六项指标，反映交感神经-肾上腺系统功能状态）。寒证患者的自主神经平衡指数偏低，即交感神经-肾上腺系统功能偏低，表现为唾液分泌量多、心率减慢、基础体温偏低、呼吸频率减慢、血压偏低；热证患者则相反，表现为自主神经平衡指数增高，即交感神经-肾上腺系统功能偏高。对寒证、热证患者分别应用温热药和寒凉药为主的方剂治疗后，随着临床症状的好转，其自主神经平衡指数逐渐转为正常。

寒证动物模型心率减慢，心电活动减弱，体温降低，血浆中和肾上腺内 DβH 活性降低，儿茶酚胺含量降低，组织耗氧量减少，尿液中 17-羟皮质类固醇（17-OHCS）排出减少。热证动物模型则心电活动较强，自主活动增加，体温较高，儿茶酚胺含量较高。

中药四气对自主神经递质、受体以及环核苷酸水平也有明显影响。寒证患者副交感-M 受体-cGMP 系统功能偏亢，尿液中 cGMP 的排出量明显高于正常人，服用温热类药物后，可以提高细胞内 cAMP 含量，使失常的 cAMP/cGMP 比值恢复正常。相反，热证患者交感神经-β 受体-cAMP 系统功能偏亢，尿液中 cAMP 含量明显高于正常人，服用寒凉类药物后，能够提高细胞内 cGMP 水平，使失常的 cAMP/cGMP 比值恢复正常。实验研究亦表明，温热药能提高正常大鼠脑组织腺苷酸环化酶（AC）mRNA 表达，导致 AC 活性增强，使 cAMP 的合成增加，显示出药物的温热之性；寒凉药能降低 AC mRNA 表达，使 AC 活性抑制，引起 cAMP 的合成减少，显示出药物的寒凉之性。

多数寒凉药能降低自主神经功能，降低自主神经平衡指数，降低交感神经活性、抑制肾上腺皮质功能、升高细胞内 cGMP 水平。多数温热药则能增强自主神经功能，升高自主神经平衡指数，提高交感神经活性、增强肾上腺皮质功能、升高细胞内 cAMP 水平。

（3）内分泌系统功能 寒证或热证患者的内分泌功能会出现不同的改变，寒凉药与温热药对内分泌系统具有明显的影响。四气对内分泌功能的影响主要通过影响下丘脑-垂体-肾上腺轴、下丘脑-垂体-甲状腺轴以及下丘脑-垂体-性腺轴来实现。一般而言，温热药对内分泌功能具有兴奋作用，而寒凉药具有抑制作用。例如温热药人参、黄芪、白术、熟地黄、当归、鹿茸、肉苁蓉等可兴奋下丘脑-垂体-肾上腺轴，使血液中促肾上腺皮质激素（ACTH）、皮质醇含量升高；附子、肉桂、紫河车、人参、黄芪、何首乌等具有兴奋下丘脑-垂体-甲状腺轴的作用，使血液中促甲状腺激素（TSH）或 T_3、T_4 水平升高；人参、淫羊藿、附子、肉桂、鹿茸等可兴奋下丘脑-垂体-性腺轴。

对动物长期给予温热药，其甲状腺、肾上腺皮质、卵巢等内分泌系统功能增强，而寒凉药则抑制内分泌系统功能。温热药使大鼠血清及垂体内 TSH、促黄体生成素（LH）升高，尿液内17 – OHCS 排出量增多，且肾上腺皮质激素含量升高，并能影响垂体 – 性腺系统功能而调节动情周期；寒凉药则使大鼠血清及垂体内 TSH 下降，下丘脑促甲状腺激素释放激素（TRH）释放减少，肾上腺皮质激素含量降低，大鼠的动情周期延长。表明温热药使下丘脑 – 垂体 – 肾上腺皮质系统、下丘脑 – 垂体 – 甲状腺系统、下丘脑 – 垂体 – 性腺系统功能增强，而寒凉药则对其有抑制作用。

>>> 知识链接 ◦--

内分泌调节轴

内分泌系统是由分泌腺和分散存在于某些组织器官中的内分泌细胞组成的一个体内信息传递系统。内分泌腺通常并非单独起调节作用，而是通过调节"轴"的形式实现。激素通过上位内分泌腺（下丘脑）释放促中位内分泌腺（垂体）的激素，中位内分泌腺（垂体）分泌促下位内分泌腺的激素，形成级联放大的生物效应。这种级联放大过程称为内分泌功能轴（内分泌轴）。身体重要的内分泌轴包括下丘脑 – 垂体 – 肾上腺（皮质）轴、下丘脑 – 垂体 – 甲状腺轴、下丘脑 – 垂体 – 性腺轴。

下丘脑 – 垂体 – 肾上腺（皮质）轴，又称 HPA 轴，该轴的激活与机体抵抗内外刺激的应答性反应密切相关，因此亦称应激轴。甲状腺激素的分泌过程通常为下丘脑 – 腺垂体 – 甲状腺轴调节。下丘脑分泌的 TRH 促进腺垂体合成和释放 TSH，TSH 刺激甲状腺腺泡增生和甲状腺激素的合成与分泌，进而调节新陈代谢和促进生长。下丘脑 – 垂体 – 性腺轴（HPGn 轴）的主要功能是使机体的生殖功能活动维持正常，又称生殖轴。

--•

（4）能量代谢　中医的寒证、热证与机体能量代谢关系密切，寒证患者基础代谢偏慢，热证患者基础代谢偏快。 ⓔ 微课

寒、热中药可通过影响能量代谢的某些环节，实现对寒、热证的调节。温热药能够促进机体的能量代谢，而寒凉药则表现为抑制作用。例如，寒性方药黄连解毒汤使大鼠肛温降低，寒冷环境中仍使其体温下降；而温热药能延迟寒冷环境中小鸡、大鼠的死亡时间和延缓体温下降。

不同药性对能量代谢的作用与影响下丘脑 – 垂体 – 甲状腺轴功能、Na^+,K^+ – ATP 酶活性有关。寒、热药性的生物效应来源于两个方面：一是食物或药物本身蕴含不同形式或不同量值的能量或热量物质，这些物质在体内正常转化（代谢），可产生生理性或营养性的能量转移和热的变化；二是药物或食物可能含有内生致热物质或相关物质，这些物质作用于机体后能产生一系列生理或病理反应，反应大多伴有能量转移和热变化。甲状腺激素增强机体产热效应，其增加组织基础代谢率的作用与诱导 Na^+,K^+ – ATP 酶的产生有关。寒凉药具有抑制红细胞膜钠泵活性的作用，温热药能升高红细胞膜钠泵的活性。例如，分别给大鼠灌胃制附子、干姜、高良姜、花椒、肉桂和吴茱萸这6味热性中药和苦参、栀子、黄柏、黄芩、黄连和龙胆这6味寒性中药30日，测定大鼠肝脏 Na^+,K^+ – ATP 酶、Ca^{2+} – ATP 酶、琥珀酸脱氢酶（SDH）的活性，肝糖原含量和肝脏解偶联蛋白2（UCP – 2）的 mRNA 表达水平，发现6味热性中药能显著升高骨骼肌 Na^+,K^+ – ATP 酶、Ca^{2+} – ATP 酶、SDH 的活性，而6味寒性中药的作用则相反。

>>> 知识链接 ◦--

机体能量代谢与细胞能量代谢

能量是驱动生命活动的动力，物质代谢过程中伴随着能量的释放、转移、贮存和利用的过程，称能量代谢。机体处于基础状态下的能量代谢称为基础代谢。基础状态是指人体在清醒而又极度安静的状态

下，不受环境温度、肌肉运动、食物特殊动力效应和精神紧张等因素的影响。在基础状态下，机体的各种生理活动都比较稳定，体内的能量消耗主要用于维持基本的生命活动。人体的能量代谢受多种因素的影响，其中主要的影响因素有肌肉活动、精神活动、食物和环境温度。

细胞能量代谢是实现细胞功能的重要基础，细胞内的生化反应也动态地影响细胞内部温度。近年来有研究采用无线测温系统从微观角度检测次乌头碱和黄芩苷对细胞温度变化的影响，发现温热药附子的主要活性成分次乌头碱可使细胞温度升高约 0.15℃，寒凉药黄芩的主要活性成分黄芩苷则可使细胞温度降低 0.2℃，提示中药活性成分的"寒""热"属性或许可以通过化合物本身引起的细胞温度变化来进行分类。

（5）中药四气物质基础研究 中药的寒热属性与糖、蛋白质、脂肪含量有一定的相关性。寒性中药的总糖含量明显低于热性中药的总糖含量；热性中药的总脂含量明显高于寒性中药；热性中药蛋白质含量是寒性中药的 1.9 倍。应用全电性离子色谱技术，将特定 pH 条件下的中药可溶性蛋白溶液的全部阴、阳蛋白离子成分以色谱峰的形式展示出来，可以构成该味中药所有蛋白质成分的电性分布图，分析相同药性中药的共有峰与药性的相关性，并能应用其中的特征峰标识中药药性，从中药蛋白质成分的电性特征的角度，研究中药药性的物质基础。

从生物物理化学的角度，利用微量量热法测定生晒参和红参的生物热效应，探讨中药寒、热、温、凉的内涵，其结果与"红参偏热、生晒参偏凉"的中医传统认识基本吻合。采用信息论方法探讨微量元素的含量和分布与中药四性的关系，发现温热类和寒凉类中药水煎液中微量元素的含量存在较大差异，中药四性与微量元素之间存在一定的关系，分析 176 种中药中铁、锰、铜、锌四种元素含量及比例与药性的相关性，发现温热药含锰量显著高于寒凉药，但铁含量显著低于寒凉药；寒凉药铁含量高，锰含量低于温热药。

凡含有挥发油、生物碱类的中药，其性多温热；含有皂苷、蒽苷等苷类成分及薄荷脑的中药，其性多寒凉。一味中药含有众多的化合物分子，但并非所有分子均是活性成分，药物所含活性成分的分子量越大，其寒性系数也越大。通过对中药主要活性成分的分子量进行测定，可大致界定一味中药的寒热药性：中药主要活性成分分子量在 250Da 以下者多表现为温热药性，250Da 以上者多表现为寒凉药性。

四气与五味之间亦有明显的相关性。温热药中辛味最多（69.3%），甘味次之（29.4%），纯辛味药中温热药占 82.5%。平性药中甘味最多（55%），辛味次之（27%）。寒凉药中苦味最多（53.3%），甘味次之（33.7%），辛味居第三位（24%）。纯苦味药中 76.3% 为寒凉药；纯咸味药中 61.1% 为寒凉药，22.2% 为温热药。酸、甘药则温热与寒凉相近。

量子理论用电子得失解释中药的四性，提出了"电子偏移假说"，即中药之所以有四气，在于所含的化学元素具有寒、凉、温、热四性。给出电子而吸收能量的元素表现出寒性，接受电子而放出能量的元素表现出热性。

（6）根据中药功效 - 药理作用的相关性研究中药四气的现代内涵 药理作用是中药本身功能的现代反映，从药理学角度揭示中药药性的本质，可阐释药物与机体、细胞及分子之间的相互作用。温热药如附子、乌头等均含有的有效成分——去甲乌药碱可能是多种温热药药性的物质基础，具有增强心肌收缩力、增加心率、扩张血管等药理作用。

寒凉药具有清热泻火、凉血解毒、滋阴除蒸、泻热通便、清热利尿、清化热痰、清心开窍、凉肝息风等功效。寒凉药的基本药理作用为抗菌、抗炎、抗肿瘤、解热、利尿、影响心血管系统、降血压、镇静、镇痛、抗癌。寒凉药降低交感 - 肾上腺系统的功能，降低体内 DβH 的活性，使尿液中儿茶酚胺和 cAMP 的排出量减少。

温热药具有温中散寒、温肺化饮、温肾助阳、暖肝散寒、温通心脉、散寒止痛、温通经脉等功效。温热药的基本药理作用为抗炎、抗菌、镇痛、影响心血管系统、抗肿瘤、镇静、祛痰、增强免疫功能、平喘。温热药提高交感神经活性，增强肾上腺皮质功能，升高细胞内 cAMP 水平。

综上所述，中药四气与中药对机体作用的多靶点机制密切相关，在不断进行理论和实践创新的同时，应与相关学科如物理化学、植物学、生物学、遗传学、生药学等紧密联系，多层次、多学科交叉、多因素、多靶点、动态地研究中药四气理论。

2. 五味的现代研究　中药通过五味作用于疾病部位，产生药理作用，从而调节人体阴阳，扶正祛邪，消除疾病。五味的物质基础是不同类型的化学物质，中药五味与其化学成分的分布有一定的规律性。对五味的研究，主要是研究五味－功效－化学成分－药理作用之间的相关性。

（1）辛，能散、能行，具有发散、行气、活血、健胃、化湿、开窍等功效。辛味药主要含挥发油，其次为生物碱、苷类等，挥发油是其作用的主要物质基础。辛味药所含无机元素的总平均值仅次于咸味药，居第二位，从各元素的均值来看，辛味药的锌含量显著低于咸味药，钙含量显著低于苦味药，低锌、低钙可能是辛味药潜在的元素谱征。辛味药主要分布于芳香化湿药、开窍药、温里药、解表药、祛风湿药和理气药中。辛味药的功效与扩张血管、改善微循环、发汗、解热、抗炎、抗病原体、调整肠道平滑肌运动等药理作用相关。发散解表功效主要表现在解热、抗菌、抗病毒及协助发汗等方面；行气、活血功效主要表现为改善微循环、调整肠道平滑肌运动等药理作用。

解表药中大多为辛味药（88.9%），含芳香的挥发性成分，可兴奋中枢神经系统，扩张皮肤血管，促进微循环以及兴奋汗腺使汗液分泌增加，从而起到发汗、解热作用。生姜具有抗菌、抗炎、抗氧化、降血脂和治疗心脑血管疾病等作用，已发现的生姜挥发油组分中主要为萜类物质，生姜中的萜类物质及其含氧衍生物大多有较强的香气和生物活性。麻黄、藁本、柴胡的挥发油成分还具有抗病毒作用。理气药大多味辛，通过挥发油调节胃肠运动而产生理气和胃的功效，如青皮、木香、砂仁等通过抑制胃肠道平滑肌，降低肠管紧张性，缓解痉挛而止痛；枳实、乌药、佛手等则通过兴奋胃肠道平滑肌，使紧张性提高，胃肠蠕动增强而排出肠胃积气；藿香、白豆蔻、陈皮等能够促进胃液分泌，增强消化吸收功能，抑制肠内异常发酵，具有芳香健胃祛风作用。常用的芳香化湿药和开窍药均为辛味药，其共同特点是都含有芳香性挥发油。

（2）甘，能补、能和、能缓，具有补虚、和中、调和药性、缓急止痛等功效。甘味药多含糖类、苷类、蛋白质、氨基酸、维生素等成分，无机元素中以镁含量较高。甘味药具有调节机体功能、补充机体不足、增强机体抗病能力以及杀菌、解热、降血脂、降血压、降血糖、利尿等方面的作用。甘味药主要分布在补虚药、消食药、安神药和利水渗湿药中。甘味药能缓和拘急疼痛，调和药性，如甘草中的甘草苷元、异甘草苷元均可明显抑制胃肠运动，缓解平滑肌痉挛、缓解腹部疼痛，和中医缓急止痛相吻合；含有多糖类成分的甘味药可影响机体的免疫功能，如黄芪富含糖类、多种氨基酸，可增强机体免疫力、清除超氧阴离子和羟自由基、抗病毒等，从而表现为补益和中。

（3）酸，能收、能涩，具有敛肺、止汗、涩肠、止血、固精、止泻等功效。主要分布于收涩药和止血药中。酸味药数量较少，在常用的 42 种酸涩味药中，单酸味者 16 种，单涩味者 14 种，酸涩味者 12 种。酸味药多含有机酸和鞣质，有机酸有脂肪族的二元多脂羧酸，芳香族有机酸、萜类有机酸等。单涩味药和酸涩味药均含有大量的鞣质。酸味药的无机元素总平均值最低，其中 Na、Fe、P、Cu、Mn、Mg 含量均低于咸、甘、辛、苦味药，尤以 Fe 含量最低。现代研究表明，酸味药的收敛作用主要表现在抗病原微生物、凝固、吸附及调节神经系统等方面。如诃子含水解鞣质，包括没食子酸、异没食子酸、诃子酸等，具有强大的收敛作用，可抑制离体肠管平滑肌的运动，降低其紧张度，具有涩肠止泻的功能；石榴皮、五倍子等含鞣质较高，通过与组织蛋白结合，使后者凝固于黏膜表面形成保护层，减少有害物质对肠黏膜的刺激，起到收敛止泻的作用；当鞣质与烧伤表面、局部出血创面、胃溃疡面等部位接触后，能沉淀或凝固于组织表面形成致密的保护层，堵塞创面小血管，或使局部血管收缩，起止血、减少渗出的作用，有助于局部创面止血、修复、愈合。如含鞣质多的涩味药紫珠、棕榈炭、侧柏叶、地榆等均具有较好的止血作用。

（4）苦，能泄、能燥，具有清热、祛湿、降逆、泻下等功效。常用中药中苦味药有 188 种，主要分布在涌吐药、泻下药、理气药、清热药、活血药和祛风湿药中。苦味药含多种生物碱、苷类、挥发油、黄酮、鞣质等；苦味药的无机元素中，钙含量高于辛味药，锂含量高于咸味药，高锂、高钙可能是苦味药功效的元素谱征。苦味药的药理作用主要有抗炎、抗菌、止咳、致泻、止呕等作用。如清热药中的苦寒药黄连、黄芩、黄柏、北豆根、苦参等均主要含生物碱，具有抗菌、抗炎、解热等作用；栀子、知母等主要含苷类成分，具有抗菌、解热、利胆等作用；黄连解毒汤（黄芩、黄连、黄柏、栀子）具有较好的解热、抗菌、抗炎等作用；三黄片（大黄、黄芩、黄连）具有明显的抑菌、抗炎和泻下作用及促进胃肠运动的作用。对中药毒性的研究还发现，50 种有毒中药中苦味药占 46%（23 种），在中药五味中占有较高比例，应引起注意。

（5）咸，能软、能下，具有软坚散结和泻下等功效。咸味药数量较少，多为矿物类及动物类药材，主要分布在化痰药和温肾壮阳药（鹿茸、海马、蛤蚧、紫河车等）中。咸味药主要含 I、Na、Ca、K、Mg 等无机盐成分，其咸味主要来源于碘和中性盐，中性盐除氯化钠外，还有氯化钾、氯化镁和硫酸镁等，如昆布、海藻含碘，芒硝含硫酸钠等。咸味药富含无机元素，而高铁、高锌、高钠、低锂是咸味药的元素谱征，故高铁、高锌、高钠可能是咸味药发挥功效的物质基础。现代研究表明，咸味药具有抗肿瘤、抗炎、抗菌、致泻、影响免疫系统等药理作用。如芒硝的主要成分是多量硫酸钠，具有容积性泻下作用；芒硝溶液外用对急性炎症有良好的抑制作用；硝矾散（枯矾、芒硝）外用具有一定的抗真菌及止痒作用。

综上所述，中药性能中的五味，不一定表示药物的真实滋味，更主要是用以反映药物作用在补、泄、散、敛等方面的特征性。不同的化学成分是中药辛、甘、酸、苦、咸五味的物质基础。中药的"味"取决于其所含有机物质和无机元素的含量与种类。而五味 – 功效 – 化学成分 – 药理作用之间的规律性，对研究中药五味学说的现代内涵具有一定的意义。

3. 归经的现代研究 中药归经理论是药物的作用以及效应的定向与定位，是药物功效与药理作用部位的综合。归经理论的研究中，多从药物的药理作用、有效成分的分布、微量元素及受体学说等方面进行研究。

（1）归经与中药药理作用 中药的归经与其药理作用相关。将 429 种常用中药按药理活性分组，统计各组的归经频数，发现两者之间存在相关性，这种关系与中医对脏腑功能的理解基本一致。如有抗惊厥作用的天麻、钩藤、全蝎、僵蚕等 22 味药全部归肝经，达 100%，而没有抗惊厥作用的中药的归肝经率只有 42%，与中医"肝主筋""诸风掉眩，皆属于肝"的理论相吻合；具有泻下作用的大黄、芒硝、番泻叶、芦荟等 18 味药的归大肠经率为 100%，也与"大肠为传导之腑"的中医理论相符；具有止咳作用的紫菀、杏仁、贝母、百部等 18 味药，具有化痰作用的白前、前胡、远志、桔梗等 23 味药，归肺经率均为 100%，符合"肺主呼吸""肺为贮痰之器"的论述；具有止血作用的仙鹤草、白及、大蓟等 21 味中药的归肝经率为 85.3%，符合"肝藏血"的中医理论；鹿茸、淫羊藿、补骨脂等 53 味壮阳中药全部归肾经，与中医"肾主生殖"的理论相符；当归归心、肝、脾经，与其对血液循环系统、子宫平滑肌、机体免疫功能的作用密切相关；红花对血液循环系统和子宫的作用亦与其归心、肝经密切相关。

（2）归经与中药有效成分的分布 脑是机体至关重要的器官，12 种归经当中，除了"归心经"的药物对脑的功能无明显影响外，其他各种"归经"作用对大脑或间脑都有不同程度的促进作用，说明中医药的脏腑概念中已经含有脑这一外延。中药成分透过血脑屏障进入脑中发挥药理作用，是中药归经入脑的基础。麝香的主要有效成分麝香酮能够通过血脑屏障，在脑组织广泛分布，与其他主要脏器相比，麝香酮在脑中较为稳定，代谢慢，说明麝香酮对脑可能具有一种特殊的亲和性。^{3}H-川芎嗪进入机体后5分钟即可透过血脑屏障，分布于大脑皮质细胞中，8分钟达到高峰，而且在示踪60分钟内，在大脑内存留时间较长，其含量也相对比较稳定，表明大脑也是^{3}H-川芎嗪重要的靶器官之一。天麻苷元为脑细胞膜的苯二氮䓬受体的配基，而作为其葡萄糖苷的天麻素则与苯二氮䓬受体无特异性亲和力。天麻素在进入小鼠体内后被降解为天麻苷元，并以天麻苷元的形式作用于苯二氮䓬受体，增强 γ-氨基丁酸/苯二氮䓬受体复合体的功能，而显示出镇静、抗惊厥等中枢抑制作用。中药的归经作用部分可通过对脑的不同部位的选择而体现出来，许多中药可直接或间接地通过其有效成分对脑产生作用。如直接对中枢产生兴奋或抑制作用；或通过受体及神经递质间接地作用于神经系统；或通过拮抗、清除自由基、阻断神经细胞凋亡的启动、降低肿瘤坏死因子（TNF）、阻断一氧化氮（NO）的毒性途径、降低神经细胞某种基因的表达，从而起到保护脑组织、改善脑功能的作用。

以中药药动学的方法为手段，从中药有效成分在体内的分布和代谢方面展开研究，分析归经与中药有效成分在体内的分布情况，研究中药对机体部位的选择性和亲和性，发现两者存在相关性。对23种中药的有效成分在体内的分布与中药归经之间的关联进行分析，发现其中20种中药归经所属的脏腑与其有效成分分布最多的脏腑基本一致（61%）和大致相符（26%），符合率高达87%。采用同位素示踪、高效液相色谱分析和放射自显影等技术研究32味中药归经及其在体内的代谢过程，其药物动力学的总体情况及吸收、分布、代谢、排泄各个环节均与该药的归经密切相关。萜类化合物对呼吸系统有明显的药理作用，在129种归肺经中药中，萜类化合物的出现频数最高。利用放射性同位素示踪方法，发现^{3}H-川芎嗪在示踪的早期即大量见于肝脏，随之见于胆汁，这与川芎归肝、胆经相符。^{3}H-麝香酮灌胃小鼠后，主要分布于心、脑、肺、肾等血液供应充足的组织和器官，并能迅速透过血脑屏障进入中枢神经系统，这与麝香归心经、通关利窍、开窍醒脑的传统认识相符。^{3}H-柴胡皂苷在体内的分布与柴胡所归经的脏腑经络亦基本相符。

中药有效成分在体内的选择性分布可能是中药归经的物质基础。值得注意的是，归经指药物对病变部位所在脏腑或经络的选择性作用，中医理论中的脏腑概念不能等同于现代解剖学上的脏器实体。而已知药物有效成分分布较多的脏器，不一定就是该药作用最明显的靶器官。因此，仅从分布难以阐明药物发挥疗效的部位，其研究方法与评判方式需要更深入地探讨。

（3）归经与微量元素　关于归经与微量元素的研究认为，中药微量元素在体内的迁移、选择性富集以及微量元素结合物对疾病部位的特异性亲和是中药归经的重要基础。微量元素是中药有效成分之一，是中药归经的物质基础。中药中的微量元素可能以本身络合物的形式或在体内形成新络合物的形式发挥其效用。由于络合物性质各异，对组织器官有不同亲和性，故微量元素是以络合物对疾病部位的特异性亲和来实现归经的。如对180多种中药的微量元素与归经的关系进行统计分析，发现归肝经的中药富含 Fe、Cu、Mn、Zn，是药物发挥造血、保肝、保护视力作用的物质基础之一。枸杞子、巴戟天、肉苁蓉、补骨脂、菟丝子、熟地黄等10余种归肾经的中药均含有较高的 Mn、Zn 络合物，Mn、Zn 等微量元素与人类的生殖发育之间具有密切关系，并在性腺、肾上腺、甲状腺等部位富集，机体缺少 Mn、Zn 可以引起蛋白质、核酸代谢障碍，故 Mn、Zn 可能是这些药物归肾经的基本物质。对368味中药的11种元素（Cu、Fe、Zn、Mn、Ca、Mg、P、K、Na、Li、Se）的含量分析结果发现：被测元素含量最高的是肾经药，其次依次为肝经药、大肠经药、胆经药、脾经药、胃经药、心经药、肺经药、小肠经药、膀胱经药，除肺经药与大肠经药外，其他经药均表现出脏经药高于腑经药的趋向，且各经药元素谱征差异较大，推测中药含微量元素的种类和含量可能是中药归经的物质基础之一。

（4）归经与受体学说　中药归经体现了药物在机体内的选择性，与现代受体学说有许多相似之处。中药归经极有可能与其作用于某种或某几种受体有关。中药的有效成分或有效部位与相应受体具有较强的亲和力，通过激动或阻断受体而产生相应的药理作用，这种亲和力的存在是中药归经理论的基础，中药的有效成分及其受体是归经的物质基础。

中药的有效成分或有效部位通过激动或阻断受体而产生相应的药理作用。如附子的有效成分去甲乌药碱对心肌 β 受体具有上调作用，附子归心经与附子能上调心肌 β 受体活性有关；槟榔可作用于 M 胆碱能受体而引起腺体分泌增加，使消化液分泌旺盛、食欲增加，这与中医药理论中的槟榔归胃、大肠经一致。补肾方药使骨组织中 Ⅱ 型胶原和骨矿化相关蛋白表达上调，雌激素受体 α 和雌激素受体 β mRNA 表达上调，促进雌二醇、睾酮、降钙素/甲状旁腺素升高，抑制骨吸收，促进骨形成，逆转骨质疏松，增加骨密度，体现其归肾经之作用。

许多中药可以通过调节体内环核苷酸（cAMP、cGMP）浓度或比值而反映出药物对某脏器组织的选择性作用。将五味子、鱼腥草、麻黄、延胡索等 10 味中药的水煎剂分别给动物灌胃，测定动物脑、心脏、肺脏、肝脏、肾脏等 10 种组织器官中的 cAMP 与 cGMP 水平，发现 cAMP、cGMP 浓度变化以及 cAMP/cGMP 比值变化显著的脏器，与各药物归经的关系非常密切。故可以将 cAMP 和 cGMP 作为研究中药归经的指标。

（5）归经与药物的协同作用　对引经药的研究表明，引经药的活性成分对其他药物具有协同和诱导作用。中药引经药的实质是增加复方中其他药物有效成分的溶解度，促进药用成分的吸收、特异性分布，有利于药用成分直达疾病部位，更好地发挥疗效。如银翘散中用桔梗引经入手太阴肺经，而桔梗含有的桔梗皂苷具有表面活性，易溶于水，在达到临界胶团浓度后形成胶团，对挥发油和薄荷油等难溶性成分起增溶作用，从而提高全方的疗效。某些中药用酒制或胆汁制，可增加脂溶性，用盐制可使有效成分生成钠盐。冰片具有"芳香走窜，引药上行"的特点，可作为多种中药复方的"引药"，冰片能明显使血脑屏障细胞间紧密连接松散，使物质经细胞间通道以及经细胞吞饮的转运加速，增加复方中其他药物在脑内的浓度。桔梗、远志在天王补心丹中作为引经药，其实质是，桔梗、远志的主要成分皂苷通过发挥表面活性剂的作用增加了该方中其他成分的溶解度，促进了疗效的更好发挥。中药归经与载体学说有类似之处，利用引经药物的导向性使药物的有效成分尽量多地到达目的器官。

4. 升降浮沉的现代研究　具有解表、透疹、祛风湿、升阳举陷、开窍醒神、温阳补火、行气解郁及涌吐等功效的药物，其作用趋向主要是升浮；具有清热、泻火、利湿、安神、止呕、平抑肝阳、息风止痉、止咳平喘、收敛固涩及止血等功效的药物，其作用趋向主要是沉降。

对中药升降浮沉理论的研究，主要是结合方药的药理作用而开展。例如，柴胡水煎剂可增高豚鼠胆囊肌条的张力、提高收缩频率及减小收缩波平均振幅，可增大豚鼠小肠平滑肌和膀胱逼尿肌的张力及收缩波平均振幅，体现柴胡升阳举陷之功。补中益气汤能选择性地增强兔、犬在体或离体子宫平滑肌的张力，是其治疗子宫脱垂的药理依据，全方去掉升麻、柴胡后作用减弱且不持久，体现了升麻、柴胡的升阳举陷功效。柿蒂提取物对大鼠膈肌标本的收缩呈现先增强后抑制的作用，且浓度越高，增强效应持续的时间越短，抑制效应出现的时间越早，抑制作用越强，体现了柿蒂降逆的功效。另外，由于中药升降浮沉具有固有性、特殊性、双向性、不显性和可变性，炮制与配伍也是改变升降浮沉的重要因素，这也是在研究中值得注意的问题。

尽管中药药性理论与现代科学理论的体系不同，近年来，人们应用传统理论以及现代科技方法，多角度、全方位、实验与临床相结合，逐步对中药的四气、五味、归经、升降浮沉、毒性等药性理论进行了大量的研究，对揭示其内在规律和科学基础，构建现代中药药性理论体系具有很重要的意义。然而，药性理论根植于传统文化,带有与传统中医学相似的理论特质,中药药性系统的内在规律比较复杂,中药的各种药性并非孤立存在,其间存在着相互关联的多层次联系,研究思路过于单一或指标过于具体都难免和药性理论特质相背离。因此,从宏观-微观、生理-病理、整体-器官-细胞、功能-形态方面进行多层次的系统研究,捕捉各个性能的特异性生物信息表征,寻找其内在的关联性、规律性,建立对药性的系统性、整体性研究思路,是中药药性理论基础研究的发展方向之一。例如,有学者以"四气-五味-归经-功效"为主线,探讨中药药性-功效关联性,提出"药性组合群"和"功效群"的概念;亦有对温里药的药理进行研究总结,提出温里药存在共有药效谱,这些药效谱由温里药的共同药性(辛温或热合归脾胃经)所产生,推测相同性味归经的中药也应具有基本相同的药效谱;有学者基于中药性味当为"一味一性",提出中药性味理论新假说"中药一味一性(气),一药X味Y性(其中Y≤X)",根据本假说,单性味中药为一味一气,而复合性味中药的内部性味精细结构则可能为多味一气,也可能为多味多气,并提出验证新假说的中药性味可拆分性和可组合性研究方法。中药药性理论有多种研究方法,基于中药药理作用来研究中药药性理论具有独特的优势,可从药理学角度揭示中药药性的本质,强调药物与机体、细胞及分子之间的相互作用,给"药性"理论赋予"效应"的内涵。因此,建立一套既符合传统中医药理论又与现代科学接轨的中药药性评价模式和方法体系,有待于人们更深入地探索。

目标检测

答案解析

一、选择题

(一)单选题

1. 长期给予大鼠寒凉药石膏和知母,可使下列哪种中枢神经递质含量降低(　　)

    A. Ach   B. NA   C. 5-HT

    D. GABA   E. 以上均非

2. 以下不属于寒证动物模型机体变化的是(　　)

    A. 心率减慢,心电活动减弱

    B. 血浆中和肾上腺内儿茶酚胺含量较高

    C. 组织耗氧量减少

    D. 尿液中17-OHCS排出减少

    E. 血浆中和肾上腺内DβH活性降低

3. 温热药长期给药,引起动物机体的变化不包括(　　)

    A. 体温降低   B. 心率加快   C. 痛阈值降低

    D. 脑内神经递质含量升高   E. 中枢兴奋功能增强

4. 辛味药所含的主要成分是(　　)

    A. 生物碱   B. 皂苷   C. 氨基酸

    D. 挥发油   E. 糖类

5. 补虚药的药味主要是(　　)

    A. 辛   B. 苦   C. 咸

    D. 甘   E. 酸

（二）多选题

6. 长期给药可使中枢 DA 和 NA 含量增多的中药是（ ）

    A. 生石膏   B. 栀子   C. 附子

    D. 肉桂   E. 龙胆

7. 哪些是咸味药的主要药理作用（ ）

    A. 抗单纯性甲状腺肿大   B. 通便   C. 抗菌、抗炎

    D. 止泻   E. 补虚和中

二、名词解释

中药药性理论

三、简答题

1. 中药药性理论的主要内容有哪些？

2. 简述中药四性的现代研究。

3. 中药归某经（药物对组织器官的选择性）的原因有哪些？

书网融合……

思政导航

本章小结

微课

题库

第三章　中药药效学

◉ **学习目标**

知识目标

1. 掌握　中药药效学的概念；中药药效与四气、五味、归经的关系；中药药效学的物质基础。

2. 熟悉　中药药效与中药功能、中药化学成分的关系。

3. 了解　中药药效研究方法；影响中药药效的因素。

技能目标　通过本章的学习，能理解和掌握中药药效学的特点、研究意义和研究方法，培养逻辑思维能力、具体问题反推能力和举一反三、自主学习能力。

素质目标　通过本章的学习，能够整合并灵活应用中药药效学来指导临床合理用药，具备开展中药药效研究的基本科研素质和能力。

中药药效学是在中医药理论指导下，采用现代科学技术和方法研究中药的作用、作用机制及药效物质基础的学科，与中药药动学并列，与中药毒理学相对应。中药药效学与中药本身的特点密切相关，如中药药性、中药功能、中药主治等，均是决定中药药效的重要内在因素；此外，中药药效也受其他相关因素的影响。

⨠ 第一节　中药药效学概述

1. 中药药效学的概念　中药药效学是在中医药理论指导下，采用现代科学技术和方法，研究中药对机体的作用、作用机制及药效物质基础，来阐释中药防病治病的原理。包括中药对中枢神经系统、心脑血管系统、消化系统、内分泌系统等的作用及其机制，揭示四气、五味、归经和升降浮沉等中药药性理论的现代科学内涵等。

2. 中药药效学基本内容

（1）对中枢神经系统的影响　中药对中枢神经系统的作用主要表现在改善学习记忆功能、对中枢神经系统的兴奋和抑制等方面。如开窍药与补虚药能够改善学习记忆功能和调节脑神经功能。多数温热之性的中药对中枢具有兴奋作用，如麻黄、麝香、马钱子；多数寒凉之性的中药对中枢神经系统具有抑制作用，如钩藤、羚羊角、丹参等。

（2）对心脑血管系统的影响　中药对心脑血管系统的影响主要表现为改变血液流变学及血流动力学，抑制血小板聚集、抗凝血、保护血管内皮细胞、调节血脂、抗心肌缺血、抗脑缺血、抗心肌梗死、抗心律失常、增加心肌血流量、降低心肌耗氧量等方面。药理研究证明，大多数活血化瘀药和清热解毒药如川芎、赤芍、丹参、红花、三七、莪术、桃仁、毛冬青、虎杖、葛根等对心脑血管系统有活性。

（3）对消化系统的影响　中药对消化系统的影响主要表现在刺激或调整胃肠运动功能、促进消化液分泌、抗溃疡、增强胃黏膜保护、抑制胃酸分泌、保肝利胆等。大部分芳香化湿药和理气药如猪苓、茯苓、泽泻、茵陈、枳实、青皮、陈皮、香附等对消化系统都有上述活性。

（4）对内分泌系统的影响　中药对内分泌系统的影响主要表现为对内分泌的促进或抑制等作用。如寒凉药可抑制儿茶酚胺类物质的合成，抑制肾上腺皮质功能等；温热药对肾上腺髓质、皮质功能等有增强作用。长期给寒凉药的动物，肾上腺皮质、卵巢黄体等内分泌器官功能受抑制，对刺激的反应迟缓；长期给温热药的动物，肾上腺皮质反应性增强，对刺激的反应加快。

（5）对呼吸系统的影响　中药对呼吸系统的影响主要表现为抗肺部纤维化、保护肺损伤、化痰、止咳、平喘等作用。如川芎嗪能抑制哮喘的气道炎症，改善气道重塑；贝母能竞争性拮抗气管平滑肌M受体，扩张气管平滑肌。

（6）对泌尿生殖系统的影响　中药对泌尿生殖系统的影响主要体现在利尿和抗生殖方面，如利水渗湿药通过抑制肾小管对 Na^+ 的重吸收、拮抗醛固酮的分泌、增强心钠素的作用而发挥利尿作用；雷公藤可引起多种细胞凋亡而具有抗生育的作用。

（7）对免疫、炎症的影响　中药对免疫系统具有一定的调节作用，如大部分补虚药对非特异性免疫功能、细胞免疫功能和体液免疫功能具有双向的调节作用。清热药、解表药、祛风湿药等均有明显抗炎作用，其抗炎机制主要是抑制花生四烯酸代谢、抑制组胺或其他炎性介质生成或释放、增强肾上腺皮质内分泌轴功能、清除自由基等。

（8）抑菌、抑病毒、抑瘤作用　部分中药具有抑制病原微生物的作用，对细菌、真菌、病毒、原虫等都有一定的抑制或杀灭作用，以清热解毒药、清热燥湿药作用最强。清热药或寒凉药对肿瘤细胞具有一定的抑制作用，如三尖杉、长春花、青黛、冬凌草、山豆根等。

◈ 第二节　中药药效学的基本特点

中药药性与功效是指导中药临床应用的理论基础，在研究中药药效时，应以中医药理论为指导，物质为基础，药效为本，临床为根，实验为手段来对中药进行药效学评价。广义的中药药性包括四气、五味、升降浮沉、归经、有毒无毒、配伍、禁忌等，其中四气、五味是中药药性理论的核心，运用现代科学方法和技术手段研究中药药性，从中药药性－化学成分－药理效应之间的关联方面来研究，认为"四性－五味－归经－升降浮沉"是从不同角度高度概括药物功用特点的"药性整体"，并不是孤立存在的，其中五味是基础，归经是核心，寒热药性是关键；中药药效学的研究还应以中药临床应用为依据，采用中医的辨证论治和西医学研究来建立与临床相似的动物模型，用这种病理或生理模型来研究中药的药效；中药药效学研究既有对中药临床的验证，也有对中药新的作用的发现，更有利于对中医药理论的现代诠释。

1. 中药药效学与中药四气、五味的关系　四气就是中药寒、热、温、凉四种不同的药性，又称四性。多数寒凉药能降低交感神经活性、抑制肾上腺皮质功能、升高细胞内 cGMP 水平；相反，多数温热药能提高交感神经活性、增强肾上腺皮质功能、升高细胞内 cAMP 水平。大多数温热药对内分泌系统功能具有一定的促进作用，能够兴奋下丘脑－垂体－肾上腺轴、下丘脑－垂体－甲状腺轴和下丘脑－垂体－性腺轴。多数温热药可增强能量代谢，多数寒凉药则抑制能量代谢。

五味主要指酸、苦、甘、辛、咸五种不同的滋味。不同的化学成分是中药酸、苦、甘、辛、咸五味的物质基础，在中药五味－化学成分－药理作用三者之间存在一定规律性。如辛具有发散、行气、活血、健胃、化湿、开窍等功效，主要含挥发油，其次为生物碱、苷类等，与扩张血管、改善微循环、发汗、解热、抗炎、抗病原体、调整肠道平滑肌运动等作用相关；甘能补、能缓、能和，具有补虚、缓急止痛、缓和药性或调和药味等功效，化学成分以糖类、蛋白质、氨基酸、苷类等机体代谢所需的营养成分为主，与增强或调节机体免疫功能、影响神经系统、抗炎、抗菌、缓解平滑肌痉挛等作用相关；酸能收、能涩，具有收敛、固涩的作用，主要含有机酸类成分，其次是鞣质，与止血、收敛止泻、抑菌、抗炎等作用相关；苦能泄、能燥、能坚，具有降火、降气、通大便、燥湿、坚阴等作用，主要含生物碱和苷类成分，其次为挥发油、黄酮、鞣质等，与抗炎、杀虫、平喘止咳、致泻、止吐等作用相关；咸能下、能软，具有泻下通便、软坚散结的作用，主要含有 I、Na、K、Ca、Mg 等无机盐成分，与抗肿瘤、抗炎、抗菌、致泻、影响免疫系统等作用有关。

2. 中药药效学与中药归经、升降浮沉的关系　归经指明了中药治病的范围，也是药效所在。归经的现代研究主要集中在中药的药理作用、中药活性成分在体内的分布、受体学说和对环核苷酸的影响等方面。但应注意归经理论中所指的脏腑，是中医学中特有的定位概念，其与解剖学器官组织有较大的区别。有报道将涵盖所有药性的 60 味中药给小鼠灌胃 1、2、4 小时后，聚类分析不同归经对各组织器官功能的影响来进行中药归经的形态学基础研究，发现一种归经可以作用于多个器官组织，不同归经可以作用于相同的器官组织，同一归经中药在给药后不同时间点作用的器官组织类别有所不同，说明中医脏腑与解剖学器官组织之间不是单纯的一一对应关系，而是一种具有交叉重叠的关系。引经和引经药之说作为归经理论的重要组成部分，与中药配伍之后对中药作用选择性改变的现代研究应引起重视。

升降浮沉表明了中药作用的定向概念，也是中药作用的理论基础之一。中药升降浮沉理论的现代研究资料不多，主要是结合中药的药理作用进行分析和观察。如补中益气汤能选择性地增强兔、犬在体或离体子宫平滑肌的张力，认为是其治疗子宫脱垂的药理依据，研究发现全方去掉升麻、柴胡后作用减弱且不持久，体现了升麻、柴胡的升浮的特点。此外，关于加工炮制改变中药升降浮沉作用趋势的研究亦有少量报道。

3. 中药药效与中药功能的关系

（1）中药药效与中药功能的一致性　中药药效与中药功能多是一致的，可用现代科学的术语来阐释中药的功效和产生功效的机制及物质基础。如解表药的发散表邪功效与其发汗、解热、抗病原微生物、抗炎、镇痛作用相关联，是其解除表证（多见于上呼吸道感染）的药理学依据；祛风湿药的抗炎镇痛药理作用，是其祛风、散寒、除湿功效治疗痹症（多见于风湿性关节炎或类风湿关节炎）的药理学依据；活血化瘀药的改善血液流变学、抗血栓及改善微循环的药理作用共性，是其活血化瘀功效，治疗血瘀证（多见于心脑血管疾病，表现出血液流变学异常、微循环障碍等）的药理学依据等。

（2）中药药效与中药功能的差异性　中药药效与中药功能之间亦存在差异性。一方面，中药药效的研究结果未能证实与某些中药功能相关的药理作用。如清热燥湿药苦参，现代研究证实其抗病原微生物、抗炎、抗过敏和抗肿瘤作用与其清热燥湿、杀虫功效有关，但未见与其利尿功效相关的药理作用报道。另一方面，通过现代研究发现了某些与传统中药功能无明显关系的药理作用。如葛根扩血管、改善心肌血氧供应，改善脑循环、益智等心脑血管作用，与其解肌退热、除烦止渴功效无明显相关性，是新发现；山楂的强心、降血脂和抗心绞痛作用，五味子的保肝作用等，都是对中药功效的发展。

4. 中药药效与中药化学成分的关系　中药的化学成分与其药性有一定的内在关联，如附子等温热药均含有去甲乌药碱，具有 β 受体兴奋作用，与祛寒药所具有的某些作用相符。辛温药大多含有挥发油成分，苦寒药的化学成分以生物碱和苷类成分为主，甘平药的化学成分除含糖类较多外，含蛋白质和氨基酸、维生素类成分也较多，这类成分可影响机体的新陈代谢，增强机体的抵抗力，即有"扶正"作用。

>>> 知识链接 ◦---

中药的药效物质基础

中药的药效物质基础是指中药中能够发挥药效的活性化学成分以及化学成分群，是中药发挥作用的基础。近年来有学者提出：只有吸收入血的成分才有可能是真正起治疗作用的药效物质，因此，研究中药的药效物质基础常采用的方法为"中药血清药物化学－血清药理学研究"，血清药理学的研究是在血清药物化学的基础上将中药或中药复方经口给动物灌胃一定时间后采集并分离动物血液，将含药血清进行体外药效、药理实验；同时分离含药血清中的化学成分并进行不同比例组合，可大致确定中药的药效物质基础。研究药效物质基础的方法还有分子生物色谱、计算机虚拟筛选技术和组分敲除技术等。

5. 中药药效与临床应用的关系 中药的临床应用和相应药理作用之间有很好的互通，由中药的临床应用可推断相应的药理作用，同样，由中药的药理作用也可推断中药应有的临床应用。中药临床应用是药性理论产生和发展的基础，在临床应用的基础上总结、归纳、升华得到的药性理论又反过来指导中药的临床应用。中药药性与临床应用的一致性、中药临床应用与药理作用的一致性，使中药药性、临床及药理作用三者具有密切的联系，相互促进、发展。

6. 中药作用的两重性 中药对机体既可产生治疗作用，又可产生不良反应，这是中药作用的范围广、选择性低、剂量或用法不同等所致。因作用范围广，需要的作用是疗效，不需要的作用也就成了不良反应；一般适宜剂量有疗效，剂量过大必定有不良反应；中药的有毒无毒、十八反、十九畏、禁忌等，强调了中药可能存在的不良反应和毒性。中药传统口服给药方法显示，中药具有毒性低、不良反应少的特点；但近年来，随着中药给药途径的变化，如单体制剂和静脉注射剂的应用，中药的不良反应和毒性的问题也越来越突出，常见有胃肠道反应、过敏反应、肝肾毒性等。

7. 中药作用的差异性 中药作用的差异性表现为种属差异（实验动物与人、实验动物之间）和个体差异。人和实验动物对大多数中药的反应是一致的，如黄连的抗心律失常作用、麻黄的发汗作用、柴胡的解热作用、丹参的抗血栓作用等。但差异性也同样存在，比如人口服茯苓煎剂出现了利尿作用，但对兔子和大鼠灌胃未发现有显著的利尿作用；巴豆对人体引起剧烈的腹泻，但对小鼠无此作用；丹皮酚对动物有降压作用，但对人体无此作用；枳实提高家兔子宫平滑肌兴奋性，但对小鼠离体子宫呈现抑制作用。动物实验结果不能完全代表中药对人体的作用，其影响因素有很多，如动物、方法的选择，给药途径以及动物的病理状态等，因此，在评价中药药理作用时应注意标明实验条件。中药作用的个体差异除与年龄、性别、精神状态等因素有关外，还应特别注意人的体质对用药的影响，应遵循中医药理论辨证论治、合理用药，避免较大差异性的出现。如人参对老年人（体质虚）表现出明显的补气作用，但对青壮年成人（体质实）则易导致出血、皮疹等不良反应。

8. 中药作用的量－效关系 中药作用存在量－效关系，但是大多数中药由于是粗制剂，量－效关系多不明显。影响中药量－效关系的因素较多，如中药作用的强弱、中药成分的复杂性、实验方法学及动物的反应性等。中药粗制剂的有效剂量范围往往较窄，难以体现量－效关系，但中药有效成分或有效部位作用的量－效关系较易体现，且体外试验较体内试验明显。如附子的强心成分去甲乌药碱，在 $1 \times 10^{-8} \sim 5 \times 10^{-6}$ g/ml 浓度范围内，对离体蟾蜍心脏心肌收缩力的提高百分率在 22% ~ 98% 之间；小檗碱在 $0.1 \sim 300 \mu$mol/L 范围内，可剂量依赖性地降低兔窦房结动作电位 4 相去极化速率，降低慢反应细胞的自律性。随着中药药理研究新方法的增多，一些新的研究方法可弥补中药粗制剂体外试验的不足，如中药血清药理学方法、胃肠动力学方法、脑脊液药理学研究方法等。

9. 中药作用的时－效关系 中医药向来重视方剂给药的方式、时间、频次和间隔。中药药理作用存在时－效关系，对一些中药有效成分或注射剂，可通过药代动力学的研究显示其时－效关系（时－量关系）。但中药煎剂口服给药作用的潜伏期、峰效时间以及生物半衰期等是经常困扰我们的问题。在中药复方药代动力学的研究中，如将进入体内的有效成分结合药效学进行研究，应用中药复方药代动力学/药效动力学联合模型研究加以分析，将有助于阐明中药复方在体内的药效物质基础，找出浓度－效应－时间三维关系，进行复方整方药动学研究，最终找到时－效关系曲线，为临床用药提供参考。

10. 中药作用的双向性 一种中药具有两种相反的药理作用，称双重性或双向性。中药作用的双向性与机体生理或病理状态、化学成分、用药剂量、药用部位、配伍等因素有关，也体现了中药的基本作用——扶正祛邪、调节平衡。现代研究表明，三七可使局部血管收缩，参与凝血过程，增加血液中凝血酶，使纤维蛋白原（FBG）变成纤维蛋白而凝血；但三七绒根的提取物体内、外给药，却能对抗 ADP 所致家兔血小板聚集，使全血黏度下降。当归含有的高沸点的挥发性成分可抑制子宫收缩，含有的水中易溶而乙醚中不溶的非挥发性物质可兴奋子宫促进收缩，由此产生双重性药理作用。大黄常用于泻下，但又因含有较大量鞣质，故泻下后常可产生继发性便秘。人参皂苷 Rg 类兴奋中枢，而 Rb 类抑制中枢等。

◈ 第三节　中药药效学研究

1. 中药药效学研究方法

（1）动物实验研究　以动物为实验对象，研究药物与动物相互作用的规律。实验可以健康正常动物为对象，也可以用类似于人类疾病的病理模型，进行药效学或者药动学研究。实验分为整体和离体两种类型。整体实验可以用健康清醒动物进行药效学或者药动学研究，也可以用麻醉动物进行研究，观察药物对某个系统或器官的影响。离体实验以动物的器官、组织、细胞、亚细胞或受体分子为实验对象，在体外进行药效学研究。

（2）临床试验研究　以人体为研究对象，研究药物与人体相互作用的规律。采用正常人或患者的血液、骨髓等样本，以及外科手术切除的人体组织或者器官，如子宫、胃等进行药理研究，了解药物对人体的作用、作用机制及药动学过程，主要观察药物对人体疾病的防治效果和不良反应，也包括药物相互作用以及新药的临床评价等。

（3）细胞实验研究　可采用外周血单个核细胞、血小板、巨噬细胞与含药血清的培养液培养一定时间后，检测自然杀伤（NK）细胞活性、淋巴因子激活的杀伤细胞（LAK）活性、细胞表面标志物的表达等指标。众多的研究从调节细胞的增殖与凋亡及相关基因的表达、增强机体免疫功能、抑制肿瘤细胞的形成等方面，来探讨中医药对肿瘤细胞的作用，而中药对于一些肿瘤细胞的研究多为体外研究，对于体内细胞凋亡的研究不多。

（4）分子生物学研究　利用人类基因组学和蛋白质组学的研究成果，通过分子生物学技术，如基因组学、DNA 分子标记技术、基因芯片技术等，对中药或中药复方进行多靶筛选，建立其基因表达谱，从中找出与疾病相关基因的关联，进一步优化筛选靶标，通过处方分析，在分子水平阐明优化中药处方或工艺等方面的作用机制。

2. 中药药效学研究进展

（1）中药有效成分的研究　通过对中药中成分的提取、分离、鉴定、活性筛选来发现一些新的活性物质。从中药的栽培、鉴定、炮制加工、性能功效到配伍应用、新药开发，无不需要借助成分分析手段加以验证和说明。中药有效成分研究技术和标准的提高，促进了与中医药理论相结合的中药研究的深入开展。不管是哪个阶段的研究，成分分析是药物研究不可或缺的一步，几十年来中药成分研究积累了大量实验数据和实践经验，为客观阐释中药的科学作用、不良反应机制提供了大量资料，有效成分研究也为揭示中药的作用特点、药性理论、七情配伍、炮制机制等提供了药理基础，为临床选药提供了理论基础。

（2）中药组分的研究　中药最为重要的特性是复方，中药的作用是多组分、多环节、多靶点的综合作用。中药治病的物质基础即是其所含的有效成分群（组分），但复方中药往往含有结构、性质不尽相同的多种组分。中药组分的研究，是以中医药理论为指导，君药为重点，功能主治为依据，药理效应及效应成分为核心，通过系统的试验研究，阐明中药配伍、药效物质基础及效应变化之间的内在联系。

（3）中药配位化学研究　以中药中的有机成分和微量元素的相互作用为基础，来开展中药有效化学成分的研究。中药配位化学研究是对过去中药有效成分研究中的"唯有机成分有效论"和近年来的"微量元素对号入座论"的补充、发展、深化和飞跃。

（4）中药复方有效系统的研究　复方有效系统是在中医辨证的基础上，通过合理方法组方而形成的一个治疗中医疾病的最基本单位，其中的化学成分具有不可分离性、不可缺少性、相互联系性和相互制约性，表现出一个完整系统所具有的特性，即整体取效的特性。因此，中药复方的研究是建立在中医证候模型的基础上，以功用和主治为判断依据，结合一定的数学方法，逐一排除无效系统中的成分来确定复方有效系统。具体包括以下步骤：建立中医证候动物模型；对整体复方进行药效学研究；根据药效学研究结果，结合数学方法建立判别函数；对复方进行化学成分研究；用判别函数结合药效学研究，逐一排除无效系统成分。

◎ 第四节　影响中药药效的因素

影响中药药效的因素有很多方面：药物因素，包括药材、制剂、剂量和配伍等；机体因素，包括生理因素和病理因素；环境因素，如时辰、气候、地理及社会环境等。

一、药物因素

（一）药材

1. 品种、产地对中药药效的影响　中药品种繁多，已达12000余种。由于历史原因和各地用药习惯的差异，中药品名与实际品种之间长期存在同名多种、同名异种的混乱现象，如同科同属的数种植物，甚至不同科的植物均作为一种"中药"来使用。如现行版《中华人民共和国药典》（以下简称《中国药典》）所载正品大青叶为十字花科菘蓝的叶，但实际应用则来源复杂，常见的有蓼科蓼蓝、爵床科马蓝和马鞭草科马鞭草、蔷薇科路边青等不同科属的植物。由于品种混淆，化学成分有很大的差异。如大黄致泻的主要成分是结合型蒽苷，掌叶大黄、唐古特大黄等正品大黄中，结合型蒽苷含量高，泻下作用明显；而其他混杂品种如华北大黄、天山大黄等因其含量低，泻下作用差。为保证中药的质量，前人十分重视药材的产地，并在长期的用药实践中，逐渐形成了"道地药材"的概念。产地不同对中药质量的影响也很大。中药大多来源于天然的植物和动物，各自生长分布的区域性很强。不同地区的土壤、气候、日照、雨量等自然环境条件有差异，对动植物的生长发育有着不同程度的影响，特别是土壤对植物药内在成分的影响更大。不同产地的中药，有效成分含量和药理作用各有不同。如白芍历来以亳、杭、川为道地，亳芍主产于安徽亳县、涡阳，杭芍主产于浙江建德、临安，川芍主产于四川中江。现代研究表明，以芍药苷含量而论，亳芍、川芍优于杭芍。道地药材是长期用药实践经验的概括，重视中药产地与质量的关系，强调道地药材的开发和应用，对保证中药疗效有着十分重要的价值。近代研究也证明，具有地域特点的道地药材与同品种其他产区药材在理化性质及药效作用方面差别很大。

2. 采收、贮藏对中药药效的影响　中药的采收时间直接影响中药的质量及其药性。如人参多糖，5月采的含20%，11月则含75%；皂苷1月采的含7%，8月采则含22.6%。青蒿素在7～8月花前叶盛期含量最高达6%，开花后含量下降。淫羊藿中几种主要黄酮苷类与总黄酮的含量以5月花期为最高，7月以后则明显降低。银杏叶总内酯及黄酮苷是银杏叶的主要有效成分，9月达到最高，随后即不断下降，落叶时降至最低。根茎类药材宜在晚秋季节地上部分枯萎或春初发芽前收获，此时有效成分的含量最高。果实、种子类药一般在充分成熟后采收，如瓜蒌、枸杞等。树皮类药如杜仲、川楝皮宜在春或夏初剥取。根皮类药及藤本类药如牡丹皮、红藤以秋末冬初采收为宜。可见，中药的根、茎、叶、花、果实和种子等不同入药部位在不同生长期所含有效成分的种类和含量是不同的，为保证其药性和疗效，应根据中药的品种和入药部位的不同，在不同的时间采收。中药作为一种"特殊商品"，在保存过程中若有方法不当，则会出现霉变、虫蛀、变色、走油等变质现象。中药的保管和贮藏是影响中药质量、药理作用和临床疗效的重要因素之一。一般认为，干燥、避光、低温及适当的贮藏时间为最佳贮藏条件。如在湿度75%以上或室温25℃以上时，含糖类及黏液质成分的药材易变质发霉生虫、脂肪易酸化、霉菌孢子散落到药材表面，使药材有效成分发生变化。过多的日光照射会引起中药变色，贮藏时间过长，药材有效成分会因氧化而降低。如三棵针在光照和避光的条件下存放3年后，其小檗碱的含量在光照环境下比避光环境下要低，分别为39.8%和54.1%。

（二）制剂

1. 炮制对中药药效的影响 中药须经加工炮制后入药，是中医长期临床用药经验的总结。炮制前后中药的化学成分会发生变化，药理作用及临床疗效也随之而有差异。中药炮制可从以下一些方面影响药理作用。

（1）消除或降低中药毒性或副作用 对于有毒性或副作用的中药，可经过炮制来降低其毒性或副作用。如乌头中含有多种生物碱，以双酯型的乌头碱、中乌头碱和次乌头碱毒性最强。经炮制后，乌头碱水解生成苯甲酰单酯型乌头碱或进一步水解为氨基酸类乌头原碱，其毒性仅为双酯型乌头碱的1/4000～1/2000；又如水飞雄黄可除去很大一部分有剧毒的三氧化二砷。

（2）保持药效稳定 许多中药的有效成分为苷类，同时含有分解苷的酶，如不经炮制处理，苷类在分解酶的作用下将被分解成苷元和糖而失效。如生黄芩对白喉棒状杆菌（以下简称白喉杆菌）、铜绿假单胞菌、大肠埃希菌等的抑制作用比"蒸煮"过的黄芩弱，酒炒黄芩煎剂对志贺菌、炭疽杆菌的抑制作用较生黄芩煎剂为佳。因炮制后破坏黄芩酶，有利于有效成分的保存。

（3）改变或增强疗效 延胡索含多种生物碱，其延胡索总生物碱和延胡索甲素、乙素、丙素均有较强的镇痛作用，尤以乙素镇痛作用最强；但游离生物碱难溶于水，经醋炙后，其生物碱与醋酸结合成易溶于水的醋酸盐，煎煮时易于溶出，从而更好地发挥药效，因此，醋制能提高延胡索的镇痛作用。炙甘草对抗 $BaCl_2$ 诱发兔心律失常的作用优于生甘草，说明炙甘草的抗心律失常作用优于生甘草，所以复脉汤是以炙甘草为主药。又如用苦寒的胆汁制黄连，更能增强黄连苦寒之性，所谓寒者益寒；以辛热的酒制仙茅，可增强仙茅温肾壮阳作用，所谓热者益热。

2. 剂型、制剂工艺对中药药效的影响 适宜的剂型和优良的制剂工艺，是中药药效的保证。同一中药或复方制成不同剂型或由于制剂工艺不同等，常影响机体对中药活性成分的吸收及血药浓度，从而影响其药效。随着药学事业和制药工业的发展，中药制剂工艺和剂型有了很大的发展，如超临界萃取、膜分离、分子蒸馏、生物酶等新技术已在中药制剂加工中得到应用，中药软胶囊、气雾剂、膜剂、栓剂、微囊、微球、脂质体等新剂型也应用于中药制剂并应用到临床中。新的工艺、剂型必定影响中药的药效。

3. 煎煮方法对中药药效的影响 历代医家都很重视煎煮中药的方法和条件。煎煮汤剂所用水量的多少，分煎、合煎、火候的大小和时间的长短以及中药的"先煎""后下"等，都会直接影响中药有效成分的溶出和药效的发挥。如由人参、麦冬、五味子组成的生脉散，三药合煎比分煎疗效好，目前已测定出5-羟基糠醛（5-hydroxymethylfurfural，5-HMF）为生脉散合煎过程中产生的新物质，该物质具有明显的抗心肌缺血作用，是其有效成分之一，说明复方中药的共同煎煮和各药分别煎煮后混合使用，在药效上是有区别的。桂枝汤合煎抗流感病毒性肺炎、抗炎、镇痛等作用优于分煎。虽然中药组方合煎并非都有新成分产生，大部分研究结果也显示各中药分煎制成颗粒后组方应用与整方合煎的作用无明显差异，但确有部分研究结果显示，分煎后组方应用制剂与整方合煎制剂的疗效不同。因此，有关这方面的研究尚需深入进行。

（三）剂量

单味中药剂量大小会对中药药效产生影响，同时，剂量也是决定中药配伍后发生药效、药性变化的重要因素。如当归、黄芪比例为 1:5 时，提高 cAMP/cGMP 值的作用较强；而为 1:1 时，显著增加小鼠心肌 cGMP 含量。中药的剂量过小，则效应不明显；剂量过大，可能出现副作用或中毒症状。麝香的主要成分麝香酮，小剂量可缩短戊巴比妥钠所致小鼠睡眠的时间，大剂量则使睡眠时间延长。四君子汤中党参、白术、茯苓、炙甘草以 1:1:1:0.5 的比例配方，可提高吞噬功能；而炙甘草量增加到全方的 1/3 时，则其功能明显减弱。

（四）给药途径

不同的给药途径各有其特点，临床用药时除应考虑各种给药途径的特点外，还需注意根据不同的病证与中药选择不同的给药途径。如灌肠给药的制剂中药可通过肠壁血管吸收，对治疗高热、尿毒症、肠炎、痢疾、盆腔炎等多种疾病可发挥局部和吸收的双重作用，疗效较口服药高，作用快。不同的给药途径由于吸收速度的差异会影响药效产生的快慢和强弱，但某些中药制剂会产生药效质的改变，如枳实、青皮制成注射液静脉给药，产生了升压作用。

（五）配伍、禁忌

中药配伍是中医药的主要形式，即按病情的需要和中药性能，选择两种或以上的中药配合应用，以达到增强中药疗效以及调节中药偏性、降低毒性或副作用的目的。配伍得当，能增强疗效，降低毒性；配伍不当，则降低疗效，甚至产生不良作用。中药配伍的基本内容是"七情"，即单行、相须、相使、相畏、相杀、相恶、相反。随着中药现代研究的不断发展，其在配伍方面的研究已经出现了许多新的方法，如：拆方研究，复方的有效部分、组合化学、配位化学、组分中药等的研究。同时，多学科交叉也为中药配伍研究提供了新的思路和方法，如基因组学、蛋白组学、代谢组学、系统生物学等与中药研究的结合。

1. 相须、相使 为增强原有疗效的配伍方式。当归、川芎属相须配对，亦名佛手散，是中医常用药对，用于养血活血、调经止痛，两者的代表性成分为川芎嗪和阿魏酸；对当归、川芎及其代表性成分阿魏酸和川芎嗪对动情期大鼠在体子宫的作用及配伍效应进行研究，结果表明当归、川芎经水提醇沉两次制成的注射液静脉注射，能明显抑制在体子宫的自发活动，且相互增强；研究发现川芎嗪主要作用于子宫的 β 受体，阿魏酸则可明显阻断催产素受体，川芎嗪和阿魏酸分别作用于不同的受体，可能是两者合用时作用相互增强的机制。

2. 相畏、相杀 为制约或减轻毒性、副作用的配伍方式。在对乌头和乌头配伍甘草的水煎液进行定性、定量分析时发现，乌头配伍甘草同煎时乌头碱的溶出率较乌头单煎时降低 22%，提示甘草解乌头毒与降低乌头中乌头碱的溶出有关。一些含生物碱的中药如黄连、黄柏等与含鞣质的五倍子、地榆等中药配伍时，可使水煎液中生物碱含量降低，从而影响疗效。芫花与甘草合用，其 LD_{50} 均比单味药小，说明合用增加了其毒性。

二、机体因素

1. 生理状况对中药药效的影响 体质、年龄、性别、情志等对中药药效均有影响，临床上存在不同种族或不同个体对某药的治疗剂量相差多倍的现象。年龄不同，对中药的反应也不同。少儿与老年人对中药的反应与一般成年人有区别，如婴幼儿处于发育阶段，各系统各器官尚未发育完善，老年人的肝肾等器官及神经、内分泌、免疫等系统功能减退，其用药量应适当减少；老年人体质多虚弱，祛邪攻泻之品不宜多用；幼儿稚阳之体，不可峻补。性别不同，对中药的反应也有明显差异。由于在月经、怀孕、分娩、哺乳期时激素水平变动等影响，女性对中药的敏感性也不同。如月经期使用峻泻药及活血化瘀药等，则可导致月经过多或出血不止；孕期使用开窍药、峻泻药等，则可导致流产，如红花、大戟、麝香等能兴奋子宫，莪术、姜黄、水蛭等能影响孕激素水平。情志、精神状况也会影响中药作用的发挥。影响中药代谢的代谢酶如细胞色素 P450、药物转运蛋白如 P - 糖蛋白（P - gp），在影响中药吸收、分布和排泄、中药作用受体或靶位方面均存在着多态性，这些多态性的存在和肠道菌群的不同导致许多中药在治疗过程中出现中药药效和不良反应的个体差异。肠内正常菌群对中药的代谢能力影响也很大，不同体质的人，其肠道内菌群也存在巨大差异，从而对中药药效产生不同影响。

2. 病理状况对中药药效的影响　　病理状态也可以影响中药药效。如黄芩、穿心莲等药对正常体温并无降低作用，只有发热患者用后出现解热作用；五苓散在实验中对犬和小鼠不出现利尿作用，但对临床上患有水肿、小便不利的患者则具有利尿作用；肝病患者的肝肾功能低下时，可影响中药在体内的代谢和排泄，而使中药作用延长，也容易积蓄，甚至导致中毒。机体的功能状态不同，中药药效也不同，如桂枝汤的药理作用常因机体功能状态不同而呈现双向调节作用，即桂枝汤对高体温动物可解热，对低体温动物可升温。

三、环境因素

环境对中药药效有影响，如地理条件、气候寒暖、饮食起居、家庭条件等都对人的健康有较大影响。环境有四季交替、时辰节律，机体的生理活动和中药的效应也随之呈现周期性变化。如天麻素不同时辰给大鼠用药，其体内过程呈现昼夜变化，戌时（20：00）给药，吸收快，见效快，作用明显；辰时（8：00）给药，血药达峰最迟，药效差；丑时（2：00）给药，血药浓度 - 时间曲线下面积最小，反映生物利用度低。雷公藤乙酸乙酯提取物中午 12：00 给药，动物死亡率最高；20：00 至次晨 8：00 给药，动物死亡率最低。

由于环境有时辰节律，机体的活动也随之变化，也即现代的时间药理学。按现代时间中药动力学观点，中药效应的时间属性是与中药在体内的代谢变化分不开的，中药体内的代谢主要与肝脏微粒体单加氧酶系有关，这些酶指标均具有昼夜节律性变化，对中药的择时用药具有积极的意义。如在卯时（早7：00）和酉时（晚7：00）经大鼠尾静脉注射相同剂量的青藤碱（100mg/kg），卯时给药血浆中青藤碱浓度明显高于酉时，提示青藤碱的药动学受生物节律的影响，为该药的时辰治疗学奠定了基础。

〈 目标检测 〉

答案解析

一、选择题

（一）单选题

1. 下面哪项不是中药药效的基本内容（　　）

A. 对中枢神经系统的影响　　B. 对呼吸系统的影响　　C. 对泌尿系统的影响

D. 对代谢系统的影响　　E. 对内分泌系统的影响

2. 下面哪项是辛味中药的物质基础（　）

　　A. 挥发油　　　　　　B. 黄酮　　　　　　　C. 糖类

　　D. 蛋白质　　　　　　E. 鞣质

3. 下面哪项与中药的双向性无关（　）

　　A. 机体状态　　　　　B. 化学成分　　　　　C. 药物真伪

　　D. 用药剂量　　　　　E. 药用部位

4. 中药药效的多样性是由（　）决定的

　　A. 功效的多重性　　　B. 物质基础的复杂性　C. 化学成分的不确定性

　　D. 多基原　　　　　　E. 一原多药性

5. 附子温热药的主要药效物质基础是（　）

　　A. 多糖类成分　　　　B. 生物碱类成分　　　C. 皂苷类成分

　　D. 酚酸类成分　　　　E. 萜类成分

（二）多选题

6. 大多数寒凉药具有的药理作用是（　）

　　A. 兴奋中枢神经系统功能　B. 抑制交感神经系统功能　C. 促进内分泌系统功能

　　D. 加强基础代谢功能　　　E. 抑制肾上腺皮质功能

7. 连续使用温热药会使机体增加的神经递质是（　）

　　A. 去甲肾上腺素　　　B. 多巴胺　　　　　　C. 五羟色胺

　　D. 雌二醇　　　　　　E. 酪氨酸羟化酶

二、名词解释

中药药效学

三、简答题

1. 简述影响中药药效的因素。

2. 简述影响中药药理作用的药物因素类型。

书网融合……

思政导航　　　　本章小结　　　　题库

第四章 中药药动学

PPT

◎ **学习目标**

知识目标

1. **掌握** 中药药动学的基本概念。
2. **熟悉** 中药成分体内过程及其动态变化的特点，以及对其所含成分的吸收、分布、代谢、排泄的影响因素。
3. **了解** 中药药动学的主要研究方法，即体内药物浓度法、生物效应法、浓度与生物效应结合（PK - PD）法的原理；中药药动学研究的意义、现状、存在的问题及发展趋势。

技能目标 通过本章的学习，知晓并理解中药成分体内过程及其动态变化的研究思路和研究要点。

素质目标 通过本章的学习，能够灵活应用中药成分体内过程及其动态变化的研究思路，具备开展中药药动学研究的基本科研素质和能力。

中药药动学（pharmacokinetics of traditional Chinese medicine，pharmacokinetics of TCM）是在中医药理论的指导下，研究中药活性成分、组分、中药单方和复方的体内动力学过程及动态变化规律的一门学科。中药药动学的研究涉及中药药理学、中药化学、分析化学、数学和电子科学等多门学科，对阐明中药作用机制，揭示中药组方配伍规律，设计、优选中药给药方案，促进中药新药开发、剂型改革和质量控制，推动中医药现代化具有重要的理论和实际意义，已成为中药现代化研究的热点。由于中药化学成分的复杂性、中药药效的多样性、中医临床应用的辨证论治及复方配伍等中医药特色，中药体内过程及动态变化规律有别于化学药物。虽然中药药动学研究近年来取得了巨大进展，但由于中药药动学研究的复杂性，中药药动学的理论体系和研究方法有待进一步完善和发展。

⨠ 第一节 中药药动学概述

药物在作用部位能否达到适当的浓度并产生特定的效应，不仅取决于给药剂量的大小，还取决于药物在体内吸收、分布、代谢、排泄等变化过程，即药物的体内过程。药物的体内过程对药物的起效时间、效应强度及持续时间有很大的影响。中药体内过程包括吸收（absorption，A）、分布（distribution，D）、代谢（metabolism，M）及排泄（excretion，E）。

1. 中药体内过程

（1）吸收 是指药物从给药部位进入体循环的过程。影响药物吸收的因素主要包括给药途径、药物因素、胃肠道功能等。给药途径直接影响药物的吸收程度和速度。血管内给药，药物直接进入血液，没有吸收过程。血管外不同给药途径吸收的快慢通常为：吸入＞舌下＞肌内注射＞皮下注射＞口服＞直肠＞皮肤。中药制剂常采用口服的形式给药，其所含成分主要通过胃、肠道以被动扩散的方式吸收。影响中药经胃、肠道吸收的药物方面的因素主要有理化性质、剂型、溶出度及在消化道的稳定性等。因此，研究中药在胃、肠道的吸收情况，掌握其生物利用度，在促进中药剂型改革和质量控制，提供内在质量监控和中药现代化方面具有重要意义。

（2）分布　是指药物随血液循环输送至各组织、器官的过程。药物在体内的分布具有不均一性和动态性，即药物在不同组织的浓度不一定相同，且随时间的变化而变化。药物在体内的分布达到动态平衡时，由于对不同组织器官的亲和力不同，在各组织中的浓度也不相同。只有分布到靶器官的药物，才能产生与治疗目的相关的药理效应。药物作用的快慢和强弱主要取决于药物分布进入靶器官的速度和浓度。影响中药在体内分布的因素主要包括药物的理化性质、体液 pH、器官血流量、组织亲和力、血浆蛋白结合率、屏障和转运体等。了解中药有效成分的体内分布，有助于揭示与中药选择性作用相关的机制。

（3）代谢　是指药物在体内所发生的化学转化，也称转化。大多数中药成分经代谢后灭活，也有一些成分经代谢后活化或增毒。代谢主要在肝脏中进行，其代谢反应主要包括 Ⅰ 相代谢和 Ⅱ 相代谢，参与 Ⅰ 相代谢的酶主要是细胞色素 P450（cytochrome P450，CYP450），参与 Ⅱ 相代谢的酶主要是尿苷二磷酸 - 葡萄糖醛酸基转移酶（UDP - glucuronosyltransferases，UGT）、谷胱甘肽 S - 转移酶（glutathione S - transferases，GST）等。部分代谢也可在其他组织中，被相关的酶催化进行化学转化。中药成分在体内可发生广泛的代谢，产生多种代谢物。因此，研究中药的代谢对于指导临床合理用药、促进新药开发、避免药物不良反应及不良相互作用具有积极意义。

>>> 知识链接 o--

雷公藤与甘草配伍增效减毒

作为药物代谢最重要的器官，肝脏同时也是毒性反应最主要的靶器官。雷公藤的主要毒性成分有二萜类、生物碱类、三萜类及苷类，其中二萜类、生物碱类（包括大环内酯类生物碱和腈脒类生物碱）都对肝脏有明显的毒副作用。雷公藤生物碱肝损伤的作用机制是药物经 CYP450 代谢生成亲电子基、氧自由基等代谢产物，与大分子物质共价结合或引起脂质过氧化，最终导致肝细胞坏死。临床上，雷公藤常与甘草配伍合用以达到减毒增效的作用，原因在于甘草中的甘草次酸和雷公藤中的雷公藤甲素在大鼠肝微粒体中具有相同的代谢酶——CYP3A1 和 CYP3A2，且甘草次酸可竞争性抑制雷公藤甲素的体外代谢。这些研究在一定程度上揭示了临床中雷公藤常与甘草配伍合用的科学内涵。

--o

（4）排泄　是指中药在体内经吸收、分布、代谢后，最终以原形或者代谢物的形式排出体外。肾脏是最主要的排泄器官，非挥发性药物主要由肾脏随尿排出；气体及挥发性药物则主要由肺部随呼气排出；某些药物还可从胆汁、乳腺、汗腺、唾液腺及泪腺等排出体外。中药及其代谢物主要经肾脏随尿排出。肾小球的滤过、肾小管的分泌和重吸收功能均参与排泄过程。部分中药成分的原形或代谢物可随胆汁经胆道系统排入十二指肠，一些随粪便排出体外，也有一些可重新被肠道吸收，经门静脉、肝脏重新进入体循环，形成肝肠循环。

由于中药有效成分的复杂性，中药药动学的研究较结构明确的化学药物的药动学研究难度明显增加。

2. 中药药动学的基本概念　药物在体内的吸收、分布、转化、排泄使药物在不同器官、组织、体液中的浓度不断发生变化，且随时间处于一个动态变化过程中。为了准确描述这种动态变化，一般通过绘制曲线图，建立一定的房室模型和数学方程，计算药动学参数。这些药动学参数能定量地反映药物在体内变化的动态过程。

（1）药物浓度 - 时间曲线　给药后药物浓度随时间变化而变化，以药物浓度（C）为纵坐标、以时间（T）为横坐标绘出的曲线图，称药物浓度 - 时间曲线图（concentration - time curve，$C - T$ 曲线），简称浓度 - 时间曲线或时量曲线。常用的是血药浓度 - 时间曲线，即以血浆（或血清）药物浓度为纵坐标、以时间为横坐标作图得到的曲线。

图4-1是血管外单次用药后的血药浓度-时间曲线图。其上升支主要反映吸收、分布的情况，此时，分布及少量药物的代谢和排泄已经开始；当代谢和排泄过程逐渐占据主要地位以后，曲线就开始下降。由此可见，吸收、分布、代谢和排泄没有严格的分界线，只是在某段时间内以某一过程为主而已。由横坐标和曲线围成的面积称为曲线下面积（AUC），它表示一段时间内药物吸收到血中的累积量，反映药物的吸收情况，是重要的药动学参数之一。

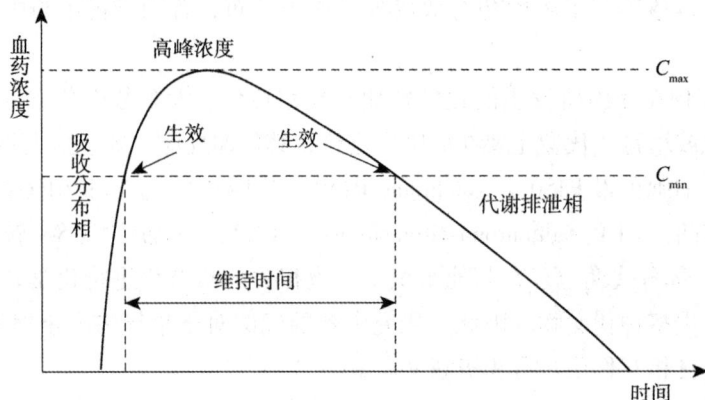

图4-1 单次血管外给药的血药浓度-时间曲线

（2）生物利用度（bioavailability，F） 亦称生物有效度，是指血管外给药时，药物制剂被机体吸收利用的程度，是评价药物制剂质量的重要指标，与药物作用强弱密切相关。生物利用度可用一定时间内药物被机体吸收的百分率来表示，计算公式如下：

$$F = \frac{\text{吸收入体循环的药量}}{\text{给药量}} \times 100\%$$

$$F = \frac{\text{AUC（供试药）}}{\text{AUC（血管内给药）}} \times 100\% \qquad \text{（绝对生物利用度）}$$

$$F = \frac{\text{AUC（供试药）}}{\text{AUC（对照药）}} \times 100\% \qquad \text{（相对生物利用度）}$$

（3）房室模型（compartment model） 是药代动力学研究中采用的一种数学模型。该模型把机体看成一个系统，根据药物在体内转运或转化速度的不同，划分成若干个抽象的房室。常见的房室模型有一室模型、二室模型、三室模型，并配以相应的数学方程式，以求得一系列的药动学参数。

1）一室模型（one compartment model） 该模型假定机体由一个房室组成，即给药后药物进入血液循环并迅速均匀分布到全身各个部位，瞬时达到动态平衡，并以一定速率从中消除。属于一室模型的药物单次静脉注射给药，虽然也通过分布、代谢、排泄，但其血药浓度随时间衰减的速率始终是一致的，若将血药浓度的对数与时间作图，则血药浓度-时间曲线为一条直线（图4-2A）。

2）二室模型（two compartment model） 该模型假定机体由两个房室组成（即中央室与周边室），并有两种消除（转运、转化）的速率。给药后，药物立即分布到中央室（包括血液和能与血液取得瞬时分布平衡的组织，如肾、脑、心、肝等），再缓慢地分布到周边室（指血液供应较少的组织，如脂肪、肌肉、皮肤、骨、软骨等）。属于二室模型的药物单次快速静脉注射给药，若将血药浓度的对数与时间作图，可呈现特殊的血药浓度-时间曲线（图4-2B）。初期血药浓度迅速下降，称分布相，主要反映药物自中央室向周边室的分布过程；分布平衡后，曲线进入较平的消除相，主要反映药物从中央室的消除过程。

（4）生物半衰期（biological half life） 指药物在体内的量或血药浓度下降一半所需的时间，以 $t_{1/2}$

表示。二室模型时，$t_{1/2\alpha}$、$t_{1/2\beta}$分别表示分布半衰期和消除半衰期。消除半衰期常写成$t_{1/2}$。

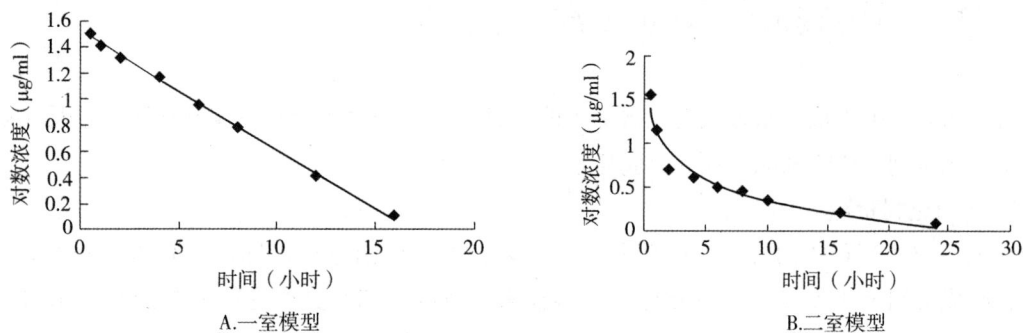

图 4-2　一室及二室房室模型示意图

3. 中药药动学的研究意义

（1）阐明和揭示中药的作用机制及其科学内涵　通过对中药体内过程动态变化的研究可以阐明其作用机制，对中药传统理论赋予现代科学的解释。突出的例子是芳香开窍药和引经药，如药动学研究表明麝香中有效成分麝香酮可迅速通过血脑屏障进入中枢神经系统，并积蓄较长时间，从而解释了麝香能"通关利窍""开窍醒脑"，治疗"中风甚至昏迷"等功效的原因。目前，中药归经理论的研究大多对药物经络所属脏腑中的分布进行研究。如有学者对23种中药做了归经与有效成分在体内分布情况的比较，发现杜鹃花（杜鹃素）、丹参（丹参酮）、冰片等14味中药的归经所属脏腑与有效成分分布最多的脏腑基本一致，占61%，类似的报道还有很多。又如茵陈有药酶诱导作用，可使安替比林在人和兔体内的半衰期缩短，清除率增加，证明了茵陈具有解毒、保肝的作用。

在药动学问世之前，中药药理学多研究中药的功效和临床应用，对中药的吸收、分布、清除的了解甚少。而药物的作用是药物与机体相互作用的结果，仅研究药物作用于机体的一面，而不研究机体对药物的处置，显然是片面的。因此，中药药动学的研究有助于真正了解中药的作用，为阐明和揭示中药的作用机制及其科学内涵奠定了基础。

（2）设计及优选中药给药方案　长期以来，中药多以经验给药，主要是由于缺乏药动学的研究。通过研究中药在体内的动态变化规律，可求出动力学参数，拟定给药方式、给药剂量、疗程及间隔时间。在研究桂枝汤解热和抗炎的药效时，根据所得的表观半衰期设计了四种不同的给药方案，结果表明在给药总剂量相等、首次给药同时开始的情况下，根据半衰期设计的给药方案组的药效明显高于习惯的一次给药组，而根据效应消除半衰期设计的给药方案组的药效增强率又高于根据表观半衰期设计的方案组。

（3）促进新药开发、剂型改革和质量控制　中药药动学的研究可用于阐述中药组方原理，为研究古方、筛选新方提供科学依据，促使中药制剂的"给药精确化"。通过药动学的研究，妥善设计中药制剂和给药方式，以使药物选择性到达靶器官，并在必要时间内维持一定水平，从而提高药物疗效、减少不良反应。近年来出现了不少用药动学研究中药制剂的报道，如双黄连气雾剂、栓剂及微型灌肠剂的研究。利用毒理与药理效应法研究中药单、复方制剂的药动学发现，不少中药的生物利用度很差，通过采用新技术可增加难溶成分的溶解度，提高溶出率，如β-环糊精包合技术可增加难溶成分的溶解度和稳定性，从而提高生物利用度。由此可见，药动学的研究为中药制剂生产工艺的设计、内在质量的评价与监控提供了有效手段与方法，从而保证中药制剂的用药安全与有效。

（4）推动中医药走向世界　中医药是我国人民数千年来通过积累经验与系统总结而形成的一门独特的科学。但由于其理论的独特性，不易为国外理解和接受。要使中医药走向世界，中药药动学的研究至关重要。

➤ 第二节　中药药动学的基本特点

中药及中药复方由于成分繁多或有效成分不明，且多种成分之间存在着相互作用，使得中药的体内过程及动态变化有别于化学药品，而有其特殊性。

1. 中药体内过程特点

（1）中药在吸收过程中的特点　中药所含成分多，吸收机制也具多样性，有些成分以简单扩散方式吸收，有些成分则可能需要转运体介导。许多临床有效的中药，其所含的有效成分原形吸收比较困难，生物利用度较低。许多中药成分在胃肠道可被代谢，如苷类成分大多原形不易被吸收，在肠道菌群的作用下水解成苷元后可被吸收，这些苷常被称为"天然前药"。影响中药口服吸收的因素较多，主要包括中药成分的理化性质（如脂溶性、分子大小等）、制剂因素（如崩解因素等）、机体因素（如胃排空速度、胃肠道功能状态以及胃肠血流动力学状况等）。此外，中药成分复杂，本身存在着可吸收和不可吸收部分，成分之间可能存在的复杂的相互作用也会影响其吸收情况。

（2）中药在分布过程中的特点　中药成分之间往往可相互作用，这些相互作用可能通过转运体或血浆蛋白结合等环节影响中药成分的分布，使其在组织器官的浓度发生改变，进而影响药效的发挥。中药的一些特性与中药成分的分布特点相关，如药动学研究发现冰片能促进与之同用的其他药物在靶组织的分布，说明了它的引药作用以及"佐使则有功"的中药理论；某些归经药与其有效成分在脏器的分布有关。

（3）中药在代谢过程中的特点　中药代谢途径除肝脏代谢外，肠道菌群在口服中药后的多成分代谢中发挥着重要的作用。肠道菌群代谢是中药代谢的一个突出特点。人体肠道内的微生物中，99% 以上都是细菌，数量超过 100 兆个，有 500～1000 个不同的种类。这些数目庞大的细菌影响着人体的免疫、营养、代谢等功能，与人体健康息息相关。肠道菌群是一个复杂的微生态系统，可以产生各种代谢酶，主要有水解酶、氧化还原酶、裂解酶和转移酶等，其中 β - 糖苷酶是研究较多的一种水解酶，可以将外源性的 β - 糖苷类转化为相应的苷元和糖。肠道菌群催化的代谢几乎全为分解反应，其酶催化的反应以水解和还原反应为主。中药成分经肠道细菌代谢后的产物极性降低、脂溶性增强，往往伴有代谢产物的药理和毒理活性增强，目前已经发现多种中药成分经肠道菌群代谢后发生转化，产生具有较强药理活性的代谢产物。中药口服后不可避免地受到肠道菌群代谢的影响，甚至某些中药经肠道菌群代谢后得到的代谢物才具有药理活性。如番泻苷 A 和番泻苷 B 本身没有泻下作用，口服后经肠道菌群代谢生成的大黄蒽酮才具有泻下活性。此外，中药成分在体内可发生广泛的代谢，产生多种代谢物，且中药成分之间还可发生相互转化。药物代谢酶可受外源性异物的影响而发生诱导或抑制，中药成分在体内可能会通过影响代谢酶而引起复杂的多成分间或与同用的化学药品间的代谢性相互作用。一些中药成分可经代谢活化，使其药效或毒性增强，可见中药代谢与某些中药的功效及毒理相关。

（4）中药在排泄过程中的特点　中药及其代谢物的排泄主要通过肾脏进行，还可通过肝肠循环。中药的排泄有其自身的特点：肾小球滤过的原尿液中的原形药物成分经被动扩散等方式被肾小管重吸收，而极性高的代谢物一般不会被重吸收。尿液 pH 可以影响药物的解离度，改变原尿液中药物被重吸收的量。中药成分可能会改变尿液的 pH 而影响排泄。肾脏表达的多种药物转运体可参与药物的排泄过程。转运体可受到外源性异物的影响，中药成分可能通过影响转运体的功能而影响排泄。含生物碱的中药有相当部分可随偏酸性的乳汁排泄，哺乳期妇女用药时应考虑这一点。

2. 中药体内动态变化特点　中药成分在体内的吸收、分布、代谢和排泄使中药中可吸收的成分在不同组织、器官、体液中的浓度随时间不断发生变化，并且始终处于一个动态变化的过程中。血液将体内过程的四个环节连接起来，并与药效部位相联系，血液中药物浓度的变化综合反映了吸收、分布、代谢和排泄的动态变化过程。在中药药动学研究中常采用绘制血药 $C-T$ 曲线，选定速率方程，来描述中药成分在体内的动态变化规律。有时也通过测定尿液中药物浓度的变化，进行动力学的分析。

中药成分浓度–时间曲线具有以下特点。①单味或复方中药给药后，体内存在多种原形成分及代谢产物，采用现代的分析仪器可以测定血液中各种成分的浓度，因而可以绘制出多成分 $C-T$ 曲线。②通常药物的 $C-T$ 曲线呈现坡形（血管内给药）或峰形曲线（血管外给药），在血药浓度达到峰浓度后会随着时间下降。中药成分在体内可相互转化及其明显的肝肠循环等，使血药浓度的变化呈现多样性，$C-T$ 曲线下降段的衰减不明显，表现为平坦甚至多峰。③由于中药有些成分含量低、吸收困难或有广泛的首关效应，使吸收进入体循环的药量少，血药浓度低，有时难以绘制出完整的 $C-T$ 曲线。④除药物的理化性质、制剂、机体因素外，中药给药后体内多成分对代谢酶、转运体的影响均可使有效成分 $C-T$ 曲线的变化呈现多样性。⑤中药进入体内的成分比较复杂，且其药效成分或毒性成分有时并不明确，使得中药多成分药动学与药效学之间的关系具有复杂性。

中药体内过程和动态变化的上述特点及其复杂性，使得中药药动学研究难度明显增加。

◈ 第三节　中药药动学研究方法与现状

1. 中药药动学的研究方法　由于中药及中药复方成分繁多或有效成分不明或缺乏定量检测手段，中药成分的药动学研究难度增大。体内药量的变化决定药效的变化，因此可以通过测定药效的经时过程来反映体内药量的动态变化。目前中药药动学的研究方法主要有体内药物浓度法、生物效应法、浓度与生物效应结合法等。

（1）体内药物浓度法　是药物动力学研究的经典方法，主要根据血药浓度的经时性变化来拟合房室模型，计算药动学的参数，从而阐明这些中药成分的体内动态变化规律。对于已经分离提纯的中药成分的药动学研究，可以直接通过其血药浓度的变化来进行，与化学药物的药动学研究方法完全相同。但用该方法所获得的信息只能说明分离提纯的活性成分本身的动力学特点，未必能够反映含有该成分的中药及其方剂的动力学。在目前的中药药动学研究中，主要通过测定中药或复方效应成分的血药浓度来反映中药或复方的药动学过程。其方法是以中药或复方中药制剂给药，测定不同时间血液中有效成分的浓度，计算这些成分的药动学参数，进而说明中药或复方的吸收、分布、代谢和排泄等特点。目前在中药药动学的研究中，关于采用效应成分的血药浓度进行研究的报道日渐增多，如银黄制剂以黄芩苷和绿原酸为指标，川芎丹参煎剂以川芎嗪为指标，小柴胡汤以甘草次酸和黄芩苷为指标等。

传统的中药给药方式为采用煎剂或制成其他剂型给药，其有效成分在体内的吸收、分布、代谢和排泄与有效成分单体给药后的体内过程并不相同。这些成分在水煎的过程中可发生挥发、分解、共溶、助溶、吸附、水解、取代、中和、沉淀等一系列复杂的物理化学变化，影响有效成分的溶出。给药后，这些化学成分间可发生复杂的药动学相互作用。因此，在研究中药药动学时，不能以有效单体代替中药，要考虑中药及复方中其他成分对该单体的影响。以中药自身所含的有效成分作为测定目标，能更直接、更客观地反映中药的药代动力学特点。

此外，由于许多中药，尤其是复方中药的有效成分或效应成分并不明确，体内药物浓度法选择测定的一种或几种成分并不一定具有该药或复方的主要药理效应。因此，用该法所获得的信息并不能反映中药或复方制剂整体的药动学特征，此时应综合考虑中药及复方中其他成分的影响，从而更客观地反映中药整体的药动学过程。

（2）生物效应法　是以药物的生物效应为基础来研究药动学的方法。该方法与体内药物浓度法不同，主要通过测定效应强度的经时性变化来分析药物的体内过程和动力学特性。主要包括药理效应法和毒理效应法。

1）药理效应法 以药理效应为指标测定药动学参数。其基本思想是就大多数药物而言，药物的效应强度与血药浓度之间存在一定的相关关系。假定药物在作用部位的浓度在一定范围内与效应强度呈正相关，用该法测定效应动力学参数时，需先建立剂量–效应曲线，明确剂量–效应的相关性范围，同时拟合出给药后的时间–效应曲线，明确房室模型并计算"时–效药动学参数"。目前对于有效成分不明的中药及复方的药动学研究主要采用药理效应法。该方法的优点是可反映中药或复方的整体药效动力学过程，对不清楚药效成分的中药或复方具有应用价值，所得参数对临床用药也具有一定的指导意义。但有些中药或复方以不同药理效应为指标测定的药动学参数有时存在很大差异。因此，选择合适的药理效应指标是运用该方法的关键。原则上，指标应能反映该药的主要作用、与临床适应证一致，并且所要测定的指标应直观、灵敏、可量化，具有良好的量–效关系。此外，药效与药物浓度之间有时会出现滞后效应，这时所得到的效应–浓度之间的对应关系也就会出现偏差。

2）毒理效应法 与药理效应法相似，同属于生物效应法，只是观察目标为药物的毒性作用。该方法参照时间–血药浓度法测定药动学参数的原理，结合动物的急性死亡率来测定药物在体内的蓄积量，计算其毒效动力学参数。通常先给予动物亚急性中毒剂量的受试药物，然后将其分组，每隔一定时间测定其体存量或体存量百分率，最后以时间对体存量或体存量百分率变化的影响来拟合房室模型，求算动力学参数。给予亚急性中毒剂量药物后，间隔不同时间测定体内留存量的方法主要有两种。一种需要先将小鼠分成 $5 \sim 7$ 组（每组一般 10 只以上），然后以概率单位法测定受试药物的对数剂量–死亡率概率单位（$D - P$）的直线回归方程式。另取小鼠第一次给予亚急性中毒剂量受试药物，一般可用 $1/2$ 的 LD_{90} 量（D_0），然后将其分成若干组，一般为 $6 \sim 8$ 组，在首次给药后，间隔 $6 \sim 8$ 个不同时间点再次给予相同剂量的药物，记录动物的死亡率。通过上述已求得的 $D - P$ 直线回归方程，根据每组动物给药的死亡率，可计算出不同时间点动物体内两次给药后的药物总量 D_c，首次给予的药物间隔不同时间后的体存量（D）通过计算可以求出，即体存量 $D = D_c - D_0$，体存百分率 $= D/D_0 \times 100\%$。另外一种可用 LD_{50} 补量法求体存量。即先取小鼠测定受试药物的 LD_{50}，另取小鼠第一次给予亚急性中毒剂量，一般可取 $60\% LD_{50}$ 左右的量。第一次给药后小鼠分为 $6 \sim 8$ 组，在首次给药后，间隔 $6 \sim 8$ 个不同时间点再次给予不同剂量的受试药物，并测定要使动物 50% 死亡需要追加的剂量——$LD_{50}t$，首次给予的受试药物，间隔"t"时间后的体存量 $D = LD_{50} - LD_{50}t$。用 LD_{50} 补量法求体存量的方法较 $D - P$ 直线回归方程法精确，误差小，但所用动物数增加，且分组、给药剂量及时间的把握较为复杂。

毒理效应法适合于急性毒性较大但毒性成分不明或不单一的药物，用该方法测定的结果能在一定程度上反映药物在动物体内整体毒效动力学的过程。其缺点是当毒性成分与药效成分不一致时，通过该方法求得的药动学参数并不能代表药效动力学的参数。

（3）浓度与生物效应结合（PK - PD）法 在实际研究中发现，有些中药或复方的药理效应与其血药浓度不一定是同步的，即两者间没有直接的关系，鉴于此，研究人员提出了 PK - PD 模型。PK - PD 模型主要包括血药浓度与药理效应的 PK - PD 模型，以及血药浓度与毒理效应的 PK - PD 模型。将血药浓度及效应的动力学研究同步进行，有助于了解受试中药或复方的主要有效成分与药理效应的关系。

由于 PK - PD 法将药物的体内浓度、效应和时间结合起来，利用该方法能更加准确地评价药物在体内动力学过程的动态变化。但该方法要求选择测定的成分应具有与受试药物相似的主要作用，同时选择测定的生物效应指标应能反映受试药物的功效、主治，并具有灵敏、可定量的特点，否则得出的动力学参数可能会偏离临床的实际情况。

（4）其他方法 新理论、新方法是一个学科发展的基础，对于复杂的中药药动学的研究更需要新理论、新方法才能有所突破。近年来，国内学者围绕中药药动学的研究提出了一些有益的方法、理论。

具有抗菌活性的中药复方制剂，如黄连解毒汤、清瘟败毒饮、大黄牡丹皮汤等，可以采用微生物方法对其药动学进行研究。主要步骤为：①选择适宜的试验用细菌菌株；②利用微生物法测定体液中生物样品的浓度；③拟合模型，从而计算该药物的药动学参数。

"证治动力学"是将中医辨证的思想与药动学相结合的一种研究方法。证治动力学认为，同一药物不同证的动力学参数的差异能影响药物的疗效和毒性，经过辨证用药后可以降低这类差异。

中药特征图谱药动学的研究近年来也备受关注，它是指在体外建立血浆中药物的特征图谱，然后通过药物被实验动物或人体吸收后的相应特征图谱的变化求得其药动学参数。

中药多组分整合药代动力学研究是为了定量表征中药的整体药代动力学行为，获得相应的整体药代动力学参数而提出的。该技术包含三个重要内容。①标志性成分（PK/PD markers）的确定：综合评价中药所含成分的药效作用与药动学特性，选择其中具有确切药效作用和适宜药代动力学特征的成分作为标志性成分。②多组分药代动力学研究：在建立高灵敏度同步定量分析技术的基础上，开展多组分药代动力学研究，获得各成分的药 – 时曲线。③模型整合：整体思路是根据各成分对整体药效学和药动学的权重贡献，选择合适的建模方法，对各成分药 – 时数据进行模型整合，获得能够最大限度表征中药整体动力学特征的参数。

中药作用后会在内源性代谢物组上产生应答，而这种应答可以用代谢组学来准确表征。利用代谢组学技术，结合生物信息技术，对药物代谢组成分数据集以及服药后体内所有代谢性物质与服药前的产生的差异（即差异性数据集）进行系统生物信息学的研究和分析，可研究中药成分在人体内的吸收和代谢过程。差异性数据集包含3个部分：①吸收入血的药物的原形成分；②药物中经肠道微生物或肝酶转化的代谢性成分，即经过代谢的药物成分；③受药物干扰发生改变的机体内源性小分子代谢物，即变化的内源性代谢物。

传统药代动力学研究不能完全解释药物在一些特殊组织（如肿瘤、脑、胎盘等）中的作用。靶细胞药代动力学将传统的宏观药代动力学研究拓展到细胞/亚细胞水平。它是指将细胞看作一个微观有机体，定量研究药物在细胞内吸收、转运、分布、代谢和外排的动力学过程，并通过建立数学模型来阐明药物在细胞内的处置规律，预测、评价药物在细胞内的靶向性及药效。采用此法发现，人参皂苷 Rh_2 可以通过抑制细胞/亚细胞水平 P – gp 的功能和表达来改变多柔比星的细胞药代动力学行为，促进阿霉素的核靶向性并增强阿霉素的抗肿瘤活性。

2. 中药药动学的研究现状

（1）中药单体成分药动学研究　是指将由中药提取、纯化得到的单体成分给药，进行药动学的研究。中药单体成分的研究内容包括体内过程和动力学规律的研究。中药单体成分动力学的研究主要是血药动力学的研究，对有些成分也进行了尿药动力学的研究，阐明了其动力学参数。自 1960 年中药大黄单体成分的体内过程研究以来，目前已对大多数中药的单体成分进行了药动学的研究，包括有机酸类、生物碱类、黄酮类、萜类、苷类、酯类等多种成分。单体成分动力学的研究促进了这些成分的研发，为新药研究中剂型的选择、临床用药方案的制定奠定了基础。

（2）单味中药药动学研究　是指将单味中药提取物（包括用各种提取方式获得的提取物或组分）给药，进行药动学的研究。由于中药的复杂性，以往认为中药药动学的研究很难进行。1970 年后出现了通过测定生物效应进行药动学研究的方法，由于 1985 年后分析仪器的发展，通过测定单味中药提取物给药后体内有效成分的浓度进行药动学研究，大大推进了中药药动学的研究。到目前为止，已对大多数常用中药进行了药动学的研究，如黄芩、黄连、葛根、大黄、人参等。

单味中药药动学的研究内容主要包括：①单味中药提取物给药后，测定体内成分浓度的动态变化，

绘制出 C-T 曲线，进行动力学的分析，得出动力学参数，阐明单味中药在体内可吸收成分的药动学规律；②采用体内、外模型，对单味中药提取物中所含的成分进行吸收（包括离体的肠襻法、外翻肠囊法、Caco-2 细胞模型法，在体的肠回流法和体内吸收试验等）、分布（整体动物组织浓度测定法）、代谢（体外代谢方法如肝微粒体模型及肝细胞模型等、肠菌代谢方法和体内代谢产物的分析）和排泄（粪、尿和胆汁排泄）过程的研究，阐明中药提取物中可吸收成分在体内过程的特点；③对单味中药提取物与相应的有效成分单体的药动学进行比较研究，阐明单味中药中共存成分对有效成分药动学影响的规律及机制；④研究单味中药对代谢酶的影响及与化学药品药动学的相互作用。单味中药的药动学研究有助于阐明中药的药效物质基础，为促进单味中药的新药研发、指导临床合理用药提供了依据，为中药复方的研究奠定了基础。

（3）中药复方药动学研究　是指中药复方给药后，进行药动学的研究。由于中药复方的复杂性，其药动学的研究主要通过测定生物效应进行。目前一些常用中药复方均有药动学的研究报道，如黄连解毒汤、葛根芩连汤、小柴胡汤等复方，且浓度与药效学的联合研究日益增多，但对于大多数复方配伍，多成分体内过程变化特征的研究尚显不足。

中药复方药动学的研究内容主要包括：①中药复方给药后，测定体内成分浓度的动态变化，绘制出多成分 C-T 曲线，进行动力学分析，得出动力学参数，阐明复方中有效成分的药效学规律；②对复方与相应的单味药、药对配伍及单体的药动学进行比较，并采用体内、外模型，对相应的单体成分的体内过程进行深入的配伍影响分析，从药动学方面阐明复方配伍的机制，如泻心汤、麻黄汤、大承气汤等；③研究中药复方与化学药品的药动学相互作用。

（4）中药药动学相互作用研究　药物的相互作用 70% 左右是发生在药动学的层面上。药动学的相互作用可发生在吸收、分布、代谢和排泄过程中的任一环节，主要由代谢酶或转运体介导，其中以代谢性的相互作用更常见，最终通过增加或减少其在作用部位的浓度来引起药效或毒性的变化。

1）中药代谢性相互作用　药物代谢酶的 I 相代谢系统以 CYPs 最为重要。CYP 是一个基因超家族，具有多种同工酶，与药物代谢密切相关，在代谢相互作用中，由 CYP 引起的占 90% 以上。一些中药可使 CYP 的合成减少或降低其活性，从而出现药酶代谢能力减弱的现象，称药酶抑制。药酶的诱导或抑制（以抑制为主）可以改变酶底物类药物代谢的速度，影响其血药浓度，从而影响药物作用的强弱及其持续时间。因此，当两种或者两种以上的药物合用时，可能会出现药物间的代谢性相互作用。

中药之间的代谢性相互作用是指中药复方给药后，其成分会对代谢酶产生影响，进而影响其他成分的代谢，影响有效成分的血药浓度。对这种相互作用的研究可以阐明某些方剂配伍后增效或减毒的药动学机制。

中药与化学药物的代谢性相互作用是指中药与化学药联合使用时，因为对药酶的诱导或抑制，会影响合用药物的代谢，进而影响其血药浓度，从而改变药效或安全性的现象。

2）转运体介导的中药相互作用　药物的跨膜转运依赖生物膜上转运体的介导。药物转运体分布于体内的各脏器中，如肠道、肝、肾、大脑、心脏、肺等，影响药物体内过程的各个环节，决定了药物在体循环和细胞内的浓度，进而影响药理活性。转运体具有饱和性和竞争性的特点。某些药物可以抑制或诱导转运体，影响转运体介导的药物转运，从而产生药物的相互作用；两种或多种同一转运体的底物药物共同给药时，容易发生竞争性抑制转运体而引起药物的相互作用。如槲皮素可抑制 P-gp 的外排作用，逆转肿瘤细胞对多柔比星的敏感性；中药成分蝙蝠葛碱可与化疗药物竞争 P-gp，抑制 P-gp 的外排作用，提高细胞内化疗药物的浓度。

目前，中药药动学的相互作用研究以代谢性相互作用的研究更常见。代谢性相互作用研究中最常采用肝微粒体温孵法（最好选用人肝微粒体），利用不同的探针底物来评价中药对不同 CYP 亚族酶的抑制作用，但此方法仅能进行酶活性抑制研究。体外也可采用原代肝细胞培养法，进行中药对酶活性的诱导和抑制作用的研究。还可采用分子生物学的方法分析中药对药酶的诱导作用，如用免疫印迹法（Western blot）测定酶蛋白含量的变化，用 qRT – PCR 法测定酶 mRNA 水平的变化。但这些实验不一定能体现酶活性，还需进行酶活性的测定。在获得体外相互作用的结果后，还需进一步进行体内试验的研究，通过测定特异性底物血药浓度的变化，计算药动学参数，评价中药的代谢性相互作用。

中药药动学相互作用的研究有助于阐明中药复方配伍的规律和机制，为复方的组方优化和指导临床合理用药提供依据。

第四节　影响中药药动学的因素

中药药动学的研究取得了明显的进展，但前述的浓度法和效应法各有利弊。浓度法虽然比较精确，但由于中药成分繁多且复杂，利用测定成分的药动学规律来反映复方的动力学规律仍具有一定的局限性；效应法体现了中医药用药的整体观，但测定指标的选择比较困难，误差也比较大，所得动力学参数具有一定的片面性。中药药动学的研究在中药现代化的进程中仍然面临着一些困难，影响中药药动学的因素很多。

1. 药物因素　中药的来源、品种、产地、采收及贮藏等都能影响中药的质量，从而影响中药的作用。中药药动学的研究主要采用浓度法，采用中药浓度法进行研究首先需要确定中药的体内成分群。不同产地、不同品种、采收时间不一的中药所含的成分可能差异性较大，如道地药材所含有效成分明显高于非道地药材，不同品种、不同采收期的中药所含的成分可能具有明显的差异。此外，中药及复方的药效是其中的多种化学成分共同作用所产生的，可认为是众多活性成分组成的"活性分子群"共同作用的结果，且中药成分之间往往存在相互转化和共存成分干扰等情况；方剂通过辨证论治、君臣佐使配伍，使这些成分相互协同或相互拮抗，而产生药效。虽然随着现代分析手段的进步和相关数据处理软件的发展，中药药动学的研究可以对多种效应成分群进行监测，获得中药血浆指纹谱或代谢谱以及多成分 $C – T$ 曲线，但如何利用这些图谱和曲线来综合反映中药及复方的整体动态变化规律是中药药动学研究的一个难点，也是影响中药药动学发展的一个因素。

此外，中药成分繁多且复杂，但真正的有效成分可能不清楚，且成分的含量还会受到多种因素的影响，许多中药化学成分在体内过程中发生了变化，这都加大了中药药动学研究的难度。虽然近年来出现了中药药动学 – 药效学联合研究、中药体内多成分的代谢物组分析 – 评价中药整体药效的代谢组学的联合研究，但这些研究尚处于探索阶段。

2. 机体和环境因素　中医讲究辨证论治，许多中药及复方需要在一定的中医病证状态下才能发挥药效，因此，只有研究病证状态下的中药药动学规律，对临床用药才有指导意义。体质、年龄、性别、精神状态、遗传状况等的差异均会影响药物在体内的吸收、分布、代谢和排泄，如小儿正在发育阶段，许多器官、系统的发育尚未完善，老年人的肝肾功能普遍减退，都会影响药物在体内的代谢和排泄功能；妇女由于体重、哺乳、怀孕、激素等的影响，对某些药物的敏感性亦有不同。外部环境如地理条件、气候寒暖、饮食起居、社会环境、家庭环境等都可以影响药物的动力学过程，根据生物活动表现的昼夜规律，药物作用也常呈现出昼夜节律变化。中医强调服药顺应四时之序，不同用药时辰也影响中药的药动学。如 ^3H – 天麻素于不同时辰给予大鼠，体内过程呈现昼夜变化，戌时（20：00）给药吸收快，见效快且作用明显；辰时（8：00）给药，血药达峰值最迟，药效差；丑时（2：00）给药，血药浓度 – 时间曲线下面积最小，反映生物利用度低。一些中药给药后有效成分的血药浓度很低，常常难以说明其在临床和动物实验中均显示出良好疗效这一矛盾问题。辨证论治是中医的精髓，证候是中医临床的特征，而在动物体内难以复制符合中医特色的相应证候模型。

目标检测

答案解析

一、单选题

1. 下列关于中药在体内代谢的叙述中，错误的是（　　）

   A. 中药在体内的主要代谢酶是细胞色素 P450

   B. 中药的消除主要靠体内生物转化

   C. 有些中药的体内生物转化不是通过细胞色素 P450 进行的

   D. 有些中药可以影响肝药酶的活性

2. 中药的主要生物转化器官是（　　）

   A. 肝脏　　　　　B. 肾脏　　　　　C. 汗液　　　　　D. 大肠

3. 部分中药成分及其代谢物可随胆汁经胆道系统进入十二指肠，再由十二指肠重吸收，称（　　）

   A. 首关效应　　　B. 生物转化　　　C. 药物吸收　　　D. 肝肠循环

4. 下列关于中药体内动态变化特点的描述中，错误的是（　　）

   A. 中药 $C-T$ 曲线下降段的衰减表现明显

   B. 对中药有时难以绘制出完整的 $C-T$ 曲线

   C. 中药进入体内后，其药效成分或毒性成分有时并不明确

   D. 单味中药或复方给药后，可以绘制出多成分 $C-T$ 曲线

二、判断题

1. 对于可以测定浓度的中药，多以血药或尿药数据进行研究，其中以血药浓度研究较多。（　　）

2. 中药药动学的研究不能为中药的配伍禁忌研究提供依据。（　　）

3. 药物的时效关系取决于时量关系，尤其是直接取决于药物作用靶部位的时量关系。（　　）

4. 中药代谢是指中药成分在体内所发生的化学转化。（　　）

5. 中药及其方剂可以通过测定药理效应来探求中药的时效关系，再间接推算药物的时量关系。（　　）

书网融合……

思政导航　　　　　本章小结　　　　　题库

第五章　中药毒理学

PPT

学习目标

知识目标

1. **掌握**　中药毒理学的基本概念；毒的内涵；中药毒理学的基本特点。
2. **熟悉**　毒性分级和毒性类型。
3. **了解**　中药毒性研究的内容；影响中药毒理学的因素。

技能目标　通过本章的学习，形成对中药毒理学研究内容概貌的认知，具备基本的研究思维。

素质目标　通过本章的学习，增强对中药毒理学的科学认知，提升科学、合理研究与应用中药的素养，更好地传承发展中药。

中药的有效性和安全性是中医药传承和发展的坚实基础，也是中医药服务于健康事业的前提。继比利时中药减肥事件、新加坡黄连事件、日本柴胡事件、英国千柏鼻炎片和复方芦荟胶囊事件等，使中药的安全性备受质疑，中药"毒性"引起社会广泛关注，中药毒理学已成为国内外公众关注的热点。

第一节　中药毒理学概述

中药毒理学是中华民族在长期与疾病做斗争的医疗实践和现代毒理研究过程中，逐渐形成的知识和技术体系，涉及中药学、中医学、毒理学、生态学、环境保护等学科领域，是沟通中西医、联系中西药、跨越医学和药学、衔接基础与临床的桥梁学科，对中医药学术创新、临床合理用药和中药产业发展具有重要意义。

1. 基本概念与主要内容　中药毒理学（toxicology of TCM）为中药药理学的分支学科，是研究中药对生物体有害效应、机制、安全性评价与危险度评定的科学。简言之，它是研究有毒中药与机体相互关系的科学。

中药"毒"的内涵丰富，主要有三种含义。①"毒"就是药：凡治病之药皆为毒药。如《素问》"毒药攻邪，五谷为养，五果为助……"；汪机认为"药，谓草木鱼禽兽之类，以能攻病皆谓之毒"；《景岳全书》中也有"凡可辟邪安正者，均可称为毒药"。②"毒"指中药的偏性：如《素问·五常政大论》记载"帝曰：有毒无毒，服有药乎？岐伯曰：病有新久，方有大小，有毒无毒，固宜常制矣。大毒治病，十去其六；常毒治病，十去其七；小毒治病，十去其八；无毒治病，十去其九；谷肉果菜，食养尽之，无使过，伤其正也"。张介宾在《类经·疾病类·五脏病气法时》中说："药以治病，以毒为能。所谓毒者，因气味之偏也，盖气味之偏，药饵之属也，所以祛人之邪气"。③"毒"是指中药的毒副作用：毒性是指药物对人体的有害效应或损害作用。并不是所有的中药都有毒性，有毒中药专门指那些药性强烈、对人体有毒性或副作用、安全剂量小，用之不当或药量稍有超过常量即对人体产生危害甚至致人死亡的中药。隋·巢元方在《诸病源候论》中提到"凡药物云有毒及大毒者，皆能变乱，与人为害，亦能杀人"，张介宾在《类经·脉象类》中指出"毒药，谓药之峻利者"。

有毒中药可分为传统有毒中药和现代有毒中药两类。传统记载川乌、草乌、附子、马钱子、天南星、苍耳子、半夏、信石、雄黄、朱砂等有毒。现代研究发现马兜铃酸、千里光中的吡咯里西啶生物碱等有毒。机体主要指人体、动物体、病原体，包括生物体、器官、组织、细胞、分子等不同层次。研究中药毒性与机体的相互作用，就是研究有毒中药作用于机体后的毒性表现、毒性机制、毒性成分、毒性靶器官、毒代动力学和控毒方法以及临床安全合理应用。

中药毒理学的主要研究内容包括三个方面。一是描述毒理学（descriptive toxicology），主要研究有毒中药对人体可能发生危害的剂量（浓度）、接触时间、接触途径等，以及危害的程度，就是研究有毒中药的毒性结果，为安全性评价和管理法规制定提供毒理学信息，包括有毒中药的急性毒性、长期毒性、遗传毒性、生殖毒性、致癌性等。二是机制毒理学（mechanistic toxicology），主要研究有毒中药经皮肤、黏膜和各种生物膜进入靶部位，在体内分布，经生物转化成活性物质，与体内靶分子发生反应而引起生物体危害的过程，就是研究有毒中药对生物体毒性作用的细胞、分子及生化机制。三是管理毒理学（regulatory toxicology），主要是依据描述毒理学、机制毒理学提供的资料和临床应用的经验，研究有毒中药或有毒中药组成的药品，按规定使用，是否具有足够低的危险性，为临床安全合理用药提供依据。

2. 毒性分级与毒性类型

（1）毒性分级　传统中医药主要应根据中药中毒剂量、中毒时间、中毒反应程度和有效剂量与中毒剂量之间的范围大小进行中药的毒性分级，将有毒中药的毒性分为大毒、有毒、小毒三级。如《素问·五常政大论》将中药毒性分为大毒、常毒、小毒三级，但未涉及具体药物；《名医别录》《新修本草》将有毒药物分为大毒、有毒、小毒三级；近代中药著作大多按大毒、有毒、小毒三级标注药物毒性；《中国药典》（一部）收载有毒中药共83种，其中大毒中药10种，有毒中药42种，小毒中药31种。

1）大毒中药　是指使用剂量小、有效剂量与中毒剂量之间范围小，中毒出现快，中毒反应程度严重的有毒中药。如川乌、草乌、马钱子、天仙子、巴豆、闹羊花、红粉、斑蝥等。

2）有毒中药　是指使用剂量较大、有效剂量与中毒剂量之间范围较大，中毒出现较快，中毒反应程度较严重的有毒中药。如附子、白附子、天南星、半夏、甘遂、芫花、京大戟、常山、商陆、干漆、土荆皮、蜈蚣、全蝎、蟾酥、朱砂、硫黄、雄黄、轻粉、罂粟壳等。

3）小毒中药　是指使用剂量大、有效剂量与中毒剂量之间范围大，蓄积到一定程度才引起中毒的有毒中药。如丁公藤、土鳖子、川楝子、艾叶、吴茱萸、苦杏仁、草乌叶、重楼、蛇床子、绵马贯众、大皂角、翼首草等。

（2）毒性类型　现代意义上讲，中药毒性类型包括毒性反应、副作用、过敏反应、后遗效应、特异质反应和依赖性等。

1）毒性反应　是指剂量过大或用药时间过长所引起的机体形态结构、生理功能、生化代谢的病理变化。包括急性毒性、慢性毒性和特殊毒性。①急性毒性：是指有毒中药短时间内进入机体，很快出现中毒症状甚至死亡。如信石在用药后 1~2 小时机体出现咽喉烧灼感，剧烈呕吐，继而出现阵发性或持续性腹痛。生半夏服少量即出现口舌麻木，多则灼痛肿胀、不能发音、流涎、呕吐、全身麻木、呼吸迟缓、痉挛，甚至因呼吸中枢麻痹而死亡。②慢性毒性：是指长期服用或多次重复使用有毒中药所出现的不良反应。如雷公藤长时间服用，除对肝、肾功能有损害外，对生殖系统也有明显的损伤作用。人参大量长期连续服用可致失眠、头痛、心悸、血压升高、体重减轻等。③特殊毒性：包括致畸、致癌、致突变。如甘遂、芫花、莪术萜类、天花粉蛋白、乌头碱等有致畸作用；芫花、狼毒、巴豆、甘遂、千金子、β-细辛醚、黄樟醚、马兜铃酸、斑蝥素等过量长期应用，可增加致癌率；雷公藤、石菖蒲、洋金花、马兜铃酸等有致突变的作用。

2）副作用 是指在治疗剂量下所出现的与治疗目的无关的作用。中药作用选择性低、作用范围广，当临床应用中会利用其中的一个药效作用时，其他作用就成了副作用。如麻黄止咳平喘，治疗哮喘，但患者用药过程中会出现失眠，这是因其能兴奋中枢神经系统；大黄泻热通便，治疗热结便秘，而活血祛瘀所导致的妇女月经过多就成为大黄的副作用。

3）过敏反应 又称变态反应，不仅常见，而且类型多样；是指机体受到中药或中药成分的抗原或半抗原刺激后，体内产生了抗体，当该药再次进入机体时，发生抗原-抗体结合反应，造成损伤。如当归、丹参、穿心莲等引起荨麻疹；虎杖、两面针等引起猩红热样药疹；蟾蜍、蓖麻子、苍耳子等引起剥脱性皮炎；槐花、南沙参等引起丘状皮疹；天花粉、紫珠等引起湿疹皮炎样药疹；牡蛎、瓦楞子等可引起过敏性腹泻；丹参注射液、双黄连注射剂、天花粉注射液、毛冬青等可引起过敏性休克等。

4）后遗效应（或称后作用） 是指停药后血药浓度已降至最低有效浓度以下时残存的药物效应。如服用洋金花等可致次日口干、视物模糊；长期大量服用甘草，停药后可发生低血钾、高血压、水肿、乏力等。

5）特异质反应 是指少数人应用某些中药后，所产生作用性质与常人不同的损害性反应。如蚕豆引起溶血性黄疸，是因为患者红细胞膜内葡萄糖-6-磷酸脱氢酶不足或缺失所致。

6）依赖性 反复或长期应用某些中药，患者产生心理或生理依赖，一旦停药，就出现戒断症状（兴奋、失眠、出汗、呕吐、震颤，甚至虚脱、意识丧失等），若给予适量该药物，症状立即消失，这种现象称为依赖性。如长期服用牛黄解毒片、应用风油精等出现精神依赖；对罂粟壳、麻黄等出现生理依赖。

>>> 知识链接

半数致死量/半数致死浓度

半数致死量（median lethal dose，LD_{50}）或半数致死浓度（median lethal concentration，LC_{50}）是以动物死亡为终点的上限参数，是指急性毒性试验中引起一半实验动物死亡的剂量。在现代毒理学中，LD_{50}/LC_{50}是进行化学品毒性分级的常用量化标准。中药毒性传统上按大毒、中毒、小毒、微毒等分级，无量化标准。为了更加科学地管理有毒中药，研究人员也在不断探索可量化的中药毒性分级。但因大多数中药急性毒性试验中无法测得LD_{50}或其值比较大，上述的分级标准不太适合中药毒性分级。为遵循中药特色，近年来又提出了基于中毒症状、脏器损害、LD_{50}、毒性程度等的多指标分级法、基于"物质-功效-毒性"的有毒中药质量评价模式、基于数据挖掘结合毒理研究的赋值评分等，为有毒中药的现代分级提供了思路。

第二节 中药毒理学的基本特点

中药毒理学是一门新兴学科，与现代毒理学相比较，主要有毒性成分复杂、毒性表现多样、毒性可以控制三方面的特点。尤其在中医药长期的临床实践中形成的控制有毒中药毒性的方法，独具特色和优势。

1. 毒性成分复杂 有毒中药品种多、成分复杂，毒性物质基础多样，且在不同的病理（病证）状态下，毒性物质基础与药效物质基础的角色可以发生转换，毒效关系密切。如草乌、川乌、附子所含酯性生物碱以及雄黄所含As_2O_3是毒性物质基础，但在治疗痛症、白血病时，也是药效物质基础。中药毒性物质大体可分为有机和无机两类。

（1）有机类毒性物质　有毒中药的有机类毒性物质结构多样，按毒性物质的结构类型，主要分为以下几类。①生物碱类：如含乌头碱的川乌、草乌、附子、雪上一枝蒿；含士的宁、马钱子碱的马钱子；含莨菪碱、东莨菪碱的天仙子、洋金花；含常山碱的常山、含麻黄碱的麻黄、含蒺藜碱的蒺藜、含苦楝碱的苦楝子；含秋水仙碱的山慈姑、光慈姑、野百合；含苦参碱的山豆根、广豆根、苦参等。②糖苷类：如含强心苷的万年青、八角枫、夹竹桃、无梗五加、蟾酥等；含氰苷的杏仁、桃仁、枇杷仁、郁李仁、白果等；含皂苷的商陆、黄药子等；含苍术苷的苍耳子；含黄酮苷的芫花、广豆根等。③二萜类：如含雷公藤二萜的雷公藤；含闹羊花毒素的闹羊花；含土荆皮二萜酸的土荆皮；含大戟二萜类的大戟、芫花、甘遂等。④毒蛋白类：如含植物毒蛋白的巴豆、苍耳子、蓖麻子、商陆、木鳖子等；含动物毒蛋白的全蝎、蜈蚣、金钱白花蛇等。⑤其他有机类毒性物质：如含马兜铃酸的关木通、广防己、细辛、马兜铃、青木香、天仙藤等；含吡咯里西啶生物碱的千里光、款冬花等；含蒽醌的大黄、何首乌、芦荟等。

（2）无机类毒性物质　有毒中药的无机类毒性物质主要指重金属。重金属主要来源于两个方面：一方面是在药材种植过程中，由于环境污染等因素而导致的重金属残留；另一方面是指含重金属的矿物类中药，包括含砷类中药、含汞类中药、含铅类中药等。含砷类中药有砒霜、雄黄等；含汞类中药有朱砂、轻粉、水银等；含铅类中药有密陀僧、广丹、铅粉等。

2. 毒性表现多样　有毒中药、中药毒性物质引起的毒性反应表现多种多样。常见临床各系统毒性表现如下。

（1）心血管系统　主要表现为心悸、胸闷、发绀、心动过速、心动过缓、心律失常、传导阻滞、血压升高或下降、循环衰竭死亡等。如含乌头碱类成分的中药（中成药）川乌、草乌、附子、毛茛、雪上一枝蒿，大（小）活络丹、壮筋丸、舒筋活血丸均可引起迷走神经强烈兴奋，可致心律失常，对中枢神经和末梢神经均有先兴奋后抑制的作用，死亡的直接原因是呼吸及循环功能衰竭。含强心苷的药物如万年青、夹竹桃、蟾酥、罗布麻叶、黄花夹竹桃、北五加皮等，过量可刺激窦房结或心肌细胞，导致心肌传导阻滞、心律失常；并能抑制心肌细胞膜上的 $Na^+, K^+ - ATP$ 酶的活性，促心肌细胞大量失钾，提高心肌的兴奋性和自律性，还能抑制脑细胞对氧的利用，促进 Ca^{2+} 内流，引起心肌细胞迟后去极化，诱发异位节律，导致心律失常，常见的有房室传导阻滞、室性心动过缓或室颤等。

（2）呼吸系统　主要出现胸闷、咳嗽咯血、呼吸困难、哮喘、急性肺水肿、呼吸肌麻痹或呼吸衰竭，甚至窒息死亡等。如天花粉、瓜蒂、藜芦、乌头、罂粟壳、山豆根、枇杷叶、半夏，双黄连针剂等，可引起上呼吸道急性炎症；苍耳子、硫黄、轻粉、槟榔、全蝎等，可引起肺炎；藜芦、苦参、雄黄等，可引起肺水肿；苦杏仁、桃仁等，因含氰苷，氰苷水解生成氢氰酸和氰离子，氰离子有剧毒，可迅速与细胞线粒体中呼吸链上氧化型细胞色素氧化酶的三价铁结合，形成氰化高铁型细胞色素氧化酶，阻断电子传递，使组织细胞不能得到充足的氧，生物氧化作用不能正常进行，造成细胞内窒息。

（3）神经系统　主要中毒表现为昏迷、知觉麻痹、四肢麻木、肌肉麻痹、四肢无力、共济失调、牙关紧闭、抽搐、惊厥、记忆障碍、瞳孔缩小或散大、阵发性痉挛、强直性痉挛、脑水肿，甚至死亡等。如马钱子、川乌、草乌、附子、蟾酥、雪上一枝蒿、雷公藤、北豆根、广豆根、苦参、天仙子、麻黄、细辛、朱砂、艾叶、马桑、天南星、火麻仁等，可引起神经系统不良反应；附子、洋金花、火麻仁、骨碎补、樟脑、防己、朱砂、天南星、木通、川乌、草乌、细辛、罂粟壳等，可引起精神异常。

（4）消化系统　主要毒性症状和体征有恶心，呕吐，食欲不振，口腔黏膜水肿、糜烂或出血，食管烧灼样疼痛，腹胀，腹痛，腹泻，二便出血，便秘，消化道出血，黄疸，肝大，肝功能损害及中毒性肝炎、肝细胞坏死，甚至死亡等。如黄芩、芒硝等可引起胃部不适；黄连、苦参、青蒿、秦艽、茵陈等可引起恶心；鸦胆子、苦参、生大黄可引起呕吐；生大黄、番泻叶、芫花、常山等可引起腹痛；巴豆、黄芩、黄连、苦参、常山、北豆根等可引起腹泻；苍耳子、黄药子、川楝子、雷公藤及独活中所含花椒毒素，青黛中所含靛玉红等，可引起肝脏损害等。

（5）泌尿系统 如洋金花、密陀僧、侧柏叶、虎杖、芦荟、槟榔、马兜铃、肉桂、丁香、天花粉、大青叶、木通、厚朴、防己、牵牛子、朱砂、铅丹、蜈蚣、大戟、甘遂、白头翁、斑蝥、雷公藤、甘草、千年健、鱼胆、苦楝皮等，可引起腰痛、水肿、尿频、尿急、尿痛、尿少、尿闭、尿毒症、急性肾功能衰竭，甚至死亡。

（6）造血系统 如洋金花、芫花、斑蝥、狼毒以及含铅、砷、氰化物的中药等，可引起白细胞减少、粒细胞缺乏、溶血性贫血、再生障碍性贫血、紫癜、变性血红蛋白症，甚至死亡等。

（7）生殖系统 如天花粉蛋白注射液、月见草油胶囊、刺五加注射液、复方青黛片、速效伤风胶囊、红花油等，可引起闭经、月经不调、性功能障碍、早产、流产、死胎以及不孕症或男性勃起障碍、射精障碍、不育症等；巴豆、斑蝥、大戟、附子、藜芦、牵牛子、水蛭、水银、桃仁、天南星、蜈蚣、川乌、草乌、芫花、半夏等，可在易感期内损害胎儿发育、致畸胎等。

3. 毒性可以控制 中医药在长期的临床应用和生产实践过程中，积累并形成了大量减毒增效或控毒增效的方法，主要包括：选用正品药材，控制毒性；依法炮制，控制毒性；对证用药，控制毒性；合理配伍，控制毒性；科学煎服，控制毒性。下面以附子为例，说明中药毒性的控制方法。

附子早在公元前 140 年《淮南子》中就有"天雄、乌喙最为凶毒，但良医以活人"的记载，被历代医家视为补火要药。明代医家张景岳，将附子、人参、熟地黄、大黄列为"药中四维"，"火神派"医家祝味菊称附子为"百药之长"。但附子毒性大、不良反应多，用之不当，将引起中毒，严重者将引起人死亡。但其毒性可以被有效地控制。

（1）选用正品药材，控制毒性 附子的产地不同，毒性差异较大。比较研究四川、陕西、湖北、重庆、云南五个产地附子的毒性，发现云南附子的毒性是川产附子毒性的 18 倍。进一步比较附子鹅掌叶、艾叶、泡杆南瓜叶、铁杆南瓜叶 4 个亚型的总生物碱、酯性生物碱、乌头碱的含量及毒效关系，发现川产江油附子鹅掌叶、艾叶、泡杆南瓜叶、铁杆南瓜叶 4 个亚型总生物碱、酯性生物碱、乌头碱的含量和毒性，以及治疗急性炎症模型、亚急性炎症模型、疼痛模型的药效作用无显著性差异。说明选用川产道地正品药材，可以控制附子乌头碱的含量和毒性。

（2）依法炮制，控制毒性 选择正常动物及炎症动物模型、疼痛动物模型、痹证动物模型、寒证动物模型、心衰动物模型、阳虚便秘动物模型，研究生附子、盐附子、白附片、黑顺片等不同炮制品的化学物质变化及增效减毒的作用原理。结果显示，生附子、盐附子的酯性生物碱、乌头碱含量较高，毒性较大；白附片、黑顺片等炮制品种，酯性生物碱、乌头碱含量降低，毒性明显减轻。

（3）对证用药，控制毒性 根据附子回阳救逆、补火助阳、散寒除湿止痛的功效，选择肾阳虚证、痛证、炎证、虚寒证动物模型和心肌细胞、神经细胞、结肠间质细胞模型，研究附子对证用药的控毒增效的机制。结果显示，附子对证用药不仅毒性较低，而且能明显增加心阳虚衰大鼠的心率，升高左室内压最大上升速率，降低左室内压最大下降速率；能明显改善肾阳虚动物一般状态，升高体温，恢复体温昼夜节律性，显著延长肾阳虚动物低温游泳衰竭时间和爬杆时间；明显改善阳虚便秘小鼠和大鼠的阳虚便秘症状，显著缩短排便潜伏期，增加排便颗粒数，明显促进胃肠蠕动，提高胃肠推进率；能治疗风寒湿痹动物模型，减轻足跖肿胀，降低血清细胞因子白细胞介素 IL－1α、IL－1β、IL－2、IL－4、IL－6、IL－10 和 γ 干扰素（IFN－γ）、粒细胞－巨噬细胞集落刺激因子（GM－CSF）、TNF－α 的水平，增加下丘脑 CRH 含量，促进 ACTH 的分泌和释放；明显抑制二甲苯所致小鼠耳廓肿胀，显著对抗蛋清所致大鼠足跖肿胀，抑制巴豆油所致大鼠炎性肉芽肿增生，减少炎性渗出液；显著减少醋酸所致小鼠扭体次数，延长小鼠扭体潜伏期，明显延长热板刺激小鼠舔后足潜伏期，提高热板小鼠痛阈值。

（4）合理配伍，控制毒性　选择正常动物或炎症动物模型、疼痛动物模型、痹证动物模型、寒证动物模型、心衰动物模型、阳虚便秘动物模型，研究附子配甘草、附子配干姜、附子配人参、附子配大黄、川乌配白芍增效解毒的作用原理，筛选其有效组分、毒性组分、控毒组分，以及各组分配伍的最佳比例。结果显示，合理配伍不仅可以减少毒性组分酯性生物碱的含量，而且能够降低毒性，增加疗效。

（5）科学煎服，控制毒性　选择大鼠心阳虚衰、小鼠阳虚便秘、小鼠肾阳虚、小鼠痛证、小鼠炎症、小鼠热证动物模型，采用均匀设计方法，研究不同煎煮时间（15 分钟、30 分钟、60 分钟、120 分钟、3 小时、4 小时、6 小时）和不同给药剂量〔相当于临床人用量 3g/（60kg·d）的 1、3、6、12、24、36、48、72、96、120 倍〕毒效的相关性。结果显示，生附子、白附片、黑顺片、川乌、制川乌不同煎煮时间的毒性与酯性生物碱和总碱的含量呈正相关；随着煎煮时间（15 分钟至 6 小时）的增加，剂量（1～48 倍）的升高，药效作用增强；随着煎煮时间（15 分钟至 6 小时）的降低，剂量（6～120 倍）的升高，毒性反应增强。此外，附子的毒性还与药物生长的海拔、采收的季节、不同的剂型、不同的给药途径等因素有关。

▷ 第三节　中药毒理学研究

中药毒理学研究主要包括急性毒性、长期毒性、一般药理、三致毒性、局部毒性、免疫毒性、依赖性等毒理学实验，毒作用机制研究和毒性评价分析与管理。

1. 毒理学实验　中药毒理学实验主要包括急性毒性、长期毒性、局部毒性、一般药理、特殊毒性等实验内容。

（1）急性毒性实验　中药急性毒性实验是指在不同的给药途径条件下，1 次或 24 小时内多次给予动物受试药物（包括中药、复方、中药或复方的提取物、中成药）后，短期（最长到 14 日）内观察受试药物所产生的毒性反应及动物死亡状况。其目的主要是初步估计受试药物毒性大小、提供有关药物可能的毒性靶器官及可能死亡原因的信息、提示在后续实验中需要重点观察的指标信息、为长期毒性试验剂量设计提供重要的参考依据、为临床用药的安全及监测提供依据、减少实验中的风险等。

中药急性毒性实验方法常用的主要包括 LD_{50} 法、最大耐受量（MTD）法和最大给药量法。① LD_{50} 法：适合于毒性大的中药，是反映有毒中药半数动物死亡的剂量，是标志动物急性毒性反应程度的重要指标。②最大耐受量法：适合于无法测出 LD_{50} 值的中药的安全性评估，通常采用一次或一日内多次给予动物受试药物，观察动物是否出现中毒症状及其他病理变化，但应注意，应用该法若动物未出现毒性，则仅说明在该条件下未能测出 LD_{50}，不代表受试药物无任何毒性。③最大给药量法：适用于因中药药物浓度或给药体积限制而无法测出 LD_{50} 或 MTD 的中药急性毒性研究方法。如鼻腔喷雾剂、阴道洗剂、膏药、贴剂等，值得注意的是，应用该法未测出毒性仅说明在此给药体积、给药浓度及给药途径下，受试药物对某种动物无明显毒性，但不代表受试药物实际上无毒。

（2）长期毒性实验　中药长期毒性实验是指在不同的给药途径条件下，长期、反复给予受试药物（中药、复方、中药或复方的提取物、中成药）后，长期观察实验动物所表现的毒性特征。中药长期毒性实验的主要目的包括五个方面：①预测受试药物可能引起的临床不良反应（包括不良反应的性质、程度、剂量–反应和时间–反应关系、可逆性等）；②推测受试药物重复给药的临床毒性靶器官或靶组织，为临床安全用药的剂量设置提供参考依据；③预测临床试验的起始剂量和重复用药的安全剂量范围；④提示临床试验中需重点监测的生理生化指标；⑤为临床试验中的解毒或解救措施提供参考信息。

中药长期毒性研究动物实验方法主要有口服给药长期毒性实验、注射给药长期毒性实验和皮肤外用药长期毒性实验。其中，口服给药长期毒性实验适合于丸剂、片剂、颗粒剂、胶囊剂、酒剂、口服液等剂型；注射给药长期毒性实验适合于混悬注射剂和提纯成分的澄明注射剂，给药方式主要有肌内、腹腔、静脉、皮下注射；皮肤外用药长期毒性实验主要适合于针对临床皮肤或骨科疾患的膏药、涂膜剂、散剂等剂型。

中药长期毒性实验一般需采用两种动物进行，即啮齿类（常用大鼠）和非啮齿类（常用 Beagle 犬或猴），皮肤外用药的长期毒性实验常用家兔和豚鼠，因特别需要也可用猴。受试药物，应选用制备工艺稳定、符合临床试验质量标准规定的中试样品。剂量设计，高剂量应使动物出现明显毒性或严重的毒性反应或个别动物出现死亡，中剂量应使动物出现轻微的或中等程度的毒性反应且其剂量在高、低剂量之间并与二者成倍数关系，低剂量应高于药效学试验的最佳有效剂量且动物不出现毒性反应；一般情况下至少应设 3 个剂量组和溶媒或赋形剂对照组，必要时还需设立空白对照组和（或）阳性对照组。受试药物的给药途径一般要求与临床拟用途径一致，当临床给药途径在动物身上难以达到或根本无法达到时可允许用别的给药途径，但应与临床的给药途径尽量接近并充分保证受试药物给药剂量的准确性和药物的稳定性。给药周期应是临床疗程的 4 倍，恢复期观察时间的长短应视试验的具体情况而定，若实验中某些检查指标出现异常，可将恢复期相应延长。恢复期观察的目的，是了解受试药物致动物毒性反应的可逆程度，发现可能出现的迟发性反应。

需要注意的是，长期毒性动物实验指标若没有统计学意义不等于没有生物学意义，有统计学意义不等于有生物学意义；还应注意长期毒性实验结果的判定与药效学实验结果的统一性问题以及两种动物长期毒性实验结果的不一致性分析。

（3）局部毒性实验　中药局部毒性实验是指观察受试药物（包括中药、复方、中药或复方的提取物、中成药）是否对机体局部产生刺激性、溶血性、过敏性、光敏性等毒性的研究方法。其主要目的是研究所观察到的药物不良反应和病理生理毒性作用机制、确定受试药物可能关系到人的安全性的非期望出现的毒性反应、为临床研究和安全用药提供参考信息。

1）刺激性实验　是考察动物的血管、肌肉、皮肤、黏膜及眼等部位接触受试药物后是否引起红肿、充血、渗出、变性、坏死或结膜充血、水肿及分泌物增多等局部反应，包括血管刺激性、肌肉刺激性、皮肤刺激性、眼刺激性、肠黏膜刺激性和子宫黏膜刺激性等实验。血管刺激性实验是评价中药静脉注射剂对血管刺激作用的常用方法，实验动物常用家兔；肌肉刺激性实验是评价中药肌内注射剂对肌肉刺激作用的常用方法，实验动物常用家兔、大鼠和豚鼠；皮肤刺激性实验包括完整皮肤和破损皮肤的刺激性实验，实验动物常用家兔和豚鼠；眼刺激性实验主要用于评价滴眼剂、头面部皮肤外用药、头部杀虫或清洁消毒的洗剂等对眼刺激的影响，实验动物常用家兔；黏膜刺激性实验是评价肠道、妇科外用方药对肠黏膜或阴道黏膜刺激的常用方法，但应注意，人类和哺乳类动物的肠道、阴道因生理结构差异对药物的反应有很大不同，故结论应慎重。

2）溶血性实验　是指观察受试药物是否引起溶血和红细胞凝集的反应，体外溶血性实验是评价中药有无溶血作用的常用方法，但体外实验结果易致假阳性，故实验结果仅供参考。

3）皮肤过敏性实验　是观察外用中药较长时间接触皮肤后，是否使机体产生如红斑、丘疹、瘙痒等过敏性反应的试验方法。实验动物常用豚鼠，因其皮肤对药物敏感性强，能较好地预测药物对人类的致敏性，但应注意实验结果易出现假阴性。全身过敏性实验是评价注射剂有无过敏性的常用方法，豚鼠是目前公认的进行过敏性实验最适宜的动物，但应注意没有一种动物的反应机制与人类完全一样这个事实，结论宜审慎。

4）皮肤光敏性实验　主要用于预测皮肤外用中药对人类的光敏性危险发生率，分为皮肤光敏实验和光毒性实验两种。其中，皮肤光敏实验需要药物、免疫系统和光这三种条件具备才会发生，目前，较成熟且应用较多的实验方法有弗氏完全佐剂法。光毒性较光敏性发生率高，常在第一次接触受试药物后数小时内发生，其严重程度与剂量相关。常用实验动物有小鼠、豚鼠和大鼠；小鼠实用、价格低廉易得、操作简便、指标客观，但因其皮肤较薄，易致假阳性结果；豚鼠较小鼠评价红斑指标更容易和客观；大鼠的光毒性表现可致尾肿胀；鉴于动物种属差异，光毒性实验应采用不同动物进行。

（4）一般药理实验　中药一般药理实验是指除受试药物（包括中药、复方、中药或复方的提取物、中成药）主要药效学以外广泛的药理作用研究，也称安全药理学实验，是在一次性给予动物受试药物后观察其对动物中枢神经、心血管和呼吸等系统影响的研究。其主要目的是确定受试药物可能关系到人的安全性的非期望出现的药物效应，评价受试方药在毒理学或临床研究中观察到的药物不良反应及病理生理作用，研究所观察到的不良反应和病理生理作用并推测药物导致不良反应的作用机制，为临床研究和安全用药提供信息，为长期毒性实验设计和开发新的适应证提供参考。

中药一般药理学实验主要是观察药物对中枢神经、心血管和呼吸系统的影响，此外，根据研究发现和药物的特点还可进行后续试验，包括药物对消化系统、泌尿系统等的影响。实验应尽量在清醒动物身上进行，选用麻醉动物时应注意麻醉药的选择是否会影响该动物或该指标的观察；受试药物给药途径原则上应与临床拟用途径一致，与主要药效学试验的给药途径一致；受试药物剂量选择的主要依据是主要药效学试验的剂量，要求其高、中剂量应高于药效学的有效剂量并与低剂量呈倍数关系，理论上高剂量应有部分动物出现毒性反应或死亡，其低剂量相当或高于药效学有效剂量，不出现任何异常；还应根据试验指标的具体要求设置空白对照组或阳性对照组。

（5）特殊毒性实验　中药特殊毒性实验是指进行受试药物（包括中药、复方、中药或复方的提取物、中成药）的致突变、致畸、致癌实验，其目的主要是证实受试药物有无"三致"，为临床该药的受试人群提供参考信息，降低临床风险。"致突变"毒性属于遗传毒性，"致畸"毒性属于生殖和发育毒性。

中药致突变研究方法主要包括以遗传基因突变为指标的实验、以染色体畸变为指标的实验、以DNA损伤为指标的实验。其中，以遗传基因突变为指标的实验，包括鼠伤寒沙门菌营养缺陷型回复突变实验（Ames实验）和次黄嘌呤–鸟嘌呤磷酸核糖转移酶（HGPRT）位点分析实验两种。以染色体畸变为指标的实验，包括染色体畸变实验和微核实验两种，染色体畸变实验是公认的成熟和可靠的细胞遗传学检测方法之一，分为体外实验和体内实验。以DNA损伤为指标的实验是评估一种化学物质到达DNA分子并引起DNA改变的一种手段，目前常用大鼠原代肝细胞DNA修复实验，该法是分析化学物质基因毒活性和潜在致癌性的非常有价值的方法。中药致突变实验研究时，受试方药的适用性问题、受试药物的溶解性问题、代谢活化和阳性对照问题及结果的判断与评价问题是应特别注意的。当前，大部分中药的样品为混合物，其澄明度和理化性质难以控制，使体外实验结果难以判断而容易造成假阳/阴性结果，因此，中药致突变实验研究体外实验结果的参考价值是有限的，应以体内实验结果为主，但也应注意受试方药作用靶器官问题。

中药生殖毒性实验包括一般生殖毒性、致畸敏感期生殖毒性、围产期生殖毒性3个阶段，可分别判定受试药物对妊娠前和妊娠初期生殖毒性、胚胎毒性和致畸性，分娩、哺乳及胎儿晚期发育、出生后生长和发育毒性的可能影响。围产期生殖毒性实验可以发现在一般生殖毒性、致畸敏感期生殖毒性实验中可能掩盖的致畸性，该期实验是评估药物生殖毒性的关键。近年来发展了3种生殖毒性短期体外筛查实验，即细胞体外培养、器官体外培养、全胚胎培养。这3种实验方法具有节约经费、快速检查致畸原的优点，但操作复杂，且应注意同一药物体内实验和体外实验对胚胎发育的异常影响存在差异。

中药致癌实验是在中药研究和新药开发的安全性评价中试验周期最长、试验费用高昂、动物消耗量大的一种实验。我国中药新药致癌实验要求中，对致癌实验的动物选择、剂量设置、试验结果评估与判断标准均有规定。中药有效成分及其制剂、中药新药材制成的制剂、中药材新的药用部位制成的制剂、无法定标准的中药材代用品、来源于无法定标准中药材的有效部位制剂、含有无法定标准药材的现代中药复方制剂中，如果涉及含有与已知致癌物有关、代谢产物与已知致癌物质相似的成分或长期毒性试验中有细胞毒作用及对某些脏器和组织细胞有异常显著促进作用、致突变实验为阳性的中药新药，要求进行致癌实验。致癌性实验结果的判断标准是：给药组出现了对照组没有发生的肿瘤类型；对照组和给药组均发生肿瘤，但给药组肿瘤发生率高于对照组；与对照组比较，给药组有更多不同器官和组织发生肿瘤；对照组和给药组之间的肿瘤发生率虽然没有差异，但给药组的肿瘤发生时间比对照组早。符合上述条件之一的可判定受试药物致癌阳性。

2. 毒作用机制研究 毒作用机制主要包括4个阶段，即毒性物质从暴露部位到靶部位的转运，终毒物与靶分子的反应，细胞功能障碍及其导致的毒性，修复与修复紊乱引起的毒性。有毒中药的毒性物质多样，产生毒性的机制相当复杂，研究的广度和深度都有待加强。现对常见的几类毒性物质的毒作用机制进行简述。

（1）生物碱类 生物碱多具有比较强烈的毒性作用，引起毒性反应的含生物碱中药很多，对机体的毒性可因所含生物碱性质的不同而异。如川乌、草乌、附子、雪上一枝蒿所含乌头碱的毒理作用，主要是使中枢神经系统与周围神经先兴奋后抑制甚至麻痹，直接作用于心脏，导致心律失常、室颤。雷公藤、昆明山海棠所含生物碱可引起视丘、中脑、延脑、脊髓的病理改变，肝脏、肾脏、心脏可发生出血与坏死。天仙子、洋金花所含莨菪碱、东莨菪碱的毒理作用主要累及神经系统，对周围神经的作用为阻断M－胆碱能神经系统，有抑制或麻痹迷走神经等副交感神经的作用。马钱子所含士的宁可选择性地兴奋脊髓，对中枢神经系统有极强的兴奋作用，中毒量则抑制呼吸中枢。半夏、天南星所含生物碱类似烟碱及毒芹碱，除刺激黏膜，引起喉头水肿外，对呼吸中枢可产生抑制作用，中毒表现为口唇及肢体发麻、恶心呕吐、心慌心悸、吞咽困难、胸闷、流涎、面色苍白、烦躁不安或间有抽搐、血压下降等，最终可因呼吸麻痹及心力衰竭而死亡。

（2）糖苷类 糖苷类包括强心苷、皂苷、氰苷和黄酮苷等。如洋地黄、万年青、八角枫、蟾酥、夹竹桃等含强心苷，小剂量有强心作用，较大剂量或长时间应用可致心脏中毒，严重时可出现传导阻滞、心动过缓、异位节律等，最后因心室纤颤、循环衰竭而致亡。杏仁、桃仁等含氰苷，在体内被酶水解产生氢氰酸，有强烈的细胞毒，能迅速与细胞线粒体膜上氧化型细胞色素酶的三价铁结合，阻止细胞的氧化反应，表现为组织缺氧，如头昏、头痛、呼吸困难、发绀、心悸、四肢厥冷、抽搐、血压下降等，严重者往往可因窒息及呼吸衰竭而死亡。商陆、黄药子等所含皂苷，可引起肠胃刺激症状，产生腹痛、腹泻，大剂量可引起中枢神经系统麻痹及运动障碍，长期服用尚可损害肾脏、肝脏等。芫花、广豆根等所含黄酮苷，可刺激胃肠道、导致肝脏损害，引起恶心呕吐、黄疸等症状。

（3）二萜类 雷公藤所含二萜急性毒性比较大，对心脏、肝脏有损伤，对骨髓有抑制，有明显的遗传毒性和潜在的致癌性。闹羊花所含闹羊花毒素为二萜类化合物，有不同程度的神经麻痹作用。土荆皮等所含土荆皮二萜酸，有胃肠毒性、生殖毒性。大戟、芫花、甘遂等所含大戟二萜类化合物，对消化道和皮肤有严重的刺激性。黄药子所含二萜内酯类化合物长期使用，有肝脏、肾脏毒性，肝毒性可能与二萜内酯类化合物引起线粒体氧化损伤有关，肾毒性主要是直接损伤肾小管，导致肾功能下降。

（4）毒蛋白类 毒蛋白分为植物毒蛋白和动物毒蛋白。如巴豆、苍耳子、蓖麻子等植物所含植物毒蛋白，对胃肠黏膜有强烈的刺激和腐蚀作用，能引起广泛性内脏出血，甚至导致死亡。金钱白花蛇所含动物毒蛋白毒性很强，主要引起循环衰竭和急性肾功能衰竭。蜈蚣含动物毒蛋白毒性较强，类似蛇毒，且有很强的溶血性。

（5）重金属类 重金属类有毒中药，所含重金属类别不同，毒性靶器官和毒作用机制有别。如砒石成分为三氧化二砷，雄黄含硫化砷，可由呼吸、消化道进入体内，急性中毒者有口腔、胃肠道黏膜水肿、出血、坏死等，并能使全身的毛细血管极度扩张，大量的血浆漏出，以至血压降低，尚可导致肝脏萎缩、中枢神经系统损害以及心肾的严重损害。水银、轻粉、朱砂等含汞类中药，对人体有强烈的刺激性和腐蚀作用，并能抑制多种酶的活性，引起中枢神经系统与自主神经功能紊乱。如中毒后可出现精神失常，胃肠道刺激症状及消化道出血，严重时可发生急性肾功能衰竭而死亡。密陀僧、广丹、铅粉等含铅类中药，主要损害神经、造血、消化和心血管系统。

3. 评价分析与管理　中药毒理学安全性评价是指通过动物实验和对人群的观察，阐明待评价物质的毒性及其潜在的危害，决定其能否进入市场或阐明安全使用的条件，以达到最大限度地减小其危害作用、保护人类身体健康的目的。①毒理学安全性评价程序的选用原则：根据受试化学物质的种类和用途，采用分阶段进行的原则。②不同阶段的毒理学试验项目：第一阶段，急性毒性试验和局部毒性试验；第二阶段，重复剂量毒性试验、遗传毒性试验与发育毒性试验；第三阶段，亚慢性毒性试验、生殖毒性试验和毒动学试验；第四阶段，慢性毒性试验和致癌试验。

中药毒理学危险性分析是指对机体、系统或人群可能暴露于某一危害的控制过程。包括危险度评定、危险性管理、危险性交流。①危险度评定：指在综合分析人群流行病学观察、毒理学试验、环境监测和健康监护等多方面研究资料的基础上，对中药毒性物质损害人类健康的潜在能力进行定性和定量的评估，以判断损害可能发生的概率和严重程度。分为四个阶段，即危害性认定、剂量－反应关系评价、接触评定、危险度特征分析。②危险性管理：指以危险度评定结果为根据，结合费用－效益分析、政策分析、社会经济和政治等因素，决定可接受的危险度和适当的管理措施，制定相关标准和规章条例。可接受的危险度是指公众和社会在精神、心理等各方面均能承受的危险度。③危险性交流：指评估者、管理者、消费者和其他有关各方之间进行有关危险性和危险性相关因素的信息和观点的交流过程。应当贯穿危险性分析的全过程。

管理毒理学是现代毒理学的重要组成部分，管理的物质包括药品、食品、化妆品、杀虫剂、工业和环境毒物等。毒理学的科学评价与国际组织、政府部门的强制性法规管理相互促进，形成了一系列标准、指南和规范。因此，中药毒理学应在安全性评价、危险性分析的基础上，按照管理毒理学的要求，做好以下工作。①实验室管理规范（Good Laboratory Practice，GLP）：按照《药物非临床研究质量管理规范》要求，保证中药毒理学的安全性评价试验在高标准、统一规范下进行。②动物保护与3R原则：对实验动物实施人道主义管理，即安死术、仁慈终点和3R原则，并开发非动物的研究模型，如物理化学技术、计算机和数学模型、微生物系统和细胞组织培养。3R原则是指替代（Replacement）、减少（Reduction）和优化（Refinement）。③人体医学科学研究的伦理学要求：涉及人体试验者，应当遵循《赫尔辛基宣言》《人体生物医学研究国际伦理指南》《药物临床试验质量管理规范》等原则。尤其重要的是建立伦理审查委员会（institutional review board，IRB）和知情同意（informed consent）原则。

⫸ 第四节　影响中药毒性的因素与合理用药

中药毒性是客观存在的，但并不意味着任何中药在任何情况下都会对人体造成伤害，引起毒性反应。中药使用后，是否对人体造成伤害，出现毒性反应以及毒性的大小，主要与药物的毒性、机体的状态和临床是否合理应用有关。

1. 药物因素　是影响中药毒性的首要因素，其核心是药物的质量。中药的质量主要与中药的品种、产地、炮制、制剂等相关，对中药毒性和毒作用产生直接的影响。

（1）品种　中药来源广泛、品种繁多、成分复杂，同一药名，基原不同，物质基础有别，药物的毒性差异明显。如白附子载于《名医别录》，列为下品，谓其"生蜀郡，三月采"。一般认为白附子是天南星科（Araceae）植物独角莲 *Typhonium giganteum* Engl. 的干燥块茎，商品名"禹白附"；也有认为白附子为毛茛科植物黄花乌头 *Aconitum coreanum*（Lévl.）Ralp. 的干燥块根，商品习称"关白附"。而关白附含有乌头类双酯性生物碱，毒性很大。再如木通原名通草，始载于《神农本草经》，列为中品；《药性论》始称之为木通。《本草图经》所载通草，包括木通、三叶木通或其变种白木通；《本草品汇精要》以木通为正名；清代《植物名实图考》提出山木通、小木通、大木通等，为毛茛科木通。马兜铃科关木通在历代本草中未见其描述，是近代的新兴品种。《中国药典》1963 年版同时收录了木通科木通属五叶木通、毛茛科铁线莲属川木通和马兜铃科马兜铃属关木通，但以后各版药典则将木通科木通属五叶木通删去，仅收录了川木通和关木通。关木通含马兜铃酸和马兜铃内酰胺，肾脏毒性明显，自《中国药典》2005 年版以来不再收录。

（2）产地　早在《诗经》中就有"山有枢，隰有榆"的记载；《神农本草经》强调"道地"（产地）的重要性；《神农本草经集注》指出 60 多种中药材何地、何种土壤生长者良。唐代孙思邈《千金翼方》中有"药出州土"篇，首次把 519 种药物按产地分为十三道集中论述，强调道地产区与中药质量、药性、效用的直接关系。现代研究也证明，同一种中药材，由于产地不同，质量有差异、毒性有区别。如吴茱萸为芸香科植物吴茱萸 *Euodia rutaecarpa*（Juss.）Benth.、石虎 *Euodia rutaecarpa*（Juss.）Benth. var. *officinalis*（Dode）Huang. 或疏毛吴茱萸 *Euodia rutaecarpa*（Juss.）Benth. var. *bodinieri*（Dode）Huang. 的干燥近成熟果实，始载于《神农本草经》，列为中品，有小毒。《神农本草经》以道地（吴地）命名，陈藏器曰："茱萸南北皆有，入药以吴地者为好，所以有吴茱萸之名也"。吴茱萸为多基原、多道地临床常用中药，贵州、重庆、四川地区为吴茱萸药材生产的最适宜区，湖南为石虎药材生产的最适宜区，贵州为疏毛吴茱萸生产的最适宜区。经四川省中医药科学院等单位对 3 个基原（吴茱萸、石虎、疏毛吴茱萸）与重庆、贵州、湖南等 9 个产地吴茱萸的急性毒性和肝靶器官毒性研究发现，吴茱萸 3 个基原之间无明显毒性差异，但毒性大小与产地相关，湖南黄雷、凉伞产石虎毒性较小。

（3）炮制　炮制是中医药独具特色的加工处理药材的方法，尤其对毒性中药的加工应用具有重要意义。经净选、加热、水浸或酒、醋、药汁等辅料处理，使毒性中药的有效成分易于转化或溶出，有毒成分明显减少，达到增效减毒的作用。如大毒中药附子、川乌、草乌所含乌头碱，为剧毒成分的双酯性生物碱，经过蒸煮炮制后，可改变毒性成分的结构，使其双酯性生物碱水解成为单酯性生物碱或无酯键的乌头原碱，使毒性大大降低；马钱子所含生物碱，能使人惊厥，甚至因惊厥而死亡，经砂炒后，马钱子生物碱明显降低；巴豆所含巴豆油，是峻泻的毒性成分，经过去油制霜后，其毒性成分的含量降低；斑蝥、红娘子所含斑蝥素，能刺激黏膜而引起中毒，经加辅料米炒后，可破坏其毒性成分；半夏、白附子、天南星的毒性，经加辅料白矾、生姜制后，能消除或降低。但不依法炮制，也将增加毒性。如雄黄入药，传统只需研细或水飞，忌用火煅，火煅后会生成 As_2O_3（即砒霜），毒性大大增强，故有"雄黄见火毒如砒"之说。

（4）制剂　制剂与剂型是影响药物毒性的重要因素之一，既能降低有毒中药的毒性，又能增加药物的毒性。如细辛为常用中药，最早载于《神农本草经》，认为无毒，列为上品；《证类本草》《本草纲目》则认为细辛末使用不可过钱，否则导致通气闷塞，乃至死亡。在中医药界逐渐形成了"细辛不过钱，过钱命相连"的古训。但历史上使用的细辛包括细辛属的多种植物，其主流品种为马兜铃科植物北细辛 *Asarum heterotropoides* Fr. var. *mandshuricum*（Maxim.）Kitag.、汉城细辛 *Asarum sieboldii* Miq. var. *seoulense* Nakai 或华细辛 *Asarum sieboldii* Miq. 的干燥全草。前两种习称"辽细辛"或"北细辛"，后者为华细辛。细辛的药效与毒性，主要与细辛挥发油相关。现代研究发现，细辛所有品种均存在甲基丁香酚、黄樟醚、榄香素这三种成分。甲基丁香酚为细辛的有效成分，占挥发油的 60%，起到镇咳、祛痰、止痛的作用；细辛的毒性成分主要为黄樟醚，是一种致癌物质，有呼吸麻痹作用，可致多种动物呼吸麻痹而死亡。辽细辛所含细辛挥发油和黄樟醚较华细辛高，毒性也较大；有毒成分黄樟醚较有效成分甲基丁香酚易挥发，经煎煮 30 分钟后，黄樟醚仅有原药材含量的 2%，此浓度已不足产生毒性。故细辛入散剂毒性较大，不可过钱，入煎剂安全。又如注射剂，特别是静脉注射剂，注射后药物几乎 100% 能直接进入全身循环，所以毒性比口服剂的毒性大。

2. 机体因素　有毒中药必须到达机体的靶部位，并与靶分子相互作用，才可能引起毒性反应。毒性反应的大小、毒性反应量和（或）质的差异，与机体的物种差异、个体差异和机体状态有密切关系。

（1）物种差异　不同动物物种在遗传物质、解剖形态、生理功能和生化代谢过程方面均有差异，相同剂量及接触条件的有毒中药作用于不同人群和动物物种，毒性反应有很大的差异。如人对生物碱的敏感性比动物高 100 ~ 450 倍。没有一种动物对任何毒物都敏感，但实验动物中一般总存在对某一种毒物的敏感性与人较接近的种属。如吗啡对狗产生麻醉作用，但引起猫出现剧烈的不安和痉挛，而人的反应与狗相似。苯胺在猪、狗体内转化为毒性较强的邻氨基苯酚，在兔体内则生成毒性较低的对氨基苯酚。而苯引起兔的血象改变与人相似，即白细胞减少和造血组织增生过盛。

（2）个体差异　患者不同个体间存在差异，对有毒中药的敏感性和耐受性也有所不同。如《类经》中有"人有能胜毒者，有不能胜毒者"的描述；《灵枢》中有"胃厚色黑大骨及肥者，皆胜毒；故其瘦而薄胃者，皆不胜毒也"的论述。一般认为，青壮年及高大、肥胖、强壮的人耐毒性强，小孩、老人及矮小、瘦弱的人耐毒性较差；长期接触有毒中药的人群，耐毒性较强。如《金匮要略》在大乌头煎的服法中提出："强人服七合，弱人服五合"。又如在四川栽培附子的地区，人们有冬季食用附子的习惯，对附子生物碱的耐受性比一般人强，服用超过常用量的附子亦不出现毒性反应。另外，不同性别、年龄、体质的患者，对药物的敏感性、耐受性和反应性不同。如雷公藤对生殖系统有损害，可导致男子精子密度下降和活动能力减弱，部分患者性功能减退，女子月经不调、闭经。小儿、老人、孕妇、乳母等特殊人群，较一般人群更易发生不良反应，用药时，应从小剂量开始，逐渐加量，并应防止蓄积中毒。

（3）机体状态　机体处于健康、亚健康、疾病或超敏反应的不同状态，对有毒中药的毒性反应不尽相同。一般而言，亚健康或疾病状态往往会加剧或加速有毒中药毒性反应的出现。肝肾疾病影响有毒中药毒性物质吸收、分布、代谢与排泄的过程，P450 含量下降、活性降低，毒性物质排泄的半衰期延长，毒性反应的强度增加、周期延长。但按中医药理论和实践，针对疾病的状态，对证使用有毒中药，在有效剂量和疗程内，将发挥治疗作用，不产生毒性反应；超剂量超疗程使用有毒中药，将加剧或加速毒性反应。免疫状态不同，过高或过低的免疫反应水平，都可能带来不良后果。蟾酥、苍耳子等可引起剥脱性皮炎；花粉可引起湿疹皮炎样药疹；毛冬青、双黄连注射剂等可引起过敏性休克等。

3. 临床应用　临床应用中药，要树立"有毒观念，无毒用药"的正确态度，要充分重视中药毒性的普遍性，应消除中药无毒的概念，高度重视中药临床用药的安全性。另一方面，临床使用有毒中药时，特别是大毒中药时，不能畏首畏尾，随意降低剂量以求安全，忽视疗效，以致疗效不佳或毫无疗效，控制不住病势，导致病情恶化。在具体用药时，应做到依法应用、辨证使用、合理配伍、掌握剂量、控制疗程、用法恰当、中西合用，以及进行中毒救治等合理措施，消除或降低药物的毒性反应，在充分保证用药安全的前提下追求最佳疗效。应遵循《素问·五常政大论》的用药原则："大毒治病，十去其六；常毒治病，十去其七；小毒治病，十去其八；无毒治病，十去其九；谷肉果菜，食养尽之，无使过之，伤其正也"；应遵守《神农本草经》提出的从小剂量开始、逐步加量的原则，"若毒药治病，先起如黍粟，病去即止，不去倍之，不去十之，取去为度"；应杜绝严重不良反应事件发生。

（1）依法应用　临床应用中药，首先应依法合理使用，应按照国家基本药物、国家医疗保险药物、工伤保险药物、生育保险药物、处方与非处方药物、医疗机构中药制剂管理的要求，合理使用。尤其是大毒中药，必须按照《医疗用毒性药品管理办法》的要求管理和使用。

（2）辨证使用　中医治病，精于辨证，药证相符，效如桴鼓；药不对证，适得其反，对人体将造成伤害，出现毒性反应。如羊踯躅花临床用于治疗室上性心动过速，可使心率减慢，恢复正常，即是治疗效果；但健康人或非适应证人服用，将出现心动过缓，即是中毒反应。又如人参是补气药，适用于气虚证候，若用于阴虚阳亢内有虚热者，就会出现头晕、心悸、失眠、鼻衄、口舌生疮、咽喉疼痛、便干、食欲减退等所谓人参滥用综合征。

（3）合理配伍　合理配伍是保证中药临床安全高效应用的重要环节。中药配伍是指有目的地按病情需要和药性特点，选择两味或两味以上的中药配合应用，以增强疗效、调节偏性、减低毒性或副作用的方法。《神农本草经》记载，药"有单行者，有相须者，有相使者，有相畏者，有相恶者，有相反者，有相杀者。凡此七情，合和视之"。中药之间配伍后，会发生某些相互作用，有的能增强或降低原有疗效，有的能抑制或消除毒副作用，有的则能产生或增强毒副反应。临床应用有毒中药时，就是要利用药物之间存在"相畏""相杀"的配伍关系，监制其毒性，使毒性减轻。如陶弘景《本草经集注》云："俗方每用附子，皆须甘草、人参、生姜相配者，正制其毒故也"，甘草、人参、生姜等与附子同用，可使附子的毒性大大降低。另一方面，要避免配伍不当，使药物的毒性增强，甚至产生新的毒性。如朱砂与昆布配伍，不仅二者的有效成分硫化汞和碘的含量明显下降，且会生成碘化汞，汞离子游离，导致汞中毒。尤其要注意"十八反""十九畏"。

（4）剂量疗程　中药毒性的大小是相对的，主要取决于用药剂量和用药时间。中药临床的用药剂量和用药时间，应因证而定、因方而别、因人而异，因地因时制宜，并根据病情的变化随时调整剂量和疗程，中病即止。若用量过大或用药时间过长，都会出现毒性。如山豆根含苦参碱，量大可引起痉挛，超量会导致死亡。苦杏仁在常量下使用，其所含的苦杏仁苷，被苦杏仁酶分解后产生微量剧毒物质氢氰酸，能抑制咳嗽中枢而起镇咳平喘作用，过量则中毒。又如含铅、汞的矿物类中药，长期服用可因蓄积而引起毒性反应。长期或过量服用朱砂、赭石、六神丸等可引起肝、肾损害。尤其是治疗剂量与中毒剂量甚为接近的有毒中药，临床应用时，更应严格控制剂量和疗程，既要限制单次用药剂量，又要限制总服药量，同时还要防止药物在体内蓄积中毒。

（5）用法恰当　中药的临床应用方法十分广泛，尤其是给药途径、应用形式、煎煮方式、服药方法、饮食宜忌等都将直接影响药物的疗效和毒性。

1）给药途径　中药的传统给药途径主要是口服和皮肤给药，还有吸入、舌下给药、直肠给药、鼻腔给药、阴道给药等多种途径。不同的给药途径，药物的吸收、分布、代谢与排泄的差异明显，直接影响药物的疗效和毒性。按毒性反应的强烈程度和出现的早晚情况，排列递减顺序为：静脉注射、呼吸吸入、腹腔注射、肌内注射、皮下注射、舌下给药、黏膜给药、口服给药、皮肤给药。一般而言，同样的有毒中药的毒性物质，经直肠灌注1/2的口服剂量，经皮下注入1/4的口服剂量，就能达到同样毒效。

2）应用形式　中药临床应用的形式多样，有40多种剂型；随着科技的进步，新剂型还将不断涌现。《神农本草经》中有"药性有宜丸者，宜散者，宜水煮者，宜酒渍者，宜膏煎者，亦有一物兼宜者，亦有不可入汤酒者，并随药性，不得违越"的记载；《苏沈良方》中有"无毒者宜汤，小毒者宜散，大毒者宜丸"的论述。概言之，有毒中药的应用形式，应根据临床治疗疾病的需要、药物的性质和剂型的特点，进行合理选择。

3）煎煮方法　汤剂是中药临床最常用的剂型，煎煮的器具、用水、入药、浸泡，煎煮的火候、时间、次数等，都将影响药物的疗效和毒性。煎煮时，一般宜用瓷罐或砂锅，忌用铜、铁器；用水须洁净澄清，含矿物质、杂质少；入药的方式有先煎、后下、包煎、另煎、烊化、冲服。入药的方式、浸泡的时间与煎煮的火候、时间、次数，都应根据药物的性状、性能、临床用途选用适宜的方法。如生川乌、生附子毒性极强，延长煎煮时间，促进乌头碱水解，使毒性降低2000倍。又如细辛煎30分钟，其毒性成分黄樟醚挥发98%，毒性明显降低。但有些中药不能水煎，如朱砂只入丸散或冲服，不入汤剂，因煎煮遇高温则析出有毒的游离汞，增加毒性。

4）服药方法　有毒中药处方用量虽然合理，一般不会引起中毒反应，但患者求治心切，过量服用也会引起中毒。服药时间不同，对药物的毒性亦有影响。如饱腹状态下服药，由于药物被稀释，出现中毒的时间较迟，症状较轻；而空腹状态下服药，毒物很快被消化吸收，则迅速出现中毒症状。

5）饮食宜忌　服用有毒中药后必须注意食物宜忌，以免药物与食物之间产生相互作用而影响疗效甚至产生不良反应。一般而言，服用热性有毒中药时，不宜食用葱、蒜、胡椒、羊肉、狗肉等热性食物；服用寒性有毒中药时，应禁食生冷食物。

（6）中西合用　张锡纯《医学衷中参西录》创立"石膏阿司匹林汤"，开创中西药联合使用的先河。随着中西医结合工作的深入开展，中药西药同用防治疾病日益广泛。主要表现为三个方面。一是中西药合用，协同增效。如黄连木香与呋喃唑酮合用，提高治疗痢疾的效果；金银花与青霉素合用，抑制耐药菌株有协同作用；延胡索与阿托品合用，止痛效果明显提高；枳实与庆大霉素合用，能提高庆大霉素在胆道的浓度，有利于胆囊炎的治疗。二是中西药合用，减轻或消除西药的毒副作用。如甘草（或甘草甜素）与链霉素同用，降低链霉素对第Ⅷ对脑神经的损害；珍珠母粉与氯丙嗪合用，减轻或消除氯丙嗪对肝脏的损害。三是中西药合用，毒性增加。如朱砂与西药溴化物、碘化钾合用，毒性增加，可引起药源性肠炎；含有机酸的中药与磺胺类药物合用，可以增加磺胺类药物的肾脏毒性；含钙丰富的中药与洋地黄类药物合用，增加洋地黄类药物的毒性；夏枯草、白茅根配服保钾利尿西药，则容易产生高血钾症；甘草与水杨酸同用，使溃疡病发生率增高。另外，含鞣质的中药与四环素、红霉素及庆大霉素等抗生素同用，或与含金属离子钙剂、铁剂同服，可使中西药药效同时降低。

此外，有毒中药中毒救治的处理原则包括排除毒物、实施解毒、对症处理三个方面。①排除毒物：临床发现中药中毒时，应立即停止用药；快速采用催吐、洗胃、灌肠等急救措施，防止毒性物质继续伤害人体，减轻中毒症状，争取治疗时机，降低死亡率。②实施解毒：根据有毒中药毒性物质的性状、成分、作用靶器官，选择不同的解毒剂和解毒方法。中药的解毒剂一般有绿豆、甘草、生姜、蜂蜜等，还可根据中药"相杀""相畏"的配伍原则，选用中药解毒剂。中药解毒剂一般适宜于中毒轻者。③对症处理：应根据毒性物质损害机体的状况，立即吸氧、补液，对症处理脱水、酸中毒、休克、肺水肿、急性肝肾功能衰竭等危重证候。

目标检测

答案解析

一、选择题

（一）单选题

1. 中药毒理学的主要研究内容包括（　　）

　　A. 描述毒理学、管理毒理学、公共毒理学

　　B. 描述毒理学、机制毒理学、管理毒理学

　　C. 描述毒理学、分子毒理学、管理毒理学

　　D. 描述毒理学、计算毒理学、毒代动力学

　　E. 毒理学基础、实验毒理学、临床毒理学

2. 长期大量使用甘草，停药后出现低血钾、高血压、浮肿、乏力等，该毒性表现属于（　　）

　　A. 毒性反应　　　　　　　　B. 副作用　　　　　　　　C. 过敏反应

  D. 依赖性   E. 后遗效应

3. 临床上常将附子配伍甘草或干姜使用，体现了中药毒理学控毒方法体系中的（　　）

  A. 依法炮制，控制毒性 B. 选用正品药材，控制毒性 C. 合理配伍，控制毒性

  D. 对证用药，控制毒性 E. 掌握煎服方法，控制毒性

4. 对中药进行 LD_{50} 测定、最大耐受量或最大给药量测定，属于（　　）

  A. 急性毒性实验   B. 特殊毒性实验   C. 长期毒性实验

  D. 局部刺激实验   E. 一般药理实验

（二）多选题

5. 中药毒理学的基本特点是（　　）

  A. 毒性可控   B. 毒性成分清楚   C. 毒性成分复杂

  D. 毒性表现多样   E. 毒性表现特点突出

6. 古代本草专著中记载的中药"毒"的含义有（　　）

  A. "毒"指中药副作用 B. "毒"即指"药"   C. "毒"指中药的偏性

  D. "毒"指中药毒性   E. "毒"指中药毒副作用

7. 中医临证中对有毒中药的控毒方法有（　　）

  A. 选用正品药材，控制毒性 B. 依法炮制，控制毒性 C. 对证用药，控制毒性

  D. 合理配伍，控制毒性 E. 掌握煎服方法，控制毒性

二、名词解释

1. 中药毒理学

2. 描述毒理学

三、简答题

1. 中药毒理学的特点有哪些？

2. 影响中药毒性的因素有哪些？

书网融合……

      思政导航   本章小结   题库

第六章　中成药学 ^{微课}

◎ **学习目标**

知识目标

1. **掌握**　中成药、中成药学的基本概念；中成药的合理应用。
2. **熟悉**　中成药学的基本特点。
3. **了解**　中成药学的发展状况、研究方法和影响因素及合理应用。

技能目标　通过本章的学习，能够系统掌握中成药的历史、基本概念与主要内容，并认识中成药这一学科自身的特点、治法和剂型等，初步了解中成药的研究内容、研究方法和合理应用，为后续的深入学习奠定基础。

素质目标　通过本章的学习，培养基本的科学素养和专业知识，具备不断学习和更新知识的动力，能够顺利获取中成药学的行业信息，以适应迅猛发展的中成药行业和产业要求。

　　中成药学是中医药基础与应用的桥梁学科，也是中医药学的应用基础学科之一。中成药源自远古时期的炼丹术，随着中医药临床诊疗和医疗卫生的要求，以及现代化和标准化的实践日益发展壮大，已成为现代中药学的核心组成部分。

◈ 第一节　中成药学概述

　　中成药来源于长期的临床实践，疗效确切，是中药的重要组成部分。中成药学是中医学和中药学的结合，是传统与现代的结合，是基础与应用的结合。

　　中成药（traditional Chinese medicine patent prescription）是指在中医药理论的指导下，以中药材或中药饮片为原料，遵循中医方剂的配伍原则，通过药学和临床研究，并经国家药品监督管理局的批准，按照规定的生产工艺和质量标准制成的可直接供临床辨证使用的制剂，简称成药，又称中药成方制剂。中成药与中药材原料和传统的汤剂不同，既包括膏、丹、丸、散等传统剂型，又包括片剂、胶囊剂、颗粒剂、糖浆、口服液、注射剂、气雾剂等现代剂型。中成药具有明确的功能主治、规格、用法用量、不良反应、禁忌、注意事项等。

　　中成药学是以中医药理论为指导，结合现代医学和生命科学知识与现代制药技术，研究中成药的基本理论、组方规律、给药剂型、制备工艺、质量标准、药效学与安全性、临床应用的综合性应用基础学科。

　　中成药学的研究内容主要包括两个方面，一是中成药学的科学领域，二是中成药的技术体系。中成药学的科学领域首先研究中成药的处方组成及制备方法，科学的组方、制备工艺和质量控制是安全有效应用中成药的保证。其次为分析中成药的功能主治及适应证，指导临床应用，突出中成药在中医药理论指导下的整体观念和辨证论治的优势。此外，随着中医药现代化、标准化、国际化的发展，中成药需要应用国际通行的医药标准和规范，改进工艺；研发安全、高效、可控的中成药新药；提高产品的质量和临床疗效。中成药的技术体系包括中成药组方、给药途径、剂型选择、制备工艺、质量标准、药效学与安全性及临床应用的研究。

中成药是祖国医药体系的重要组成部分，有着悠久的历史，是历代医药学家经过长期的临床和用药实践不断归纳、总结、凝练而创造的有效方药的精华。

中成药的起源最早可追溯到战国时期。长沙马王堆汉墓出土的《五十二病方》中记载有医方283个，医方的用法有外服、内服等形式，其中内服就有汤、丸、饮、散等区别，表明当时中成药具有广泛应用。此外，成书于战国的《黄帝内经》记载了13个方剂，其中包括9种成药，涵盖丸、散、膏、丹、药酒等剂型。战国帛书《养生方》和《杂疗方》中记载有7个药酒酿造的处方。

东汉末年医圣张仲景撰写的《伤寒论》和《金匮要略》，共收方314首，包括60多种成药，其中剂型有丸剂、散剂、膏剂、栓剂、洗剂、灌肠剂等，基本包括了临床各科的常用方剂剂型，奠定了中成药制剂的基础。一些著名的中成药如五苓散、理中丸、肾气丸、乌梅丸、麻子仁丸、四逆散等沿用至今。晋代葛洪的《肘后备急方》收方101首，其中成药数十种，收载的剂型有铅硬膏、蜡丸、锭剂、条剂、灸剂、熨剂、饼剂等。

唐代孙思邈编著的《备急千金要方》和《千金翼方》，分别收方5300余首和2200余首，其中收载的磁朱丸、紫雪丹、定志丸等成药沿用至今。剂型则包括膏剂、丹剂、丸剂、散剂、灸剂等。王焘所著《外台秘要》收方6800余首，其中的苏合香丸、七宝美髯丹沿用至今，后人在此基础上开发了冠心苏合丸、苏冰滴丸等著名中成药。

宋代是中成药发展较为繁荣的阶段，政府组织编写了《太平圣惠方》《圣济总录》《圣惠选方》等，收方达数万首，成药有膏药、丹剂等的专篇介绍。尤其是北宋政府建立官办药局"惠民和剂局"，并编写了《太平惠民和剂局方》，该书是我国历史上第一部由国家刊行的成药药典，收方788首，书中名方很多，其中的清心莲子饮、至宝丹、逍遥丸、藿香正气散、十全大补丸等沿用至今。北宋钱乙的《小儿药证直诀》收方120余首，其中不少成药如六味地黄丸、泻白散、导赤散等至今仍用于临床；同时期严用和的《济生方》记载有归脾丸、橘核丸、济生肾气丸等名方。

金元时期，中医产生了四大医学流派，即金元"四大家"。刘河间创制了防风通圣散、六一散；李东垣创制了补中益气丸、清暑益气丸、香砂枳术丸、半夏枳术丸；张子和创制了禹功散、木香槟榔丸、三圣散等；朱丹溪创制了越鞠丸、左金丸、大补阴丸、二妙丸、保和丸等成药。

明清时期，中成药持续健康发展。李时珍的《本草纲目》收载中成药剂型近40种，方剂13000余首。王肯堂的《证治准绳》载有小儿羌活丸、小儿健脾丸、五子衍宗丸、养胃汤等。张介宾的《景岳全书》载有右归丸、左归丸、人参健脾丸、济川煎等有效品种。陈实功的《外科正宗》收方400余首，其中，托里消毒散、冰硼散、如意金黄散等卓有疗效。龚云林的《寿世保元》收载了乌鸡白凤丸、艾附暖宫丸等。清代吴谦等编纂的《医宗金鉴》选用成方2000余首，名方有除湿胃苓汤、枇杷清肺饮、黄连膏、五味消毒饮等。吴鞠通《温病条辨》载有的名方有三甲复脉汤、沙参麦冬汤、新加香薷饮、桑菊饮、银翘散、安宫牛黄丸等。

中华人民共和国成立以后，中成药的研发和应用得到了很大发展。各地相继成立了中成药科研、生产、经营的机构。原卫生部（现国家药品监督管理局、国家卫生健康委员会）颁布了《中华人民共和国药典》，其中将中药单独成册，成为中成药发展的里程碑。现行版《中国药典》收载的成方制剂和单味制剂达1607种。国家药典委员会编撰的现行版《临床用药须知》收录2678个中药成方制剂。2021年，中成药和中药饮片行业的市场规模接近7000亿元，全国中成药产量达到246万吨，中成药相关企业接近6000家，中成药行业营业收入1876亿元，同年中药创新药获批11个。市售中成药按照市场份额计算，以呼吸系统疾病、消化系统疾病、心脑血管疾病、骨骼肌肉系统疾病的中成药为主。中成药销售排名前列的有东阿阿胶、感冒灵颗粒、连花清瘟胶囊、健胃消食片、藿香正气口服液、安宫牛黄丸、蓝芩口服液、舒筋健腰丸、片仔癀、川贝枇杷膏、板蓝根颗粒、复方丹参滴丸等。中药是民族文化的瑰宝，中医药已被列为国家战略。近年来，国家对中成药行业的支持体现在出台诸多利好政策，通过完善中药注册制度改革、鼓励中成药纳入医保、医保支付政策倾斜、增加《国家基本药物目录》的中成药品种数量、提升医疗机构中医药服务体系等措施，为中成药行业未来持续健康、规范、创新、优质的发展奠定了基础。

>>> **知识链接** ∘---

古代经典名方

中成药的创新需要重视"目前仍广泛应用、疗效确切、具有明显特色及优势"的古代经典名方的研究与开发。2017年启动古代经典经方的遴选工作以来，国家中医药管理局已经发布《古代经典名方目录（第一批)》和《古代经典名方目录（第二批)》，推动了来源于古代经典名方的中药复方制剂的发展。统计200个古代经典名方的来源，来自汉朝64个，清朝59个，明朝27个，宋朝26个，金朝15个，唐朝8个，元朝1个。入选方剂超过5个的大家有：张仲景（64个）、张景岳（13个）、傅山（11个）、刘完素（10个）、吴谦（9个）、李东垣（8个）、孙思邈（7个）、吴瑭（7个）、程国彭（6个）。分析经典名方组方的药材数量，含2~4味药的有58个，含5~8味药的有90个，含9~12味药的有44个，含13~16味药的有8个。古代经典名方包括6种剂型，其中汤剂138个，煮散44个，散剂12个，膏剂1个，丸剂6个，酒剂1个。自2017年以来，按照古代经典名方中药复方制剂上市的中成药有：苓桂术甘颗粒、散寒化湿颗粒、清肺排毒颗粒、化湿败毒颗粒、宣肺败毒颗粒等。

--∘

◇ 第二节 中成药学的基本特点

1. 中成药的组方协同生效 中成药组方和方剂汤药一样，不是中药的简单叠加、加和，而是在中医药理论的指导下，在辨证论治的基础上选择合适的药物，按照"君臣佐使"的配伍原则进行组方。君药针对主证；臣药针对兼证或者辅助君药；佐药用于配合君、臣药的作用，或制约君、臣药的毒性；使药用于引经，或用于调和诸药药性。

中成药的组方是决定其功能主治的前提，进行科学的组方可以达到增强功效，降低毒性、扩大主治范围，从而全面提升疗效的目的。如大承气汤中，君药大黄和臣药芒硝的配伍，增强了成药的泻下能力。又如四逆汤中的甘草，可缓和君药附子的毒性，减少不良反应。理中丸加上附子为附子理中丸，增强温中散寒的能力，治疗范围从中焦虚寒证扩大到沉寒痼冷之证。

2. 中成药治法 治法是根据临床证候，审明病机后采取的有针对性的治疗方法。治法是遣药组方和选用中成药的指导原则。目前对中医的治法总结比较清晰的是清代程钟龄的"汗、吐、下、和、温、清、消、补"八法。

（1）汗法 是通过开泄腠理、宣发肺气，促进发汗，使在表的外感六淫之邪随汗而出的一种治法。除了外感六淫入侵肌表外，还可治疗麻疹初起、疮疡初起等有表证者。根据病情的寒热之分，汗法有辛温解表和辛凉解表的区别。

（2）吐法 是通过涌吐，使停留在咽喉、胸膈、胃脘等部位的痰涎、宿食或毒物从口中吐出的一种治法。目前基本上不再采用。

（3）下法 是通过排泄，使停留在胃肠的宿食、燥屎、冷积、淤血、结痰、停饮等从下窍而出，以驱邪除病的一种治法。主要针对大便不通、燥屎内结，或热结旁流，以及停痰留饮、淤血积水等实证。

（4）和法　是通过和解或调和的作用，以祛除病邪的一种治法。和法出现的时间较晚，专治邪在半表半里，主要有和解少阳、调和肝脾、调和寒热、表里双解等作用。

（5）温法　是针对脏腑经络寒邪作祟，通过温中、祛寒、回阳、通络等作用，使寒邪去、阳气复、经络通、血脉和的一种治法。温法有温中散寒、回阳救逆、温经散寒等区别。

（6）清法　是通过清热泻火，以清除火热之邪，适用于里热证的一种治法。根据热证的分布，清法又分为清气分热、清营凉血、清热解毒、清脏腑热、清热祛暑、清退虚热。

（7）消法　是通过消食导滞和消坚散结，使气、血、痰、食、水、虫等积聚而成的有形之结消散的一种治法。消法分为消导食积、消痞化积、消痰祛水、消疳杀虫、消疮散痈等法。

（8）补法　是通过滋养、补益人体气血阴阳，治疗各种虚弱证候的一种治法。补法有补气、补血、补阴、补阳之分。

上述的八种治法，适用于表里、虚实、寒热等不同证候。但因临床病情复杂，证候转变急速，需要综合选用。如清法常配伍生津、益气之药，以解决火热伤津液、大热伤气的问题。中成药应用时，要结合具体病症，灵活运用治法，才能达到满意的疗效。

3. 中成药剂型　随着现代科学技术的发展，中成药的剂型层出不穷，目前已经超过 50 多种。总体而言，中成药分为内服和外用两种。内服中成药的常用剂型为丸剂、散剂、颗粒剂、片剂、胶囊剂等，主要适用于脏腑气血异常所导致的各种疾患。外用中成药常用的剂型有膏贴剂、搽剂、栓剂、滴鼻剂、滴眼剂、气雾剂等，主要适用于疮疡、外伤、皮肤及五官科的多种疾患。以下介绍常见的几种剂型。

（1）片剂　分为浸膏片、半浸膏片和全粉片等，是常用的现代剂型之一。片剂体积小，用量准确，易崩解，生效快，具有生产效率高、成本低、服用及储运方便的优点。

（2）丸剂　是中成药最古老的剂型之一，有蜜丸、水蜜丸、水丸、糊丸、浓缩丸、微丸等类型。滋补类药物、小儿用药、贵重及含易挥发性成分的药物常制成蜜丸，多用于治疗慢性病和虚弱性疾病，如六味地黄丸、人参鹿茸丸等。

（3）散剂　分为内服散剂和外用散剂，也是我国古老剂型之一。散剂治疗范围广，服用后分散快，奏效迅速，且具有制作方便、携带方便、节省药材等优点。有效成分不溶或难溶于水，或不耐高温，或剧毒不易掌握用量，或者贵重细料药物适宜于制成散剂。如冰硼散、活血止痛散。

（4）膏剂　有内服和外用两种。内服膏剂具有吸收快、浓度高、体积小、便于保存、可备较长时间服用的特点，一般多为补益剂，如阿胶补血膏。外用膏剂有两种，一种是膏药，亦称薄贴，一般用于风湿痛及跌打损伤等，如伤湿止痛膏；另一种外用膏剂是软膏，如马应龙麝香痔疮膏。

（5）丹剂　大多含水银成分，常用以配制丸散供外用，具有消肿生肌、消炎解毒的作用。如红升丹、白降丹等。

（6）合剂　既能保持汤剂的特点，又能避免汤剂临时煎煮的麻烦，便于携带、储存和服用。单剂量包装的合剂又称为口服液，口服液的浓度更高，常加入矫味剂，因此用量小、口感好、作用快、质量稳定、携带方便且容易保存。

（7）气雾剂　具有分散度高、吸收迅速、起效快的特点，需要抛射剂载药，将药液以小颗粒的状态抛射到黏膜或皮肤表面，从而吸收进入血液循环。气雾剂适宜治疗呼吸系统疾病，可用于呼吸道吸入、皮肤、黏膜和腔道给药。

◈ 第三节　中成药学的研究方法

中成药学是随着中医药学的发展和临床用药实践需要而产生的，又随着中医药学和现代制药技术的发展而不断进步，现在已经成为一门相对独立的中药学分支学科。中成药学与中医药学的其他学科如临床中药学、方剂学、中药炮制学、中药药剂学、中药化学、中药药理学、中药分析学及临床各科等密切相关。中成药学主要研究中成药的处方组成和制备方法、中成药的功效与作用机制、中成药的质量控制与评价方法三个方面。

1. 中成药的组方与制备方法研究 处方是中成药研究的基础，中成药处方主要有4个来源，即历代本草文献、经验方、医院制剂和新研方。中成药学的研究方法，一是要以中医辨证论治用药理论为指导，遵循以整体观念为主体的理、法、方、药协调统一的中医理论，以此为基础，运用现代科学技术知识和手段进行各项研究；二是要遵从君臣佐使的配伍原则，明确处方来源、组成与功效，着重考查剂量、配伍、毒性，并按照功效设计对应的药学试验；三要按照中医药理论体系表述功能主治，力求简明扼要，突出临床应用；四要固定处方并明确方中各药的来源、品名和质量，必要时标明产地。

（1）选方 处方研究最首要的环节是选方，主要有以下四种途径。

1）从传统古方（经方）中选方 来源于历代本草文献的处方的中成药数量最大，约占中成药总数的2/3，且具有组方严谨、药味少、针对性强、疗效确切的特点。如宋代《小儿药证直诀》收录的六味地黄丸，现已研发上市多种剂型和规格的中成药。治疗冠心病的苏冰滴丸，就来源于宋代古方苏合香丸，从原方的15味药精简为2味药，且起效快、疗效好。国家中医药管理局已经发布《古代经典名方目录（第一批）》《古代经典名方目录（第二批儿科部分）》《古代经典名方目录（第二批）》，分别含有100首、7首和93首古代经典名方，为推动来源于古代经典名方的中药复方制剂的稳步发展提供了良好的示范。近年批准的这类中药还有苓桂术甘颗粒、散寒化湿颗粒、清肺排毒颗粒、化湿败毒颗粒、宣肺败毒颗粒等。

2）从名老中医经验方中选方 名老中医验方、民间流传的秘方验方及民族药方等在长期临床实践中证明对某些疾病有效，且已形成了相对固定的治疗方剂。这类处方临床基础好，研究开发的风险小。如被誉为"伤科圣药"的云南白药最早由云南民间医生曲焕章研制成功，其处方、工艺于1956年被列为国家保密范围的传统医药。

3）从医院制剂中选方 医院制剂是根据国家《药品管理法》规定的允许在院内使用的中药制剂。医院制剂一般针对临床上的常见病、多发病和疑难杂症，有较好的实践基础，经过补加实验即可申报中药新药。如三九胃泰颗粒、复方丹参滴丸、肝复乐片、双丹明目胶囊就是医疗机构中药制剂转化为中药新药的实例。

4）从科研成果中选方 2020年《中药注册分类及申报资料要求》发布，将中药注册分类分为4类，即中药创新药、中药改良型新药、古代经典名方中药复方制剂、同名同方药四类，提高了中药新药的研发成功率。近年批准上市的中药创新药有参葛补肾胶囊、芪胶调经颗粒、七蕊胃舒胶囊、虎贞清风胶囊、解郁除烦胶囊等。

（2）制备方法的研究 是中成药研究开发的重要内容，研究的结果直接关系到中成药的安全性、有效性、适用性和经济性。如果工艺设计不合理，产品的疗效难以充分发挥；工艺不稳定，则会影响实验结果的可靠性和重现性；即使是成熟的工艺，在生产过程中也要把握好各项工艺参数，这对保证中成药的质量至关重要。制备工艺应注意以下方面。

1）根据临床需要选择适宜剂型 通常首先考虑起效速度、作用时间、给药途径与方式、作用部位等。其次还要考虑生物利用度、用药剂量、质量稳定可控、使用安全方便等因素。如急症患者，宜用汤剂、气雾剂、舌下片等；需要药物作用持久者，可用丸剂、膏剂、缓释片剂等。

2）根据临床治疗和药物性质设计工艺 工艺路线是以实现中成药的功能主治为目的，对药物的处理原则、方法和步骤的基本规定。应从临床治疗要求出发，分析处方与各药味间关系，考查各药味所含成分理化性质和药效学作用，根据与临床治疗的相关性确定有效成分或有效部位，结合剂型、给药途径、工艺要求，设计和筛选工艺路线，同时要考虑工艺的先进性和工艺实施的可行性。

3）科学筛选确定工艺 中成药的生产工艺分为提取工艺和制剂成型工艺。提取工艺一般包括粉碎、过筛、提取、分离、浓缩、精制或纯化、干燥等过程，每个工艺涉及多种工艺方法、工艺因素、条件参数等。在研究过程中要用全面实验法、正交试验法、均匀实验法等考查优化工艺条件，以获取最佳制备工艺条件。制剂成型工艺一般包括混合、成型、包装等过程，辅料选择、辅料种类和用量的优选是其关键所在，选择不当将会影响药物的溶解度、生物利用度和稳定性等。

4）选择工业化设备放大试验 根据实验室工艺路线和操作要点，选择相应的工业设备，在符合GMP 要求的车间进行处方量 10 倍以上的放大试验，以对实验室工艺的合理性做进一步验证和完善，使之适合工业化生产。

2. 中成药的功效与作用机制研究 中医临床讲究辨证论治，立方遣药，体现在对同一病症的不同患者随证加减用药；中成药的处方组成、用量是固定的，因此要求中成药的适应范围广，同时针对性强。中成药的功效是对某种病证的治疗，考查中成药的功效，要以药效学的实验研究和临床研究为主。中药是活性物质群，作用于机体的多个靶点，经多途径的整合发挥作用。故中成药功效的研究可采用整体动物评价，加上离体研究，主要观察机体生理功能、病理状态、组织形态、生化指标等的改变。而中成药的作用机制研究，是在整体、组织、器官、细胞、基因、分子等层次，研究中成药产生作用的过程。研究时应体现中医药的特色，如使用中医证候动物模型以符合中医临床实际，目前较被认可的有"血瘀"血虚""气虚""阳虚"等动物模型。近年来，如血清药物化学研究、网络药理学研究、代谢组学研究等新方法在中成药作用机制研究中的重要性愈发提升。

3. 中成药的质量控制与评价方法研究 中成药的质量直接影响疗效发挥，要保证中成药的质量，关键在于建立适合中成药自身特点的质量控制与科学评价方法，即制定科学的质量标准。提升中成药的质量标准，一方面可满足我国中成药生产与应用日益广泛的实际，另一方面促进中成药走向国际化，提升中成药在国际市场的竞争力。

中成药的质量控制与评价研究一般包括中药材原料质量控制、中药制剂质量控制。部分中成药以中药提取物、有效部位或有效成分为中间体原料的，还要进行中间体原料的质量控制研究。中药材质量控制研究主要是其来源及生物学特性（性状），定性及定量控制方法研究，制订其质量标准。标准内容包括名称（汉语名，药材拉丁名）、来源、性状、鉴别、检查、浸出物、含量测定、炮制、性味与归经、功能与主治、用法与用量、注意及贮藏等项。有关项目内容的技术要求在《中国药典》中有明确规定，核心内容是鉴别和含量测定，鉴别方法要求专属、灵敏，含量测定方法要求能控制有效成分含量，并且要进行方法学考察，以确保中成药产品质量的可控性。

中成药中间体原料及中成药制剂的质量控制研究相似，其核心研究内容为制法、理化性质、鉴别、含量测定与稳定性研究，其研究过程需与制备工艺优选同步和交叉，研究结果最终以质量标准综合体现。其主要内容一般包括名称、处方、制法、性状、鉴别、检查、浸出物、含量测定、功能与主治、用法与用量、使用注意、规格、贮藏、有效期等。中成药药味多，不可能逐一辨别，一般选择君药、毒药或者贵重药作为主要鉴别对象，鉴别方法要求专属性强、灵敏性高、重现性好；制法要求列出关键技术条件；含量测定方法要求专属性强、技术先进、灵敏度高，处方中君药、贵重药、毒性药首选测定；稳定性研究（主要考察中成药的有效期）要求进行高温、高湿和强光照射加速试验。

◈ 第四节 中成药的合理应用

中成药是中医药宝库的重要组成部分，为中华民族的繁荣昌盛做出了巨大的贡献。近年来随着制药技术、生命科学、医学科技的进步，中成药的应用越来越广泛。应当破除民间流传的中成药"有病治病，无病强身"的观念，在中医药理论的指导下，安全、有效、经济、恰当地应用中成药。

1. 安全合理用药 长期的临床实践和研究表明，合理使用中成药时，其安全性具有保证。中成药出现不良反应的主要原因包括中药自身的药理作用或毒性成分引发、特异质体质对部分药物不耐受和过敏、方药证候不符、长期或超剂量用药、不恰当的中药或中西药联合应用等情况。要预防中成药的不良反应，应当注意以下方面。

（1）正确使用药品说明书 中成药使用说明书包含药品安全性、有效性的信息，要特别关注中成药使用说明书中用法用量、不良反应、禁忌和注意事项、药物相互作用等项目。应密切留意孕妇、哺乳期妇女、经期妇女、老人、儿童等特殊人群的使用禁忌。如黄芩注射液，根据国家药品监督管理局的要求，添加"对本品或含有黄芪制剂有过敏或严重不良反应病史者，对含有聚山梨酯－80类过敏者，孕妇、婴儿，有热象者，表实邪盛、气滞湿阻、食积内停、阴虚阳亢、痈疽初起或溃后热毒尚盛等证以及"心肝热盛，脾胃湿热"者禁用；1岁以上儿童、哺乳期妇女、老人、肾功能异常患者等特殊人群和初次使用中药注射剂的患者应慎用"的内容。

（2）恰当使用含毒性药材品种 中成药品种中，不少含有毒中药。《中国药典》收录"有大毒"药物及饮片10种，"有毒"药物及饮片42种，"小毒"药材及饮片31种。目前，中成药中常见的有毒中药为：马钱子、朱砂、雄黄、川楝子、全蝎、蟾酥、土鳖虫、蜈蚣、水蛭、制天南星、制白附子、两头尖、制草乌、制附子、北豆根、山豆根、生半夏、水半夏、白屈菜、吴茱萸、制牵牛子、香加皮、重楼、蒺藜、苍耳子、绵马贯众、罂粟壳等。使用有毒中药时，要正确对待其毒性，严格控制服用剂量和服用时间，还要注意服用方法，特殊人群（禁忌）、配伍禁忌等。如雷公藤对泌尿生殖系统有损害，可导致男子不育、女子闭经，不适用于有生育需求的患者。

（3）正确对待中药注射液 中药注射液最早可追溯到柴胡注射液，系八路军一二九师制药所于1941年创制，1954年由武汉制药厂投入生产。中药注射液是我国独创的新制剂，具有起效快、疗效好的作用。中药注射液的安全性日益受到国家药监部门的关注，在《国家基本医疗保险、工伤保险和生育保险药品目录（2022年版）》中，对43个中药注射液做出了严格限制报销使用范围的规定，其中39个品种仅限二级以上医疗机构使用。2017年开始，国家市场监督管理总局（国家药监局）对已上市中药注射液进行再评价，并严格控制中药注射制剂上市，国家药监局要求各中药注射液修改说明书，增加警示语等。同时，根据《国家药品不良反应监测年度报告（2021年）》，中药注射液仅占注射液类不良反应/事件严重报告的4.7%，中药注射剂总体报告类别排名前5位的是理血剂、补益剂、开窍剂、清热剂、祛痰剂，表明中药注射液的安全性已经得到显著提升。

在使用中药注射液时，应注意以下方面。一要严格按照药品说明书的主治用药，禁止超范围用药。二是严格按照说明书推荐剂量、调配要求、给药速度、疗程使用药品。三是选择合理的给药途径，必须静脉注射的需要加强监测工作。四是中药注射液不与其他药物混合配伍使用。确需联合使用时，谨慎考虑中药注射液的使用间隔时间和药物相互作用。对长期使用的，在每疗程间要有一定的时间间隔。中药注射液与其他注射液之间不宜共用通道。五是对老人、儿童、肝肾功能异常等特殊人群谨慎使用；初次使用的患者，用药前应询问过敏史；长期用药须有一定的时间间隔。六是加强用药监护，用药前药品出现浑浊、沉淀、变色、漏气、破损等情况，不得使用。用药过程中密切观察用药反应，尤其注意开始使用后30分钟，发现异常立即停药，并采取救治措施。

2. 中成药临床应用指导原则 2010年，国家中医药管理局发布《中成药临床应用指导原则》，以提高中成药的临床疗效，规范中成药使用，减少中药不良反应发生，降低患者医疗费用，保障患者用药安全。中成药临床应用指导原则主要如下。

（1）辨证用药　中医认为疾病的本质和属性往往通过"证"的形式表现，"证"是对疾病所处一定阶段的病因、病性、病位等的概括，是由若干症状组成的证候群，又叫证候。所谓辨证，就是将望、闻、问、切四诊所收集的资料、症状和体征，通过分析、综合，辨清疾病的病因、性质、部位以及邪正之间的关系，概括、判断为某种性质的证。依据中医理论，辨认、分析疾病的证候，针对证候确定具体治法，依据治法选定适宜的中成药。如中医认为感冒是由于四时感染不同而有不同类型，选用中成药时需要辨证选药（表6-1）。

表6-1　不同类型感冒选用的中成药

感冒分类	治疗原则	选用中成药
风寒感冒	辛温解表	小青龙合剂、荆防败毒散、川芎茶调散、九味羌活丸
风热感冒	辛凉解表	银翘解毒丸、桑菊感冒片、板蓝根颗粒、羚羊感冒片
夹暑夹湿感冒	化湿祛暑解表	藿香正气软胶囊、暑湿感冒颗粒、保济丸
流感	清热解毒、疏风透表	防风通圣丸、羚羊感冒片、重感冒片、连花清瘟胶囊
气虚性感冒	补气	补中益气丸、参苏丸

（2）辨病辨证结合用药　目前临床实践中常见的一些西医疾病，发病机制比较单一，证候属性区分度不强，因此可以采用辨病论治的方法，按照西医的疾病名称、病理状态或理化检查结果，选用相应的中成药。如高脂血症，中医可归属于"痰浊""瘀血"的范畴，选用血脂康胶囊、脂必妥胶囊等。再如糖尿病，中医证候分型大多数属于气阴不足证，可用玉泉颗粒、消渴丸、渴乐宁胶囊等。

临床使用中成药时，可将中医辨证与中医辨病相结合、西医辨病与中医辨证相结合，选用相应的中成药，但不能仅根据西医诊断选用中成药。如冠心病心绞痛是西医病名，中医辨证属胸痹范畴，属于气滞血瘀、瘀血阻络、寒凝心脉、心气不足、气阴两虚等证候。可选用地奥心血康、血塞通颗粒治疗瘀血阻络证，用速效救心丸、复方丹参滴丸治疗气滞血瘀证，用冠心苏合滴丸、宽胸气雾剂治疗寒凝心脉证，用通心络胶囊、补心气口服液等治疗心气不足证，用黄芪生脉饮、滋心阴口服液治疗气阴两虚证。

（3）剂型的选择　应根据患者的体质强弱、病情轻重缓急及剂型的特点，选择适宜的剂型。丸、片剂吸收慢而作用持久，适用于轻、慢性病者；冲剂、散剂、胶囊剂吸收较快，适用于急性病者；浸膏剂通常以滋补为主。

（4）使用剂量的确定　对于有明确使用剂量的，慎重超剂量使用。有使用剂量范围的中成药，老年人使用剂量应取偏小值。小儿应适当减少剂量，一般情况下，3岁以内服用1/4成人量，3~5岁服用1/3成人量，5~10岁服用1/2成人量。

（5）合理选择给药途径　能口服给药的，不采用注射给药；能肌内注射给药的，不选用静脉注射或滴注给药。

3. 联合用药原则　中成药在临床应用中，根据病情需要，常常采取联合用药，以扩大主治病证、增强药效、降低毒性、抑制偏性等。中成药常与中成药或西药联合给药。

（1）中成药与中成药联合应用　中成药之间可联合给药，如附子理中丸与四神丸合用，增强治疗脾肾阳虚、五更泻的效果。一清胶囊和清胃散同用，增强清胃散治疗口舌生疮、胃火牙痛的效果。二陈丸与参苓白术散同用，治脾肺两虚，补益肺气。

为避免中成药联合给药的不良反应，首先注意功能相同或基本相同的中成药原则上不叠加使用。如止咳丸和强力枇杷膏均含有罂粟壳，合用可能导致上瘾。其次，避免联合使用药性峻烈或含有毒成分的药物。如复方丹参滴丸和速效救心丸均含有冰片，过量易伤脾胃。另外，合并用药时，注意中成药各药味、各成分的配伍禁忌。如天麻丸含附子，川贝枇杷膏含川贝母和半夏，违反了"十八反"中的"半蒌贝蔹及攻乌"的原则；舒肝止痛丸中的制半夏和附子理中丸中的制附子是反药，两药合用则增加药物的毒性。

（2）中成药与西药联合用药　制定用药方案时，要考虑中西药的主辅地位，确定给药剂量、给药时间、给药途径。同时避免有明确禁忌的中西药联合使用。部分中成药含有西药成分，如消渴丸中有格列本脲，维 C 银翘片中有对乙酰氨基酚，珍菊降压片中有盐酸可乐定和氢氯噻嗪，这些中成药需要避免与对应西药联合给药。部分中成药对西药有拮抗作用，如糖尿病患者口服甲苯磺丁脲和降糖灵等药物，应避免与甘草、鹿茸及其制剂等药物合用，因为甘草和鹿茸可产生肾上腺皮质激素样作用，导致血糖增加。还有部分中成药与西药有物理性相互作用，如丹参注射液与喹诺酮类注射液合用，由于 pH 降低，将导致丹参酮、原儿茶酚酸等沉淀析出。部分中成药与西药合用甚至会产生毒副作用，含钙离子中药如石膏、龙骨、海螵蛸、石决明等，不宜与强心苷类药物合用，因为强心苷类通过使心肌释放钙离子发挥作用，以上中药所含的钙离子会增加强心苷类的作用和毒性，引发房室传导阻滞和心律失常。

（3）恰当使用含毒性药材品种　中医辨证论治，以毒攻毒，在中成药品种中，有不少含有毒中药，含有毒药材的传统中成药品种在我国具有悠久的使用历史，对疑难病证多具备良好的治疗作用，临床广泛用于治疗多种疾病，如含铅、砷、汞等重金属药材的成药多用于治热病神昏；含乌头类药材的中成药多用于治脘腹冷痛、风湿痹痛、中风瘫痪、筋骨伤痛等；含马钱子类的中成药多用于治风湿顽痹、麻木瘫痪、外伤肿痛等。它们在发挥疗效的同时，若用之不当亦会产生不良反应。如含汞的中成药引起的急性毒性反应主要表现为尿少或尿闭、水肿，甚至昏迷抽搐、血压下降或因肾功能衰竭而死亡；慢性中毒者口有金属味，流涎增多，口腔黏膜充血、溃疡，牙龈肿痛、出血，恶心呕吐，腹痛腹泻，手指或全身肌肉震颤；肾脏损害表现为血尿、蛋白尿、管型尿等。含砷中成药的中毒反应主要表现为恶心呕吐、腹痛和腹泻等，急性肠胃症状，重则尿血，便血，发热，烦躁，甚则呼吸、循环衰竭而死亡。含乌头碱的中成药，中毒反应主要表现为口舌、四肢及全身麻木，流涎，恶心，呕吐，腹泻，头昏，眼干，口干，脉搏减缓，呼吸困难，手足搐搦，神志不清，大小便失禁，血压及体温下降，心律失常，室性期前收缩和窦房停搏等，中毒严重者可死于循环、呼吸衰竭及严重心律失常。含马钱子的中成药，中毒反应主要表现为口干、头晕、头痛，胃肠道刺激症状，心慌，肢体不便，恐惧，癫痫样发作；如果过量服用可出现强直性惊厥，并反复发作，患者可因窒息而死亡。

因此，正确对待中药的毒性，既不可掉以轻心，等闲视之，又不能草木皆兵，否定一切。要持科学和审慎的态度，恰当选择使用有毒药物，合理地确定剂量，往往能攻克顽疾，取得良效。但使用过程中除严格控制服用剂量和服用时间外，还要注意服药方法，特殊人群（禁忌）、配伍禁忌。

（4）安全使用中药注射剂　中药注射剂是我国特有的药品，是现代药物制剂技术与传统中医药相结合的产物，它是基于长期临床验证的传统中药的一个创新剂型，由于其在继承传统中药疗效的基础上拓展了中药的使用范围，成为临床疾病治疗危重急症的独特武器，甚至是不可代替的。2012 年我国新公布的《国家基本药物目录》中，共收录 8 个中药注射剂品种，包括柴胡注射液、清开灵注射液、参麦注射液、生脉饮注射液、血栓通注射液、血塞通注射液、丹参注射液、脉络宁注射液。中药注射剂在防治病毒性疾病、心脑血管疾病甚至肿瘤方面的优势越来越突出。在 2003 年的全球严重急性呼吸综合征（severe acute respiratory syndrome，SARS）和 2009 年 H1N1 甲型流感流行中，清开灵、醒脑静、双黄连粉针剂等中药注射剂发挥了重要的作用，并得到了世界卫生组织的认同。

但由于历史原因，一些早期的注射剂品种审批不严格，安全试验和临床试验不够完善，以及由于中药材原料品种混乱、成分复杂、制剂工艺不规范、质量标准不完善、联合用药不合理、给药途径不恰当，以及患者体质等因素，造成中药注射剂频频出现不良反应，甚至出现死亡病例，2016 年国家药品不良反应监测年度报告显示，2016 年严重药品不良反应/事件报告关于中药类静脉注射给药的有 4796 例，占中药类不良事件总数的 85.8%。从报告涉及的剂型和给药途径看，中药注射剂占比较高，需要继续关注和控制其安全用药风险。例如，2016 年国家食品药品监督管理总局公告，茵栀黄注射液因强烈的不良反应被禁用于新生儿与婴幼儿；2017 年我国人力资源和社会保障部颁发的《国家基本医疗保险、工伤保险和生育保险药品目录》中，包括鱼腥草注射液在内的 26 种注射液已经明确限二级及以上医疗机构使用。为此，中药注射剂的安全性日益受到国家药监部门和各级医务工作者的关注，除研发生产上把好中药注射剂新药研发关、生产质量关、上市安全性再评价关、不良反应监测关外，尤其要把好临床应用关，特别要注意以下六个方面。一是临床要辨证用药，严格按照药品说明书的功能主治使用，禁止超范围用药。二是严格按照药品说明书推荐剂量、调配要求、给药速度、疗程使用药品。不超剂量、过快滴注和长期连续用药。三是根据适应证，合理选择给药途径。能口服给药的不选用注射给药；能肌内注射给药的不选用静脉注射或滴注给药；必须静脉注射或滴注的应加强监测。四是中药注射剂应单独使用，严禁与其他药品混合配伍使用。谨慎联合用药，如确需联合使用其他药品时，应谨慎考虑与中药注射剂的间隔时间以及药物相互作用等问题。五是对老人、儿童、肝肾功能异常患者等特殊人群应慎重使用，加强监测；初次使用的患者，用药前应仔细询问过敏史，对过敏体质者应慎用。对长期用药的在每疗程间要有一定的时间间隔。六是加强用药监护。用药前要认真检查药物，如出现浑浊、沉淀、变色、漏气、破损等情况，不得使用。用药过程中应密切观察用药反应，特别是开始 30 分钟，发现异常，立即停药，采用积极救治措施，救治患者。

4. 依法合理用药 中成药作为特殊商品，应该按照国家基本药物制度、社会保险制度、处方药与非处方药分类管理办法、医疗机构制剂注册管理办法合理使用。为保障中成药的合理应用，需按照《中华人民共和国药品管理法》、国家药典委员会专门编撰的《中国药典》和《临床用药须知》（中成药制剂卷）等，规范指导中成药生产、应用和市场监控。日常中成药临床应用，从技术规范角度，主要涉及按照处方药和非处方药分类合理用药和医疗机构中药制剂合理用药。

（1）按照处方药和非处方药分类合理用药 国家药品监督管理部门于 1999 年通过了《处方药与非处方药分类管理办法》，根据药品品种、规格、适应症、剂量及给药途径的不同，对药品分别按处方药与非处方药进行管理。处方药和非处方药分类管理的核心是加强处方药的管理，规范非处方药的管理，减少不合理用药的发生，切实保证人们用药安全有效。因此，临床应用中成药必须要规范使用处方药与非处方药。

处方药必须凭执业医师或执业助理医师处方才可调配、购买和使用，患者不能自行购买和使用。规范使用处方药，应加强执业医师或执业助理医师的培训和管理，提高专业技术水平，严格按照诊疗规范、药品说明书等开具规范处方。目前，中医类别医师应当按照《中成药临床应用指导原则》《医院中药饮片管理规范》等，遵照中医临床基本的辨证施治原则开具中药处方。其他类别的医师，经过不少于 1 年系统学习中医药专业知识并考核合格后，遵照中医临床基本的辨证施治原则，可以开具中成药处方；取得省级以上教育行政部门认可的中医、中西医结合、民族医学专业学历或学位的，或者参加省级中医药主管部门认可的 2 年以上西医学习中医培训班（总学时数不少于 850 学时）并取得相应证书的，或者按照《传统医学师承和确有专长人员医师资格考核考试办法》有关规定跟师学习中医满 3 年并取得《传统医学师承出师证书》的，既可以开具中成药处方，也可以开具中药饮片处方。

非处方药主要是为了满足患者自我用药的需求，不需要凭执业医师或执业助理医师处方，患者即可自行判断、购买和使用。根据药品的安全性，分为甲类非处方药和乙类非处方药。甲类非处方药须在药店由执业药师或药师指导下购买和使用，只有取得许可证的药店才可以把甲类非处方药零售给个人；乙类非处方药除可在药店出售外，还可在所在地社区的市一级批准的超市、宾馆、百货商店等处销售。在长期使用过程中若发现中成药的疗效确证且不良反应及相关风险较低，药企可依据《药品注册管理办法》等有关规定，进行"转换为非处方药"的申请变更，并经药监局组织论证和审定后，将生产的处方药调整为非处方药。

非处方药在满足广大群众自我药疗需求的同时，因其购买方便，也成为药物滥用的一个主要原因，不断导致药源性疾病和药物不良反应的产生。规范使用非处方药，需要把握医药工作者和患者两个关键环节。医药工作者首先要提高自身的业务水平，对患者用药进行正确的指导，宣传合理用药知识，让患者对所用药物的不良反应也有所了解，把好非处方药的销售关，切实保证广大群众使用的药物有效和安全。同时，患者也要主动学习医疗知识，便于正确使用说明书，做到能够根据自身疾病症状、药品适用范围，对症选药，患者也要注重咨询医师或药师，避免盲目用药，确保用药安全。医患结合，充分发挥医生的指导作用，是合理使用非处方药的重要环节。

（2）医疗机构中药制剂合理用药 医疗机构中药制剂是指在中医药理论指导下，为补充市场公共产品的不足、满足本地区用药需求，以名老中医的经验方、医院协定处方、科研处方为基础，采用传统剂型为主，制成医院内部流通调剂使用的中药成品制剂。中药院内制剂来源于临床实践并服务于临床需求，长期以来，中药院内制剂已成为中医院临床用药的重要组成部分。因其针对性较强、能较好地体现中医临床个体化辨证论治的特点、临床疗效显著、价格比较低廉而深受广大患者的欢迎。中药院内制剂的存在有利于满足群众需求，有利于提高临床疗效，促进药物合理使用，有利于发挥中医院的特色优势。合理使用医疗机构中药制剂，应严格按照《药品管理法》和《医疗机构制剂注册管理办法》的相关规定，并坚持不允许在市场流通的原则，只能在被批准的医疗机构中使用，一般不允许在市场调剂流通。

答案解析

目标检测

1. 与传统中药相比，中成药有哪些创新剂型？
2. 中成药研究内容的科学内涵是什么？
3. 从历史看，中成药在各个时期分别有哪些代表著作记载？
4. 中成药处方的四个来源中，哪个最为重要？为什么？
5. 如何在中成药中恰当使用含毒性药材品种？
6. 如何理解中成药临床应用指导原则？
7. 中成药合理配伍用药的目的有哪些？

书网融合……

思政导航　　　　本章小结　　　　微课　　　　题库

第七章 中药药理研究方法

PPT

◎ **学习目标**

知识目标

1. 掌握 中药药理动物模型的分类；中药血清药理学及脑脊液药理学的基本概念。

2. 熟悉 中药药理动物模型的设计原则；中药血清药理学及脑脊液药理学的方法及关键技术；中药新药研究药效学试验、安全药理学试验及毒理学试验内容。

3. 了解 常用中药药理证候动物模型；中药药理研究的新技术及新方法。

技能目标 通过本章的学习，能理解和掌握中药药理动物模型的分类、中药血清药理学及脑脊液药理学的基本概念、中药新药研究的技术方法，培养中药药理实验研究技能。

素质目标 通过本章的学习，能正确把握中药药理研究方法的科学全貌、研究进展、主要方法，具备开展中药药理研究的基本科研素养。

中药药理研究源远流长，早在公元前《国语》中就记载，以含乌头的肉喂狗以验其毒；唐代陈藏器《本草拾遗》记载"黍米及糯，饲小猫、犬，令脚屈伸不能行，缓人筋故也"，是中医动物模型；宋代寇宗奭《本草衍义》通过建立大雁骨折动物模型，观察自然铜对动物模型的影响，从而得出自然铜有接骨功效的结论；宋代苏颂《本草图经》记载，用对比法进行临床药理实验，鉴别真假人参，具有现代科学实验的思想。古代中药毒副作用的验证、中药功效的发现与实验具有重要意义，其实验思想给现代中药药理研究以启迪。但我国实验药理的兴起，是 20 世纪初我国药理学创始人陈克恢、我国现代药物研究和植物化学创始人赵承嘏等对常用中药进行化学和药理研究，并形成了延续至今的中药药理研究思路之一，即从药材中提取其化学成分，筛选研究其活性，再进行相关药理毒理研究。而中药药理具有多效性、复杂性、相对不稳定性、双向调节性等作用特点，如何用现代科学方法研究中医的"证"和中药药理作用是研究方法学需解决的一个难题。直至 20 世纪 60 年代，邝安堃用皮质激素造成"阳虚"动物模型，结合中医理论研究"证"的动物模型的建立才逐步成熟起来。近些年来，中药药理工作者开始重视用现代科学方法研究中医药基本理论和中药药理作用，如中药的性味、归经、配伍、炮制、十八反十九畏等的研究，除采用经典的中药药理研究方法外，还结合分子药理学、结构生物学、细胞生理学等学科特点，运用新技术新方法，使中药药理研究方法达到更高的水平。

≫ 第一节 中药药理动物模型

中医药动物模型是指在中医药研究过程中，尤其是在中药药理研究中建立的具有人类病证表现的动物实验对象和相关材料，主要包括疾病动物模型、证候动物模型和病证结合动物模型。它既属于实验动物学的范畴，又是中药药理实验方法的核心，在中药药性、配伍、药效、药动、毒理研究和中药新药开发等方面发挥着重要作用。1963 年建立的小鼠肾阳虚动物模型是第一个证候模型。至今，已有 60 多种证候模型，100 多种病证结合动物模型。

一、中药药理动物模型的类别

　　1. 疾病动物模型　是依据西医病因病理理论复制的模型，又称病理型模型，可分为诱发型和自发型。①诱发型疾病动物模型：是指研究者利用物理、化学或生物等方面的因素作用于动物，致使动物的组织、器官受到一定的损害，出现某些类似于人类疾病的模型，如发热动物模型、肥胖症动物模型、肺气肿动物模型等。②自发型疾病动物模型：是指实验动物未经任何有意识的人工处理，在自然情况下发生遗传突变，并通过定向培育而保留下来的疾病模型，如无胸腺裸鼠、青光眼兔、高血压大鼠等。

　　2. 证候动物模型　是在中医整体观念及辨证论治等中医药传统理论的指导下，把人类疾病原型的某些特征在动物身上加以复制，使其具有与人体疾病症状和病理改变相同或相似的证候，又称病因型模型。证候动物模型在中药药理动物模型中独具特色，包括肾虚证、脾虚证、肺虚证、心虚证、血瘀证、血虚证、肝郁证、寒证、热证、痹证、里实证、厥脱证、温阳证等，对揭示中医"证"的本质以及对中药药理、中药组方的研究具有重要意义。

　　3. 病证动物模型　主要是指把现代医学的诊疗理论与中医传统的辨证论治相结合建立起来的动物模型，既有西医疾病的特点，又有中医证候的特征。这类模型的造模方法是既运用了中医的发病学说，又考虑了西医的致病原理，如高脂性疾病血瘀证动物模型、失血性贫血血虚证动物模型、感染性休克厥脱证动物模型等，很好地促进了中医药传统理论与现代科学技术的结合，使之能够在分子、细胞、器官以及整体水平多层次、多角度地探讨中医"证"的本质，丰富中医药理论体系。

二、中药药理动物模型的设计原则

　　1. 相似性原则　是指中药药理动物模型研究中必须注意模型与原型的相似性，在条件允许的情况下，尽量选择与人的组织结构、机能、代谢及中医药病证特点相似的实验动物和方法。研究者在选择实验动物和实验方法之前，应充分比较实验动物与人类、实验动物与实验动物之间生物学特征方面的相同和相异之处，分析中医药病证与实验动物病证之间的相似性，选择与人的形态结构、生理机能、生化代谢及中医药病证特点相似的实验动物和方法，建立中医药病证动物模型。

　　2. 标准化原则　主要包括实验动物和动物实验方法的标准化。具体来讲，标准化包括实验动物遗传控制、微生物控制、营养控制、环境设施控制的标准化和实验动物规格的选择与动物实验操作的规范化。而中药药理动物模型的标准化是一个复杂的系统工程，包括实验动物的标准化和动物实验的标准化，涉及硬件如实验环境设施，软件如管理规章制度、标准操作规程的制定、实施以及高素质科研人员、饲养人员的培养等方面。

　　3. 重复性原则　中药药理动物模型研究的重复性包括实验的重复性和动物的重复性，是中药药理动物模型研究的重要内容。理想的动物模型或实验方法应该是能重复，甚至是可以标准化的。为了提升中医药动物模型或实验方法复制时的重复性，必须规范以下几个方面的内容：实验动物的品种、品系、年龄、性别、体重、健康情况、饲养管理应规范一致；实验环境条件的温度、湿度、气压、气流、风速、照明、氨浓度、噪音、消毒和灭菌方法应规范一致；实验样品的制备，实验药品的生产厂家、批号、纯度、规格，给药剂型、剂量、途径、方法应规范一致；实验仪器型号、灵敏度、精确度、范围值应规范一致；实验者的操作技术应熟练，实验方法步骤应明确一致性，从而保证实验重现性。

4. 经济性原则　是指在中药药理动物模型研究过程中，应尽可能选用价格便宜、容易获得、饲养经济的实验动物。猴、狒狒、猩猩等非人灵长类动物居于较高的进化水平，在许多方面有不可替代的优越性；然而，这些大动物往往具有来源少、生殖周期长、繁殖率或产仔率低、饲养管理困难、标准化程度较低、价格昂贵等弱点，影响其易获性。在实际工作中，研究者应在不影响整个课题质量的前提下，尽量降低研究成本，选用与实验目的相符、结构功能简单、最经济、易获得、易饲养管理的标准化实验动物。如小鼠、大鼠等啮齿类动物，具有品种品系多、繁殖周期短、饲养容易、遗传和微生物控制方便、分布广泛、来源充足等特点，为中医药动物模型研究提供了良好的实验动物材料。

三、中药药理动物模型的实验方法

1. 造模方法的选择与定量　造模方法存在五种情况。一种情况是坚持中医特色，以中医病因病机学说为指导，选择符合中医药致病因素的证候动物模型。如房劳过度"肾虚"动物模型等，动物实验方法的选择与动物模型的建立符合中医药理论。第二种情况是，面对药物滥用、噪音、辐射、三废污染所致的新疾病，老龄化所致的慢性疾病，以及死亡率很高的心脑血管疾病、恶性肿瘤、艾滋病等，选择或建立相对应的证候或病证结合动物模型。如肾上腺皮质激素所致肾阳虚，噪音、辐射所致肾虚，废气所致肺虚等，把药害、噪音、辐射、三废污染与中医的证结合起来，丰富了中医病因学，为中医药治疗新生疾病提供了依据。第三种情况是针对与现代医学一致的中医疾病的症状和体征进行实验研究，可借用现代医学的经典动物实验方法。如咳嗽、呕吐、疼痛、出血、腹泻等，既是中医疾病的症状体征，也是现代医学疾病的症状体征，故可选用经典的止咳、止呕、镇痛、止血、止泻的动物实验方法，将其直接作为中药药理动物模型建立的方法。第四种情况是尚无符合中医药理论、具有中医药特点的实验方法或动物模型，可直接选用疾病动物模型。第五种情况是尚无符合中医药实验目的的证候、病证结合或疾病动物模型，可选用正常动物进行实验指标的观察。不论哪种情况，都必须抓住中医药疾病、证候和病证结合的关键，注重传统方法与现代方法相结合，选择实验方法。

2. 实验方法的稳定与控制　中药药理动物模型实验方法的现状是，新的方法不断、新的模型不断、新的检测指标不断，而稳定的、可靠的、可重复的方法不多。为确保中药药理动物模型的实验方法的稳定性，实验时主要应注意实验动物的选择、实验相关时间探索、环境条件控制、饲料营养控制。实验动物的选择方面，要注意选择相应实验研究敏感的品种、品系，确保动物健康、无病原体，选择性别、体重、生理状态适宜的动物。实验相关时间方面，要注意摸索实验成功所需要的最佳时间，实验成功后持续多长时间动物会自然恢复或实验成功后施加因素的处理时间。环境条件控制方面，温度一般控制在 $20 \sim 250℃$ 范围内，气流 $0.18m/s$，氨浓度 20ppm 以下，噪音 60dB 以下，自然采光，饮水符合卫生标准，排泄物、垫料应即时消毒、清除。饲料营养控制方面，实验动物饲料应符合营养要求，进行饲料配方，使用全价颗粒饲料或混合饲料。

3. 实验指标的选择与建立　中药药理动物模型指标的选择，一般包含宏观诊断辨证指标与微观指标。宏观辨证指标的选择与建立，应参考中医药界公认的统一的证候诊断辨证标准，结合动物的生理、病理特征，尽量客观、准确，如体重、体温、纳食量等，从而建立宏观指标体系。微观指标的选择与建立，应按照中医的特点，结合临床，选择与该证相关性高的微观指标，发现有意义的阳性指标，应反复验证，排除其他证候的阳性反应，使它成为特异性、敏感性指标，如炎症因子、酶活性等，从而建立微观指标体系。

4. 实验方法的建立及佐证 选择实验动物、建立实验指标、稳定实验方法，是中药药理动物模型动物实验研究的基本技术，也是建立中药药理动物模型的实验方法的基本要素。而复健治疗又是进一步证实所建立的中药药理动物模型的实验方法是否成立的关键技术。当建立稳定的中医药动物实验方法后，就应用与该动物实验方法相对应的基础方药或非药物疗法进行处理，以反证该中医药动物实验方法是否成立。

5. 实验方法的重复及应用 中药药理动物模型建立后，还应使用两种或两种以上不同品种或不同品系的动物进行重复实验，或反复实验、广泛应用，以明确新建实验方法的技术特点和应用范围。

四、常用中药药理证候动物模型

1. 心脏病证动物模型 中医心脏证候是指心主血脉或主神志功能失常的证候表现。目前常用小鼠、大鼠、家兔、犬等动物复制心气虚证、心血虚证、心阴虚证、心阳虚证及心血瘀阻证等中医药病证动物模型。

2. 肝脏病证动物模型 中医肝脏证候主要指肝主疏泄、藏血的功能失常的证候表现。目前常用大鼠、小鼠、鸭、家兔等动物复制肝郁证、肝血瘀证、肝血虚证、肝阳上亢证等中医证候动物模型。其中，肝郁证动物模型的复制方法较多，较为成熟。

3. 脾脏病证动物模型 中医脾脏证候是指脾主运化、升清与统血功能失常的证候表现。目前常用小鼠、大鼠、豚鼠、地鼠、家兔、犬、驴、猪等动物复制脾气虚证、脾阴虚证、脾阳虚证、脾不统血证等中医证候动物模型。

4. 肺脏病证动物模型 中医肺脏证候是指肺的主气、司呼吸、通调水道、宣发肃降及朝百脉、主治节功能失常的证候表现。目前常用小鼠、大鼠、家兔等动物复制肺气虚证、肺阴虚证、肺阳虚证、肺热证、寒饮蕴肺证等中医证候动物模型。其中，以肺气虚证和肺热证报道较多。

5. 肾脏病证动物模型 中医肾脏证候是指肾主藏精、生长、发育与生殖，主骨生髓，主水液代谢及主纳气等功能失常的证候表现。目前常用小鼠、大鼠、猫、犬等动物复制肾气虚证、肾阴虚证、肾精不足证及肾阳虚证等中医证候动物模型。其中，以肾阳虚证动物模型的复制方法较为多见。

6. 六腑病证动物模型 中医六腑病证动物模型的研制起步较晚，研究报道较少，散见于中医基础理论六腑生理、病理研究，温病湿热证和其他病证结合模型研究。胃实寒证、胃实热证、大肠湿热证、肠热腑实证等中医六腑病证动物模型主要是通过模拟中医传统病因症状，结合化学、生物因素而建立的。如：1998 年黎敬波等采用 20% 醋酸微量注射结合灌胃冰水或辣椒汁、白酒的方法，建立胃溃疡胃实寒、实热证大鼠模型。

7. 脏腑兼证动物模型 人体各脏腑构成是一个有机联系的整体，凡两个或两个以上脏腑同时发病者，称脏腑兼病。脏腑兼病在临床上甚为多见，证候也较为复杂，但有关其在中医病证动物模型方面的研究则起步较晚，大约始于 20 世纪 70 年代末，文献报道相对较少。在各脏腑兼证动物模型中，以肝郁脾虚证动物模型研究较多，自 1979 年湖南医学院第一附属医院中医基础理论研究室首次采用 CCl_4 皮下注射法建立肝郁脾虚证动物模型后，相继报道了饮食偏嗜与 CCl_4 注射结合法、夹尾激怒加苦寒泻下法、灌胃食醋加限制动物活动加水浸应激法大鼠肝郁脾虚证动物模型。脏腑兼证动物模型并不等同于两个或两个以上脏器证候造模方法的简单相加，而应理解其在病理上存在的内在联系和相互影响的规律，如具有表里关系的脏腑之间，脏与脏之间的生克乘侮关系等。

8. 中医伤寒动物模型 主要是指根据六经辨证体系确定的六种病证及其主要常见证候的动物模型。目前常用大鼠、家兔等动物复制胸胁苦满证、土燥水竭证、蓄血证、太阴病证、少阴病心肾阳虚水停证等中医证候动物模型。

9. 中医温病动物模型 主要包括卫、气、营、血证候，厥脱证候，湿热证候等动物模型。目前常用大鼠、家兔、猕猴等动物复制卫分证、气分证、营分证、血分证、气营两燔证、气血两燔证、温病厥脱证、湿热证等中医证候动物模型。自1983年熊启逵等采用大肠杆菌注射法复制温病卫气营血证候模型以来，至今已用啤酒酵母法、百日咳和大肠杆菌内毒素混合法、大肠杆菌内毒素注射法、巴氏杆菌注射法、肺炎链球菌注射加次碳酸铋法、兔瘟病毒注射法、伤寒三联菌苗、疫苗感染法、仙台病毒接种法、湿热箱造模法等方法复制中医温病证候动物模型，为中医温病证治方药的研究提供了实验工具。

10. 血瘀证动物模型 血瘀证是由瘀血内阻而引起的病变，以痛有定处、拒按、唇舌爪甲紫暗、脉涩等为常见症的证候。目前常用大鼠、小鼠、家兔等动物复制气滞血瘀证、寒凝血瘀证、热毒血瘀证、痰浊血瘀证、外伤血瘀证、气虚血瘀证、血虚血瘀证、阴虚血瘀证、阳虚血瘀证、衰老型血瘀证等中医证候动物模型。

11. 血虚证动物模型 血虚证是中医临床常见的证候群之一，多因失血过多，或脾胃虚弱，或血液生化乏源，或瘀血阻滞新血不生等原因引起，以面色苍白，唇舌、指甲色淡无华，头晕，心悸失眠，手脚发麻，脉细弱无力等为常见症的证候。目前常用小鼠、大鼠、家兔等动物复制失血性、溶血性、缺铁性、放射性、药物性血虚证动物模型。

五、中医药动物模型研究的应用及展望

中药药理动物模型是中药药理学的基石，在中药药性药理、中药实验药理、中药临床药理的研究中均发挥着重要作用。中药药理动物模型就是在中医药理论指导下，应用现代科学方法，以实验动物器官、组织、细胞为研究对象，建立的具有人类病证表现的实验模型，成为中医药理论与现代科学的中介部分，促进了中医药的现代化。中药药理动物模型是中药新药有效性评价的工具，选用中药药理动物模型，观察新药对病理状态的影响，才能更准确地评价其有效性。在中医药理论指导下对中药药理动物模型生物学性的认识，将弥补现代以形态结构为原则进行研究的不足，建立新的指导标准体系，丰富实验动物生理学、实验动物医学和比较医学的内容。

在中药药理实验研究中，是否能正确选择及准确复制动物模型已成为评价实验质量的一个重要标准。目前评判动物模型的标准大多建立在人的证候诊断标准的基础上，但是动物与人毕竟是有区别的。在生物进化树结构中，人类进化层次位于最上端，是脊椎动物中最高级的动物。如果完全遵循临床模式的"望、闻、问、切""四诊八纲"，这对于动物缺乏可行性。为了提升动物模型的准确性、可重复性和实用性，应该在模型复制过程中和复制成功后观察具有特异性的、更为客观的评价指标，并充分采用以方验证、以证测药。在模型复制时也可考虑选择性地将适用的西医模型中医化，扩大中药药理动物模型的数量。此外，动物模型的评价指标应该不断完善，融入新知识、新技术，在继承发扬中医药优势特色的基础上，充分利用现代科学技术，加强中医药动物模型的研究，完善和建立中药药理实验方法体系，阐明中药、中药复方的物质基础与作用原理。

第二节 中药血清药理学

中药血清药理学是指将中药给动物灌胃一定时间后采集动物血液、分离血清，用此含有药物成分的血清进行体外实验的中药药理研究方法。日本学者田代真一于20世纪80年代首次提出"血清药理学"的概念。20世纪90年代，我国学者将中药血清药理学的概念与理论方法引入我国，中药血清药理学方面的研究工作随之开展。中药血清药理实验方法是将受试药物经口给予动物后，取其血清作为药物源，

加到离体反应体系中，研究其药理作用。这种新的实验方法克服了中药粗提物的理化性质与杂质对实验结果的干扰，其实验条件接近于药物在体内产生效应的内环境。它能反映中药中可吸收成分的直接作用，也能反映中药在机体作用下产生的代谢物和内源性物质的间接结果，比较真实地反映药物在体内的实际作用。

一、中药血清药理学方法及关键技术

1. 实验动物选择　中药血清药理学实验可选用大鼠、豚鼠、家兔等作为供体动物制备含药血清。每组供体动物至少 4 只，且雌雄各半，并将每组动物的血清混合；同时还应考虑血清供体动物与离体器官、组织、细胞供体动物的同种属性，以减少因动物种属差异而造成的免疫反应。

2. 给药剂量　给药剂量上存在多种方法，包括增大给药剂量、制备血清冻干粉、进行预实验探索等。常用方法是将给药剂量增大。随着中药血清药理学的发展，实验证明，通过预实验确定给药剂量更加准确、科学，更加具有针对性。

3. 给药途径、次数　在制备含药血清时，供体动物的给药途径应该与临床一致。对于药物代谢动力学特性明确的中药，可以根据药物代谢动力学规律设计给药方案；对于药物代谢动力学特性不明确的中药，则需要通过时效关系的研究进行摸索。在多数情况下，多次给药优于单次给药。但并非所有情况下多次给药都优于单次给药，"优于"的程度也有差异。这在理论上取决于两个因素：其一是药物有无累积，没有累积性的药物，增加给药次数并不会提高血浓度，但大多数药物是具有一定的累积性的；其二是多次给药后是否会刺激机体产生自体活性物质，以及这些物质在该药试验中的作用大小。

4. 采血时间　理论上，采血时间应落在血药浓度的高峰期内。采血时应具有较高的血药浓度。中药成分复杂，各种成分的吸收速率可能不同，很难推出一个统一的时间。所以，在制备含药血清前应先进行时效关系研究，以找出给药后采血的最佳时间。从现有资料分析，半数以上药物给药后达峰时间在 1～2 小时，目前大多在这一时段取血。

5. 采血方法　必须在无菌操作下进行。动物麻醉后，常规皮毛消毒，采血部位一般可取腹主动脉或颈总动脉，家兔可选心脏采血。血样置于离心管或其他可离心的容器中。静置 2 小时以上，待血块收缩良好后，3000r/min，10～15 分钟，无菌分离血清或用 0.22μm 微孔滤膜过滤除菌，置冰箱中 -20℃ 保存备用。

6. 血清的处理与保存　含药血清不同于一般的生理溶液，其本身含有体内固有的活性物质，如激素、酶、抗体、补体及前列腺素（PG）等多种自身活性物质。通常的处理方法是将血清 56℃ 水浴 30min 灭活，消除或减少空白血清的活性和毒性。在特殊情况下还可以采用其他方法，例如在浴槽离体组织试验中，用去蛋白的方法灭活不但可减少空白血清的活性，而且可以减少因通气产生的大量泡沫对实验操作的影响。另一方面，含药血清中可能存在着药物诱导机体产生的内源性有效活性物质，如对含药血清进行预处理，可能会导致这些有效活性物质的减少或丧失，使与在体药物作用机制不一致，从而影响药理实验的结果。因此，进行中药血清药理学实验时，血清灭活与否应视具体实验而定。一般只有在空白血清本身具有较强活性或毒性，严重影响含药血清实验结果评价时才进行。含药血清保存对药效的影响，视药物不同、环境条件和测试指标不同而异。以采用新鲜血清为宜，在 4℃ 环境下，一般不宜超过 5 日；在低温条件下，可适当延长保存时间。

二、中药血清药理学的应用与研究展望

中药血清药理学方法是近年来逐渐发展起来的研究中药药效较为科学的一种方法，是在以往体外实验的基础上加以改进而形成的。它不仅具有体外实验的优点，如条件可控性强，可在细胞、亚细胞水平

进行超微、生化、受体、基因等方面的研究，揭示药物作用机理较为深入，重复性好，使用材料少等，而且，实验动物给药符合中药复方经口服、消化液和肠道菌群代谢吸收、肝药酶生物转化后进入血液循环，且可能诱导机体产生内源性成分而发挥药理作用的过程，有利于筛选体外实验中有药理作用而体内实验中没有作用，或体内实验中有药理作用而体外实验中没有作用的药物。同时，中药血清药理学是将含药血清加入体外反应体系，其理化性质与细胞所处的内环境相似，在一定程度上避免了中药煎剂或粗制剂本身非特异性理化因素对实验产生的干扰。

中药血清药理学由于适应中药成分复杂的特点，为中药尤其复方的药理作用研究提供了切实可行的方法，使体外实验与体内实验很好地结合起来，不仅能反映中药母体药物及其可能的代谢产物的药理作用，还能反映出由药物诱导机体产生的内源性有效成分的作用，使中药复方的研究更加趋于科学化。中药血清药理学方法还处于不断探索的阶段，随着中药化学分析手段的进步、药代动力学的发展，中药血清药理学方法也将不断完善，关于药物血清、药物代谢血清、药物作用后的状态血清和分离成分血清的实验研究也将深入开展。

◈ 第三节 中药脑脊液药理学

中药脑脊液药理学，是一种新兴的主要评价作用于中枢神经系统中药的药理实验方法学。它以含药脑脊液代替含药血清观察药物作用，体现有效成分的作用，增加有效成分研究的针对性，已越来越多地被应用于中药复方的研究。中药及复方作用于机体后，血清中的药物成分不一定都能透过血脑屏障。有学者在研究中药复方的神经保护作用时，利用体外细胞培养的方法，比较观察血清、中药血清、脑脊液、中药脑脊液对星形胶质细胞和神经元的影响，结果显示含药脑脊液的药效明显优于含药血清，由此提出了"脑脊液药理学"的概念。脑脊液药理学方法为其排除了体外实验的各种干扰因素，可直接以观察中药及复方对中枢神经系统的效应为导向，确证中药及复方中的主要有效成分及生物活性部分，且脑脊液药理学更能解决中药大分子能否通过血脑屏障的问题，在中枢神经系统的药效物质基础和作用机制研究中，更具有科学性、真实性和可行性。

一、中药脑脊液药理学方法及关键技术

1. 实验动物选择 用于采集脑脊液的实验动物主要包括大鼠、家兔、Beagle 犬等。各种动物间存在种属差异，且脑脊液含量相对较少，采集比较困难。因此，在采用脑脊液药理学方法时，一方面应考虑制备脑脊液的动物应与获得离体细胞的动物一致，缩小动物脑脊液间在理化、生物等特性上的差异，减少因种属差异造成的免疫反应；另一方面，根据实验所需含药脑脊液的用量来确定实验动物。

2. 确定给药时间与给药剂量 应根据药物的半衰期长短，确定动物给药具体时间。但中药及复方成分复杂，半衰期难以确定，此时应进行实验来确定含药脑脊液的时效关系，由此确定最佳给药时间周期。为了提高脑脊液的含药浓度，大多采用增加给药剂量的方法。但单纯增加给药剂量，药物不一定会被很好地吸收、分布和代谢等，为使试验条件更接近药物在体内产生效应的内环境，含药脑脊液的制备一般采用连续多次给药的方法。

3. 确定脑脊液采集时间及采集方式 动物的脑脊液体积很小，含药脑脊液的采集和制备是脑脊液药理学研究中的关键技术。不同时间采集的含药脑脊液，所含的有效成分及量有差别。文献中，采集脑脊液的时间在末次给药后 40 分钟至 3 小时不等。有研究者通过对兔和大鼠小脑延髓池的解剖观察，确定了抽取脑脊液的最佳进针部位与穿刺方向。兔和大鼠小脑延髓外被硬脑膜覆盖的区域膜薄质软、易刺破，投射到颈部表皮是在枕骨隆凸与第一颈椎之间，将兔和大鼠的头尽量向胸部屈曲后测得的最佳进针

部位分别位于枕骨隆凸正中下 1.0~1.2cm 和 0.6~0.7cm 处。经皮肤穿过硬脑膜进入延髓池，注意进针时使针平行头部弯曲角度穿入，这样可以避免伤及延髓和血管。

4. 脑脊液的处理与保存 脑脊液离体后，可立即进行实验。若需保存，含药脑脊液采集后一般无需灭活处理，以体外添加终体积的 10%、−20℃保存，保存时间不超过 30 日为宜，以防变性。

二、中药脑脊液药理学的应用与研究展望

随着急性脑梗死和老年性痴呆发病率的逐年升高，中药对神经保护作用研究的日益兴起，血清药理学方法遇到了一个明显的障碍，那就是血脑屏障，这道生理屏障的存在使脑的内环境、神经元生存的微环境与身体血液系统有着显著的不同，而且，药物是否能透过血脑屏障成为研究中药神经保护作用的关键。基于上述原因，梅建勋等在研究中药复方的神经保护作用时，初次提出了脑脊液药理学的概念，正式建立了中药脑脊液药理学方法，即用含药脑脊液代替含药血清，研究中药及其复方对神经系统的保护作用。

中药脑脊液药理学是近年应用于中枢神经系统疾病与治疗药物研究的热点，其模拟了中药经过加工、给药、吸收、代谢后在脑部的分布情况，为中药及其成方制剂研究提供了良好的离体实验方法，有利于中枢神经系统药物的保护作用、作用机制和药效物质基础的研究。目前它主要用于研究评价中药及复方对中枢神经系统的作用，包括血管性痴呆、阿尔茨海默病、脑梗死、脑出血、帕金森病、肝性脑病等疾病的中药防治研究。涉及的细胞种类包括皮层神经元、海马神经元、星形胶质细胞等。中药脑脊液药理学在中药及复方的研究中已经显示出良好的应用前景，为中药及复方作用于中枢神经系统的药效物质基础和作用机制研究提供了一条行之有效的途径。

》第四节 中药药理研究的新技术、新方法

中药药理学研究方法和技术是中药药理学学科形成和发展过程中不可或缺的必备条件。中药多成分、多靶点、多环节的药理作用特点和中医药属性，决定了中药药理研究较化药的药理研究更为复杂，需要考虑的影响因素更多，对新技术和新方法的渴求更为迫切。随着科技的发展与进步，学科间的碰撞和科研的需求，如系统生物学、细胞生理学、分子病理学、计算行为学、免疫学、生物信息学、生物合成学、表观遗传学、核放射学等多学科互相渗透，催生出大量新技术，新方法，使中药药理研究进入飞速发展阶段，实现了从宏观到微观、从整体到局部、从功能到结构的复杂网络体系的多维药理学研究。

1. 植入式生理信号无线遥测技术 是指将神经电极埋置于颅内，直接从大脑皮层提取皮层脑电、直接对神经元进行电刺激并以无线的方式双向通信的研究方法，实现了实时的数据解析采集功能，可用于长时间测量清醒无束缚的动物的心电、脑电、体温和血压等生理参数。本技术在中药药理学中的应用主要集中在中药安全药理研究，可客观、准确地监测药物干预后动物清醒和无创伤性条件下的生理指标（心血管、呼吸、中枢神经系统、代谢等），符合 3R 原则，符合《药物非临床研究质量管理规范》（GLP）阶段动物实验的要求。

2. 活体生物发光成像技术 动物活体内光学成像主要采用生物发光与荧光两种技术在活体动物体内进行生物标记，通过成像系统来监测被标记动物体内分子及细胞等的发展进程，以观测活体动物体内肿瘤的生长及转移、感染性疾病发展过程、干细胞演化和特定基因的表达等生物学过程。目前，该技术成功用于中药抗肿瘤药理、中药抗病毒与感染药理、中药抗炎与免疫药理、中药心脑血管药理等方面的研究。例如，在抗肿瘤药物研究中，可用绿色荧光蛋白（GFP）或 β_2-半乳糖苷酶等标记活体肿瘤，在不同时间点动态观察癌细胞在活体内的生物学变化特点，观察抗肿瘤药物的最佳治疗方式、剂量、给药

时间等。在抗感染药物研究中，利用细菌荧光素酶基因可以分别标记革兰阳性菌和革兰阴性菌，用标记好的细菌侵染活体动物，观测细菌在动物体内的繁殖部位、数量变化及对外界因素的反应，比较给药浓度、时间等，还可观察记录药物不同剂量对活体的毒副作用。在神经退行性疾病治疗药物的研究中，荧光素酶与抑制多肽以融合蛋白形式存在时无荧光素酶活性，于体内细胞不能发光，当细胞发生凋亡时，活化的 caspase – 3 在特异识别位点切割去掉抑制蛋白，恢复荧光素酶活性，就可产生荧光，利用这一特性，监测药物干预前后小胶质细胞、神经元干细胞等增殖—凋亡的动态过程。

3. 激光扫描共聚焦显微镜技术 是形态学、分子细胞生物学、药理学等学科研究手段的新工具。在荧光显微镜成像的基础上加装激光扫描装置，结合数据化图像处理技术，采集组织和细胞内荧光标记图像，可在亚细胞水平观察钙等离子水平的变化。该技术可实现活细胞荧光定量分析、活细胞生理信号的动态监测、亚细胞结构的空间三维观察、黏附细胞的分选、细胞激光显微外科操作等。中药药理研究中激光扫描共聚焦显微镜技术的应用始于 20 世纪 90 年代。目前，该技术广泛应用于中药心脑血管药理、中药毒理、中药抗肿瘤药理等方面。例如，在中药影响脑部微循环的研究中，利用激光扫描共聚焦显微镜系统观察药物干预前后脑血管形态、脑微血管直径、血流速度、血液流态、红细胞运动、白细胞贴壁等指标。在乌头碱心脏毒性的研究中，应用激光扫描共聚焦显微镜，结合细胞荧光图像定量分析技术，检测染毒后的心肌细胞 Cx43 蛋白在其羧基端第 368 位丝氨酸残基（Ser368）位点磷酸化状态的改变；运用激光扫描共聚焦显微镜，实时动态监测和记录染毒前后心肌细胞质和胞核内游离 Ca^{2+} 振荡模式的变化。在中药抗肿瘤的研究中，采用激光扫描共聚焦显微镜技术监测药物干预前后线粒体膜电位、活性氧水平、Mg^{2+} 浓度、pH 的变化，观察细胞凋亡形态和药物作用靶位等。

4. 高内涵筛选技术 是一种以细胞为检测对象，通过显微成像法记录多孔板内细胞的图像，并通过分析图像中的信息来解析细胞内物质活动的技术。它主要依赖于高分辨率的细胞成像系统，充分整合样品制备技术、自动化设备、数据管理系统、检测试剂、生物信息学等资源的优势，在细胞或分子水平实现对候选药物的多元化、快速化和规模化筛选。它具有高通量和多角度的特点，可在保持细胞结构和功能完整的条件下，同时检测被筛选样品对细胞生长、分化、迁移、凋亡、代谢途径及信号转导等多个环节的影响，涉及膜受体、胞内成分、细胞器和离子通道等众多靶点，从而得到多方面的筛选结果。高内涵筛选技术为从整体上研究中药提供了一种新的技术手段。在药物毒性和药效筛选方面，它能够针对中药多组分或多成分的这一特点进行高通量筛选，找到活性组分或成分；在配伍药理作用研究方面，可以利用其高效、微量的特点进行多种设计，进一步分析中药组分或成分之间的配伍效应；在药物机制研究方面，可以从细胞水平的多个靶点、多个层次探讨中药的作用机制，阐明中药作用的具体环节。

5. 类器官技术 包含类器官和类器官芯片。类器官是专能干细胞、多能干细胞或胚胎干细胞，通过体外诱导分化的方式构建而成的呈现原始组织特征的 3D 模型。它们由各种类型的细胞组成，并极大地在体外培养中再现了亲代器官的基本结构和生理特征。类器官芯片是将器官芯片中的二维细胞由三维细胞或类器官取代，利用微流控技术控制流体流动，结合细胞与细胞相互作用、基质特性以及生物化学和生物力学特性，在芯片上构建三维的器官生理微系统。类器官可生成健康的类器官和疾病的类器官，在发展过程中不断向接近人体生理、病理以及微环境靠拢。类器官含有相应器官特有的多种细胞类型，与人体器官拥有高度相似的组织学和基因型特征，可部分重现该器官的特有生理功能（如排泄、过滤、神经活动、收缩等），并在空间上进行分组和排列，以提供更高效、更接近生理和更可靠的人体评价模型。该技术适用于中药抗肿瘤药理、中药抗病毒与感染药理、中药抗炎与免疫药理、中药毒理等方面的研究。如，肿瘤类器官保持了各自亲本的组织学、遗传学和病理学特征，可用于中药抗癌药物的筛选及作用评价，甚至测试个体化的癌症疗法。利用扁桃体、脾等人体淋巴组织构建免疫类器官，重现关键的生发中心特征，包括抗原特异性抗体的产生、体细胞超突变和亲和力成熟、浆母细胞分化等，对病毒感染等，可指导临床试验使用药物的信息决策并加快疫苗中药佐剂设计的进程。

6. 全自动膜片钳技术　膜片钳技术是通过记录单个细胞上通过离子通道的离子电流来反映单个细胞电生理的技术，使电生理研究深入到单个细胞层面。应用该技术，不仅能记录单细胞电流和全细胞电流，还可直接观察和分辨单离子通道电流及开闭时程，或区分离子通道的离子选择性，发现新的离子通道和亚型。在此基础上，全自动膜片钳技术通过将平板芯片电极作为记录离子通道电流的工具，实现了细胞膜离子通道信息测量的自动化，具有直接性、高信息量及高精确性的特点。其中的 Port－a－Patch 膜片钳系统，一次可以千兆级封接一个细胞，具有全细胞记录、单通道记录、电压钳实验、电流钳实验、温度门控通道实验、机械门控通道实验、光敏感通道实验和脂双层实验等功能。在中药药理研究中，该技术目前主要用于检测中药中的单体化合物对 hERG 通道的毒副作用。hERG 通道产生的电流是心室复极中最重要的电流。通道被药物抑制后，直接导致长 QT 综合征，很可能演变成尖端扭转型室性心动过速，心室纤颤，直至猝死。可采用全自动膜片钳技术，记录 CHO 细胞上的 hERG 钾通道电流，从而研究候选化合物潜在的心脏毒性。

7. 表面等离子体共振技术　是利用金属膜/液面界面光的全反射引起的物理光学现象以及生物传感芯片，分析分子间的作用关系的一种生物技术。在一定的入射角度下，一部分光能通过金属涂层与金属表层的电子耦合，并激发移动。这些运动的电子被称为等离子激元，它们平行于金属表面传播。当传感介质的反射指数发生微小变化，例如有生物分子附着时，就不再形成等离子体。当入射光光波的传播系数与表面等离子体产生的光波系数互相匹配时，就会出现表面等离子体的共振现象。共振角就是当入射光进入金属表面时，会有一部分的电子发生转移，导致反射光中的离子大大减少，使反射光在一定角度内发生消失的入射角。因此，生物分子之间存在的联系与特异性信息传递可以通过监测反射光强度或跟踪共振角偏移来量化。该技术具备灵敏度高、高效简单、检测时不需要做标记、进样量少、减少工作量、前处理简单、可以随时对结果进行检测检查纠错等优势，其应用领域包括薄膜、蛋白质、核酸等分子间的交互作用。表面等离子体共振技术是研究中药分子靶点的强大手段之一。例如，在抗感染中药研究中，利用该技术测定药物和受体的相互作用参数信息，确定中药有效成分及对应受体。在抗艾滋病病毒的研究中，将艾滋病病毒的核酸蛋白与 HIV 基因组的结合点作为靶点，对有抑制艾滋病病毒作用的中药提取物进行筛选和鉴定。

8. 等温滴定量热技术　是一项可实时、定量、在线和动态描述反应过程的热分析技术。通过检测分子相互作用所释放或吸收的能量，单次滴定实验即可提供完整的热动力学信息，包括主客体相互作用的结合常数、解离常数、结合化学计量比、焓变和熵变等热力学参数。该技术具有量热灵敏度高、测量准确等优点，可用于蛋白与蛋白的相互作用、蛋白－DNA/RNA 的相互作用、蛋白和小分子的相互作用等研究。在中药药理研究中，该技术可用于药物与蛋白之间的相互作用、药物与 DNA 分子间的相互作用、药物与生物膜之间的相互作用、临床用药相容性等方面的研究。例如，在揭示中西药注射剂临床联合用药相互作用的研究中，等温滴定量热技术可作为新方法，以自由能、焓变和熵变等热力学参数判断溶合反应类型，以反应活性谱判断反应热量变化，辅以化学特征色谱法进行佐证。焓驱动反应，且释放热量较大，提示二者之间的相互作用以化学反应为主，内在物质发生改变；熵驱动反应，且反应活性谱显示放热较少，提示二者之间的相互作用以物理反应为主，活性成分仅被溶解稀释，未发生物质改变。

9. 单细胞组学技术　组学包括基因组、转录组、表观遗传组、蛋白质组、代谢组、离子组、微生物组等，均可采用相应的组学技术进行高通量整体分析。在此基础上，通过整合单细胞解离、微流控技术、微流体系统、生物信息等技术手段，将研究推进到单个细胞水平，发展单细胞组学技术。单细胞组学技术能够在单细胞分辨率下以高通量、无偏倚的方式获取单个细胞的基因组、转录组、蛋白质组等组学信息，从而全面准确地表征细胞功能状态、揭示细胞间异质性、绘制细胞图以及反映药物治疗后的效应差异。目前，单细胞组学技术已被广泛应用于肿瘤、发育、免疫、神经系统和心血管系统等重大疾病领域。在中药药理研究中，该技术可在药物开发的初期，通过精准表征疾病相关细胞与病灶微环境的特征，在基因和蛋白水平发现有效的潜在药物靶点；在药物临床前研究中，在单细胞层面阐明药物作用机制，评估药物安全性，对后续临床试验有重要的指导作用。特别地，单细胞转录组测序在疾病机制研究中，通过揭示单个细胞的基因结构、基因表达状态以及细胞间互作关系，结合空间转录组，构建"时空－基因谱"，在基因水平清晰展示疾病发生发展过程，为药物研发提供重要线索。

10. 基于原子力显微镜的单分子力谱技术　原子力显微成像技术是利用待测样品表面和一个微型力敏感元件之间的极微弱的原子间相互作用力而成像的技术，具有原子级成像分辨率和皮牛级力学分辨率，可以在近生理条件下对细胞进行高分辨形貌成像和力学性能测量。在此基础上，将细胞连接在探针上，来研究细胞与细胞的实际作用，定量探测分子内或分子间微小作用力，发展基于原子力显微镜的单分子力谱技术（AFM－SMFS）。在 AFM－SMFS 中，有两种基本测量体系：一种是对单个生物大分子本身进行拉伸，即将生物大分子的一端固定在针尖上，将其另一端固定在其他表面，然后利用 AFM－SMFS 技术对其本身的性质进行拉伸研究；另一种是对相互作用的一对生物大分子进行拉伸，即将其中一个生物大分子的一端固定在针尖上，而让其另一端与其他生物分子进行识别反应，然后对其拉伸，从而得到该分子对之间的作用特性。该技术在药效作用层面，可以研究药物对细胞黏附性的影响；在药物作用机制层面，可以在单分子水平进行药物与靶细胞作用靶点相互作用的原位快速检测。

11. 中药网络药理学　网络药理学是一门以系统生物学、生物信息学和通量组织学为基础的全新学科。常用的网络药理学数据库主要包括药物分子数据库、靶点数据库、蛋白质相互作用数据库、蛋白质晶体结构数据库及通路数据库等。在此基础上，与中药相结合，建立了一种新的研究方法——中药网络药理学，通过可视化软件构建"中药、成分、靶点、疾病"相互作用网络，评估药物的有效性、作用机制，解释药物－基因－疾病三者之间的关系，以发现高效低毒的药物。分子间相互作用网络构建、中药药物网络构建、疾病相关网络构建是网络构建中常用的三种类型，其思维模式符合传统中医药特有的集理论、诊断和治疗为一体的整体性优势。在中药药理研究中，可以利用中药网络药理学构建中药靶点网络模型，并将其相互关系有效连接起来，进行系统化的中药有效成分药效机制探讨；通过构建符合中药特点的多靶点网络药理模型，筛选出符合口服生物利用度、药物相似性、药物半衰期等相关指标的中药活性成分。例如，在醒脑静注射液入脑成分治疗脑缺血损伤的研究中，运用中药网络药理学，发现龙脑、麝香酮、樟脑、莪术二酮等 13 种醒脑静注射液入脑成分以及 93 个醒脑静注射液治疗脑缺血的作用靶点，其网络构建后，通路富集结果显示，药物主要通过神经营养蛋白信号通路、雌激素信号通路及血管内皮生长因子（VEGF）信号通路等发挥抗脑缺血损伤作用。

12. 分子对接技术　在药物设计领域广受欢迎，既可以用来预测结合模式，又可以用来预测结合亲和力。分子对接的思想来源于 Fisher E. 的"锁钥理论"，即"锁"进入"钥匙"形成稳定结合的首要条件是他们在空间形状上能互相匹配。在分子对接中，配体分子相当于钥匙，蛋白受体相当于锁，将配体小分子放置在受体特定的活性位点，然后按照几何形状互补和能量互补的原则评价配体与受体的结合情况，并通过构象搜索找到分子之间最佳的结合模式。分子对接技术应用于中药药理药物筛选与靶点鉴定，包含传统分子对接和反向对接。传统分子对接是针对一个靶点与多个分子进行对接，然后对分子结合模式和打分进行预测排序，从而达到筛选分子的目的。反向对接是对某一个分子和多个靶点组成的靶点库进行依次对接，然后基于对接打分对靶点列表进行排序，从而实现小分子的靶点预测功能。

13. CRISPR/Cas9 基因编辑技术　CRISPR/Cas9 系统由两个主要成分组成：Cas9 蛋白和单链向导 RNA（sgRNA）。CRISPR/Cas9 的技术原理即利用一段与靶序列互补的 sgRNA 引导 Cas9 蛋白对特异靶向 DNA 进行识别和切割，使 DNA 双链断裂，产生特异性 DNA 双链断裂（DSB）。DSB 形成之后，会通过细胞自身的非同源末端连接或同源重组修复对双链断裂进行修复。但非同源末端连接很容易出错，因此，可在 DSB 形成后，向细胞内导入靶位点的同源序列作为修复模板，然后进行同源重组修复，实现基因的精准编辑。通过 CRISPR/Cas9 系统的基因编辑技术，可以实现高效的基因敲除、敲入，精确的点编辑以及单碱基编辑。目前，CRISPR/Cas9 系统的基因编辑技术在中药抗肿瘤药理中运用较多。在肿瘤学中进行 CRISPR/Cas9 筛查的主要目的之一是识别基因型特异性弱点，有针对性地删除这些基因可以降低癌细胞的活力，从而提供一种发现潜在治疗靶点的策略，并且，将 CRISPR 与药物筛选相结合可以了解肿瘤对药物治疗的反应。CRISRP/Cas9 系统的基因组筛选功能具有高特异性和不可逆性的优势，在基因组筛选中得到了广泛的应用。目前，CRISPR 的基因组筛选功能应用于筛选对表型有调节作用的相关基因，如对化疗药物或者毒素产生抑制的基因、影响肿瘤迁移的基因以及构建病毒筛选文库对潜在基因进行大范围筛选等。

除上述新技术或新方法外，还有一些新技术和方法已经或将在未来用于中药药理学研究，如细胞膜色谱技术、微透析技术、干细胞技术、生物素靶标垂钓技术、微阵列芯片技术等，新技术新方法的运用对研究并发现中药治疗优势和推动现代中医药发展具有重大意义。

◎ 第五节　中药新药临床前药理毒理研究

国家药品监督管理局颁布实施的《药品注册管理办法》规定：新药是指未曾在中国境内上市销售的药品。已上市药品改变剂型、改变给药途径的，按照新药管理。已有国家标准的药品增加适应证的品种也按新药管理。中药注册按照中药创新药、中药改良型新药、古代经典名方中药复方制剂、同名同方药等进行分类，前三类均属于中药新药。

>>> 知识链接 ○- -

中药注册分类

1. 中药创新药　指处方未在国家药品标准、药品注册标准及国家中医药主管部门发布的《古代经典名方目录》中收载，具有临床价值，且未在境外上市的中药新处方制剂。

2. 中药改良型新药　指改变已上市中药的给药途径、剂型，且具有临床应用优势和特点，或增加功能主治等的制剂。

3. 古代经典名方中药复方制剂　指来源于古代经典名方的中药复方制剂。古代经典名方是指符合《中华人民共和国中医药法》规定的，至今仍广泛应用、疗效确切、具有明显特色与优势的古代中医典籍所记载的方剂。

4. 同名同方药　指通用名称、处方、剂型、功能主治、用法及日用饮片量与已上市中药相同，且在安全性、有效性、质量可控性方面不低于该已上市中药的制剂。

- •

中药新药研究开发已走上科学化、规范化、标准化和法制化的轨道。中药新药研究是一项涉及药学、药理毒理、临床等多学科研究的系统工程。中药新药研究应在中医药理论指导下，根据中药特点、新药研发的一般规律及不同研究阶段的主要目的，开展针对性研究。中药新药临床前药理毒理研究包括：主要药效学、次要药效学、安全药理学、药效学药物相互作用、药代动力学及毒理学研究等。

（一）主要药效学

主要药效学研究是评价与新药的临床预防、诊断、治疗作用有关的主要药理作用。在评价新药主要疗效的过程中，通过与已知药的比较，可逐步了解药物的作用特点，优选出靶点明确、作用强而新颖的新药。此外，对新药作用机制的研究也应尽可能地同期完成。

1. 技术要求 根据中药的特点及新药研发的一般规律，中药新药的主要药效学应通过体、内外两种以上实验方法获得证明，其中一种必须是整体的正常或病理动物模型。同时，实验模型必须能反映药物作用的本质及与治疗指征的相关性。一般认为，体内外模型的相关程度依下列顺序增加：分子模型 < 细胞器 < 器官 < 整体清醒动物。所以，药效学评价应尽量选择与疾病病理过程相似的模型，进行体内外多个模型的研究，才能全面、客观反映药物的作用及特点，提高新药开发的命中率。

2. 实验动物 选用合适的动物模型是客观评价新药药理作用的关键。合格的实验动物应是品系明确、健康无疾病、营养状态良好、对药效学研究反应敏感的动物。多数药效学实验选用雄性动物是基于雌性动物的性周期可能对实验指标的影响，但内分泌及生殖系统药物研究多应用雌性动物。此外，某些特殊的药效学研究则需使用遗传、免疫缺陷以及转基因或基因敲除动物，如裸鼠、细胞色素 P450 基因敲除小鼠等。

3. 观察指标 药效学检测指标应能反映主要药效作用的药理本质，应选用客观、灵敏、准确、定量或半定量测定方法。主要包括生理功能性指标（行为学指标、血液学指标及组织器官的机能状态等）、生化指标（体内各组织、器官、细胞等的递质、受体、酶及其他一些化学物质）、组织形态学指标，还包括作用机制（如构效关系）的研究。此外，某些药物在观察主要指标的同时，还应观察其他相关的药理指标，以便更全面地了解药物的作用强度和特点，如抗艾滋病药物，在研究其抗病毒作用的同时，还应观察药物对免疫功能的影响。

4. 给药途径和方式 原则上应选择与拟临床用药相同的给药途径。外用制剂应采用与临床一致的剂型进行给药。如该方法在动物上无法实施，应予说明，改用其他方法，如特殊部位的贴剂及黏膜给药（如鼻腔等）。

5. 给药剂量 药效学研究的剂量选择应能反映量效关系，即从无效剂量开始，直到达到最大效应的浓度。必要时，尚需选择合适的剂量进行时 – 效关系的研究。体外实验要求不超出 ED_{50} 或有效剂量范围，体内实验不少于 3 个剂量。剂量设计中应有一组为临床等效剂量，即指根据体表面积折算法换算的在同等体表面积（m^2）的剂量。

（二）次要药效学

在药效学评价中，除应针对主要药效学动物模型进行研究外，还应结合受试药物的功能主治及药物特点，有针对性地设计次要药效学试验。如类风湿关节炎中药新药的次要药效学试验，可以设计非特异抗炎试验、镇痛试验、活血化瘀试验等，需特别强调的是，对主要用于改善类风湿关节炎症状的中药复方，这些次要药效学试验就显得更为重要。

（三）安全药理学

安全药理学研究是新药非临床安全性评价的一项重要内容。安全药理学主要是研究药物在治疗范围内或治疗范围以上的剂量时潜在的、不期望出现的、对生理功能的不良影响，旨在揭示药物对主要生理系统功能的影响。安全药理学作为药物的安全性评价研究，必须执行 GLP。安全药理学研究的核心组合试验，必须以足够充分的指标重点反映对中枢神经系统、心血管系统和呼吸系统的改变。当药物潜在的不良反应导致对人体安全性担忧时，应根据需要进行追加和（或）补充安全药理学研究。追加的安全药理学研究是根据药物的药理作用和化学类型，估计可能出现的不良反应，即对中枢神经系统、心血管系统和呼吸系统进行深入的研究。补充的安全药理学研究是评价受试药物对中枢神经系统、心血管系统和呼吸系统以外的器官功能的影响，包括对泌尿系统、自主神经系统、胃肠道系统和其他器官组织的研究。

1. 生物材料 整体动物，离体器官及组织，体外培养的细胞、细胞片段、细胞器、受体、离子通道和酶等。整体动物常用小鼠、大鼠、豚鼠、家兔、犬、非人灵长类等。小动物每组一般不少于 10 只，大动物每组一般不少于 6 只。动物一般雌雄各半。

2. 给药途径和方式　整体动物实验，首先应考虑与临床拟用途径一致，可以考虑充分暴露的给药途径。一般情况下，安全药理学试验应设计 3 个剂量，产生不良反应的剂量应与动物产生主要药效学的剂量或人拟用的有效剂量进行比较。安全药理学试验的剂量应包括或超过主要药效学的有效剂量或治疗范围。

3. 观察指标　安全药理学的核心组合试验的目的，是研究受试药物对重要生命功能的影响。中枢神经系统、心血管系统、呼吸系统通常作为重要器官系统考虑，受试药物对其功能的影响也就是核心组合试验要研究的内容。

（1）中枢神经系统　通常采用啮齿类动物神经功能方法（如 Irwin、改良 Irwin 或 FOB）对给药前后中枢神经系统的功能进行研究，评价指标应包括运动功能、行为改变、协调功能、感觉或运动反射和体温等。包括评价空间和识别功能（Morris 水迷宫、被动回避、放射迷宫），操作行为（延迟交替、重复获得），步态和一般活动（开放场试验），流泪，流涎，对声音和运动的反应，握力，体温，感觉运动（旋转试验）等。

（2）心血管系统　测定给药前后血压（包括收缩压、舒张压和平均压等）、心电图（包括 QT 间期、PR 间期、QRS 波等）和心率等的变化。主要用清醒遥测犬评价对心血管系统的影响。生物遥测技术可用来检测清醒状态下、自由活动动物的各种生理指标。

（3）呼吸系统　一般使用头部或全身容积描记法进行，测定给药前后动物的各种呼吸功能指标的变化，涉及呼吸频率、潮气量等参数，并推导出分钟呼吸量、吸气峰值流量、呼气峰值流量、吸气时间和呼气时间等。

（四）药效学药物相互作用

药物相互作用按照发生机制，可分为理化性质、代谢酶、转运体、靶点或疾病介导的相互作用；按照作用影响指标，可分为药代动力学和药效动力学相互作用。药效学药物相互作用通常是指一种药物增强或减弱另一种药物的生理作用或药物效应。药物可通过对靶位的影响，作用于同一生理系统或生化代谢途径，或改变药物输送机制、改变电解质平衡等多种方式产生相互作用，最终产生协同或拮抗作用。

（五）药代动力学

非临床药代动力学研究是通过体外和动物体内的研究方法，揭示药物在体内的动态变化规律，获得药物的基本药代动力学参数，阐明药物的吸收、分布、代谢和排泄的过程和特征。为在动物体内进行药理学和毒理学研究，以及为临床合理用药的安全性和有效性研究提供依据。研究内容主要包括吸收、分布（血浆蛋白结合率、组织分布等）、代谢（体外代谢、体内代谢、可能的代谢途径、药物代谢酶的诱导或抑制等）、排泄、药代动力学药物相互作用、其他药代动力学试验等。在进行中药非临床药代动力学研究时，应充分考虑其成分的复杂性，结合其特点选择适宜的方法开展体内过程或活性代谢产物的研究，为后续研发提供参考。若拟进行的临床试验涉及与其他药物（特别是化学药）联合应用，应考虑通过体外、体内试验来考察可能的药物相互作用。

（六）毒理学

非临床安全性评价研究应当在经过 GLP 认证的机构开展。毒理学研究包括：单次给药毒性试验，重复给药毒性试验，遗传毒性试验，生殖毒性试验，致癌性试验，依赖性试验，刺激性、过敏性、溶血性等与局部、全身给药相关的制剂安全性试验，其他毒性试验等。对中药创新药，应尽可能获取更多的安全性信息，以便于对其安全性风险进行评价。根据其品种特点和对其安全性认知的不同，毒理学试验要求会有所差异。对新药材及其制剂，应进行全面的毒理学研究。对于采用传统工艺，具有人用经验的，一般应提供单次给药毒性试验、重复给药毒性试验资料。对于采用非传统工艺，但具有可参考的临床应用资料的，一般应提供安全药理学、单次给药毒性试验、重复给药毒性试验资料。中药增加功能主治，需延长用药周期或者增加剂量者，应说明原毒理学试验资料是否可以支持延长周期或增加剂量，否则应提供支持用药周期延长或剂量增加的毒理学研究资料。

（七）中药新药药理毒理研究应用与展望

发展中医药是我国重要的国家战略，中医药传承创新发展是新时代中国特色社会主义事业的重要内容。中药药理学研究与中药新药研发都是中药现代研究的重要任务。中药药理学及中药新药研发应紧紧抓住时代机遇，正面应对挑战，建立有效的中药研发创新体系，依据该体系中的内容来进行药物的研发和创新，从而提升我国药品的整体质量和竞争实力。研发途径应体现"临床－动物－临床"的特点，应具有独特的临床疗效综合评价体系，应具有体现其作用模式（机理）的药物综合筛选模式，应具有体现其化合物群的整体表征和局部特征的综合表达形式。

中药药理学及中药新药研发应以问题和目标为导向。中药，尤其是中药复方，不同于化学药和生物药，也不同于植物药，亟待发展能体现其临床疗效的综合评价体系，亟待发展能体现其作用模式（机理）的复方药物综合筛选体系，亟须将中药复方药物综合表达形式规范化。在传承的基础上，积极鼓励和支持运用多种思路与方法开展创新性研究，力争在重大科学问题与关键技术研究方面取得新突破。运用新技术、新方法进行研究，不断提高研究水平，促进中药药理学学科发展和创新中药的研究开发。

$$目标检测$$

答案解析

一、选择题

（一）单选题

1. 中药药理动物模型可分为（　　）

　　A. 自发性动物模型和诱发性动物模型

　　B. 证候动物模型、病证结合动物模型、疾病动物模型

　　C. 实证动物模型和虚证动物模型

　　D. 化学诱导动物模型、物理诱导动物模型和生物诱导动物模型

2. 下列有关中药血清药理学的说法中，正确的是（　　）

　　A. 含药血清的作用必须与空白血清进行对照

　　B. 含药血清必须要灭活

　　C. 血清中的药物成分一定能通过血脑屏障

　　D. 血清对细胞没有毒性，可大量使用

3. 中药脑脊液药理学较中药血清药理学的优势在于（　　）

　　A. 中药脑脊液药理学结果较中药血清药理学结果更可靠

　　B. 中药脑脊液药理学适用于局部用药的药物的药理学研究

　　C. 需要样品少，实验效率高，实验步骤简单

　　D. 可以更有针对性地用于研究评价中药及复方对中枢神经系统的作用

4. 以下不属于应用于中药药理研究的新技术的是（　　）

　　A. 组学技术

　　C. Dieckmann 缩合

　　B. 干细胞技术

　　D. 激光扫描共聚焦显微镜技术

5. 根据国家药监局关于发布《中药注册分类及申报资料要求》的通告（2020年第68号），中药注册分类不包括（   ）

    A. 中药创新药   B. 同名同方药

    C. 仿制药   D. 古代经典名方中药复方制剂

（二）多选题

6. 关于制备中药含药血清的方法，论述正确的是（   ）

    A. 采血必须在无菌操作下进行

    B. 理论上，采血时间应落在血药浓度的高峰期内

    C. 选择实验动物时，应考虑血清供体动物与离体器官、组织、细胞供体动物的同种属性

    D. 动物的血清体积很小

    E. 血清中的药物成分一定都能透过血脑屏障

7. 以下属于应用于中药药理研究的新技术的有（   ）

    A. 等温滴定量热技术   B. 分子对接技术

    C. 表面等离子体共振技术   D. 高内涵筛选技术

    E. 微针技术

二、名词解释

中药改良型新药

三、简答题

1. 安全药理学的核心组合试验主要包括哪些内容？

2. 中药脑脊液药理学目前主要用于哪些研究？

书网融合……

                     思政导航   本章小结   题库

各　论

第八章　解表药

PPT

学习目标

知识目标

1. 掌握　解表药的基本药理作用；麻黄、柴胡功效相关的药理作用、作用机制和药效物质基础；葛根活血通脉相关的药理作用、药效物质基础及主要作用机制。

2. 熟悉　羌活、桂枝、桑叶、菊花的主要药理作用和药效物质基础；九味羌活丸（颗粒）和桑菊感冒片（颗粒、合剂）的主要药理作用。

3. 了解　麻黄、柴胡、葛根的药动学特点、毒理作用和临床应用。

技能目标　通过本章的学习，能理解解表药的研究思路和研究要点，培养逻辑思维能力、分析解决具体问题的能力和举一反三、自主学习的能力。

素质目标　通过本章的学习，能够灵活应用解表药来解决临床用药问题和进行药物研究的基本设计，具备开展解表药药效及物质基础研究的基本科研素质和能力。

凡以发散表邪、解除表证为主要功效的药物称为解表药。本类药多味辛，质轻扬，主归肺、膀胱经，偏行肌表。解表药一般都具有发汗的作用，通过发汗而达到发散表邪、解除表证、防止表邪入里、控制疾病发展的目的。部分解表药还兼有止咳平喘、利水消肿、解肌透疹、祛风除湿等作用，可用于咳喘、水肿、荨麻疹、风疹、风湿痹痛、皮肤瘙痒、外科疮疡等。

表证是指六淫外邪（外界的各种致病因素）侵犯人体的浅表部位（皮肤、肌肉、经络）所出现的证候群。恶寒是表证的核心症状，正所谓"有一分恶寒，便有一分表证"。恶寒的产生，中医认为是外邪郁遏卫阳，卫气不能"温分肉，肥腠理"所致。西医学研究认为，恶寒的产生是由于皮肤血管收缩，皮肤血流量减少，肌表温度下降刺激冷觉感受器，信息传入中枢而引起的。

西医学认为表证产生是机体抵抗能力下降（正气不足）、细菌和病毒等感染（外邪侵袭）所致，临床可见恶寒、发热、身痛、咳嗽等证。故表证与西医学疾病中的上呼吸道感染（感冒、流感等）、多种传染病和急性感染性疾病初期的症状表现相似。

现代药理研究表明，解表药治疗表证的作用与下列药理作用有关。

1. 发汗　解表药均有不同程度的发汗作用。一般而言，辛温解表药的发汗作用强于辛凉解表药。解表药引起的出汗多属温热性出汗，外界温度对其发汗作用有较大的影响。此外，中枢神经系统功能亦与发汗密切相关。解表药发汗涉及多个环节，如中枢和周围神经系统功能、扩血管、兴奋汗腺和促进血液循环等。

>>> 知识链接 ○---

发热

发热，是指由于致热原的作用使体温调定点上移而引起调节性体温升高，是机体的一种自我保护。致热原可分为外致热原（细菌、病毒、真菌、寄生虫等）和内致热原（抗原－抗体复合物、组织破坏等）。而非调节性体温升高时，调定点并未发生移动，而是由于体温调节障碍（如体温调节中枢损伤），或散热障碍（如环境高温所致的中暑等）及产热器官功能异常（如甲状腺功能亢进）等，体温调节中枢不能将体温控制在与调定点相适应的水平上，是被动性体温升高，称过热。辛凉解表药物通过抑制致热原释放、下调下丘脑体温调定点来减少产热；发汗促进散热，达到解热作用。

---●

2. **解热**　解表药大多有不同程度的解热作用，可使实验性发热动物模型体温降低，部分药物还能使正常动物的体温下降，其中以柴胡作用最为显著。一般而言，辛凉解表药的解热作用强于辛温解表药。某些解表药对体温有双向调节作用，不仅能降低发热模型动物的体温，且能使低体温模型动物体温恢复至正常水平，如桂枝。解表药的解热作用具有起效快、维持时间短的特点，与清热药不同。解表药的解热作用除与抑制病理性发热的多个环节有关外，还与通过发汗和扩张血管促进散热、拮抗炎症反应、抑制病原微生物等有关。

3. **镇痛**　头痛、周身痛和关节痛是表证的常见症状。解表药在临床能缓解疼痛症状，对多种实验性疼痛模型具有拮抗作用，使痛阈值增加，提示其有镇痛作用。一般来说，辛温解表药的镇痛作用较辛凉解表药的镇痛作用强，这与中医"温经散寒"理论吻合。部分解表药有一定的镇静作用，其中辛凉解表药较为明显。

4. **抗炎**　呼吸道炎症是表证的常见症状，也是贯穿表证始终的一个基本病理过程。大部分解表药有抗炎作用，对急性炎症作用较为明显，部分药亦能拮抗慢性炎症。一般而言，辛凉解表药的抗炎作用优于辛温解表药。解表药抗炎与兴奋下丘脑－垂体－肾上腺皮质并促进糖皮质激素释放、抑制炎症反应和炎性介质生成、抑制炎症信号通路等有关。

5. **抗病原微生物**　表证是外邪客表所致，细菌、病毒等均可视为外邪。体内、外试验表明大多数解表药有一定的抗菌、抗病毒作用，部分药物体外虽无明确的抗病原微生物作用，但体内却有一定的拮抗效应，这可能与诱生内源性抗病原微生物质有关，如诱导内源性 IFN 生成。部分解表药还具有抗过敏作用，为其"祛风止痒"功效提供了药理学依据，也为其临床治疗过敏性疾病提供了药理学基础。

6. **对免疫功能的影响**　大多数解表药具有增强机体免疫功能或促进内毒素抗体生成的作用，部分药物还有一定的免疫抑制效果。

综上所述，解表药的透表达邪功效与其发汗、解热、抗炎、镇痛、抗病原微生物、调节免疫功能等药理作用有关。发汗、抗菌、抗病毒和调节免疫功能是发散表邪的药理学基础，解热、镇痛、镇静、抗炎、抗过敏、镇咳、祛痰等有利于临床症状的缓解和消除，其作用的药效物质基础主要是挥发油。常用解表药的主要药理作用见表 8-1。

表 8 -1 解表药主要药理作用总括表

类别	药物	共性药理作用								其他药理作用
		发汗	解热	抗菌	抗病毒	镇痛	镇静	抗炎	抗过敏	
辛温解表药	麻黄	+	+	+	+			+	+	平喘、利尿、升血压、兴奋中枢、镇咳、祛痰、降血糖
	桂枝		+	+	+	+	+		+	利尿、强心、扩血管、利胆、抗肿瘤
	细辛		+	+	+	+	+	+		平喘、祛痰、强心、升血压、抗衰老
	生姜		+	+	+	+			+	止吐、促消化液分泌、抗溃疡、抗氧化、抗肿瘤、降血脂
辛温解表药	荆芥		+	+	+	+	+	+	+	止血、抗氧化、平喘、抗肿瘤
	防风		+	+	+	+	+	+	+	促进免疫功能、抗凝血、抗肿瘤
	紫苏		+	+	+		+		+	止咳、祛痰、平喘、止血、降血脂、抗氧化
	白芷		+	+		+			+	光敏作用、抗肿瘤
	苍耳子					+	+			细胞毒作用
辛凉解表药	柴胡		+	+	+	+	+	+	+	保肝、利胆、降血脂、抗抑郁、抗肿瘤、抗溃疡
	葛根		+			+				抗心肌缺血、改善微循环、抗心律失常、改善血液流变学、抗血栓、降血压、降血脂、降血糖、抗肿瘤
	薄荷	+	+	+	+		+	+		保肝、利胆、溶石排石、抗氧化
	桑叶		+	+	+	+				镇咳、祛痰
	菊花		+	+	+			+		降血压、降血脂、抗氧化、抗肿瘤
	牛蒡子		+	+	+		+			
	升麻		+	+	+				+	抗肿瘤、抗骨质疏松

》 第一节　单味药

麻　黄

本品为麻黄科植物草麻黄 *Ephedra sinica* Stapf、中麻黄 *Ephedra intermedia* Schrenk et C. A. Mey. 或木贼麻黄 *Ephedra equisetina* Bge. 的干燥草质茎。主要分布于东北、华北、西北地区。麻黄味辛、微苦，性温，归肺、膀胱经。具有发汗解表、宣肺平喘、利水消肿的功效。用于治疗风寒感冒、胸闷喘咳、风水水肿等证。

麻黄含多种生物碱和少量的挥发油。生物碱中的主要有效成分为左旋麻黄碱，占生物碱总量的 80% ~85%，其次为右旋伪麻黄碱。挥发油中含 L-α-松油醇，2,3,5,6-四甲基吡嗪，L-α-萜品烯醇等。此外尚含有鞣质、黄酮苷（如噁唑烷酮类的 ephedroxane）、多糖和杂环化合物等。

【药理作用】

1. 与功能主治相关的药理作用

（1）发汗　麻黄水煎液、水溶性提取物、挥发油和麻黄碱口服均具有发汗作用，可使大鼠足跖汗液分泌增加。L-麻黄碱和 L-甲基麻黄碱大鼠静脉注射亦能发汗。麻黄不同炮制品的发汗作用强弱有差异，生品发汗作用最强，蜜炙麻黄次之，清炒麻黄最弱。麻黄挥发油是其发汗的主要物质基础。麻黄发汗作用与中枢和周围神经系统功能有关，亦与阻碍汗腺导管对钠离子的重吸收、扩张汗腺导管及启动中枢散热等有关。

（2）平喘 麻黄及其不同提取部位经临床和实验证实均具有平喘作用。蜜炙麻黄平喘作用最强，其次是生品麻黄，清炒麻黄作用最弱。蜜炙麻黄不同提取部位的平喘作用强弱依次是生物碱、挥发油、醇提部位和水提部位。麻黄碱、伪麻黄碱和挥发油是其平喘的主要物质基础，近年来又从草麻黄中分离出两种新的平喘成分：2,3,5,6 - 四甲基吡嗪及 L - α - 萜品烯醇。麻黄平喘有直接和间接两种作用。直接作用体现在：因其化学结构与肾上腺素相似，可直接与支气管平滑肌上的 β_2 肾上腺素受体和 α_1 肾上腺素受体结合，产生拟肾上腺素作用。β_2 肾上腺素受体兴奋，可松弛支气管平滑肌，并可阻止过敏介质（如组胺、5 - HT、白三烯等）的释放；α_1 肾上腺素受体兴奋，使末梢血管收缩，有利于支气管黏膜肿胀的减轻，使支气管平滑肌松弛。间接作用主要体现在：①促进肾上腺素能神经和肾上腺髓质嗜铬细胞释放 NA 和肾上腺素，从而间接地发挥拟肾上腺素作用；②促进肺部 PGE 的释放，直接活化腺苷酸环化酶或抑制该酶的分解，使细胞内 cAMP 含量增加而达到松弛支气管平滑肌的作用；③抑制抗体的产生；④抑制白介素（IL）的表达和炎性细胞聚集。

（3）利尿 麻黄为宣肺利尿的要药，有一定的利尿作用，以 D - 伪麻黄碱的作用最明显。利尿作用机制与其扩张肾血管使肾血流增加，以及阻碍肾小管对钠离子的重吸收有关。麻醉犬静脉注射 D - 伪麻黄碱 0.5 ~ 1.0mg/kg，尿量可成倍增加，一次给药作用可维持 30 ~ 60 分钟。家兔静脉注射 D - 伪麻黄碱 0.2 ~ 1.0mg/kg，亦可见尿量明显增加；但当剂量增至 1.5mg/kg 以上时，尿量反见减少。

（4）解热、抗炎 麻黄挥发油、麻黄煎液和蜜炙麻黄煎液对实验性发热动物（兔、大鼠）有解热作用，麻黄挥发油和萜松醇对正常小鼠体温有降低作用。麻黄解热作用可能是其发汗作用的继发效应，此谓"体若燔炭，汗出而散"之意。

麻黄水提物、醇提物口服或腹腔注射后，能明显降低腹腔毛细血管的通透性，抑制鸡胚囊膜肉芽组织的形成，并能抑制由致炎物质右旋糖酐、角叉菜胶等引起的炎症反应，其抗炎作用可被酚妥拉明、普萘洛尔提前给药所阻断。麻黄碱、伪麻黄碱、甲基麻黄碱和挥发油是其抗炎的物质基础，其中伪麻黄碱的抗炎作用最强，甲基麻黄碱、麻黄碱次之。近年来还从麻黄中分离出杂环化合物，如噁唑烷酮类麻黄碱具有抗炎活性。麻黄碱的抗炎作用与其抑制花生四烯酸的释放和代谢有关。

（5）镇痛、镇静 麻黄挥发油及麻黄水煎液对热刺激小鼠有明显的镇痛作用。麻黄挥发油可明显延长戊巴比妥钠引起的小鼠睡眠时间，降低戊四唑所致小鼠的惊厥率和死亡率，但对士的宁和苯甲酸钠咖啡因所致惊厥无影响。

（6）抗过敏 麻黄有抗过敏作用。麻黄煎液及麻黄碱对 IgE 介导性血管通透性增强有抑制作用，也能提高卵黄免疫小鼠血清卵黄抗体效价，能抑制过敏介质（组胺、白三烯）的释放，其水提物和醇提物能使溶血素明显减少，呈现抗补体作用。

（7）镇咳、祛痰 麻黄水提物和麻黄碱给小鼠、豚鼠等灌胃，对 SO_2 和机械刺激所致咳嗽反应均有抑制作用，其镇咳强度约为可待因的 1/20；α - 萜品烯醇也是镇咳的有效成分之一。麻黄挥发油灌胃尚有一定的祛痰作用，能促进气管排泌酚红。

（8）抗病原微生物 麻黄煎剂和挥发油对金黄色葡萄球菌，甲、乙型溶血链球菌，流感嗜血杆菌，肺炎链球菌，炭疽杆菌，白喉杆菌，大肠埃希菌，奈瑟菌等均有不同程度的体外抑制作用。麻黄挥发油对亚甲型流感病毒有明显的抑制作用，对甲型流感病毒 PR_8 株感染的小鼠有治疗作用。

2. 其他药理作用

（1）兴奋中枢 治疗剂量麻黄碱能兴奋大脑皮质和皮质下中枢，引起精神兴奋、失眠等症状，能缩短巴比妥类镇静催眠药作用时间。亦能兴奋中脑、延脑呼吸中枢和血管运动中枢。

（2）强心、升高血压 麻黄碱因能兴奋肾上腺素能神经和直接兴奋心肌 β_1 受体和血管平滑肌 α_1 受体而呈现正性肌力、正性频率作用，并能使血管收缩，血压升高。其升压特点是作用缓慢、温和、持久，反复应用易产生快速耐受性。

（3）抑制肠肌收缩 麻黄碱对离体豚鼠回肠的自发收缩有抑制作用，也能减弱乙酰胆碱（ACh）和5－HT所致肠管的收缩效应。

（4）降血糖 麻黄提取物和L－麻黄碱具有降血糖作用。麻黄、麻黄生物碱、L－麻黄碱均能促进链脲佐菌素（STZ）所致萎缩的胰岛再生；麻黄可促进由葡萄糖转化的脂肪合成，可抑制NA促进脂肪分解的作用。麻黄多糖A、B、C、D、E均有降血糖作用。

综上所述，与麻黄发汗解表功效相关的药理作用是发汗、抗病原微生物、解热、抗炎、镇痛、镇静等作用；与宣肺平喘功效相关的药理作用是平喘、抗炎、抗过敏、镇咳、祛痰等作用；与利水消肿功效相关的药理作用是利尿、发汗作用。生物碱和挥发油是其主要的药效物质基础。

【体内过程】

麻黄提取物口服后，血浆中可以检测到以麻黄碱为主的生物碱。麻黄碱和伪麻黄碱吸收迅速且完全，体内分布广泛，以肺、脑、肾为主，大部分以原形经肾排泄。麻醉犬十二指肠给予麻黄总碱及其相当量的水提取物，分别于5~40分钟和30~60分钟出现吸收峰，两峰的最高值大致相等，前者在给药2小时后与静脉血药浓度相等。豚鼠敷贴麻黄碱和麻黄提取物贴剂，麻黄碱在豚鼠体内吸收迅速，麻黄碱透皮吸收属于一级动力学过程，血药浓度平稳持久。

【毒理研究】

麻黄水提物小鼠灌胃和腹腔注射的 LD_{50} 分别为 8g/kg 和 650mg/kg；麻黄挥发油小鼠灌胃、腹腔注射的 LD_{50} 分别为 2.79ml/kg 和 1.35ml/kg。麻黄碱小鼠腹腔注射的 LD_{50} 为 260mg/kg。伪麻黄碱大鼠灌胃的 LD_{50} 约为 1550mg/kg。200mg/kg 的伪麻黄碱灌胃妊娠大鼠能引起母体毒性和胚胎毒性。

【现代应用】

1. 感冒 以麻黄为主的复方制剂（如麻黄汤、大青龙汤等）常用于治疗急性上呼吸道感染等。

2. 支气管哮喘 以麻黄为主的复方制剂（如小青龙汤、麻杏石甘汤等）常用于支气管哮喘、急慢性支气管炎、喘息性支气管炎等。

3. 关节炎 以麻黄为主的复方制剂（如乌头汤、麻黄附子细辛汤等）常用于风湿性关节炎、类风湿关节炎等。

4. 防治某些低血压症 麻黄碱每次皮下注射或肌内注射15~30mg，45~60mg/d，可预防蛛网膜下腔麻醉或硬膜外麻醉引起的低血压症等。

5. 鼻塞 由鼻黏膜肿胀（如过敏性鼻炎、鼻黏膜肥厚等）所引起的鼻塞，常用0.5%~1%麻黄碱溶液滴鼻，可消除鼻黏膜肿胀。

6. 肾炎 以麻黄为主的方剂（如麻黄连翘赤小豆汤、越婢加术汤等）对改善肾炎所致的全身水肿等症状有一定效果。

此外，麻黄可用于荨麻疹、皮炎、老年性皮肤瘙痒、缓慢性心律失常、偏头痛、小儿遗尿症、阳痿等的治疗。

【不良反应】

人口服过量麻黄碱（治疗量的5~10倍）可引起中毒，出现头晕、耳鸣、烦躁不安、心悸、血压升高、瞳孔散大、排尿困难等，甚至心肌梗死、心律失常或死亡。美国食品药品管理局（FDA）禁止麻黄碱作为膳食补充剂使用。除神经系统和心血管系统不良反应外，麻黄碱临床不合理使用，亦有引起肝损害的报告。

桂 枝

本品为樟科植物肉桂 *Cinnamomum cassia* Presl 的干燥嫩枝。主产于广西、广东。桂枝味辛、甘，性温，归心、肺、膀胱经。具有发汗解肌、温通经脉、助阳化气、平冲降逆的功效。用于治疗风寒感冒、脘腹冷痛、血寒经闭、关节痹痛、痰饮、水肿、心悸、奔豚等证。

桂枝主要含挥发油成分。挥发油（桂皮油）含量为 0.43% ~ 1.35%，其中主要成分为桂皮醛，占 60% ~ 70%，尚含反式桂皮酸、缩合类单宁、香豆素、鞣质、黏液质及树脂等。

【药理作用】

1. 与功能主治相关的药理作用

（1）发汗　桂枝单用发汗力弱，若与麻黄配伍，则发汗力增强。桂枝、麻黄配伍可使大鼠汗腺上皮细胞内水泡扩大，数目增多。桂枝发汗作用与桂皮油扩张血管，改善血液循环，促使血液流向体表有关。

（2）解热、镇痛　桂枝对体温具有双向调节作用。桂枝水煎剂及其有效成分桂皮醛、桂皮酸钠可使伤寒、副伤寒菌苗致热的家兔体温降低，能使正常小鼠的体温和皮肤温度下降；水煎液对酵母所致发热大鼠亦有解热作用，但对安痛定所致低体温大鼠有升温作用。其解热作用可能与扩张皮肤血管，促进发汗使散热增加有关。桂枝水煎剂、醇提液、桂皮醛或挥发油对小鼠热刺激、醋酸致痛均有抑制作用。

（3）抗炎、抗过敏　桂枝煎剂、总挥发油等对角叉菜胶、蛋清、二甲苯等所致急性炎症有明显的抑制作用，能明显抑制冰醋酸所致的腹腔毛细血管通透性增加，桂枝总挥发油尚能抑制小鼠棉球肉芽肿，并抑制大肠埃希菌内毒素脂多糖（LPS）致大鼠急性肺炎及急性肺损伤组织中蛋白酪氨酸激酶（PTK）的异常增高，改善柯萨奇病毒 B$_1$ 诱导的豚鼠多发性肌炎。其抗炎机制与抑制组胺生成，抑制 PGE 的合成和释放、清除自由基、抑制 NF－κB 信号通路和蛋白酪氨酸激酶活性等有关。桂枝能抑制 IgE 所致肥大细胞脱颗粒释放介质，能抑制补体活性；总挥发油对过敏性炎症模型大鼠有抑制作用，表明桂枝有抗过敏作用，缩合类单宁为其抗过敏有效组分。

（4）镇静、抗惊厥　桂枝的总挥发油、水提物及其有效成分桂皮醛可使小鼠自主活动减少，使巴比妥类镇静催眠药的催眠作用增强，可对抗苯丙胺所致的中枢神经系统过度兴奋，并能延长士的宁所致强直性惊厥的死亡时间，减少烟碱引起的强直性惊厥及死亡的发生率，可以抑制小鼠的听源性惊厥等。

（5）抗病原微生物　体外实验证实，桂枝水煎液对金黄色葡萄球菌、伤寒沙门菌、白色葡萄球菌、铜绿假单胞菌、变形杆菌、甲型链球菌及乙型链球菌以及某些常见的致病性真菌都有较强的抑制作用；桂枝蒸馏液对大肠埃希菌、白色念珠菌、金黄色葡萄球菌、枯草芽孢杆菌有抑制或杀灭作用；醇提取物对大肠埃希菌、金黄色葡萄球菌、肺炎链球菌、炭疽杆菌、霍乱弧菌等也有抑制效果；桂皮油、桂皮醛对变形杆菌、结核杆菌有抑制作用。桂枝对流感病毒亚洲甲型京科 68－1 株和孤儿病毒（ECHO11）均有抑制效果。

2. 其他药理作用

（1）对心血管系统的影响　桂枝和桂皮油能扩张血管，改善血液循环。桂枝水煎液可扩张小鼠耳微静脉，对寒凝血瘀模型小鼠耳微循环的血流速度有恢复作用。桂枝对心肌缺血再灌注损伤有保护作用；桂枝煎液心脏灌流可降低大鼠再灌注室颤发生率，改善心功能，同时增加心肌摄氧量。桂枝可降低脑缺血再灌注大鼠血清丙二醛（MDA）、NO 含量，对大鼠脑组织有保护作用。桂皮醛体外具有抑制血小板聚集和抗凝血酶的作用。

（2）其他　桂枝有抑制褪黑素、抗氧化及一定的利尿作用；桂皮醛有抗肿瘤和促进胃肠蠕动的作用；桂皮酸具有利胆作用。

综上所述，与桂枝发汗解肌功效相关的药理作用是发汗、解热、镇痛、抗炎、抗过敏、抗病原微生物等；与桂枝温通经脉功效相关的药理作用是其对心血管系统的作用。挥发油是其主要的药效物质基础。

【体内过程】

桂枝提取物大鼠灌胃后血浆中主要可检测到桂皮酸及其代谢物马尿酸。桂枝灌胃后，桂皮醛在胃肠和肝脏几乎全部转化为桂皮酸，桂皮酸吸收完全迅速，t_{max}约为10分钟，其代谢产物为马尿酸，桂皮酸和马尿酸的$t_{1/2}$均约20分钟。

【毒理研究】

桂枝总挥发油灌胃和腹腔注射的LD_{50}分别为1.02ml/kg和0.511ml/kg，桂枝水煎剂小鼠腹腔注射的LD_{50}为0.63g/kg。桂皮醛小鼠灌胃、腹腔注射和静脉注射的LD_{50}分别为2.23g/kg、0.61g/kg和0.13g/kg。大剂量可见小鼠运动抑制，甚至痉挛、呼吸加快至呼吸麻痹死亡。

【现代应用】

1. 上呼吸道感染　以桂枝为主的复方（如麻黄汤、桂枝汤、葛根汤等）常用于治疗上呼吸道感染。

2. 支气管炎　以桂枝为主的复方（如桂枝加厚朴杏子汤、小青龙汤）常用于治疗支气管炎、支气管哮喘等。

3. 骨关节炎　以桂枝为主的复方（如桂枝芍药知母汤、当归四逆汤）常用于治疗骨关节炎、风湿性或类风湿关节炎、骨质增生等。

4. 痛经　以桂枝为主的复方（如温经汤）常用于治疗痛经、产后腹痛等。

5. 冠心病　以桂枝为主的复方（如枳实薤白桂枝汤）常用于治疗心绞痛、缺血性中风、心肌梗死等。

此外，桂枝复方对血栓闭塞性脉管炎、雷诺病、低血压、寒疝、遗尿、月经不调、癫痫等有一定的疗效。

羌　活

本品为伞形科植物羌活 *Notopterygium incisum* Ting ex H. T. Chang 或宽叶羌活 *Notopterygium franchetii* H. de Boiss. 的干燥根茎及根。主产于四川、甘肃、青海。羌活味辛、苦，性温，归膀胱、肾经。具有解表散寒、祛风除湿、止痛的功效，用于风寒感冒、头痛项强、风湿痹痛、肩背酸痛等证。

羌活主要含有挥发油、香豆素类和酚性成分。挥发油主要包括α-侧柏烯、α-蒎烯、β-蒎烯等；香豆素类成分主要包括异欧前胡素、8-甲氧基异欧前胡素、紫花前胡苷等；酚性成分主要包括花椒毒酚；此外还含有脂肪酸、氨基酸、糖类等。

【药理作用】

1. 与功能主治相关的药理作用

（1）解热、抗炎、镇痛　羌活挥发油口服、腹腔注射均能降低酵母所致大鼠体温的升高，表明其具有解热作用。羌活水提液、羌活挥发油口服或腹腔注射对二甲苯致小鼠耳肿胀、蛋清性或右旋糖酐或角叉菜胶致大鼠足肿胀、小鼠腹腔毛细血管通透性增加、佐剂型大鼠足跖肿胀及纸片致小鼠炎性增生模型均有抑制作用，醇提物能抑制小鼠角叉菜胶足肿胀，表明其具有抗炎作用。羌活水提液腹腔注射能提高小鼠热刺激的痛阈值，减少醋酸引起的扭体反应次数；羌活醇提物口服可延长热刺激所致的小鼠甩尾反应潜伏期，挥发油灌胃能使小鼠的热刺激痛阈值升高，表明其具有镇痛作用。羌活抗炎、镇痛的主要成分为紫花前胡苷。

（2）抗过敏　羌活具有抗过敏作用。羌活挥发油口服或腹腔注射对2,4-二硝基氯苯（DNCB）所致小鼠迟发型超敏反应具有较好的抑制作用。

（3）抗病原微生物　羌活有抗菌、抗病毒作用。羌活挥发油在体外对福氏志贺菌、大肠埃希菌、伤寒沙门菌、铜绿假单胞菌有抑制作用。羌活对流感病毒鼠肺适应株 A 感染的小鼠肺炎模型有保护作用。

2. 其他药理作用

（1）对心脑血管的影响　羌活有抗心律失常、增加脑血流量及改善心肌缺血的作用。羌活水提物口服对乌头碱引起的大鼠心律失常及三氯甲烷 – 肾上腺素所致家兔心律失常均有对抗作用；对麻醉犬和麻醉猫有选择性地增加脑血流量的作用，且不影响心率和血压。羌活挥发油口服能对抗垂体后叶素所致的大鼠急性心肌缺血，增加营养性血流量。

（2）抗凝血　羌活醇提物口服可延长电刺激大鼠颈总动脉的血栓形成时间和凝血时间。对 ADP、胶原诱导的血小板聚集具有抑制作用。

综上所述，与羌活解表散寒、祛风除湿功效相关的药理作用是解热、抗炎、抗过敏等；与羌活止痛功效相关的是镇痛和对心血管系统的作用。紫花前胡苷是其主要的药效物质基础。

【体内过程】

羌活大鼠口服的 C_{max} 为 37.49μg/ml，t_{max} 为 12.8 小时，$t_{1/2}$ 为 3.3 小时，$AUC_{0-\infty}$ 为 426.9μg/（ml·h）。

【毒理研究】

羌活小鼠口服和腹腔注射的 MTD 分别为 40g/kg 和 12.5g/kg。羌活挥发油和羌活油乳剂小鼠灌胃的 LD_{50} 分别为 6.64ml/kg 和 2.83g/kg。

【现代应用】

1. 感冒　以羌活为主的复方制剂（如羌活汤、羌活防风汤、羌活败毒散等）常用于治疗上呼吸道感染。

2. 骨关节炎　以羌活为主的复方制剂（如羌活胜湿汤、除湿蠲痹汤、蠲痹汤等）常用于治疗类风湿关节炎、骨关节炎等。

3. 疼痛　以羌活为主的复方制剂（如羌活芎藁汤、大乳没散、身痛逐瘀汤等）常用于治疗头痛、牙痛、外伤疼痛等。

4. 皮肤瘙痒　以羌活为主的复方制剂（如羌活散、紫云风丸等）常用于治疗皮肤瘙痒症。

此外，应用羌活治疗疮痈肿痛、鼻窦炎、期前收缩、支气管哮喘、病毒性角膜炎、冠心病、心律失常、痛经、白癜风、小儿癫痫、阳痿等均有一定疗效。

桑　叶

本品为桑科植物桑 *Morus alba* L. 的干燥叶。全国大部分地区均产。桑叶味甘、苦，性寒，归肺、肝经。具有疏散风热、清肺润燥、清肝明目的功效，用于风热感冒、肺热燥咳、头晕头痛、目赤昏花等证。

桑叶主要含黄酮类、甾体类和香豆素类成分。还含挥发油、生物碱、多种酸类、酚类、维生素、糖类、蛋白质、鞣质等。

【药理作用】

1. 与功能主治相关的药理作用

（1）抗炎　桑叶水煎剂对巴豆油所致的小鼠足肿胀、醋酸所致小鼠足肿胀及腹腔毛细血管通透性增加具有抑制作用，提示桑叶有抗炎作用。

（2）**抗病原微生物**　桑叶煎剂在体外具有抑制金黄色葡萄球菌、乙型溶血性链球菌、白喉杆菌、炭疽杆菌的作用；对大肠埃希菌、志贺菌、伤寒沙门菌和铜绿假单胞菌亦有一定的抑制作用；高浓度时有体外抗钩端螺旋体的作用。桑叶汁对大多数革兰阳性菌和革兰阴性菌以及部分酵母菌有良好的抑制作用。桑叶生物碱1-脱氧野尻霉素（DNJ）经临床试验证明有显著的抗逆转录酶病毒活性作用，且随DNJ剂量的增加，其抑制力增强。

（3）**抗应激、抗疲劳**　桑叶水提物能提高小鼠对高温刺激的耐受能力和防止由于应激刺激引起的大鼠肾上腺皮质分泌功能低下，延长小鼠游泳及转棒时间，具有增强机体耐力作用。

（4）**降血脂、抗动脉粥样硬化**　桑叶能使高脂血症大鼠血清高密度脂蛋白胆固醇（HDL-C）、HDL-C/总胆固醇（TC）明显增高，TC、LDL-C、三酰甘油（TG）明显降低。桑叶水提物灌胃给药可降低大鼠血清的TC、TG含量，增加HDL-C含量；桑叶提取物灌胃可降低TC、TG、LDL-C水平；桑叶的丁醇提取物具有抗LDL-C氧化变性作用。

（5）**抗氧化、抗衰老**　桑叶提取物对体内外多途径产生的氧自由基均有清除作用。桑叶酸性蛋白多糖可清除化学模拟体系中形成的氧自由基，抑制小鼠脏器在该体系中脂质过氧化物MDA的形成和积累，减轻自由基诱导的小鼠肝线粒体的肿胀和模型小鼠脏器中超氧化物歧化酶（SOD）活性的降低，存在明显的量效关系；桑叶中的黄酮类化合物亦有自由基清除作用。桑叶水提物能延长果蝇的寿命，提高老年大鼠红细胞内SOD活性，能有效地清除生物氧化产生的超氧阴离子，并能降低老年大鼠大脑、脊髓和组织脂褐质含量，具有延缓衰老的作用。

2. 其他药理作用

（1）**降血糖**　桑叶灌胃能够降低麦芽糖引起的大鼠血糖峰值和延缓大鼠血糖峰值出现的时间。桑叶、桑叶抽提物、桑叶多糖、桑叶黄酮、桑叶浸出液对糖尿病大、小鼠模型均有显著的降血糖作用。桑叶降血糖的主要物质基础是生物碱、黄酮和多糖，其降血糖的机制有：①生物碱（尤其是DNJ）具有显著的α-糖苷酶抑制作用，能阻碍二糖与酶的结合，使二糖不能水解为葡萄糖而直接进入大肠，导致葡萄糖吸收减少而降低血糖；②桑叶中含有两种黄酮，能抑制双糖酶活性，延缓碳水化合物的消化，减少餐后血糖升高，从而降低血糖；③桑叶多糖能促进胰岛β细胞分泌胰岛素，增加肝糖原而降低血糖。

（2）**对心血管系统的影响**　桑叶乙酸乙酯提取物有增加离体大鼠心肌收缩力、减慢心率和增加冠脉流量的作用；桑叶提取物对血管呈非内皮依赖性的双重作用，舒张效应大于收缩效应。桑叶舒血管作用可能是通过抑制电压依从性钙通道和受体依从性钙通道，减少Ca^{2+}内流入血管平滑肌细胞所致，其缩血管作用可能是通过内质网内Ca^{2+}释放引起。

此外，桑叶还有抗凝血、抗肿瘤等作用。

综上所述，与桑叶疏散风热功效相关的药理作用是抗炎、抗病原微生物等；与桑叶清肝明目功效相关的药理作用是降血脂、降血糖、抗动脉粥样硬化、抗氧化、抗衰老等。生物碱和黄酮类成分是其主要的药效物质基础。

【体内过程】

桑叶提取物大鼠口服给药血药浓度出现双峰现象，血浆中黄酮类成分槲皮素、山奈酚及其代谢产物疑似异鼠李素分别于0.333小时、0.333小时、0.667小时左右达第一高峰，4小时、6小时达第二高峰。槲皮素、山奈酚及其代谢产物异鼠李素的$t_{1/2z}$分别为66.8小时、42.3小时、64.2小时，C_{max}分别为1.21mg/L、1.79mg/L、0.325mg/L，t_{max}分别为0.400小时、0.400小时和3.87小时，$AUC_{0-\infty}$分别为68.0mg/（h·L）、67.5mg/（h·L）和32.8mg/（h·L），$MRT_{0-\infty}$分别为128.0小时、85.2小时和72.0小时。

【毒理研究】

10% 桑叶注射液（人用量 5ml/d 的 60 倍）小鼠连续腹腔注射 21 日，内脏组织未见损害；如超过人用量的 250 倍，则肝、肾、肺有一定变性、出血。

【现代应用】

1. 上呼吸道感染　以桑叶为主的复方（如桑菊饮）常用于治疗上呼吸道感染。

2. 支气管炎　以桑叶为主的复方（如桑杏汤）常用于治疗支气管炎、支气管哮喘等。

3. 高血压　以桑叶为主的复方（如羚角钩藤汤等）常用于治疗高血压等。

此外，桑叶对干眼病、角膜炎、过敏性鼻炎、咽炎、糖尿病、银屑病、肿瘤等有一定的疗效。

【不良反应】

过量服用可致中毒，临床表现为致恶心、呕吐、腹痛、腹泻、腹胀等胃肠刺激症状，甚至可引起出血性肠炎。

菊　花

本品为菊科植物菊 *Chrysanthemum morifolium* Ramat. 的干燥头状花序。主产于浙江、安徽、河南、四川。菊花味甘、苦，性微寒，归肺、肝经。具有疏散风热、平肝明目、清热解毒的功效，用于风热感冒、头痛眩晕、目赤肿痛、目暗昏花、疮痈肿毒等。

菊花主要含挥发油、黄酮类和有机酸类成分。挥发油包括龙脑、乙酸龙脑酯、樟脑等；黄酮类成分包括木樨草苷、刺槐苷等；有机酸类成分包括绿原酸、$3,5-O-$双咖啡酰基奎宁酸等。此外还含有少量的胆碱、腺嘌呤、维生素 B_1 及维生素 A 样物质、氨基酸、微量元素等。

【药理作用】

1. 与功能主治相关的药理作用

（1）**抗炎、解热**　菊花煎液对小鼠二甲苯耳肿胀、大鼠蛋清足跖肿胀有对抗作用；提取物小鼠腹腔注射对组胺所致毛细血管通透性增加有抑制作用；添加微量元素铜、铬后，亳菊的抗炎作用提高；菊花中分离出 27 种具有抗炎作用的三萜类化合物，对丝氨酸蛋白酶、胰蛋白酶或糜蛋白酶均有一定的抑制作用。抗炎的主要物质基础是三萜类化合物。菊花浸膏灌胃对发热家兔有解热作用，可能与中枢抑制作用有关。

（2）**抗病原微生物**　菊花体内、外均有抑菌作用。菊花水浸剂、煎剂或挥发油在体外对金黄色葡萄球菌、乙型溶血性链球菌、大肠埃希菌、志贺菌、变形杆菌、伤寒沙门菌、副伤寒沙门菌、铜绿假单胞菌、人型结核杆菌、霍乱弧菌有抑制作用。挥发油在小鼠体内对金黄色葡萄球菌、大肠埃希菌、福氏志贺菌等有较强的抑菌作用，对铜绿假单胞菌作用很弱。水煎液在体外对某些常见皮肤致病性真菌有抑制作用。菊花具有抗病毒作用，水煎液高浓度体内具有抗流感病毒（PR_8）作用；菊花中木樨草素和木樨草素 $-7-$ 葡萄糖苷对病毒的逆转录酶有抑制作用，以木樨草素的作用最强；菊花脂溶性部分具有抗 HIV 的作用，其中金合欢素 $-7-O-\beta-D-$吡喃半乳糖苷和黄酮葡萄糖醛酸苷 [芹菜素 $-7-O-\beta-D-$（$4'-$咖啡酰）$-$葡萄糖醛酸苷] 是抗 HIV 的活性成分。此外，菊花水煎液体外高浓度具有抗钩端螺旋体作用；亳菊的乙酸乙酯总提物体外具有一定的抗疟作用。

（3）**对心血管系统的作用**　菊花水煎醇沉剂对离体兔心有显著扩张冠脉、增加冠脉流量的作用。对在体犬心和实验性冠状动脉粥样硬化兔的离体心脏有增加冠脉流量和心肌耗氧量的作用。菊花制剂和杭白菊酚性部分能提高小鼠对减压缺氧的耐受性。杭白菊黄酮可增加冠脉流量，对抗乌头碱和三氯甲烷诱发的心律失常，拮抗 Ca^{2+} 的内流从而改善心肌细胞的收缩力。菊花总黄酮口服可对抗异丙肾上腺素致心肌缺血大鼠的心电图 T 波升高及 S－T 段的异常偏移。

（4）抗氧化、延缓衰老　菊花有抗氧化作用。小鼠灌胃菊花能降低谷胱甘肽过氧化物酶（GSH－Px）的活性和 LPO 含量。菊花水提液小鼠灌胃可抑制 D－半乳糖所致脂质过氧化，降低血中 MDA 含量、单胺氧化酶（MAO）活性；提高血中 SOD、GSH－Px 活性。杭白菊提取物具有清除受光照的核黄素体系中超氧阴离子的作用，其中乙酸乙酯和正丁醇萃取物的清除作用较强，清除能力与其黄酮、多酚含量基本一致。此外，怀菊花能延长家蚕龄期，能显著降低小鼠脑线粒体 MAO 的活性，提示菊花具有抗衰老作用。

（5）降血脂　给大鼠饲以高脂饲料，用菊花水提液灌胃，能够抑制血清 TC 及 TG 的升高，提高有保护作用的 HDL－C 的浓度，降低有危害作用的 LDL－C 的浓度；在高脂膳食情况下具有抑制血 TC、TG 升高的作用。该作用与抑制羟甲基戊二酰辅酶 A（HMG－CoA）的活性、激活胆固醇－7－羟化酶的活性有关，说明菊花既可抑制胆固醇的合成，又能促进其分解。

2. 其他药理作用

（1）抗肿瘤　菊花挥发油具有广谱的抗肿瘤作用，该作用与其含有较多广谱抗肿瘤的 β－榄香烯有关；菊花的多个成分亦具有抗肿瘤作用，如芹菜苷配基具有诱导人白血病 HL－60 细胞周期停止于 G_2/M 期的作用；金合欢素对腹水型肝癌和 S180 癌细胞的 DNA 合成有明显的抑制，其抑制机制可能是对 DNA 模板的损伤；槲皮素对不同的癌细胞具有细胞毒作用，它能有效诱导微粒体芳烃羟化酶、环氧化物水解酶，使多环芳烃和苯并芘等致癌物质通过羟基化，水解失去致癌活性，起到抗癌的效果。

（2）促进凝血　菊花制剂腹腔注射能缩短家兔的出血时间和凝血时间，炒炭后作用更强。

此外，菊花具有驱铅、降低转氨酶的作用；菊花多糖具有抗辐射作用；菊花所含芹菜素具有镇静作用。

综上所述，与菊花疏散风热功效相关的药理作用是抗炎、解热、抗病原微生物、镇静等；与平肝明目功效相关的药理作用是对心血管系统的作用、抗氧化、延缓衰老、降血脂等；与清热解毒功效相关的药理作用是抗肿瘤等。挥发油和黄酮类是其主要的药效物质基础。

【体内过程】

菊花提取物大鼠 200mg/kg 灌胃时，血浆中木樨草素和芹菜素的药代动力学过程符合一室模型；木樨草素和芹菜素的 t_{max} 分别为 30 分钟和 5 小时，在给药后 72 小时，木樨草素和芹菜素总的尿药排泄率分别为 6.6% 和 16.6%；粪便中两者的排泄率分别为 31.3% 和 28.6%，其总的排泄率为 37.9% 和 45.2%；在胆汁中两者也有一定的累积排泄量，分别占给药剂量的 2.05% 和 6.34%。200～400mg/kg 灌胃时，二者药代动力学过程符合二室模型。

【毒理研究】

全草挥发油小鼠腹腔注射的 LD_{50} 为 1.35g/kg。菊花煎剂或浸膏 20g/（kg·d）灌胃，连续 14 日，用药第 7 日心电图及酚红排泄试验均未见显著改变，用药第 10 日少数动物出现食欲减退、体重减轻、腹泻而导致死亡。

【现代应用】

1. 上呼吸道感染　以菊花为主的复方（如桑菊饮）常用于治疗上呼吸道感染。

2. 高血压　以菊花为主的复方（如菊花茶调散、羚角钩藤汤）常用于治疗高血压。

3. 睑腺炎、结膜炎、干眼症　以菊花为主的复方（如杞菊地黄丸、桑菊退翳散）常用于治疗睑腺炎、结膜炎、干眼症等。

此外，菊花或菊花复方对偏头痛、冠心病、心绞痛、高脂血症、小儿便秘、痤疮、扁平疣、黄褐斑等有一定的疗效。

【不良反应】

有轻度上腹痛、腹泻和过敏反应的个案报道。

柴 胡

本品为伞形科植物柴胡 *Bupleurum chinense* DC. 或狭叶柴胡 *Bupleurum scorzonerifolium* Willd. 的干燥根。北柴胡主产于河南、河北、辽宁。南柴胡主产于湖北、江苏、四川。柴胡味辛、苦，性微寒，归肝、胆、肺经。具有疏散退热、疏肝解郁、升举阳气的功效，用于感冒发热、寒热往来、胸胁胀痛、月经不调、子宫脱垂、脱肛等证。

柴胡主要含皂苷类、甾醇类、挥发油和多糖等。主要成分有柴胡皂苷（A、B、C、D）、甾醇（主要为 α - 菠菜甾醇，尚有豆甾醇等）、挥发油（柴胡醇、丁香酚、己酸、γ - 十一酸内酯、对 - 甲氧基苯二酮等）和多糖等。此外还含有生物碱、葡萄糖、氨基酸、木脂素类、香豆素类等。

【药理作用】

1. 与功能主治相关的药理作用

（1）解热　柴胡为解热的要药。柴胡煎剂、注射液、醇浸膏、挥发油、粗皂苷、皂苷元等对多种原因（伤寒、副伤寒疫苗、大肠埃希菌液、发酵牛奶、酵母液及内生性致热原等）引起的动物实验性发热，均有明显的解热作用，且能使正常动物的体温降低。柴胡皂苷与挥发油的解热作用相比较，挥发油具有用量小、作用强和毒性小的特点。柴胡皂苷、皂苷元 A 和挥发油是其解热的主要成分。柴胡挥发油解热的部位可能在体温调节中枢，通过抑制中枢 cAMP 的产生或释放，抑制体温调定点上移，使体温降低；此外，柴胡对病原微生物的抑制和杀灭作用也是其解热的作用环节之一。

（2）抗炎　柴胡煎液、柴胡皂苷和柴胡挥发油均有抗炎作用。煎液能抑制二甲苯所致小鼠耳肿胀，且酒炙品优于生品和醋炙品；柴胡皂苷和挥发油腹腔注射对角叉菜胶所引起的大鼠足肿胀有明显的抑制作用，柴胡皂苷对正常或去肾上腺大鼠 5 - HT、组胺、巴豆油和醋酸所致的鼠足跖和踝关节肿胀均有明显的抑制作用，并能抑制白细胞游走和抑制致炎物组胺的释放。柴胡抗炎的主要成分为柴胡皂苷和挥发油，柴胡皂苷元基本母核中环氧齐墩果酸骨架和 4 位碳原子侧—CH_2OH 是抗炎效应关键结构。柴胡的抗炎可能与以下环节有关：①柴胡皂苷能兴奋垂体分泌 ACTH，刺激肾上腺引起糖皮质激素的合成和分泌；②柴胡皂苷 D 是血小板活化因子（PAF）的抑制剂，通过抑制血小板活性因子达到抗炎作用；③抑制炎症反应的多个环节（如渗出、毛细血管通透性增加、炎症介质的释放、白细胞游走、结缔组织增生）等。

（3）抗病原微生物、抗细菌内毒素　柴胡具有抗菌、抗病毒和抗内毒素作用。柴胡在体外对金黄色葡萄球菌、溶血性链球菌、霍乱弧菌、结核杆菌、钩端螺旋体有一定的抑制作用；对流感病毒、柯萨奇病毒、呼吸道合胞病毒、肝炎病毒、单纯疱疹病毒、牛痘病毒、人乳头瘤病毒等均有抑制作用，能对抗 I 型脊髓灰质炎病毒导致的细胞突变；对流行性出血热病毒有一定作用。柴胡对鸡胚内流感病毒有显著的抑制作用，能显著降低鼠肺炎病毒所致小鼠肺指数增高，阻止肺组织渗出性变性，降低肺炎病毒所致小鼠的死亡率。柴胡抗病毒的主要成分为皂苷类成分。柴胡抗病毒作用与其抑制 $Na^+, K^+ - ATP$ 酶而引起能量和水盐代谢的变化有关，亦与其抑制病毒对机体的损伤有关。此外，柴胡还具有抗细菌内毒素作用，主要物质基础为柴胡总皂苷。

（4）镇静、抗癫痫　柴胡煎剂、总皂苷对中枢神经系统有明显的抑制作用，可使动物的自发活动减少，条件反射抑制，延长巴比妥类药物的睡眠时间，拮抗兴奋剂（苯丙胺、咖啡因、去氧麻黄碱等）的中枢兴奋作用。柴胡挥发油和柴胡皂苷均有抗惊厥作用，灌胃给药可降低小鼠最大电休克发作

（MES）惊厥发生率；柴胡皂苷腹腔注射可降低小鼠 MES 惊厥发生率，柴胡挥发油腹腔注射有抗小鼠戊四唑惊厥作用。柴胡注射液能抑制毛果芸香碱致家兔和大鼠癫痫模型的脑电活动；柴胡皂苷和挥发油能拮抗癫痫强直阵挛发作，水溶性部位对失神性发作有拮抗作用。柴胡皂苷和挥发油是其主要的物质基础。

（5）镇痛、镇咳　柴胡煎剂、柴胡皂苷对多种实验性疼痛模型动物（小鼠尾压刺激法、热板法、醋酸扭体法、电击鼠尾法等）呈现镇痛作用，可提高实验动物的痛阈值，柴胡皂苷镇痛作用可部分被纳洛酮和阿托品所拮抗。柴胡、柴胡总皂苷、柴胡皂苷元均有较好的镇咳作用。柴胡总皂苷的镇咳强度略低于可待因。

（6）增强免疫　柴胡具有增强免疫作用。柴胡多糖具有提高巨噬细胞、自然杀伤细胞的功能，且能增加 Kupffer 细胞的吞噬功能；能提高淋巴细胞转化率，提高病毒特异性抗体滴度，抑制迟发型超敏反应等。柴胡多糖和柴胡皂苷是主要的药效物质基础。柴胡果胶多糖可通过 IL-6 促进脾细胞 IgG 生成，柴胡皂苷能提高 T、B 细胞的活性和 IL-2 的分泌。

（7）保肝、利胆、降血脂　柴胡、醋炙柴胡、柴胡醇、柴胡皂苷（A、B、C、D）对多种原因（CCl_4、乙醇、伤寒疫苗、卵黄、D-半乳糖、α-萘硫氰酸酯等）所致动物实验性肝损伤有一定的保护作用，能使血清丙氨酸转氨酶（ALT）、天冬氨酸转氨酶（AST）的活性降低，肝糖原和肝蛋白含量增加，肝细胞的损伤减轻，能促进肝功能恢复。柴胡的保肝机制与以下环节有关：①柴胡皂苷对生物膜（如线粒体膜）有直接保护作用；②柴胡皂苷能促进脑垂体分泌 ACTH，升高血浆皮质醇，能拮抗外源性甾体激素对肾上腺的萎缩作用，提高机体对非特异性刺激的抵抗力；③降低细胞色素 P450 活性，减少肝细胞坏死，促肝细胞再生；④活化巨噬细胞，促进抗体、IFN 的产生；⑤增强 NK 细胞和 LAK 的活性；⑥促进蛋白质和肝糖原合成，降低过氧化脂质，促进肝细胞再生。此外，柴胡具有防止肝纤维化的作用，主要有效成分为柴胡皂苷，其作用机制有：①通过清除自由基和抑制脂质过氧化等作用保护肝细胞；②抑制肝星状细胞（HSC）分泌胶原蛋白而抑制 HSC 的增殖；③合成肝内细胞外基质（ECM）。

柴胡水浸剂和煎剂有明显的利胆作用，能使实验动物胆汁排出量增加，使胆汁中的胆酸、胆色素和胆固醇浓度降低。醋炙柴胡利胆作用最强。利胆作用的物质基础是黄酮类物质。

柴胡对正常动物的血脂水平无明显影响，但柴胡皂苷能使实验性高脂血症动物的 TC、TG 和磷脂水平降低，其中以 TG 的降低尤为显著。柴胡降血脂作用可抑制脂肪肝的形成和发展。柴胡能加速 ^{14}C-胆固醇及其代谢产物从粪便排泄，可能是影响脂质代谢的主要环节。皂苷 A、D，皂苷元 A、D 及柴胡醇被认为是影响脂质代谢的主要成分。

（8）抗抑郁　柴胡有一定的抗抑郁作用。柴胡对慢性应激抑郁模型、不可预见性刺激加孤养诱发的抑郁症模型、四肢束缚的抑郁模型具有良好的拮抗效应，能够改善其行为学异常，调节神经递质的紊乱。柴胡皂苷 A 是其抗抑郁的主要药效物质基础，作用机制与调节脑内单胺类神经递质代谢和抗氧化有关。

2. 其他药理作用

（1）对内脏平滑肌的作用　柴胡总皂苷可明显增强 ACh 对豚鼠、家兔离体肠肌的收缩作用，其复方制剂又可对抗 ACh、$BaCl_2$、组胺等所致的肠肌痉挛；柴胡能兴奋子宫及其周围组织；柴胡粗皂苷、柴胡多糖对多种实验性胃黏膜损伤模型有保护作用。

（2）抗肿瘤　柴胡水提物对人肝癌 SMMC-7721 细胞线粒体代谢活性、细胞增殖及小鼠移植 S180 实体肿瘤有抑制作用；柴胡皂苷可引起白血病 K562 细胞的数量、分裂指数下降，增殖抑制；柴胡能使人肝癌细胞 BEL-7402 细胞内长春新碱（VCR）浓度升高，可以增加 VCR 在 BEL-7402 细胞内的积聚浓度，部分逆转 BEL-7402 细胞的巨噬细胞消失反应（MDR）；柴胡粗提物具有逆转肝细胞癌多药耐药的作用。

此外，柴胡皂苷 A、C、D 混合物可促进动物体内蛋白质合成；柴胡皂苷可使肝糖原合成增加，促进葡萄糖利用，抑制脂肪的分解；一定量的柴胡对水负荷大鼠排尿有抑制作用，大剂量则能促进排尿；柴胡皂苷能使嘌呤霉素氨基核苷（PAN）肾病模型、肾小球基底膜（GBM）肾炎模型和 Heymann 肾炎模型大鼠尿蛋白明显减少，改善低蛋白血症和高脂血症。

综上所述，与柴胡疏散风热功效相关的药理作用是解热、镇静、镇痛、抗病原微生物、促进免疫等；与疏肝解郁功效相关的药理作用是保肝利胆、降血脂、抗抑郁、抗癫痫等。柴胡皂苷和挥发油是其主要的药效物质基础。

【体内过程】

50% 柴胡乙醇提取物大鼠口服，血中可检测到柴胡皂苷 A、C 和 D。柴胡皂苷经肠菌 β – 葡萄糖苷酶转化为柴胡皂苷元。大鼠灌胃柴胡煎液后，效应 $t_{1/2}$ 约为 5 小时。柴胡皂苷 A 口服吸收差，生物利用度低，静脉注射体内代谢的血药浓度 – 时间曲线呈二室模型，主要药动学参数 t_{max} 为 5 分钟，C_{max} 为 1907μg/L，AUC_{0-t} 为 64370mg/（h·L），$t_{1/2\beta}$ 为 100.6 分钟，CL 为 0.0867L/（min·kg），V_d 为 21.89L/kg。

【毒理研究】

柴胡皂苷小鼠灌胃、皮下注射及腹腔注射的 LD_{50} 分别为 4.7g/kg、1.75 ~ 1.90g/kg、70.0 ~ 112mg/kg，豚鼠腹腔注射的 LD_{50} 为 58.3mg/kg，给药后出现运动及呼吸缓慢、腹部着地等反应。

柴胡煎剂 1.2g/（kg·d）灌胃，连续 28 日，大鼠肾上腺重量增加、胸腺重量减少，肝细胞质稍显粗大颗粒状；柴胡水提液加残渣醇提液 1.5g/kg 灌胃，连续 21 日，大鼠出现血肌酐（Crea）、乳酸脱氢酶（LDH）活性增加，γ – GTP、红细胞数、白细胞比容减少，红细胞平均血红蛋白浓度（MCHC）增加，血清游离胆固醇、TC 减少，血清、肝 AST 减少；血尿素氮（BUN）有减少倾向，一般状态、自发活动、体重、大体解剖及病理组织学检查均无显著变化。

【现代应用】

1. 上呼吸道感染 以柴胡为主的复方（如柴葛解肌汤）常用于治疗上呼吸道感染。

2. 肝炎、胆囊炎 以柴胡为主的复方（如小柴胡汤）常用于治疗黄疸、病毒性肝炎、急性胆囊炎、胁间神经痛等。

3. 妇科疾病 以柴胡为主的复方（如柴胡疏肝散、逍遥散）常用于治疗更年期综合征、经前期紧张症、盆腔炎等。

4. 脏器下垂 以柴胡为主的复方（如补中益气汤）常用于治疗子宫下垂、胃下垂或其他内脏下垂等。

此外，柴胡复方对牙龈炎、急性结膜炎、慢性胃炎、高脂血症、多形红斑、乳腺炎、乳腺增生、流行性腮腺炎、单孢病毒性角膜炎、急性胰腺炎、多形红斑、扁平疣、寻常疣等均有一定疗效。

【不良反应】

柴胡毒性较小。人口服较大剂量可出现嗜睡甚至深睡等现象，有出现腹胀、食欲减退等个案病例报告。柴胡注射液可出现过敏反应，严重者可见过敏性休克。

葛 根

本品为豆科植物野葛 *Pueraria lobata*（Willd.）Ohwi 的干燥根。主产于河南、湖南、浙江、四川。葛根味甘、辛，性凉，归脾、胃、肺经。具有解肌退热、生津止渴、透疹、升阳止泻、通经活络、解酒毒的功效，用于外感发热头痛、项背强痛、口渴、消渴、麻疹不透、热痢、泄泻、眩晕头痛、中风偏瘫、胸痹心痛、酒毒伤中等证。

葛根主要含有黄酮类（含量为 0.06% ~ 12.30%）和香豆素类。黄酮类成分主要有葛根素、黄豆苷元、黄豆苷、黄豆苷元 8 - O - 芹菜糖（1 - 6）葡萄糖苷等；香豆素类成分主要有 6,7 - 二甲基香豆素，6 - 牻牛儿基 - 7,4′ - 二羟基香豆素等。此外，还含有葛根苷类（如葛根苷 A、B、C 等）、三萜皂苷及生物碱类成分。

【药理作用】

1. 与功能主治相关的药理作用

（1）解热　葛根煎剂、乙醇浸膏、葛根素、葛根粉等对实验性发热模型动物（伤寒混合菌苗、2,4 - 二硝基苯酚、蛋白胨等）均有解热作用。葛根素是其解热的主要药效物质基础。葛根解热机制可能与扩张皮肤血管，促进血液循环和呼吸运动加强而增加散热有关，亦与葛根素通过阻断中枢部位的 β 受体而使 cAMP 生成减少有关。

（2）降血糖　葛根煎液、醇提物和葛根素均有降血糖作用。葛根煎剂和葛根醇提物均能降低大鼠空腹血糖，提高胰岛素敏感指数；醇提物对地塞米松造成的胰岛素抵抗具有改善作用。葛根素能降低四氧嘧啶性高血糖小鼠的血糖，能改善糖耐量，可降低糖尿病大鼠血清晚期糖基化终产物（AGEs）和单核细胞趋化蛋白（MCP）水平，减轻心肌的病变程度；还可通过激活 $α_{1A}$ 肾上腺素受体，增加葡萄糖摄取从而改善胰岛素抵抗（IR）。

（3）抗心肌缺血　葛根总黄酮和葛根素对正常和痉挛状态的冠脉均有明显的扩张效应。葛根（水煎剂、醇浸膏、葛根总黄酮、葛根素和大豆苷元）能对抗垂体后叶素引起的大鼠心肌缺血。葛根抗心肌缺血的主要有效成分为葛根素，有类似 β 受体阻断剂的作用。其抗心肌缺血与以下环节有关：①抑制心肌细胞河豚毒素不敏感性钠内流（TTxr）和 I_{K1} 瞬间电流是其电生理学基础；②改善微循环，减少 TXA_2 生成，改善缺血区血液供应；③减少缺血引起的心肌乳酸的生成，降低缺血与再灌注时心肌的耗氧量和心肌水含量，改善缺血再灌注后心肌超微结构的损伤；④抑制心肌组织 MDA 和髓过氧化物酶（MPO）的生成，减轻氧化应激损伤；⑤减少心钠素和血管紧张素 II 的释放。

（4）抗心律失常　葛根乙醇提取物、葛根黄酮、葛根素和大豆苷元灌胃后能明显对抗 $BaCl_2$、乌头碱、氯化钙、三氯甲烷 - 肾上腺素和急性心肌缺血等所致大鼠心律失常，预防氯化钙所致的大鼠心室纤颤，减少三氯甲烷所致小鼠室颤发生率，缩短大鼠结扎冠脉后室颤发作时间；葛根素能提高哇巴因所致豚鼠室性期前收缩、室性心动过速的阈值。葛根素、葛根总黄酮和大豆苷元是其抗心律失常的主要药效物质基础。其机制可能与通过影响心肌细胞膜对 K^+、Na^+、Ca^{2+} 的通透性，延长心肌细胞的动作电位时程，降低心肌兴奋性、自律性及传导性等有关。

（5）扩张外周血管、降血压　葛根素、葛根总黄酮、葛根浸膏及其脂溶性部分 PA 和水溶性部分 PM 静脉注射后，对犬外周血管具有一定的扩张作用，可引起血压下降，对高血压模型大鼠也有降压作用；葛根醇提物对肾性高血压模型大鼠血压有降低作用，而血清 NO 水平提高；葛根水煎剂或酒浸膏或总黄酮和葛根素对高血压犬有降血压作用。葛根素呈现内皮依赖性舒血管效应，该作用与 NO 系统及 ATP 敏感的钾通道有关。葛根素、大豆苷元能降低血浆肾素和血管紧张素水平，减少血浆儿茶酚胺含量。其降压机制可能与 β 受体阻断效应和抑制肾素 - 血管紧张素 - 醛固酮系统有关。

（6）改善血液流变学、抗血栓　葛根素能抑制 ADP 与 5 - HT 联合诱导的家兔、绵羊及正常人血小板聚集，抑制 ADP 诱导的大鼠血小板聚集。葛根总黄酮大鼠灌胃能降低全血黏度和血小板黏附率，抑制 ADP 诱导大鼠或小鼠的血小板聚集。改善不稳定性心绞痛和糖尿病患者血液流变学，降低血黏度。

（7）保护血管、改善微循环　葛根能对抗异丙肾上腺素所致小鼠肠系膜微循环障碍和 NA 所致金黄地鼠脑微循环障碍，对抗自发性高血压模型大鼠脑缺血所致的脑卒中，改善视网膜微循环。此外，还能抑制血管平滑肌增殖，保护血管内皮功能。

葛根素可使正常鼠脑循环、NA 和异丙肾上腺素所致的小鼠微循环障碍模型毛细血管前小动脉的管径增加，流速加快。葛根总黄酮、葛根素注射用药可使麻醉犬的脑血管扩张、脑血流量增加、脑循环改善。葛根黄酮能降低大鼠大脑中动脉栓塞模型脑含水量，缩小脑梗死体积；葛根素能减轻脂质过氧化反应，保护细胞膜功能，减轻缺血损害，对局灶性缺血和缺血再灌注损伤有保护作用。

2. 其他药理作用

（1）降血脂　葛根素注射给药可明显降低血清 TC；葛根口服液可显著对抗大鼠饮酒所致血清载脂蛋白 A1（apo A1）降低及 TG 升高。

（2）益智　葛根有改善学习记忆和抗痴呆的作用。葛根水煎液、醇提物、总黄酮均可对抗东莨菪碱、乙醇、亚硝酸钠、氮气吸入、双侧颈总动脉阻断再灌注引起的动物记忆获得和记忆再现障碍；葛根总黄酮可显著改善 D-半乳糖所致亚急性衰老小鼠的记忆功能；葛根素能显著改善 β 淀粉样蛋白脑内注射的阿尔茨海默病（Alzheimer disease，AD）大鼠的学习记忆能力，还可改善慢性低 O_2 高 CO_2 大鼠学习记忆能力并提高其脑内胆碱乙酰转移酶（ChAT）活性。其机制可能是下调脑组织 $A\beta_{1-40}$ 和 Bax 表达，抑制 β 淀粉样肽的神经毒性，抑制 tau 蛋白过度磷酸化，减轻胆碱能神经元损伤，促进 ACh 生成和释放，减轻脑皮层和海马神经元凋亡等。

此外，葛根尚具有抗氧化、抗肿瘤、保肝、视神经保护、解酒等作用。

综上所述，与葛根解肌退热功效相关的药理作用是解热；与生津止渴功效相关的药理作用是降血糖、抗氧化等；与通经活络功效相关的药理作用是抗心肌缺血、抗心律失常、改善血液流变学、抗血栓、降血压等。葛根素、葛根总黄酮和大豆苷元是其主要的药效物质基础。

【体内过程】

葛根素口服吸收差，可被肠道菌群转化为大豆苷元和毛蕊异黄酮。小鼠口服葛根提取物后 15 分钟血液中即可检出葛根素，在体内呈二室模型分布，主要经肠道排泄，$t_{1/2\alpha}$ 为 1.02 小时、$t_{1/2\beta}$ 为 15.10 小时；C_{max} 为 456.64mg/L；t_{max} 为 1.24 小时；AUC 为 5824.71mg/(h·ml)。大鼠口服葛根素体内主要代谢物为大豆苷元和相应的硫酸及葡萄糖醛酸结合代谢物，24 小时后 37.3% 葛根素自粪便排出，消除慢，$t_{1/2\beta}$ 约为 15 小时。犬体内绝对生物利用度约 6%，吸收较快，t_{max} 为 1 小时左右。正常人口服葛根素 36 小时后仅有 0.78% 以原形自尿中排出，72 小时后自粪便排出 73.3%；健康人静脉注射葛根素，体内的分布快而广，消除快，无代谢饱和现象，静脉注射 5 小时后，其血浆中浓度已很低。

【毒理研究】

葛根粉小鼠灌胃的 LD_{50} 为 20g/kg。葛根小鼠灌胃 MTD > 37.5g/kg。葛根水提取物 12.50mg/L 可以抑制中国仓鼠肺细胞（CHL）生长，降低线粒体代谢活性，呈现时间-剂量-效应关系，接触受试药物 48 小时后，细胞生长半数抑制浓度（IC_{50}）为 0.282g/L。

【现代应用】

1. 上呼吸道感染　以葛根为主的复方（如葛根汤、柴葛解肌汤）常用于治疗上呼吸道感染。

2. 头痛　以葛根为主的复方（如升麻芷葛汤）常用于治疗神经性头痛、血管性头痛、偏头痛等。

3. 出疹性疾病　以葛根为主的复方（如升麻葛根汤）常用于治疗出疹性疾病初期。

4. 腹泻病　以葛根为主的复方（如葛根芩连汤）常用于治疗痢疾、小儿夏季腹泻等。

5. 糖尿病　以葛根为主的复方（如玉液汤）常用于治疗糖尿病。

此外，葛根素静脉给药对冠心病、心绞痛、心肌梗死、脑血栓、突发性耳聋和心律失常等有较好的疗效；葛根口服对牙龈炎、急性结膜炎、高血压、高脂血症等有较好的疗效。葛根素对糖尿病、慢性单纯性青光眼、视神经损伤或外伤性视神经萎缩、椎－基底动脉供血不足、心力衰竭、外伤性视神经萎缩、高血压、软组织损伤均有一定的效果。

【不良反应】

有口服葛根片出现头胀的个案病例报告，减量后可消失。葛根素注射液可引起药疹、速发性喉头水肿、阵颤、面部血管水肿等过敏样反应，严重者出现过敏性休克；另外，可引起急性血管内溶血。

第二节　中成药

九味羌活丸（颗粒、口服液）

九味羌活制剂源于《此事难知》之九味羌活汤，由羌活、防风、苍术、细辛、川芎、白芷、黄芩、地黄和甘草组成，经现代制剂工艺制备而成。具有发汗祛湿、兼清里热的功效，主治外感风寒湿邪，内有蕴热证，症见恶寒发热，无汗，头痛且重，肢体酸痛，口苦微渴，舌苔白腻或微黄腻，脉浮。

【药理作用】

1. 解热　九味羌活口服液、颗粒剂和九味羌活丸水煎剂对疫苗、内毒素、啤酒酵母等引起的家兔或大鼠发热有解热作用。

2. 镇痛　水提物和醇提物能抑制醋酸所致小鼠扭体反应，减少扭体次数，其醇提物还能提高小鼠痛阈值。

3. 抗炎　九味羌活口服液能抑制巴豆油所致小鼠耳廓肿胀和蛋清所致大鼠足跖肿胀。

4. 镇静　九味羌活口服液和颗粒剂灌胃给药有一定的镇静作用，能减少小鼠自发性活动次数。

【毒理作用】

九味羌活口服液小鼠灌胃的 MTD 为 450g/kg（相当于人用量的 360 倍）。

【临床应用】

常用于感冒、风湿性关节炎、急性荨麻疹、偏头痛、坐骨神经痛、肌纤维组织炎、面神经麻痹、落枕、腰肌劳损等属于外感风寒湿邪，兼内有蕴热者。该品为辛温燥烈之剂，故风热表证、湿热证及阴虚气弱者不宜使用。

【用法用量】

丸剂：姜葱汤或温开水送服。一次 6～9g，一日 2～3 次。

颗粒剂：姜汤或开水冲服。一次 15g，一日 2～3 次。

口服液：一次 20ml，一日 2～3 次。

桑菊感冒片（颗粒、合剂）

桑菊感冒制剂源于《温病条辨》之桑菊饮，由桑叶、菊花、薄荷、苦杏仁、桔梗、连翘、芦根和甘草组成，经现代制剂工艺制备而成，为浅棕色至棕褐色片（颗粒）或棕褐色至棕黑色液体，气微香（芳香），味微苦。具有疏风清热、宣肺止咳的功效，主治风热感冒或风热咳嗽初期，症见头痛、咳嗽、口干、咽痛、舌红、苔黄、脉浮数。

【药理作用】

1. 发汗　桑菊饮口服可使正常大鼠汗腺分泌增多，具有发汗作用。

2. 解热　桑菊感冒合剂可降低五联菌苗和啤酒酵母所致发热动物的体温；桑菊饮亦能降低鲜酵母所致大鼠发热模型的体温，对家兔正常体温和非热限致热原发热均有显著降低作用。其解热作用可能与降低中枢 cAMP 含量有关。

3. 抗炎　桑菊饮对二甲苯所致小鼠毛细血管通透性增加具有明显抑制作用。对蛋清性大鼠足跖肿胀有良好的拮抗效应，能明显增加大鼠肾上腺中胆固醇的含量、升高血浆中醛固酮和皮质醇水平，又能降低肾上腺中维生素 C 含量，兴奋下丘脑 - 垂体 - 肾上腺皮质轴；此外，桑菊饮含药血清具有促进小鼠肺巨噬细胞株 RAW 264.7 中 *TLR4* 和 *TLR7* 基因表达的作用。

4. 抗菌　桑菊饮水煎液在体外对乙型溶血性链球菌、肺炎链球菌、金黄色葡萄球菌、铜绿假单胞菌、大肠埃希菌具有较强的抑制或杀灭作用。

5. 抑制胃肠运动　桑菊饮对新斯的明诱发的小鼠肠道运动亢进有较好的抑制作用。

6. 增强免疫　桑菊饮可提高机体巨噬细胞吞噬指数，使嗜酸性粒细胞水平增加，能显著加强小鼠迟发型超敏反应及炭粒廓清作用，对红细胞空斑形成和 IgG 水平有一定的升高作用，但对玫瑰花环形成率、红细胞凝集素和溶血素无明显影响，表明桑菊饮对非特异性免疫功能具有较好的增强作用。

7. 抗氧化　桑菊饮能剂量依赖性地抑制肝线粒体肿胀、MDA 生成，促进超氧阴离子的清除，提示桑菊饮具有清除活性氧、抗氧化及保护线粒体的作用。

【体内过程】

以发汗药效法测定桑菊饮的药动学参数，最低起效剂量、效应消除半衰期、效应维持时间和效应达峰时间分别为 0.109g/kg、6.20 小时、34.23 小时和 2.3 小时；以解热药效法测定桑菊饮的药动学参数，最低起效剂量、作用期、吸收半衰期、效应达峰时间和效应消除半衰期分别为 0.45g/kg、12.2 小时、0.8 小时、2.24 小时和 1.77 小时；以胃肠运动亢进抑制药效法测定桑菊饮的药动学参数，最低起效剂量、效应达峰时间、效应维持时间和效应消除半衰期分别为 0.103g/kg、1.13 小时、27.70 小时和1.13 小时；以药物体内累计法测定桑菊饮的药动学参数，桑菊饮呈一室模型分布，最小有毒剂量、表观分布半衰期和表观消除半衰期分别为 9.72g/kg、0.86 小时和 9.72 小时。

【临床应用】

常用于感冒、上呼吸道感染、急性气管炎、急性支气管炎、急慢性咽喉炎、病毒性肺炎、化脓性扁桃体炎、急性肾炎、结膜或角膜炎、过敏性鼻炎等属于外热者。该品辛凉清宣，故风寒表证不宜使用。

【用法用量】

片剂：口服。一次 4~8 片，一日 2~3 次。
合剂：口服。一次 15~20ml，一日 3 次，用时摇匀。
颗粒剂：开水冲服。一次 1~2 袋，一日 2~3 次。

◁ 目标检测 ▷

答案解析

一、选择题

（一）单选题

1. 麻黄的现代药理作用不包括（　）

　　A. 兴奋中枢　　　　　　B. 升高血压　　　　　　C. 镇静
　　D. 抗过敏　　　　　　　E. 抗炎

2. 可用于治疗流行性腮腺炎、病毒性肝炎的药物是（　　）

　　A. 麻黄　　　　　　　　　B. 桂枝　　　　　　　　C. 细辛

　　D. 柴胡　　　　　　　　　E. 葛根

3. 葛根治疗偏头痛的主要药理学依据是（　　）

　　A. 镇静作用　　　　　　　B. 降压作用　　　　　　C. 兴奋阿片受体

　　D. 调节脑血管收缩、舒张功能　　　　　　　　　　E. 以上均不对

4. 下列药物中具有保肝利胆作用的是（　　）

　　A. 柴胡　　　　　　　　　B. 桂枝　　　　　　　　C. 细辛

　　D. 麻黄　　　　　　　　　E. 葛根

5. 下列哪项不是麻黄平喘作用的机制（　　）

　　A. 促进肾上腺素、去甲肾上腺素释放

　　B. 直接兴奋支气管黏膜血管平滑肌 α 受体

　　C. 阻止过敏介质释放

　　D. 促进糖皮质激素分泌

　　E. 直接兴奋支气管平滑肌 β 受体

（二）多选题

6. 柴胡的临床用途有（　　）

　　A. 发热　　　　　　　　　B. 病毒性肝炎　　　　　C. 高血压

　　D. 流行性腮腺炎　　　　　E. 流行性脑炎

7. 葛根的药理作用有（　　）

　　A. 镇静　　　　　　　　　B. 抗炎　　　　　　　　C. 解热

　　D. 降血脂、降血糖　　　　E. 抗心肌缺血

二、名词解释

表证

三、简答题

1. 简述解表药的药理作用。

2. 简述麻黄平喘的药效物质基础和直接作用机制。

书网融合……

思政导航　　　　　本章小结　　　　　题库

第九章　清热药

学习目标

知识目标

1. 掌握　清热药的主要药理作用、作用机制和药效物质基础；石膏、黄连、穿心莲、金银花的主要药理作用、活性成分和现代应用。

2. 熟悉　连翘、生地黄、栀子、知母、青蒿、三黄片、牛黄解毒片的药理作用、活性成分和现代应用。

3. 了解　黄连、穿心莲、金银花、连翘、栀子、青蒿、生地黄、知母、石膏、三黄片、牛黄解毒片的不良反应；清热药的概念及分类。

技能目标　通过本章的学习，能理解清热药的研究思路和研究要点，能够灵活应用清热药来解决临床用药问题和进行药物研究的基本设计，培养逻辑思维能力、分析解决具体问题的能力和举一反三、自主学习的能力。

素质目标　通过本章的学习，具备中药药效物质基础研究的创新精神，培养中医药文化自信。

凡以清解里热为主要作用，用以治疗里热证的药物称为清热药。此类药物寒凉泻热、苦寒清解、作用偏里，能清解消散深入气血、内蕴脏腑的实火热毒以及湿热之邪，有泻火、凉血、解毒、燥湿及退虚热等功效，主治里热证。部分清热药还兼有疏散风热、明目退翳、化痰散结、利胆退黄、生津止渴、滋阴润燥、活血化瘀、凉血止血、杀虫止痒、利水通淋、祛暑截疟等作用。主要用于热病高烧、热痢、痈肿疮毒等各种里热证候。

里热证是由外邪内传，入里化热，或因内郁化热所致的证候群。热邪是里热证的发病核心。中医认为热邪入里化热，里热亢盛，蒸腾于外，故见面红身热；热伤津液，故口渴冷饮；热属阳，阳主动，故躁动不安而多言；热伤津液，故小便黄赤；肠热液亏，传导失司，故大便干结。

西医学认为里热证产生是由机体抵抗能力下降（正气不足），细菌病毒感染（外邪侵袭）所致，临床主要表现为发热、恶寒、口渴、心烦口苦、呼吸急促、小便短赤、大便干结或兼有便秘、腹胀、苔黄脉洪，甚至神昏谵语、发狂等。里热证多见于西医学的多种感染性疾病的发热期，也包括一些非感染性疾病，如某些变态反应性疾病、出血性疾病和肿瘤等。

根据里热证不同类型和药物性能的差异，清热药常可分为：①清热泻火药，主要用于清解气分实热，常用方药有石膏、知母、栀子等；②清热凉血药，主要用于清解血分实热，常用方药有生地黄、玄参等；③清热燥湿药，主要用于清解湿热，本类药物部分还兼有解毒的作用，常用药物有黄连、穿心莲、黄芩等；④清热解毒药，主要用于治疗各种热毒证，常用方药有金银花、连翘、三黄片、牛黄解毒片等；⑤清虚热药，具有退虚热的功效，适用于骨蒸潮热、低热不退等证，常用方药有青蒿、银柴胡等。

现代药理研究表明，清热药治疗里热证的作用与下列药理作用有关。

1. 抗病原微生物　里热证是外邪入里所致，细菌、病毒等病原微生物均可视为外邪，是引起各种感染、炎症性疾病的主要因素。大多数清热药体内外实验研究均表明具有一定的抗菌、抗病毒作用。体外实验证实，金银花、知母、连翘、黄连、栀子、穿心莲、青蒿等对革兰阳性菌和革兰阴性菌都有抑制作用；黄连、黄芩等对幽门螺杆菌有抑制作用；黄连、黄柏、黄芩、金银花、生地黄等对多种皮肤真菌也有抑制作用。抗菌的主要有效成分有穿心莲内酯（穿心莲）、小檗碱（黄连、黄柏）、芒果苷（知母）、京尼平苷（栀子）、绿原酸（金银花）、青蒿素（黄花蒿）等。此外，临床实践和体外实验均显示清热药具有抗病毒作用，金银花、连翘、知母、栀子、黄连、穿心莲等对流感病毒、疱疹病毒、乙型肝炎病毒均有一定的抑制作用。近年来还发现黄连、黄芩、生地黄、蒲公英等能诱生 IFN，阻碍病毒复制。

2. 抗毒素、降低细菌毒力　病原菌的致病物质可分为毒素和侵袭力两大类。毒素对宿主有毒，能直接破坏机体的结构和功能，如内毒素与外毒素；侵袭力本身无毒性，但能突破宿主的生理防御屏障，便于致病菌在机体内生存、繁殖和扩散。清热药黄连、金银花、连翘、板蓝根、蒲公英、败酱草等能中和、降解内毒素或破坏其正常结构，并抑制内毒素诱导的炎症介质合成与过度释放，降低死亡率。小檗碱具有抗外毒素作用，能使霍乱弧菌毒素所致腹泻潜伏期延长以及腹泻程度减轻。黄连等在无抑菌作用浓度时就能抑制金黄色葡萄球菌凝固酶的形成。

3. 抗炎　急性炎症是热证的主要表现之一，也是急性感染性疾病的重要病理过程。许多清热药对实验性炎症的各个环节均有一定的抑制作用，如金银花、连翘、黄连、知母、穿心莲、栀子、石膏、黄柏、黄芩等对多种致炎剂引起的炎症都有作用，能抑制毛细血管通透性增加和炎性渗出。清热药的抗炎作用机制主要有：①兴奋垂体－肾上腺皮质系统，抑制炎症反应，如知母、栀子、金银花等。②抑制各种炎症介质的合成与释放，如穿心莲、黄连、黄芩、连翘、紫草等抑制环氧化酶（COX）和脂氧化酶，使 PGE 和白三烯等的合成与释放减少。

4. 解热　大部分清热药及其复方具有明显的解热作用，如石膏、知母、栀子、黄连、穿心莲、金银花、青蒿、鱼腥草等对动物实验性发热模型均有较好的解热作用。清热解毒药可通过中和、降解内毒素，或抑制内源性致热原的产生而发挥解热作用。清热药解热时一般不伴有明显发汗，提示其解热机制与解表药不同。

5. 抗肿瘤　热毒是促使肿瘤发展和病情恶化的重要因素，清热解毒是中医治疗恶性肿瘤的基本治则之一。目前治疗肿瘤的中草药中，清热解毒药所占比例最高。多数清热解毒药如知母、黄连、穿心莲、生地黄、青蒿、青黛、苦参、紫草、山豆根等对多种实验性肿瘤有明显的抑制作用。多数清热解毒药有较强的抗肿瘤活性，可控制肿瘤及周围的炎症水肿，减轻症状。

6. 调节免疫功能　清热药对免疫功能的作用主要表现在增强机体免疫功能和抑制多种类型的变态反应。多数清热药能增强机体免疫功能。如金银花、生地黄、黄连、青蒿等能促进单核－吞噬细胞系统的吞噬活性、增强细胞免疫及体液免疫等。另一方面，许多清热药及其成分又能抑制多种类型的变态反应，如黄芩、苦参等能抑制肥大细胞脱颗粒，抑制过敏介质释放并对抗其作用。穿心莲、苦参能抑制迟发型超敏反应。但清热药抑制变态反应与免疫抑制剂、糖皮质激素不同，清热药只对免疫过程的某个环节有效，而后者对多个环节均有影响。

此外，清热药及其所含主要有效成分还具有其他广泛的药理活性，如知母、生地黄、小檗碱等有降血糖作用；黄连、栀子、生地黄、黄芩、赤芍、丹皮、牛黄等有镇静作用；黄连、栀子、穿心莲、黄芩、丹皮等有降压作用；穿心莲、金银花、生地黄、连翘、栀子、黄芩、蒲公英等有保肝作用；黄连、金银花、连翘、黄芩和黄芩苷等有清除自由基、抗氧化作用；黄连、金银花、决明子、黄芩等有降血脂作用；知母、黄连、穿心莲、金银花等具有抑制血小板聚集作用；石膏、金银花炭具有收敛、止血作用；穿心莲、金银花、黄连、地骨皮、天花粉、大青叶等具有抗生育作用；石膏、知母、栀子、黄连、穿心莲、青蒿等对心血管系统也有不同程度的保护作用。上述这些作用与清热解毒药的寒凉药性相关。

综上所述，清热药的药理作用非常广泛，其中抗病原微生物、抗毒素、降低细菌毒性、抗炎、解热、抗肿瘤、调节免疫功能是该类药物清热泻火、解毒、凉血、清虚热等功效的主要药理学作用基础；清热解毒药的其他共性和特异性作用及深层次的作用机制尚待深入探索和总结。

常用清热药的主要药理作用见表9-1。

表9-1 清热药主要药理作用总括表

类别	药物	解热	共性药理作用								其他药理作用
			抗菌	抗炎	抗病毒	抗肿瘤	保肝利胆	抗内毒素	调节免疫功能	调节心血管系统	
清热泻火药	石膏	+		+	+				+	+	收敛生肌、解痉
	知母	+	+	+	+	+				+	降血糖、抑制血小板聚集
	栀子	+		+	+		+			+	镇静、镇痛、降血压、保护胰腺、修复软组织损伤
清热凉血药	生地黄				+		+		+		促进造血功能、降血糖、镇静
清热燥湿药	黄连	+	+	+	+	+	+	+	+	+	抗原虫、降血糖、降血脂、降血压、抗溃疡、镇静、抗氧化、正性肌力、抑制血小板聚集
	穿心莲	+	+	+	+	+	+		+	+	降血压、抗生育
清热解毒药	连翘	+	+	+	+			+		+	镇痛、镇吐、降血脂、抗氧化
	金银花	+	+	+	+			+	+	+	抗氧化、兴奋中枢、降血脂、抑制血小板聚集、抗生育、止血
清虚热药	青蒿	+	+	+	+	+			+	+	抗疟原虫、抗血吸虫、镇痛、抗早孕

⟫ 第一节　单味药

石　膏

石膏为硫酸盐类矿物硬石膏族石膏 *Gypsum fibrosum*，主要由化学沉积作用形成，常产于海湾盐湖和内陆湖泊形成的沉积岩中，并常与石灰岩、红色页岩、泥灰岩等互层出现；亦常与硬石膏、方解石、岩盐及其他盐矿物共生。石膏分布广泛，甘肃、湖北、四川等地均有巨大石膏矿床，著名产地有湖北应城及安徽凤阳。石膏味辛、甘，性大寒，归肺、胃经。具有清热泻火、除烦止渴、收敛生肌的功效，用于外感热病、高热烦渴、肺热喘咳、胃火亢盛、头痛、牙痛等证。

石膏主要成分为含水硫酸钙（$CaSO_4 \cdot 2H_2O$）。其中 CaO 32.5%，SO_3 46.6%，H_2O 20.9%，常夹有黏土、砂粒、有机物、硫化物等杂质，并含少量铝、硅、镁、铁及微量锶、钡等金属元素。

【药理作用】

与功能主治相关的药理作用

（1）解热　石膏有解热作用。发热家兔经直肠给予天然石膏煎剂有解热作用。石膏煎剂对白细胞致热原性发热有抑制作用，其解热作用与中枢环核苷酸含量变化有关，能使脑脊液 cAMP 含量降低，而 cGMP 含量升高。但纯品石膏无解热作用，因此，天然石膏的解热作用可能与其中含有的杂质有关。

（2）解痉、抗炎 石膏内服经胃酸作用，一部分变成可溶性钙盐，经肠吸收入血，血清钙离子浓度增加，可抑制神经应激能力，降低骨骼肌的兴奋性，缓解肌肉痉挛，还能降低血管通透性，故有解痉、抗炎的作用。

（3）增强免疫 1∶1 的石膏 Hanks 液在体外能增强兔肺泡巨噬细胞对白色葡萄球菌死菌及胶体金的吞噬能力，能促进吞噬细胞的成熟。Ca^{2+} 可提高肺泡巨噬细胞的捕捉率，加强其吞噬活性和加速其对尘粒的清除，在维持巨噬细胞生理功能上具有重要意义，因而认为其是石膏增强免疫功能的重要物质基础。

（4）辅助降血糖 人参白虎汤对四氧嘧啶糖尿病小鼠具有降血糖作用，其主要作用物质为知母及人参，但仅以知母及人参合用，则出现相互拮抗，加入石膏则可协调二药而共同发挥良好的降血糖作用。

（5）收敛 煅石膏外用生肌敛疮，外治痈疽疮疡、烫伤。

综上所述，与石膏清热泻火、除烦止渴、收敛生肌功效相关的药理作用是解热、解痉、抗炎、降血糖、收敛等；与外感热病功效相关的药理作用是增强免疫功能。含水硫酸钙是其主要的药效物质。

【毒理研究】

生石膏水煎剂小鼠静脉注射的 LD_{50} 为 14.7g/kg。生石膏 250g 水煎液，给小鼠灌胃未发现毒性反应。

【现代应用】

1. 各种发热症 含石膏的中药制剂可用于病毒感染、呼吸道感染、免疫性疾病、肿瘤、血液病、烧伤、中暑等疾病之发热。

2. 糖尿病 人参白虎汤（含石膏、人参、知母等）有明显的降糖作用，可用于糖尿病的治疗。

此外，石膏制剂还可用于牙龈肿痛、咽痛、口臭等。

【不良反应】

石膏大剂量口服可出现疲倦乏力、精神不振、食欲下降等。

知 母

本品为百合科植物知母 *Anemarrhena asphodeloides* Bge. 的干燥根茎。野生毛知母主要分布于河北、山西、内蒙古等地区，而栽培知母则主要分布于河北及安徽。知母味苦、甘，性寒，归肺、胃、肾经。具有清热泻火、生津润燥的功效。用于外感热病、肺热燥咳、高热烦渴、骨蒸潮热、肠燥便秘、内热消渴等证。

知母含有多种甾体皂苷，其中有知母皂苷 A-Ⅰ、A-Ⅱ、A-Ⅲ、A-Ⅳ及B-Ⅰ、B-Ⅱ。皂苷元主要为菝葜皂苷元、马尔可皂苷元、新吉托皂苷元、薯蓣皂苷元等。此外，还含黄酮类，如芒果苷（又称知母宁）、异芒果苷和知母多糖 A、B、C、D 等。

【药理作用】

1. 与功能主治相关的药理作用

（1）抗病原微生物 知母乙醇、乙醚提取物在体外能抑制结核分枝杆菌 H37Rv 生长。小鼠实验性结核杆菌感染，饲以含知母的饲料可使肺部病变有所减轻，芒果苷是其抗结核杆菌的有效成分之一。知母对伤寒沙门菌、志贺菌、白喉杆菌、金黄色葡萄球菌、肺炎链球菌等有一定抑制作用，对某些致病性皮肤真菌及白色念珠菌有不同程度的抑制作用。芒果苷对流感病毒 A 有拮抗作用，异芒果苷及芒果苷均具有显著的抗Ⅰ、Ⅱ型单纯疱疹病毒作用。

（2）解热 皮下注射知母提取物对大肠埃希菌所致的家兔高热有预防和治疗作用，其解热特点为慢而持久。作用机制与抑制产热过程有关，通过抑制与产热有关的细胞膜上 Na^+，K^+-ATP 酶的活性，使产热减少。其解热的有效成分是芒果苷、菝葜皂苷元。

（3）下调交感神经 - 肾上腺系统功能　阴虚患者多有多巴胺 - β - 羟化酶（dopamine - β - hydroxy-lase，DβH）活性增强、β 受体 - cAMP 系统功能偏亢的症状，表现为产热增加，血浆中的 cAMP 含量升高。知母及其皂苷元能使血、脑、肾上腺中 DβH 活性降低，儿茶酚胺合成减少；能抑制过快的 β 受体蛋白质合成，下调过多的 β 受体；使甲状腺素和氢化可的松所致阴虚模型动物脑、肾中 β 受体功能下降，血中 cAMP 含量减少。

（4）抗炎　知母中的芒果苷和总多糖具有显著的抗炎作用。知母水提物能抑制二甲苯所致的小鼠耳廓肿胀和醋酸导致的腹腔毛细血管通透性增高，且具有剂量依赖性。知母总多糖具有抗炎活性，通过促进肾上腺分泌糖皮质激素及抑制炎症组织 PGE 的合成或释放而发挥抗炎作用。

（5）降血糖　《神农本草经》称本品"主消渴热中"，其生津润燥功效与降血糖作用有关。知母皂苷具有抑制 α - 葡萄糖苷酶的作用，能提高小鼠糖耐量，降低餐后血糖，并能降低四氧嘧啶诱发的糖尿病小鼠血糖。知母聚糖能通过抑制肝脏的氨基酸转化成葡萄糖或抑制糖原分解来降低正常小鼠和高血糖大鼠的血糖、增加肝糖原含量、增强骨骼肌对 $^3H-2$ 脱氧葡萄糖的摄取能力。

2. 其他药理作用

（1）改善学习记忆　知母皂苷能有效提高记忆障碍模型小鼠的学习记忆能力，并能提高血管型痴呆大鼠的学习记忆能力，对脑缺血后神经元损伤、炎性损伤具有一定的保护作用。

（2）抗肿瘤　知母皂苷对人肝癌移植裸鼠肿瘤有抑制生长作用。此外，对皮肤鳞癌、宫颈癌等有较好疗效。

（3）抑制血小板聚集　知母皂苷 A - Ⅲ 对由二磷酸腺苷（adenosine diphosphate，ADP）、5 - HT 和花生四烯酸（AA）诱导的兔和人血小板聚集均有抑制作用。

综上所述，知母抗病原微生物、解热、下调交感神经 - 肾上腺系统功能、抗炎、降血糖等药理作用阐释了其清热泻火、生津润燥功效的现代科学内涵；改善学习记忆、抗肿瘤、抑制血小板聚集等作用是药理学研究的新进展。

【体内过程】

知母提取液口服后，代谢物与性质尚不清楚。知母皂苷 B - Ⅱ 在大鼠肝脏中的摄取和代谢需经过一定时间才能达到动态平衡，且平衡后的肝脏提取率约为 50%。

【毒理研究】

知母提取物小鼠灌胃 MTD≥15g/kg（相当于原生药230.5g/kg），按体表面积计算，相当于 70kg 成人每日常用剂量的 147.8 倍（通常以耐受成人用量 100 倍以上为安全）。

【现代应用】

1. 感染性疾病　用知母配伍石膏（白虎汤）等治疗流行性出血热、肺炎、流行性脑膜炎、乙型脑炎等有一定的疗效。

2. 糖尿病　常与天花粉、麦冬等配伍用于糖尿病的治疗。

3. 肺结核低热　可单用知母，或用二母散（知母、贝母），疗效较好。

4. 高血压　常配伍百合/生地用于治疗高血压。

栀　子

本品为茜草科植物栀子 *Gardenia jasminoides* Ellis 的干燥成熟果实。主要分布于浙江、湖南、江西等地。栀子味苦，性寒。具有泻火除烦、清热利尿、凉血解毒之功效，外用消肿止痛；用于热病心烦、黄疮尿赤、血淋涩痛、血热吐衄、目赤肿痛、火毒疮疡，外治扭挫伤痛。

栀子含有多种苷类，主要有效成分为栀子苷，京尼平苷及其水解产物京尼平等。此外，尚含有 β - 谷甾醇、藏红花苷、栀子素、藏红花酸、熊果酸等成分。

【药理作用】

1. 与功能主治相关的药理作用

（1）解热、抗炎　栀子生品及各种炮制品的95%乙醇提取物均对酵母所致发热大鼠有较强的解热作用。栀子不同炮制品解热作用强弱依次为生品、炒黄品、炒焦品、炒炭、姜制品。栀子醇提物、水提物、乙酸乙酯提取物和京尼平苷均具有抗炎和治疗软组织损伤的作用。栀子对二甲苯所致小鼠耳廓肿胀、醋酸所致小鼠腹腔毛细血管通透性增高、甲醛及角叉菜胶所致大鼠足跖肿胀、大鼠棉球肉芽组织增生均有明显的抑制作用，生品强于各种炮制品。京尼平苷是其抗炎的主要物质基础，且其抗炎作用机制不同于肾上腺皮质激素类药物。

（2）镇静、镇痛　栀子生品及各种炮制品均有一定的镇静作用，可明显延长小鼠腹腔注射50mg/kg异戊巴比妥钠的睡眠时间，且经炒焦、炒炭后镇静作用明显增强。栀子醇提物小鼠腹腔注射能减少小鼠的自发性活动，具有镇静作用，与环己巴比妥钠有协同作用，能延长睡眠时间。栀子醇提物及京尼平苷对醋酸诱发的小鼠扭体反应有明显的抑制作用，去羟栀子苷是其镇痛的主要物质基础。

（3）抗病原微生物　栀子对金黄色葡萄球菌、溶血性链球菌、卡他球菌、白喉杆菌、人型结核杆菌等具有抑制作用。水浸液在体外能抑制各种皮肤真菌。水煎液在体外能杀死钩端螺旋体及血吸虫。栀子提取物对柯萨奇B3病毒、埃可病毒、乙肝病毒、甲型流感病毒、副流感病毒Ⅰ型、呼吸道合胞病毒、单纯疱疹病毒、腺病毒3型和5型等病毒的增殖有明显的抑制作用。

（4）保肝、利胆　栀子的水提物、醇提物及藏红花苷、藏红花酸、栀子苷、栀子素、京尼平苷均可促进胆汁分泌。京尼平苷大鼠十二指肠给药，可显著持续性促进大鼠胆汁分泌。栀子苷、京尼平苷能减轻 CCl_4、半乳糖胺引起的肝损伤，可使异硫氰酸 α - 萘酯大鼠急性黄疸模型血清胆红素、ALT、AST明显降低。栀子苷、京尼平苷是其利胆、保肝的物质基础，其中，京尼平苷是通过水解生成京尼平而发挥利胆作用的。

2. 其他药理作用

（1）降血压　栀子煎剂和醇提物对麻醉或清醒猫、兔、大鼠灌胃或静脉注射给药均有降血压作用。栀子的降血压作用部位在中枢。

（2）保护胰腺　栀子及其提取物能促进大鼠胰腺分泌，降低胰酶活性，对胰腺细胞膜、线粒体膜、溶酶体膜均有稳定作用，提示栀子有减轻胰腺炎作用。水煎液对大鼠早期出血坏死性胰腺炎有保护作用。促进胰腺分泌作用以京尼平作用最强，降低胰酶活性以京尼平苷作用最显著。

（3）修复软组织损伤　京尼平苷具有较好的治疗软组织损伤的作用。

综上所述，与栀子泻火除烦功效相关的药理作用是解热、抗炎、镇痛、镇静等；与清热利尿功效相关的药理作用是解热、抗病原微生物等；与凉血解毒功效相关的药理作用是利胆、保肝。栀子苷和京尼平苷是其主要的药效物质基础。

【体内过程】

栀子提取物口服后，血浆中可以检测到以栀子苷为主的环烯醚萜苷；大鼠灌胃给予栀子苷（60mg/kg）后，体内药物动力学过程符合二室模型，体内分布广泛，以肾、肝、脾、脑为主，消除慢，清除率低，平均滞留时间长，吸收总量大，生物利用度高。

【毒理研究】

栀子苷大鼠灌胃的 LD_{50} 为 1.43g/kg；皮下注射的 LD_{50} 为 31.79g/kg。

【现代应用】

1. 急性黄疸型肝炎 以栀子为主的复方制剂（如10%及50%栀子煎剂、茵栀黄注射液等）常用于治疗急性黄疸型肝炎等。

2. 急性病毒性肝炎、高胆红素血症 以栀子为主的方剂（如茵陈蒿汤等）常用于治疗急性病毒性肝炎、高胆红素血症。

3. 胆囊炎 以栀子为主的方剂（如茵陈栀子汤、栀子大黄汤等）常用于治疗急、慢性胆囊炎。

4. 小儿发热 以栀子为主的复方制剂（如栀子桃仁泥贴敷涌泉穴）常用于治疗小儿发热。

5. 急性卡他性结膜炎 栀子泡饮常用于治疗急性卡他性结膜炎，疗效较好。

黄　连

本品为毛茛科黄连属多年生草本植物黄连 *Coptis chinensis* Franch.、三角叶黄连 *Coptis deltoidea* C. Y. Cheng et Hsiao 或云南黄连 *Coptis teeta* Wall. 的干燥根茎。主要分布于四川、贵州、湖南等地。黄连味苦，性寒，归心、脾、胃、肝、胆、大肠经。具有清热燥湿、泻火解毒的功效，外用收湿敛疮；用于湿热痞满、呕吐吞酸、泻痢、黄疸、高热神昏、心火亢盛、心烦不寐、血热吐衄、目赤、牙龈肿痛、消渴、痈肿疔疮、热毒疮疡、湿疹等证。

黄连主要含多种异喹啉类生物碱、5,5-二甲氧基落叶松脂醇、3,4-二羟基苯乙醇、甲基-5-O-阿魏酰奎尼酸、乙基-5-O-阿魏酰奎尼酸等成分。生物碱中的主要有效成分为小檗碱，含量高达3.6%以上，其次是黄连碱、甲基黄连碱、掌叶防己碱、药根碱、表黄连碱及少量木兰碱。

【药理作用】

1. 与功能主治相关的药理作用

（1）抗病原微生物

1）抗菌　黄连抗菌谱广，体外实验表明，对革兰阳性菌和革兰阴性菌、结核杆菌、真菌类均有抑制或杀灭作用。黄连和小檗碱的抗菌作用基本一致，对志贺菌、炭疽杆菌、金黄色葡萄球菌、溶血性链球菌、肺炎链球菌及脑膜炎奈瑟菌等有较强的抗菌作用。黄连抗菌强度与浓度、配伍有关，低浓度抑菌，高浓度杀菌。小檗碱单用时，金黄色葡萄球菌、溶血性链球菌与福氏志贺菌极易产生耐药性；但与青霉素、链霉素、金霉素、异烟肼、对氨水杨酸无交叉耐药性。黄连的抗菌作用与以下多个环节有关：能抑制细菌糖代谢中间环节丙酮酸的氧化脱羧过程，影响细菌对维生素 B_3、维生素 B_6 的利用；也可与细菌 DNA 形成复合物，影响 DNA 的复制，干扰细菌生长繁殖；可导致核糖体和细胞壁的改变而干扰细菌蛋白质生物合成。

2）抗病毒　黄连煎剂或小檗碱对鸡胚中培养的各型流感病毒株和新城鸡瘟病毒均有明显的抑制作用，并能降低乙型肝炎表面抗原的阳性率。此外，黄连对柯萨奇病毒、风疹病毒、单纯疱疹病毒等有抑制作用。

3）抗原虫　黄连煎剂或特定浓度的小檗碱可完全抑制阿米巴原虫的生长。此外，黄连对阴道滴虫、锥虫也有抑制作用。

4）抗毒素　黄连和小檗碱对多种微生物毒素有明显拮抗作用，能提高机体对多种细菌内毒素的耐受能力。在给大鼠注射内毒素后，立即灌胃黄连煎剂，可保护动物免于死亡。黄连和小檗碱还可对抗由大肠埃希菌和霍乱弧菌毒素引起的腹泻，减轻炎症反应，降低死亡率。

（2）降血糖　黄连水煎液、小檗碱对自发性糖尿病小鼠及四氧嘧啶糖尿病小鼠均有降血糖作用。小檗碱不影响胰岛素的分泌与释放，也不影响肝细胞膜胰岛素受体的数目与亲和力，但能有效抑制小肠上皮细胞二糖酶（主要是蔗糖酶、麦芽糖酶）的活力，减少葡萄糖吸收。此外，黄连能抑制葡萄糖的摄取，从而降低餐后血糖水平而发挥抗糖尿病的作用。其降血糖的机制与抑制糖异生和促进糖酵解有关。

（3）解热、抗炎 黄连注射液对白细胞致热原（LP）所致家兔发热有明显解热作用，并能降低脑脊液中 cAMP 含量，说明黄连可通过抑制中枢发热介质的生成或释放而产生解热作用。黄连各种剂型及小檗碱对急慢性炎症均有抑制作用。黄连甲醇提取物对大鼠多种实验性足跖肿胀及肉芽肿有抗炎作用，局部用药也能减轻肉芽肿的发展。小檗碱有抗急性炎症作用，能抑制醋酸所致小鼠腹腔毛细血管通透性增加、组胺所致大鼠皮肤毛细血管通透性增加；还可抑制二甲苯引起的小鼠耳廓肿胀，角叉菜胶引起的大鼠足跖肿胀。通过降低中性粒细胞的趋化功能、抑制呼吸爆发、清除氧自由基和干扰氨基酸代谢、减少 PG 的合成等综合效应，进而影响炎症的发生与发展。黄连抗炎的有效成分主要是小檗碱、黄连碱、药根碱。

（4）抗溃疡 黄连甲醇提取物及小檗碱对小鼠应激性溃疡均有明显的抗溃疡作用，并能抑制胃液分泌。黄连碱亦有效。黄连对幽门螺杆菌也有较强的抑制作用，这是黄连抗溃疡的环节之一。

（5）抗肿瘤 小檗碱可通过细胞毒作用，抑制肿瘤细胞增殖、诱导细胞凋亡。增强机体免疫功能、调节细胞信号转导、诱导细胞分化等可能是其发挥抗肿瘤作用的机制。此外，黄连与呋喃氟尿嘧啶、环磷酰胺、氟尿嘧啶、顺铂、长春碱配伍使用可延缓这些药物耐药性的产生。

2. 其他药理作用

（1）增强免疫功能 小檗碱在动物体内外均可增强中性粒细胞吞噬金黄色葡萄球菌的能力，还能增强网状内皮系统吞噬功能。

（2）降血压 小檗碱对实验动物有显著降血压作用，随剂量增加，降压幅度与时间也增加，但持续时间较短，重复给药无快速耐受性。小檗碱的降压作用与阻断血管 α 受体有关。

（3）抗心律失常 静脉注射小檗碱能防治氯化钙、乌头碱、$BaCl_2$、肾上腺素、电刺激以及冠脉结扎所致的室性心律失常，有明显的量效关系。小檗碱抗心律失常机制与延长心肌细胞的动作电位时程和有效不应期、消除折返冲动，拮抗肾上腺素作用、降低心肌自律性有关。小檗碱与谷维素联合可以用于治疗心律失常，又可减轻患者的焦虑情绪，可长期服用。

（4）正性肌力 小檗碱在一定剂量范围内，对动物离体心脏及整体心脏均显示出正性肌力作用。小檗碱的正性肌力作用是通过促进 Ca^{2+} 跨膜内流，导致心肌细胞内 Ca^{2+} 增加而产生的。

此外，黄连还具有抗心肌缺血、抗脑缺血、镇静、降血脂、抑制血小板聚集、耐缺氧等作用。

综上所述，黄连抗病原微生物、抗毒素、解热、抗炎药理作用是其清热燥湿、泻火解毒功效的药理学基础。降血糖、抗溃疡、抗肿瘤作用与其功效、主治有一定的相关性。生物碱是其主要的药效物质基础。

【体内过程】

黄连总生物碱在体内分布广泛，以肺和肝为主。大鼠灌胃黄连总生物碱后 2 小时左右，小檗碱在大鼠血液中的含量出现第一个极大值，然后血药浓度下降，到 5 小时左右出现第二个极大值。小檗碱主要分布在大鼠的肺中；黄连碱和药根碱的分布与小檗碱不同，主要分布在肝脏中，其次分布在肺中。

【毒理研究】

黄连粗提取物小鼠灌胃的 LD_{50} 为 2.95g/kg。黄连总生物碱的小鼠急性毒性远大于黄连粗提取物，0.28g/kg 即可引起所有受试小鼠死亡。黄连中的小檗碱、黄连碱、掌叶防己碱和药根碱是黄连引起毒性的主要成分，其中以小檗碱毒性最强。

【现代应用】

1. 细菌性痢疾 黄连各种剂型（粉剂、干浸膏、糖浆、煎剂、浸液、混悬液）口服对细菌性痢疾都有很好的治疗效果。此外，以黄连为主的各种复方如香连丸、黄连丸等口服治疗细菌性痢疾，具有显效快、疗程短、副作用小等特点。

2. 治疗胃炎、胃及十二指肠溃疡 香连丸口服可治疗胃炎、胃及十二指肠溃疡。

3. 高血压 黄连素片口服可治疗高血压，每次 0.4 ~ 0.5g，每日 3 次，疗程为 4 周。

4. 糖尿病 黄连地黄汤或黄连素可治疗非胰岛素依赖型糖尿病。

5. 放射性皮肤损伤 黄连、黄柏液外涂于接受直线加速器电子线局部照射的肿瘤患者暴露部位，可显著防护放射造成的损伤并具有良好的消炎、镇痛、止痒效果。

【不良反应】

小檗碱最严重的毒性为心脏毒性，临床使用可出现急性心源性脑缺氧综合征；盐酸小檗碱注射液100mg 加于葡萄糖溶液中静脉滴注，患者可出现头昏、气急、心律失常、呼吸骤停等，严重者可引起死亡。肌内注射复方硫酸氢小檗碱注射液，可出现全身瘙痒、荨麻疹、体温升高、心慌、关节疼痛、呼吸急促、烦躁不安、恶心、呕吐等过敏样反应，严重者出现过敏性休克。

穿心莲

穿心莲为爵床科植物穿心莲 *Andrographis paniculata*（Burm. f.） Nees 的全草或叶。广泛分布于福建、广东、广西等地。穿心莲味苦，性寒，归心、肺、大肠、膀胱经。具有清热解毒、凉血消肿等功效。临床上多用于呼吸道感染、感冒发热、心血管系统、消化系统等疾病的治疗。

穿心莲主要有效成分为内酯类和黄酮类，内酯类化合物主要含于穿心莲叶中，包括穿心莲内酯、新穿心莲内酯、脱氧穿心莲内酯、脱水穿心莲内酯、穿心莲内酯苷等。黄酮类化合物，系多甲氧基黄酮，如 5 - 羟基 - 7,8,2′,3′ - 四甲氧基黄酮、5 - 羟基 - 7,4′ - 二甲氧基黄酮、5,7 - 二羟基 - 6 - 甲氧基黄酮等，主要含于穿心莲根中。

【药理作用】

1. 与功能主治相关的药理作用

（1）**抗菌、抗病毒** 穿心莲内酯可抑制多种细菌和拮抗多种病毒。由脱水穿心莲内酯和琥珀酸单酯制成的琥珀宁注射液对金黄色葡萄球菌、白色葡萄球菌和肺炎链球菌有抑制作用。穿心莲内酯也可拮抗腺病毒、埃博拉病毒和呼吸道合胞病毒等，其机制可能与抑制病毒蛋白作用有关。

（2）**解热、抗炎** 穿心莲内酯能抑制和延缓肺炎链球菌和乙型溶血性链球菌引起的体温升高，对于伤寒、副伤寒菌苗所致发热的家兔或 2,4 - 二硝基苯酚所致发热的大鼠有一定的解热作用，对同时感染肺炎链球菌和溶血性链球菌培养物所致发热家兔能延迟体温上升时间，减弱体温上升程度。此外，穿心莲内酯类成分具有不同程度的抗炎作用，对蛋清及角叉菜胶足跖注射致炎大鼠模型均有明显抗炎作用。

（3）**抗心肌缺血及其再灌注损伤**

1）**抗心肌缺血** 穿心莲内酯能明显改善垂体后叶素所致实验性心肌缺血大鼠心电图 ST 段的偏移，降低心肌及血清中 MDA 水平，降低血清中乳酸脱氢酶（LDH）和二羟丁酸脱氢酶（2 - HBD）的活性，其机制可能与抑制氧自由基的形成，防止脂质过氧化反应有关。

2）**抗心肌缺血再灌注损伤** 穿心莲根提取液具有减轻心肌缺血再灌注损伤的作用，其机制与减轻氧自由基损害有关，其提取液还可以改善或阻止心肌缺血再灌注过程中发生的离子紊乱和比例失调，是其防治心肌缺血再灌注的重要表现和作用机制之一。

（4）**保肝、利胆** 穿心莲内酯、穿心莲内酯苷和新穿心莲内酯均能对抗 CCl_4 所致的大鼠肝损伤。穿心莲内酯可使胆汁分泌恢复正常，从而抗胆汁淤积，还可提高肝细胞存活率，调节细胞内及血清中酶的水平。

2. 其他药理作用

（1）增强免疫 穿心莲内酯是一种具有调节机体非特异性免疫功能的免疫刺激剂，通过调节 NK 细胞、单核-巨噬细胞及细胞因子分泌而发挥免疫调节作用。小鼠腹腔注射穿心莲注射液后，腹腔巨噬细胞吞噬百分率和吞噬指数明显升高，E 玫瑰花环形成率增高，提示穿心莲有提高 T 淋巴细胞免疫的功能。

（2）抗肿瘤 穿心莲提取物对乳腺癌细胞株 MCF_7、肝癌细胞株 HepG2、肠癌细胞株 HT_{29}、SW_{620} 和 LS_{180} 均有不同程度的增殖抑制作用，其中对肝癌细胞株 HepG2 的增殖抑制作用较为明显，且作用强度随药物浓度增加而增强。

（3）对肝微粒体药物代谢酶的影响 穿心莲叶提取物及穿心莲内酯能抑制大鼠肝微粒体苯胺羟化酶、N-去甲基酶和 O-去甲基酶的活性，其中对 O-去甲基酶最敏感。

【体内过程】

穿心莲内酯在家兔血浆中的药动学符合二室模型，达峰时间为 1 小时，穿心莲内酯由中央室向外周室的分布速率与穿心莲内酯由外周室返回中央室的分布速率大小相当。穿心莲内酯的 $t_{1/2}$ 为 12.12 小时，属于长半衰期药物，在兔血浆中能保持较长时间的血药浓度。

【毒理研究】

小鼠灌胃穿心莲内酯的 LD_{50} 在 40g/kg 以上，小鼠每日 MTD 为 110.25g/kg。亚急性毒性实验中，对大鼠或家兔灌胃穿心莲内酯 1g/kg，每日 1 次，连续 7 日，未见明显的毒性。琥珀宁注射液 84mg/kg 腹腔注射每日 1 次，连续 10 日，无明显毒性作用。

【现代应用】

1. 呼吸道感染 以穿心莲内酯为主的喜炎平注射液常用于呼吸道感染、肺炎、支气管炎等疾病的治疗。

2. 腮腺炎 以穿心莲内酯与亚硫酸氢钠发生加成反应为主制得的莲必治注射液常用于治疗腮腺炎、喉炎、扁桃体炎、细菌性痢疾等疾病。

3. 过敏性鼻炎 以穿心莲和鹅不食草、薄荷油、桉油等共同组成的混悬型滴鼻液常用于治疗过敏性鼻炎、急慢性鼻炎及鼻窦炎。

4. 病毒性肠炎 以穿心莲内酯为主要成分的穿琥宁常用于治疗小儿病毒性肠炎，效果确切。

5. 烧伤 用穿心莲油纱治疗 Ⅱ 度烧伤，效果较好。

6. 肿瘤 莲必治注射液还可用于综合治疗肿瘤，明显提高患者生活质量。

【不良反应】

穿心莲片可引起药疹皮肤过敏反应，有过敏性休克个案报告；穿心莲注射液可引起过敏反应，严重者出现过敏性休克，有死亡病例报告。

金银花

金银花是忍冬科忍冬属植物忍冬 *Lonicera japonica* Thunb. 的干燥花蕾或初开的花。为多年生半绿缠绕木质藤本植物，全国广泛分布，传统上以河南、山东等为道地产区。金银花味甘，性寒，归肺、心、胃经。具有清热解毒、凉散风热的功效，用于痈肿疔疮、喉痹、丹毒、热毒血痢、风热感冒、温病发热等证。

金银花含有挥发油、有机酸类、黄酮类、三萜皂类和无机元素等多种成分，其中主要成分为绿原酸类化合物，如绿原酸和异绿原酸，也有白果酸、咖啡酸、木樨草素等，三萜皂类成分包括黄褐毛忍冬总皂苷等。

【药理作用】

1. 与功能主治相关的药理作用

（1）抗菌、抗病毒　金银花提取物在体外对溶血性链球菌、大肠埃希菌、志贺菌、铜绿假单胞菌、伤寒沙门菌、副伤寒沙门菌、霍乱弧菌、肺炎链球菌、脑膜炎奈瑟菌、百日咳杆菌等常见致病菌均有一定的抑菌作用。主要抑菌成分是绿原酸、异绿原酸、白果酸、咖啡酸、木樨草素等。此外，金银花还具有抗呼吸道合胞病毒、流感病毒、疱疹病毒、腺病毒、猴免疫缺陷病毒、柯萨奇病毒、埃可病毒、艾滋病病毒等多种病毒的作用，其作用机制与直接灭活、阻止病毒吸附和抑制生物合成等有关。

（2）抗内毒素　细菌内毒素是感染性疾病产生中毒的重要因素，若发生内毒素休克，死亡率很高。金银花可降低内毒素活性，并可使铜绿假单胞菌内毒素中毒的小鼠存活率增加，表明金银花具有很强的抗内毒素作用，该作用是其治疗"里热证"的重要药理学基础。

（3）解热、消炎　金银花及以金银花为主的多种复方制剂常用于治疗感染性疾病，如银翘散、双黄连注射液、银黄注射液等对不同致热原所致发热有显著解热效果，其解热机制可能与逆转致热原引起的温度敏感神经元放电频率有关。此外，金银花有明显的抗炎作用，对蛋清、角叉菜胶、二甲苯所致足跖肿胀有不同程度的抑制，且明显提高小鼠腹腔巨噬细胞吞噬鸡红细胞、白细胞、炎性细胞的吞噬百分率和吞噬指数。

（4）增强免疫功能　金银花煎剂和注射液能促进白细胞、炎性细胞的吞噬功能，降低中性粒细胞体外分泌功能，恢复巨噬细胞吞噬功能，提高淋巴细胞的转化率，其作用与绿原酸有关。

（5）保肝、利胆　金银花总皂苷对小鼠肝损伤有明显的保护作用，可明显减轻肝病理损伤的严重程度。其作用可能是通过抑制细胞色素 P450 药酶代谢系统，诱导肝脏葡萄糖醛酸结合酶活性，增强对乙酰氨基酚葡萄糖醛酸结合代谢，加强对乙酰氨基酚在体内的解毒代谢，减少对乙酰氨基酚毒性代谢产物而实现的。金银花中的绿原酸类化合物具有显著的利胆作用，可增加小鼠的胆汁分泌，并加强对乙酰氨基酚在体内的解毒代谢，减少对乙酰氨基酚所致的急性肝损伤。

（6）抗氧化　金银花黄酮具有明显的抗氧化活性，绿原酸成分具有还原铁离子、清除羟自由基的能力，也是其抗氧化作用的物质基础。金银花水提物在体外对 H_2O_2 具有直接的清除作用，且呈量效关系。另外，金银花对烫伤小鼠中性粒细胞释放 H_2O_2 有一定程度的改善作用，能使小鼠中性粒细胞合成和释放溶酶体酶的能力相应减少。金银花能修复自由基引起的损害，延缓细胞衰老，促进新陈代谢。

2. 其他药理作用

（1）止血　金银花炭水煎液、混悬液具有显著的止血作用，其中鞣质是金银花炭止血作用的物质基础。

（2）兴奋中枢　金银花所含的绿原酸可引起大、小鼠中枢神经系统兴奋。

（3）抗生育　金银花经乙醇提取后的水煎液浸膏对小鼠、狗、猴等多种动物有明显的终止妊娠作用。尤其对小鼠、狗有显著的抗早孕作用。

（4）降血脂　金银花显著降低多种模型小鼠血清 TC 及动脉粥样硬化指数，提高 HDL－C 含量。

（5）抑制血小板聚集　金银花及其有机酸类化合物绿原酸的同分异构体、咖啡酸、异绿原酸类均具有较强的抑制血小板聚集作用。

综上所述，与金银花清热解毒、凉散风热功效相关的药理作用主要是抗菌、抗病毒、抗内毒素、解热、抗炎及增强免疫功能。保肝利胆、抗氧化、降血脂、兴奋中枢、抑制血小板聚集等作用与其传统功效、主治有一定的相关性。绿原酸是金银花所含主要药效成分之一。

【体内过程】

金银花提取液口服后，血浆中可以检测到以绿原酸为主的有机酸。金银花提取液在豚鼠体内90分钟后达到峰值，210分钟时在体内代谢完全，血浆中不能再检测出绿原酸。金银花经灌胃给药后，在体内绿原酸呈二室模型分布，给药后其主要成分绿原酸吸收迅速、完全。

【毒理研究】

金银花浸膏小鼠皮下注射的 LD_{50} 为 53g/kg；绿原酸大鼠灌胃的 LD_{50} 大于 1g/kg；黄褐毛忍冬总皂苷小鼠皮下注射的 LD_{50} 分别为 108g/kg。

【现代应用】

1. 感冒 以金银花为主的复方制剂（如银翘散、银翘合剂等）常用于治疗感冒和流感等。

2. 肺部感染 以金银花为主的复方制剂（如金银花注射液、金银忍冬冲剂等）常用于小儿肺炎。

3. 急性细菌性痢疾 以金银花为主的复方制剂（如白花四黄汤）常用于治疗婴幼儿腹泻和急性细菌性痢疾等。

4. 钩端螺旋体病 以金银花为主的复方制剂（如金银花合剂、金九注射液等）常用于治疗伤寒型流感、肺出血型钩端螺旋体病等。

5. 皮肤化脓性感染 以金银花为主的各方（如五味消毒饮、仙方活命饮等）常用于治疗各类皮肤化脓性感染，症见发热、局部红肿热痛。

连 翘

本品为木犀科植物连翘 *Forsythia suspensa* (Thunb.) Vahl 的干燥果实。主要分布于河北、山西、陕西等地。连翘味苦，性微寒，归肺、心、小肠经。具有清热解毒、消肿散结之功效，用于痈疽、瘰疬、乳痈、丹毒、风热感冒、温病初起、温热入营、高热烦渴、神昏发斑、热淋尿闭等证。

连翘的主要成分有苯乙醇苷如连翘酯苷（A、B、C、D），连翘酚等；木脂体及其苷类，如连翘苷；五环三萜类，如白桦脂酸、齐墩果酸及熊果酸等。此外，尚含挥发油、黄酮类、木脂素类化合物等。

【药理作用】

1. 与功能主治相关的药理作用

（1）抗菌、抗病毒 连翘抗菌谱广，对多种革兰阳性菌和革兰阴性菌均有抑制作用。在体外对金黄色葡萄球菌、肺炎链球菌、溶血性链球菌、淋球菌、志贺菌、伤寒沙门菌、副伤寒沙门菌、大肠埃希菌、白喉杆菌、结核杆菌、霍乱弧菌、变形杆菌、鼠疫耶尔森菌及真菌均有抑制作用。其抗菌有效成分为连翘酯苷、连翘苷、连翘酚和挥发油。

（2）抗炎、镇痛 连翘能降低小鼠腹腔毛细血管通透性，抑制大鼠蛋清性足跖肿胀，并对大鼠巴豆油性肉芽肿有显著的抗渗出作用。对化学刺激引起的疼痛有镇痛作用。

（3）解热、抗内毒素 连翘水煎液灌胃可使枯草杆菌毒素静脉注射所致的家兔发热显著下降，1小时后恢复正常。连翘提取液体外实验可破坏内毒素，可减弱内毒素的毒性。

（4）保肝 连翘对 CCl_4 所致大鼠肝损伤有明显保护作用，可使血清 ALT 降低，明显减轻肝变性和坏死，使肝细胞内肝糖原和核糖核酸含量大部分恢复和接近正常。其保肝有效成分为连翘酯苷 B、齐墩果酸和熊果酸。

2. 其他药理作用

（1）镇吐 连翘有显著的镇吐作用，其煎剂灌胃可减少家兔静脉注射洋地黄所引起的呕吐，亦可抑制犬皮下注射阿扑吗啡所致呕吐，其镇吐机制与抑制延髓催吐化学反应区（CTZ）有关。

（2）**降血脂** 连翘苷可降低高脂血症小鼠的血浆 TC、TG、LDL - C 等的水平，升高 HDL - C 水平，降低动脉粥样硬化指数。连翘苷是连翘中具有调血脂作用的活性成分之一。

（3）**抗氧化** 连翘苷具有较好的抗氧化作用，抑制氧化产物 MDA 的积累，增强超氧化物歧化酶（superoxide dismutase，SOD）和过氧化氢酶（CAT）的活性，提高机体的抗氧化能力。连翘酯苷对活性氧具有较强的清除能力。

（4）**免疫调节** 连翘酯苷具有较强的诱生人外周血白细胞中 IFN - α 的作用，可与抗病毒、抑菌作用协同，达到多种免疫调节作用。

综上所述，与连翘清热解毒、消肿散结功效相关的药理作用主要是抗菌、抗病毒、抗炎、镇痛、解热、抗内毒素，保肝作用亦与其清热解毒的功效具有相关性。连翘酯苷、连翘苷、连翘酚和挥发油是其主要药效物质基础。

【体内过程】

大鼠单次静脉注射连翘酯苷 A（50mg/kg）后，血药浓度迅速下降，体内分布快，其慢分布相半衰期 $t_{1/2\alpha}$ 仅约为 3.2 分钟，消除相半衰期 $t_{1/2\beta}$ 为 108 分钟，血浆中连翘酯苷半衰期 $t_{1/2\beta}$ 远远大于 $t_{1/2\alpha}$，说明连翘酯苷在大鼠体内以消除过程为主，其在大鼠体内的药动学过程符合二室开放模型。

【毒理研究】

连翘最大给药量为 6g/kg，而 LD_{50} 大于最大给药量。当 $LD_{50} > 5g/kg$ 时，属于实际无毒性物质。

【现代应用】

1. 呼吸道感染 以连翘为主的银翘散常用于呼吸道感染、肺部感染等。

2. 皮肤化脓性感染等多种炎症 连翘常用于疮疖痈肿、丹毒、乳腺炎、淋巴管炎、化脓性中耳炎、泌尿系统感染等多种炎症。

3. 急性传染性肝炎 连翘对急性肝炎患者可使血清 ALT 迅速降低。

4. 呕吐 连翘对多种原因所致呕吐有效，尤以对胃热呕吐效佳。

【不良反应】

连翘有恶心、腹痛、腹泻和头晕、头痛等个案病例报告，个别患者可能出现皮肤过敏反应。

地 黄

本品为玄参科植物地黄 *Rehmannia glutinosa* Libosch. 的新鲜或干燥块根。分布广泛，主产于河北、河南、山东等地。地黄味甘、苦，性寒，归心、肝、肾经。具有清热凉血、养阴、生津之功效，用于热病伤阴、舌绛烦渴、发斑发疹、吐血、衄血、咽喉肿痛等证。

地黄主要含有环烯醚萜苷类、低聚糖等成分，如梓醇、二氢梓醇、地黄苷、香草酰基筋骨草醇、6 - O - (4″ - O - α - L - 吡喃鼠李糖基) 香草酰益母草苷 A、6 - O - E - 阿魏酰基筋骨草醇、6 - O - Z - 阿魏酰基筋骨草醇、6 - O - 对香酰基筋骨草醇、6 - O - 香草酰基筋骨草醇等，其中以梓醇的含量最高。还含胡萝卜苷、水苏糖、氨基酸、有机酸、微量元素和 β - 谷甾醇等。

【药理作用】

1. 与功能主治相关的药理作用

（1）**促进造血功能** 生地黄可促进正常小鼠骨髓造血干细胞的增殖，可明显促进粒单系祖细胞和早期、晚期红系祖细胞的增殖分化；对放射损伤有一定的保护和促进恢复作用。物质基础是地黄多糖、地黄低聚糖、地黄寡糖。此外，地黄苷 A 可明显升高模型小鼠的白细胞数、红细胞数、血小板数、网织红细胞数、骨髓有核细胞数和 DNA 含量。

（2）增强免疫功能 地黄可显著增强机体的免疫功能，可增强 B 淋巴细胞抗体产生，增加血清中溶血素含量，促进免疫低下小鼠的体液免疫功能，还可刺激 T 淋巴细胞转化成致敏淋巴细胞，增强迟发型超敏反应，促进免疫低下小鼠的细胞免疫功能；可使环磷酰胺免疫抑制模型小鼠腹腔巨噬细胞吞噬百分率、吞噬指数显著升高，可显著促进溶血素和溶血空斑形成，促进淋巴细胞转化。地黄多糖是该药理作用的物质基础。

（3）降血糖 地黄可预防葡萄糖及肾上腺素引起的高血糖症，对 2 型糖尿病大鼠的血糖有降低作用，主要活性成分为地黄寡糖，其机制可能与增加大鼠肝糖原合成和促进胰岛素分泌有关。此外，地黄寡糖对地塞米松诱导的 $3T_3 - L_1$ 脂肪细胞胰岛素抵抗也具有明显的改善作用。

（4）抗肿瘤 地黄能明显抑制小鼠 Lewis 肺癌生长，并能明显增强抗癌基因 *p53* 的表达。地黄多糖为其抗肿瘤的有效成分之一。

2. 其他药理作用

（1）镇静、催眠 地黄对中枢神经系统有明显的抑制作用。其可抑制小鼠的自主活动，协同阈下剂量戊巴比妥钠的催眠作用，同时可拮抗安钠咖对小鼠的兴奋作用。地黄能明显改善高血压患者的睡眠状况，缓解高血压的症状。

（2）保肝 地黄水煎剂对小鼠 CCl_4 中毒性肝炎有保护作用。

综上所述，上述诸多药理作用与生地黄清热凉血、养阴、生津之功效密切相关，其中促进造血功能、增强机体免疫功能是其功效发挥的主要作用基础。地黄多糖和地黄寡糖是主要的药效物质基础。

【体内过程】

大鼠地黄灌胃后，对以梓醇和筋骨草醇为主的环烯醚萜单糖苷类化合物的体内吸收较好，且消除迅速。人服用地黄后，血浆中可检测到以梓醇和筋骨草醇为主的环烯醚萜单糖苷类化合物。

【毒理研究】

亚慢性毒性结果显示，以 16.7g/kg 剂量灌胃地黄提取物 30 日，各给药组大鼠的体重、血液生化指标、脏器系数及内脏组织病理学观察均无显著差异，未见与药物作用有关的病理变化。地黄水煎浸膏剂和醇浸剂分别给小鼠灌胃 60g/kg，连续 3 日，观察 1 周，未见动物死亡及不良反应。地黄水煎膏剂或醇浸剂给大鼠灌胃 18g/kg，每日 1 次，连续半个月，动物行为、体重、血中非蛋白氮、ALT 均无明显改变，肝、肾组织亦无明显病变。

【现代应用】

1. 紫癜 地黄或配伍其他中药用于血小板减少性紫癜、过敏性紫癜。

2. 糖尿病 地黄与山茱萸、山药等配伍，治疗早期糖尿病，防治并发症。

此外，地黄与其他中药配伍内服对风湿性及类风湿关节炎、湿疹、神经性皮炎、高血压等均有一定的疗效。

【不良反应】

有腹泻、腹痛、头晕、疲乏、心悸个案病例报告，停药后可自行消失。

青 蒿

本品为菊科植物黄花蒿 *Artemisia annua L.* 的干燥地上部分。主产于湖北、浙江、江苏等地。青蒿味苦、辛，性寒，归肝、胆经。能清虚热、除骨蒸、解暑热、截疟、退黄，用于温邪伤阴、夜热早凉、阴虚发热、骨蒸劳热、暑邪发热、疟疾寒热、湿热黄疸等证。

青蒿主要含有黄酮类及挥发油类成分，其中倍半萜类成分主要有青蒿素，青蒿甲、乙、丙、丁、戊素，青蒿酸，青蒿酸甲酯和青蒿醇等。

>>> 知识链接 ◦---

青蒿素的发现及应用

2015 年诺贝尔生理学或医学奖获得者屠呦呦教授，一生专注于青蒿素，在条件极其艰苦的条件下，甘愿坐"冷板凳"，最终于 1971 年，屠呦呦和同事们从植物黄花蒿中分离获得青蒿素分子，成为新一代抗疟药物，原创性和实用性无疑为中国第一，挽救了数百万人的生命，为我国中医学研究指明了方向，是我国科技繁荣进步的体现。青蒿素抗疟药价格低廉，适用于广大贫困地区人群，在未来很长一段时间内，青蒿素依然是人类抗疟首选高效药物。青蒿素耐药性难题的攻破，更有助于实现全球疟疾防控和消灭疟疾的目标。

---•

【药理作用】

1. 与功能主治相关的药理作用

（1）抗病原微生物　青蒿素及其衍生物对多种病原微生物具有抑制或杀灭作用。

1）抗菌　青蒿素及其衍生物对表皮葡萄球菌、卡他球菌、炭疽杆菌、白喉杆菌有较强的抑制作用，对金黄色葡萄球菌、铜绿假单胞菌、志贺菌、结核杆菌等也有一定的抑制作用。

2）抗疟原虫　青蒿素对疟原虫配子体有杀灭作用，其强度和剂量与配子体成熟度相关。青蒿素选择性杀灭红内期疟原虫的机制主要是作用于疟原虫的膜系结构，使核膜、质膜破坏，线粒体肿胀皱缩，内外膜剥离，对核内染色物质也有一定影响，青蒿素及其衍生物通过影响线粒体的功能，阻断疟原虫营养的供应，从而达到抗疟目的。疟原虫破坏红细胞并吞噬血红蛋白后，会释放出血红素和游离的二价铁离子，二价铁离子再催化青蒿素类物质中的过氧桥裂解，产生大量以青蒿素碳原子为中心的自由基和活性氧，它们将修饰或抑制疟原虫生长所需要的大分子物质或破坏疟原虫生物膜结构，最终导致疟原虫死亡。此外，青蒿素能抑制血红素的内化，从而阻断疟原虫对铁离子和蛋白质的利用。

3）抗血吸虫　青蒿素及其多种衍生物均有抗血吸虫作用，对华支睾吸虫有杀伤作用。青蒿素对幼虫期的血吸虫都有杀灭作用，还能杀灭进入宿主体内的幼虫，对疫水接触者具有保护作用，用于感染日本血吸虫尾蚴后的早期治疗，可降低血吸虫感染率和感染程度，并可预防血吸虫病发生。其抗血吸虫活性基团是过氧桥，作用机制是影响虫体的糖代谢。

（2）抗肿瘤　青蒿素衍生物青蒿琥酯不仅能抑制人肝癌细胞 H22 和 BEL – 7402 的增殖，还能诱导肿瘤细胞凋亡。二价铁和铁转运蛋白在红细胞和肿瘤细胞中的含量较正常细胞高，处于对数生长期的细胞对二价铁离子的吸收逐步增加，而肿瘤细胞铁离子的吸收与肿瘤细胞增殖呈正相关。二价铁参与青蒿素的抗疟作用，也可能介导青蒿素对肿瘤细胞的毒性作用。此外，亚铁离子的氧化还原特性可增加肿瘤细胞对 H_2O_2 的敏感性，而肿瘤细胞一旦缺少细胞内铁，对 H_2O_2 的敏感性就会降低。H_2O_2 和青蒿琥酯可同时产生大量自由基。自由基破坏肿瘤细胞膜，即导致细胞内物质外漏，从而杀死肿瘤细胞。

（3）解热　用蒸馏法制备的青蒿注射液，对百白破三联疫苗（百日咳、白喉、破伤风三合一疫苗）致热的家兔有明显的解热作用。青蒿与金银花组方，利用蒸馏法制备的青银注射液，对伤寒及副伤寒甲、乙三联菌苗致热的家兔，有比单味青蒿注射液更为显著的退热效果，其降温特点为迅速而持久。金银花与青蒿有协同解热作用。

（4）其他药理作用　增强免疫功能：青蒿素可提高淋巴细胞的转化率，增强机体的免疫功能。

综上所述，与青蒿清虚热、除骨蒸、解暑热、截疟、退黄功效相关的药理作用主要为抗疟原虫、抗病原微生物、抗肿瘤、抗吸虫、解热等。倍半萜类是其主要的药效物质基础。

【体内过程】

青蒿素口服后吸收迅速，0.5～1 小时后血药浓度达峰值，4 小时后下降一半，72 小时后血中仅含微量，且在红细胞内的浓度低于血浆中的浓度。青蒿素吸收后分布于组织内，以肠、肝、肾的含量较多，并可透过血脑屏障。青蒿素在体内代谢很快，代谢物的结构和性质还不清楚。主要经肾及肠道排泄，24 小时可排出 84%，72 小时后仅少量残留。由于代谢与排泄均快，有效血药浓度维持时间短，不利于彻底杀灭疟原虫，故复发率较高。若经直肠给药，药物吸收良好。

【毒理研究】

小鼠、大鼠灌胃青蒿素水混悬液的 LD_{50} 分别为 4.23g/kg、5.58g/kg，肌内注射青蒿素油混悬液的 LD_{50} 分别为 3.84g/kg、2.57g/kg。小鼠肌内注射蒿甲醚油剂的 LD_{50} 为 263mg/kg，青蒿琥酯钠小鼠静脉注射的 LD_{50} 为 520mg/kg，肌内注射为 475mg/kg，大鼠皮下注射的 LD_{50} 则为 438mg/kg。青蒿素及其衍生物虽有一定毒性，但都是可逆的。动物生殖毒性试验显示青蒿素、蒿甲醚及青蒿琥酯均有胚胎毒性作用。

【现代应用】

1. 疟疾 青蒿素及其衍生物是含过氧桥的倍半萜内酯类新型抗疟药，具有高效、快速、低毒、安全等特点。在对多重抗药性恶性疟疾的治疗上，青蒿琥酯和蒿甲醚也有良好的疗效。

2. 高热 青蒿水煎液或注射液可用于治疗各种体温升高，对治疗虚热效果尤为明显。

3. 血吸虫病 青蒿素预防血吸虫病具有高效、安全、方便等特点，是目前比较理想的预防药。

4. 皮肤真菌病和神经性皮炎 青蒿油搽剂外用，对手、足、体、股癣和神经性皮炎均有效。

【不良反应】

青蒿素有用药后食欲减退、恶心、呕吐、腹泻个案病例报告，水混悬剂对注射部位有轻度刺激，个别患者可出现一过性氨基转移酶升高及轻度皮疹。

第二节 中成药

三黄片

三黄片源于泻心汤，泻心汤首载于《金匮要略》，原方组分为大黄二两，黄连、黄芩各一两。三黄片现由大黄、盐酸小檗碱和黄芩浸膏经现代制剂工艺制备而成，为糖衣或薄膜衣片，除去包衣后显棕色，味苦、微涩。具有清热解毒、泻火通便的功效，主治三焦热盛所致的目赤肿痛、口鼻生疮、咽喉肿痛、牙龈肿痛、心烦口渴、尿黄、便秘等证；亦用于急性胃肠炎、痢疾的治疗。

【药理作用】

1. 致泻 三黄片药液可使小鼠小肠推进运动加速，有明显的致泻作用。

2. 抗炎 三黄片药液可以抑制小鼠的耳廓肿胀，降低小鼠腹腔毛细血管通透性，对抗醋酸和二甲苯所引起的炎症反应。

3. 抑菌 三黄片药液对金黄色葡萄球菌、白喉杆菌、枯草杆菌等 14 种细菌有显著抑制作用，而且对大肠埃希菌耐药质粒有一定的消除作用。

【毒理作用】

三黄片小鼠灌胃的 MTD 为 60g/kg（相当于人用量的 413 倍）。

【临床应用】

常用于便秘、急慢性胃肠炎、痢疾、阴道炎、宫颈柱状上皮异位、结膜炎、小儿急性口疮、急性扁桃体炎、黄疸、高血压。小儿、孕妇、年老体弱及脾胃虚寒者慎用。

【用法用量】

薄膜衣小片（每片重0.26g）：一次4片，一日2次，小儿酌减。

薄膜衣大片（每片重0.52g）：一次2片，一日2次，小儿酌减。

【不良反应】

有文献报道长期服用三黄片可引起肠易激综合征。

牛黄解毒片（丸）

牛黄解毒片源于牛黄解毒丸，牛黄解毒丸首载于《证治准绳》，牛黄解毒片是牛黄解毒丸的浓缩片剂，由牛黄、雄黄、石膏、大黄、黄芩、桔梗、冰片、甘草等中药加工提制而成。该品为素片或包衣片，素片或包衣片除去包衣后显棕黄色；有冰片香气，味微苦、辛。较丸剂便于服用，发挥作用较快。清热解毒，用于火热内盛、咽喉肿痛、牙龈肿痛、口舌生疮、目赤肿痛等证。

【药理作用】

1. 解热　牛黄解毒片对2,4-二硝基酚引起的大鼠体温升高以及霍乱菌苗引起的家兔体温升高有解热作用。

2. 镇痛　牛黄解毒片能减少醋酸致小鼠扭体反应次数，延长热板法引起的小鼠疼痛反应的潜伏期。

3. 抗炎　牛黄解毒片对蛋清诱发的大鼠足跖肿胀有抑制作用；对巴豆油致小鼠耳廓炎症有抑制作用；还可抑制醋酸致小鼠腹腔毛细血管通透性增加。

4. 抗菌　牛黄解毒片对金黄色葡萄球菌、耐药金黄色葡萄球菌、变形杆菌和白色葡萄球菌有抑制作用，随剂量增加，作用增强。

【毒理作用】

每片牛黄解毒片约含砷28mg，动物实验表明灌胃牛黄解毒片3.215g/kg和6.45g/kg 14日后，均可引起大鼠的肝脏损害。

【临床应用】

常用于流感、咽炎及肺部感染、急性胰腺炎、原发性血小板增多症、阴囊湿疹、药物性皮疹、注射部位局部感染、化脓性中耳炎、急性咽炎、霉菌性阴道炎、早期皮肤感染、带状疱疹、单纯性毛囊炎、输液性静脉炎。

【用法用量】

丸剂：口服，一次1丸，一日2~3次。

片剂：口服，小片一次3片，大片一次2片，一日2~3次。外敷牛黄解毒片，取出适量，研为细末，再针对不同症状加入不同溶液拌成糊状，敷在伤口处，连续3~5日。

【不良反应】

有文献报道牛黄解毒片引起的不良反应涉及神经、循环、泌尿、消化、呼吸、血液等系统，临床表现为药物性皮疹、肝脏损害、砷中毒和全身皮肤色素沉着等。其不良反应的发生除与雄黄引起的砷蓄积性中毒有关，还与患者体质、不合理配伍、长期或大剂量使用有关。本品孕妇禁用。本品不宜与强心苷类、生物碱类、抗生素类或异烟肼、维生素B_1等药物合用。特异性或过敏体质者不宜使用。

目标检测

答案解析

一、选择题

（一）单选题

1. 清气分热应该选用何种药（　　）
 A. 辛凉解表药　　　　　　B. 清虚热药　　　　　　C. 清热泻火药
 D. 清热凉血药　　　　　　E. 清热解毒药

2. 清热药解热不通过哪种方式（　　）
 A. 扩张血管　　　　　　　B. 发汗　　　　　　　　C. 减少致热原
 D. 改变 Na^+/Ca^{2+} 比值　　E. 降解内毒素

3. 黄连抗菌机制不包括（　　）
 A. 破坏细菌结构　　　　　　　　　　　B. 抑制细菌代谢
 C. 抑制细菌蛋白质、核酸合成　　　　　D. 阻断细菌营养供应
 E. 抑制细菌增殖

4. 对内毒素有直接作用的药物是（　　）
 A. 黄连　　　　　　　　　B. 金银花　　　　　　　C. 黄芩
 D. 连翘　　　　　　　　　E. 知母

5. 抗菌、抗病毒作用比较显著的药物是（　　）
 A. 清热泻火药与清热燥湿药　　　　　B. 清热燥湿药与清热凉血药
 C. 清热凉血药与清热解毒药　　　　　D. 清热解毒药与清虚热药
 E. 清热燥湿药与清热解毒药

（二）多选题

6. 清热药可分为（　　）
 A. 清热泻火药　　　　　　B. 清虚热药　　　　　　C. 清热凉血药
 D. 清热燥湿药　　　　　　E. 清热解毒药

7. 栀子的功效是（　　）
 A. 泻火除烦　　　　　　　B. 清热利尿　　　　　　C. 凉血解毒
 D. 止血　　　　　　　　　E. 安胎

二、名词解释

1. 清热药

2. 里热症

三、简答题

黄连的主要药理作用有哪些？

书网融合……

思政导航　　　　　本章小结　　　　　题库

第十章 泻下药

PPT

◉ 学习目标

知识目标

1. 掌握 泻下药的基本药理作用；与大黄功效相关的药理作用、作用机制、药效物质基础及临床应用；芒硝的药理作用。

2. 熟悉 番泻叶、火麻仁、麻仁丸的药理作用和现代应用。

3. 了解 大黄、芒硝、番泻叶、火麻仁的不良反应。

技能目标 通过本章的学习，能够结合药理学中导泻药的药理作用，充分理解中药泻下药的药理作用；理解泻下药的研究思路和研究要点；具备泻下药药理作用探索性科研实验设计实施的能力；具有逻辑思维能力、分析解决具体问题的能力。

素质目标 通过本章的学习，具有严谨的科学精神，建立中医药文化自信。

凡以通利大便、排除积滞、攻逐水饮为主要功效，能引起腹泻或滑利大肠，以促进排便为主要作用的药物，称泻下药。本类药物药性多苦寒或甘平，归胃、大肠经。多具有通便、下积、逐水等功效。临床主要用于热结便秘、寒积便秘、肠胃积滞、实热内结以及水肿停饮等里实证候。

里实证是指寒、热、燥和水集聚所出现的证候。肠胃实热内结、阴亏津枯，或水饮内停所致的一类证候，胃肠湿热内结的主要临床表现是便秘、发热、腹痛等，包括：①外邪入里化热，结于胃肠所出现的证候，症见壮热烦渴、腹痛便秘等；②停痰、瘀血、食滞、虫积等所致的证候。从西医学角度看，肠胃实热内结多见于急性单纯性肠梗阻、粘连性肠梗阻、蛔虫性肠梗阻、急性胆囊炎、急性胰腺炎、急性阑尾炎等多种急腹症，也见于某些急性感染性疾病，证见高热、腹痛、谵语、神昏、烦躁、惊厥等。阴亏津枯多见于老人及产后便秘者，或大病后期及临床各科手术后体质虚弱者，肠推进性蠕动减弱而引起便秘。水饮内停证候与西医学的胸膜炎、肝硬化腹水、右心功能不全时的表现相似，主要表现为胸腹部积水。

>>> 知识链接 •--

泻下药药理及使用注意

泻下药有促进肠蠕动，引起不同程度腹泻的作用。部分药物具有抑菌消炎、利胆、利尿、止血、降压等作用。泻下药对西医诊断为习惯性便秘、急性阑尾炎、肠梗阻、渗出性胸膜炎、慢性肾炎、肝硬化、血吸虫病引起腹水胀满以及精神分裂症等有一定的治疗作用。部分药用于高血压、消化道出血、口腔炎、乳腺炎、局部细菌感染、慢性气管炎、蛔虫病等。

本类药物中，攻下药和峻下逐水药作用峻猛，易伤正气，故年老体亏、久病正虚、妇女胎前产后及月经期均当慎用或禁用。还要注意中病即止，不可过服。使用泻下药必须掌握用药剂量，凡重证、急证须急下者，可加大剂量，制汤剂内服；病情轻缓只需缓下者，药量不宜过大，或制丸剂内服；对有毒的泻下药，须严格炮制，控制用量，防止中毒。

现代药理研究表明，泻下药治疗里实证的作用与下列药理作用有关。

1. 泻下 泻下药均有不同程度的泻下作用，主要通过不同方式刺激肠黏膜，使肠蠕动增加，发挥其泻下作用。根据本类药物的作用机制的不同，可分为刺激性泻药、容积性泻药和润滑性泻药。

（1）刺激性泻药 代表药物主要有大黄、番泻叶、芦荟、巴豆、牵牛子、芫花等，大黄、番泻叶、芦荟所含的结合型蒽苷类成分，口服药物进入大肠后在细菌酶的作用下水解为苷元，刺激大肠黏膜下神经丛，使肠蠕动增加而排便；牵牛子所含牵牛子苷、巴豆所含巴豆油以及芫花中芫花酯均能强烈刺激肠黏膜，增加肠胃运动，产生剧烈的泻下作用。

（2）容积性泻药 代表药物是芒硝，芒硝主要化学成分是硫酸钠。口服后硫酸根离子在肠腔内不被吸收，局部肠腔形成高渗状态，大量水分停留于肠腔中，肠容积增大，机械性刺激肠壁，促进肠蠕动而泻下。

（3）润滑性泻药 代表药物主要有火麻仁、郁李仁等，因其含有大量的脂肪油，使肠道润滑，粪便软化，同时脂肪油在碱性肠液中能分解产生脂肪酸，对肠壁具有温和的刺激作用，使肠蠕动增加而润肠通便。

2. 利尿 峻下逐水药芫花、甘遂、牵牛子、商陆、大戟在引起腹泻的同时均有较强的利尿作用，使体内潴留的水分从大、小便排出。大黄的蒽醌类成分亦有轻度利尿作用，其机制与抑制肾小管上皮细胞 Na^+,K^+-ATP 酶有关。

3. 抗病原微生物 芫花、甘遂、商陆、大戟、芦荟、大黄等分别对 G^-菌、G^+菌，某些病毒、真菌以及致病性原虫均有不同程度的抑制作用。

4. 抗炎 大黄和商陆能抑制炎症早期的水肿及后期的肉芽组织增生，具有明显的抗炎作用。大黄素可抑制单核-巨噬细胞分泌 $TNF-\alpha$、$IL-1$、$IL-6$、$IL-8$ 等炎性细胞因子，还能抑制由内毒素诱导的上述炎症因子的释放。大黄的抗炎机制可能与抑制花生四烯酸代谢有关。商陆皂苷能兴奋垂体-肾上腺皮质系统，从而发挥抗炎作用。

5. 抗肿瘤 芫花、商陆、大戟、芦荟、大黄均有抗肿瘤作用。大黄酸、大黄素及芦荟大黄素能抑制小鼠黑色素瘤、乳腺癌和艾氏腹水癌。

综上所述，泻下药具有泻下导滞、通利大便之功效，现代药理研究证实其具有泻下、利尿、抗菌、抗炎、抗肿瘤等多种药理作用，从而可减轻六腑之瘀、热、结、厥等里实证的病理变化。常用泻下药的主要药理作用见表10-1。

表10-1 泻下药主要药理作用总括表

类别	药物	泻下	利尿	抗菌	抗病毒	抗肿瘤	抗炎	免疫调节	其他作用
攻下药	大黄	+	+	+	+	+	+	+	止血、抗溃疡、降血脂、改善肾功能、保肝、利胆、抑制胰酶活性、抗氧化、抗凝血
	芒硝	+		+			+		利胆
	番泻叶	+		+					止血、肌松、解痉
	芦荟	+		+		+		+	降血脂、愈创
润下药	火麻仁	+							降血压、降血脂、镇痛、抗氧化、改善学习记忆
	郁李仁	+							降血压
峻下逐水药	牵牛子	+	+						
	芫花	+	+	+		+	+	+	镇咳、祛痰、致流产、抗早孕
	大戟	+	+	+		+			
	商陆	+	+	+	+	+	+		
	巴豆	+		+					
	甘遂	+	+	+					镇咳、祛痰、平喘、抗炎

第一节　单味药

大　黄

本品为蓼科植物掌叶大黄 *Rheum palmatum* L.、唐古特大黄 *Rheum tanguticum* Maxim. ex Balf. 或药用大黄 *Rheum officinale* Baill. 的干燥根及根茎。主产于青海、甘肃、四川等地。大黄味苦，性寒，归脾、胃、大肠、肝、心包经。具有泻下攻积、清热泻火、凉血解毒、逐瘀通经、利湿退黄之功效。用于实热积滞便秘、血热吐衄、目赤咽肿、痈肿疔疮、肠痈腹痛、瘀血经闭、产后瘀阻、跌打损伤、湿热痢疾、黄疸尿赤、淋证、水肿；外治烧烫伤。酒大黄善清上焦血分热毒，用于目赤咽肿及齿龈肿痛。熟大黄泻下力缓，泻火解毒，用于火毒疮疡。大黄炭凉血化瘀止血，用于血热有瘀出血证。

大黄主要含蒽醌衍生物和二蒽酮类衍生物。蒽醌类成分以结合型和游离型两种形式存在。大部分为结合型蒽苷，是泻下的主要成分；少部分为游离型苷元，如大黄酸、大黄酚、大黄素、芦荟大黄素和大黄素甲醚。此外，大黄还含有大量鞣质，如 α-儿茶素、没食子酸以及多糖等。结合型蒽醌苷和二蒽酮苷为大黄主要泻下成分，其中二蒽酮苷中的番泻苷 A、B、C、D、E、F 泻下作用最强。

【药理作用】

1. 与功能主治相关的药理作用

（1）泻下　大黄具有明显的泻下作用。可单用，也可与芒硝等配伍，如大承气汤、调胃承气汤。其致泻主要成分为结合型蒽苷，以番泻苷 A 和大黄酸苷为主，其中以番泻苷 A 作用最强，大黄素亦具有使肠推进性蠕动增加而利于排便的作用。大黄泻下作用机制与以下环节相关：①口服后，结合型蒽苷大部分未经小肠吸收而抵达大肠，被肠道细菌（主要为 β-葡萄糖苷酶）水解成大黄酸蒽酮而刺激肠黏膜及肠壁肌层内神经丛，促进肠蠕动而致泻；②大黄酸蒽酮、大黄素具有胆碱样作用，可兴奋平滑肌上 M 胆碱受体，加快肠蠕动；③大黄酸蒽酮可抑制肠细胞膜上 Na^+,K^+-ATP 酶，阻碍 Na^+ 转运使肠道内渗透压升高，肠道容积增大，机械性刺激肠壁，使肠蠕动加快。

通常认为大黄属于刺激性药，其致泻作用部位在大肠，大黄对结肠电活动有兴奋作用。大黄素对小肠运动亦具有明显增强作用；炭末推进法和木糖吸收实验表明，大黄素灌胃给药可以明显刺激肠壁，反射性使其推进性蠕动幅度增大，而利于排便。

煎煮时间与炮制方法可影响大黄泻下作用。经炮制和久煎后，大黄结合型蒽苷易水解成苷元，番泻苷 A 仅存少量，而苷元在小肠内易被破坏，故泻下作用减弱。另外，久煎后大黄含有的鞣质大量溶出，鞣质对肠蠕动有抑制作用。研究表明，生大黄煎煮 10 分钟，蒽苷溶出率最高，泻下作用最强；生大黄比酒炙大黄及醋炙大黄泻下作用强。

（2）抗病原微生物　大黄具有广泛的抗细菌、抗真菌、抗病毒、抗原虫等作用，抗菌的有效成分是游离苷元，其中以大黄酸、大黄素和芦荟大黄素的抗菌作用最强。对葡萄球菌、链球菌、淋球菌最敏感，其次为白喉杆菌、炭疽杆菌、伤寒沙门菌、志贺菌。大黄抗菌作用的机制主要是对细菌核酸和蛋白质合成以及糖代谢的抑制作用。

大黄煎剂及其水、醇、醚提物对一些致病真菌有一定的抑制作用；对流感病毒、乙肝病毒、柯萨奇病毒均有不同程度抑制作用；对阿米巴原虫、阴道滴虫亦有抑制作用。大黄素具有一定的抗真菌、抗病毒、抗原虫作用。

（3）抗炎　大黄煎剂对多种炎症动物模型均具有明显的抗炎作用，对炎症早期的渗出、水肿和炎症后期的结缔组织增生均有明显的抑制作用。其炎症性肿胀消除先于泻下作用，抗炎时未见明显的利尿作用，提示其抗炎作用与大黄的泻下、利尿作用无关。大黄对切除双侧肾上腺的大鼠仍有抗炎作用，证实大黄抗炎作用可能与垂体－肾上腺皮质系统无关。目前认为大黄抗炎作用机制主要与抑制花生四烯酸代谢有关，大黄可抑制 COX，使 PGE 合成减少，并抑制白三烯 B_4 的合成；此外可能与抑制 NF－κB 信号活化有关。

（4）止血　大黄具有泻火凉血之功效，能缩短出血时间，止血作用确切，见效快。有效成分为 α－儿茶素、没食子酸、大黄酚和大黄素甲醚等。止血作用机制为：①促进血小板的黏附和聚集功能；②增加血小板数，增加纤维蛋白原含量；③降低抗凝血酶Ⅲ（AT－Ⅲ）活性；④收缩损伤局部血管，降低毛细血管通透性。大黄及以大黄为主药的复方对于各种原因引起的上消化道出血具有很好的止血作用。大黄炭止血效果好。

大黄能改善血液流变学，这与大黄能降低血液黏度、降血脂及减少红细胞比容有关。此外，大黄能降低血管脆性，改善微循环障碍。

（5）保肝、利胆　大黄有清化湿热、利胆退黄之功效，在临床上是治疗黄疸之要药。大黄能疏通肝内毛细胆管，促进胆汁分泌；能促进胆囊收缩，松弛胆囊 Oddi 括约肌，使胆汁排出增加。大黄不仅促进胆汁分泌，还使胆汁中胆红素和胆汁酸含量增加。大黄的退黄作用可能与其增加胆红素排泄有关。

大黄可改善微循环，恢复组织细胞的正常代谢和血液供应，促进肝细胞再生，通过泻下作用使滞留在肠道内的病原菌毒素以及肠源性有毒物质排泄加速，减轻毒素损害。大黄素可通过抗炎作用而发挥保肝作用，并恢复其肝功能，这与大黄抑制炎性细胞因子、抗氧化、改善肝微循环等作用有关。大黄素可减轻肝组织纤维化程度，能使血清透明质酸及黏连蛋白显著降低，肝组织胶原蛋白含量减少，肝组织纤维化程度改善，肝细胞损伤减轻，初步认为其机制与抑制肝星状细胞的活化与增殖有关。芦荟大黄素对实验性肝损伤具有明显保护作用，可减轻肝细胞肿胀、变性和坏死。大黄多糖对实验性肝损伤也具有保护作用。大黄有抑制乙肝病毒的作用。

2. 其他药理作用

（1）降血脂　大黄降低高脂血症动物模型的 TC、TG、LDL－C 及过氧化脂质的作用明显，此作用可能与大黄的泻下功效，影响肠道对胆固醇的吸收有关。大黄素可明显降低高脂血症动物模型血清 TC、TG 和纤维蛋白原，使 HDL－C/TC 比值升高。

（2）抑制胰酶　急性胰腺炎是多种原因导致胰酶在胰腺内被激活，引起胰腺组织自身消化的急性水肿、出血甚至坏死的化疗反应。大黄能抑制胰酶的分泌，特别是与胰腺炎发病直接相关的酶类，如降低胰淀粉酶活性等。大黄能促进急性胰腺炎模型动物病理损伤的修复。大黄素、芦荟大黄素、大黄酸对多种胰酶，如胰腺激肽释放酶、胰蛋白酶、胰脂肪酶、胰淀粉酶等均有抑制作用，可减弱胰酶对胰腺细胞自身的消化作用。抑制胰酶活性主要用制大黄，其中醋炒大黄明显抑制胰蛋白酶活性，酒炒大黄对胰蛋白酶的抑制作用较强，而大黄炭和酒炖大黄则能抑制脂肪酶活性。

（3）对免疫功能的影响　大黄具有增强机体免疫力的功效，对特异性免疫、非特异性免疫均有促进作用，能增强 NK 细胞杀伤靶细胞的能力，增强红细胞天然免疫作用。大黄素能够减轻 C57BL/6→BALB/c 异体皮肤移植的排斥反应强度，有效抑制 IL－2 的分泌，可使移植物的存活时间延长，其作用表现出剂量依赖性。

（4）改善肾功能　大黄对肾衰竭造成的脂质代谢紊乱能起纠正作用。多器官功能衰竭（MSOF）伴肾功能衰竭者应用大黄酚后，血浆内 BUN、Crea 的水平较对照组有显著的降低，与 MSOF 伴肾功能衰竭而不用大黄酚者有显著性差异。大黄治疗慢性肾病的作用与其有效成分蒽醌类化合物有关，但是其作用机制尚不完全明确。

（5）抗肿瘤　《本经》谓大黄能"破癥瘕积聚"，此功效与抗肿瘤作用有关。研究发现，大黄蒽醌衍生物、大黄酸、大黄素和芦荟大黄素均有不同程度的抗癌活性。

综上所述，大黄具有的泻下、抗病原微生物、抗炎等作用是其荡涤肠胃、攻积导滞、清热凉血解毒的药理学基础；降低血液黏度及改善微循环作用是其逐瘀通经的药理学基础；大黄对消化系统的其他作用以及改善肾功能、降血脂、抗肿瘤作用，则是对其功效的现代研究进展。其主要有效成分是蒽醌类衍生物。

【体内过程】

蒽醌衍生物是大黄主要成分，口服易吸收，给药 24 小时后血药浓度可达峰值。小鼠灌胃大黄素后，主要分布于肝、肾和胆囊。主要在肝脏代谢，代谢产物、原形物与葡萄糖醛酸结合后极性增高，利于随尿液排出。主要经肾和肠道排出体外。兔耳缘静脉注射大黄酚后的药代动力学过程符合二室模型，$t_{1/2\alpha}$ 为 9.60 分钟，速率常数为 0.072/min，$t_{1/2\beta}$ 为 139.27/min，血浆中大黄酚的消除速率常数 β 为 0.0049/min。

【毒理研究】

小鼠灌胃掌叶大黄煎剂的 LD_{50} 是（153.5 ± 4.5）g/kg；小鼠灌胃大黄素、大黄素甲醚、大黄酚的 LD_{50} 分别为 0.5g/kg、1.15g/kg、10.0g/kg。Ames 试验结果证实大黄素具有弱致突变性，是间接遗传毒性物质，可能具有一定的致癌作用。大黄水提取物对成年雄性大鼠的生殖毒性与给药时间呈正相关。使用不同浓度的大黄素和大黄酸（均分别为 20、40、80、120μg/ml）处理人类淋巴母细胞 WTK1 后，进行彗星试验、体外微核试验和 *TK* 基因突变试验，大黄素 80、120μg/ml 剂量组 *TK* 基因突变频率、细胞拖尾率及平均尾长均增高；大黄酸 120μg/ml 剂量组 *TK* 位点总突变频率增高，大黄素和大黄酸均表现出弱致突变作用。

【现代应用】

1. 便秘　以大黄为主的复方制剂（大承气汤、小承气汤、温脾汤）常用于治疗便秘。

2. 出血症　以大黄为主的复方（如泻心汤）常用于治疗急性上消化道出血、肺咯血、鼻衄血等。

3. 黄疸　以大黄为主的复方（如茵陈蒿汤、芍药汤、八正散）常用于治疗急性黄疸型肝炎、胆囊炎、急性肠炎、细菌性痢疾、泌尿道感染等。

4. 急性感染性疾病　大黄及大黄复方临床上常用于治疗热毒痈肿、疮疡、丹毒及烧烫伤。可内服，也可涂敷外用。

5. 瘀血症　大黄及大黄复方常用于妇女瘀血经闭、产后恶露不下、癥瘕积聚、跌打损伤等，无论新瘀、宿瘀均可用之。

6. 急腹症　中西医结合治疗急腹症是我国的优势和特色。根据"六腑以通为用""不通则痛""通则不痛"等中医理论，对某些急腹症属于实热积滞者，如急性肠梗阻、急性胆囊炎、急性阑尾炎、急性胰腺炎等，以大黄为主药，适当配伍清热解毒、活血化瘀药物，可取得良好效果，并免除患者手术治疗之痛苦。

此外，尚可用于治疗复发性口疮、宫颈柱状上皮异位等妇科慢性炎症、急性扁桃体炎、脂溢性皮炎、高脂血症、慢性前列腺炎等。

【不良反应】

生大黄，尤其是鲜大黄服用过量可引起恶心、呕吐、腹痛、黄疸、头昏。

芒　硝

本品为硫酸盐类矿物芒硝族芒硝，经加工精制而成的结晶体，主要为含水硫酸钠（$Na_2SO_4 \cdot 10H_2O$）。

主产于河北、河南、山东等地。芒硝味咸苦，性寒，归胃、大肠经。具有泻下通便、润燥软坚、清火消肿之功效。用于实热积滞、腹满胀痛、大便燥结、肠痈肿胀，外治乳痈、痔疮肿痛。将天然产品用热水溶解、滤过、放冷析出结晶，通称"皮硝"，含杂质较多，多作外敷用，再取萝卜洗净切片，置锅内加水与皮硝共煮，取上清液，放冷析出结晶，即芒硝。以青白色、透明块状结晶、清洁无杂质者为佳。芒硝经风化失去结晶水而成白色粉末，称玄明粉（元明粉）。芒硝主要成分为含水硫酸钠，尚含少量硫酸镁、硫酸钙和氯化钠等。

【药理作用】

与功能主治相关的药理作用

（1）泻下 芒硝主要成分为含水硫酸钠，口服后硫酸钠水解产生大量硫酸根离子，不易被肠壁吸收，使肠内容物形成高渗状态，阻止肠腔内水分吸收，致肠容积增大，肠腔扩张，机械性刺激肠壁引起肠蠕动增加而致泻。同时硫酸钠本身对肠壁也有刺激作用。芒硝泻下作用与饮水量有关，饮水量多则泻下作用出现快，反之则较慢。一般于服药后 4~6 小时排出稀便。

（2）抗炎 芒硝外用能清热消肿，可用于治疗咽喉肿痛、口疮、疮疡等，与其抗炎作用有关。用 10%~25% 芒硝溶液外敷可加快淋巴循环，增强单核-巨噬细胞的吞噬功能，从而产生抗炎作用。

（3）利胆 口服小剂量芒硝，可刺激小肠壶腹部，反射性地引起胆囊收缩，胆道括约肌松弛，故能促进胆汁排出。

综上所述，芒硝的泻下作用是其泻下通便、润燥软坚的药理学基础；其抗炎作用是清热消肿功效的药理学基础。芒硝的有效成分为含水硫酸钠。

【毒理研究】

小鼠腹腔注射芒硝煎液的 LD_{50} 为 6.74g/kg，给药后 1 小时死亡，小鼠出现肾缺血现象。

【现代应用】

1. 便秘 以芒硝为主的复方制剂（大承气汤、小承气汤）常用于治疗便秘、术后腹胀或腹痛。

2. 炎症 芒硝局部外用，可用于多种炎性疾病。玄明粉吹喉或滴眼，可治疗口腔炎、咽炎、扁桃体炎；芒硝水调外敷，可治疗多种外科感染，如急性乳腺炎、乳痈、丹毒、蜂窝织炎、疖肿未成脓者，还可用于血栓性浅静脉炎、血栓闭塞性脉管炎、骨伤肿痛、鸡眼、冻疮，坐浴可治疗痔疮。

【不良反应】

芒硝口服可致恶心、胃部不适、纳呆等。

>>> 知识链接 •--

芒硝与硫酸镁的药理作用比较

中药芒硝与西药硫酸镁具有相似的药理作用，是中西合璧用药的典范。在药理学中，硫酸镁是典型的给药途径不同时产生的药理作用也完全不同的药物。硫酸镁口服有导泻及利胆的作用，这与中药芒硝治疗便秘具有近似的药理作用；外用热敷可消炎去肿，这也与中药芒硝外用治疗炎症具有近似的药理作用；注射给药则能产生抗惊厥和降血压作用，注射用可用于各种类型的惊厥，也可用于妊娠高血压及高血压危象的抢救。

--•

番泻叶

本品为豆科植物狭叶番泻 *Cassia angustifolia* Vahl 或尖叶番泻 *Cassia acutifolia* Delile 的干燥小叶。番泻叶味甘、苦，性寒，归大肠经。前者主产于印度、埃及和苏丹，后者主产于埃及；我国广东、广西及云南亦有栽培。通常于 9 月采收，晒干，生用，具有泻热行滞、通便、利水之功效。用于热结积滞、便秘腹痛、水肿胀满等证。

狭叶番泻叶和尖叶番泻叶主要含有蒽醌衍生物及二蒽酮类衍生物，约含 1.5%，主要成分为番泻苷 A、B、C、D、E、F，并含大黄酸、大黄酚、大黄素、芦荟大黄素等。

【药理作用】

1. 与功能主治有关的药理作用

（1）泻下　本品含蒽醌衍生物，其泻下作用及刺激性较含蒽醌类的其他泻药更强，主要有效成分为番泻苷 A、B，作用机制同大黄。

（2）抗菌　番泻叶溶出液对大肠埃希菌、变形杆菌、志贺菌、甲型链球菌和白色念珠菌均有明显抑制作用。番泻叶中某些羟基蒽醌类成分具一定的抑菌作用。醇提物对多种细菌（葡萄球菌、白喉杆菌、伤寒沙门菌、副伤寒沙门菌、大肠埃希菌）有抑制作用，其水提物则仅对伤寒沙门菌有效。番泻叶水浸剂（1∶4）在试管内对奥杜益氏小芽孢癣菌和星形奴卡菌等皮肤真菌有抑制作用。

2. 其他药理作用　止血：番泻叶口服可增加血小板及纤维蛋白原，缩短凝血时间、血浆复钙时间、凝血活酶时间及血块收缩时间，有助于止血。30% 番泻叶水浸液，在胃镜直视下喷洒于胃黏膜出血病灶，能即刻止血。

综上所述，番泻叶的泻下、抗菌作用是泻热行滞、通便功效的药理学基础。番泻叶的有效成分为蒽醌类衍生物。

【体内过程】

^{131}I 标记番泻苷 A 在小鼠血中清除较快，肾脏的放射性摄取高。番泻苷 A、B 在消化道多种细菌作用下，通过不同代谢途径，降解为大黄酸蒽酮。番泻苷 C 在肠内细菌作用下，最终降解为大黄素蒽酮和大黄酸蒽酮。

【毒理研究】

番泻叶苷小鼠 LD_{50} 为 1.41g/kg，折合番泻叶生药为 36.3g/kg，此剂量为临床口服治疗量的 300 倍以上。

【现代应用】

1. 便秘　番泻叶单用或复方常用于治疗热结便秘、习惯性便秘、老年性便秘、截瘫患者的大便潴留及产褥期便秘等。

2. 急性机械性肠梗阻　番泻叶可辅助治疗肠梗阻、消化功能障碍及腹部手术后并发症（肠粘连、感染）等。

3. 腹水　番泻叶可用于腹水肿胀之证。单味泡服，或与牵牛子、大腹皮同用，以增强泻下行水之功。

4. 急性胰腺炎　番泻叶胶囊对急性胰腺炎有一定的治疗作用。

【不良反应】

大剂量服用后可出现腹痛。

火麻仁

本品为桑科植物大麻 *Cannabis sativa* L. 的干燥成熟种子。全国各地均有栽培，主产于山东、河北、黑龙江等地。火麻仁味甘，性平，归脾、胃、大肠经。具有润肠通便的功效，用于血虚津亏、肠燥便秘。本品质润多脂，既能润肠通便，又兼有滋养补虚作用，故适用于老人、产妇及体弱津血不足者的肠燥便秘证。生用或清炒用，用时打碎。

火麻仁主要含脂肪酸及其酯类、木脂素酰胺类、甾体类、大麻酚类、生物碱类等。火麻仁中含有丰富的脂肪油，约占30%。新榨出的油呈绿黄色，久则变为褐黄色，碘价为140～170，属于干性油。其中饱和脂肪酸有4.5%～9.5%；不饱和脂肪酸中，油酸约为12%，亚油酸约为25%。脂肪油中还含有大麻酚A～G等木脂素酰胺类成分以及生育酚。另含生物碱如毒蕈碱、葫芦巴碱、胆碱等，并含蛋白质、维生素、卵磷脂、葡萄糖、甾醇、植物钙镁、烯类等。

【药理作用】

1. 与功能主治相关的药理作用

（1）泻下　火麻仁含有大量脂肪油，可润滑肠道，同时脂肪油在碱性肠液中可分解产生脂肪酸，对肠壁具有温和刺激作用，使肠蠕动增加，从而发挥润肠通便作用，为润滑性泻药。

（2）抗疲劳和调节免疫　火麻仁蛋白能明显延长小鼠负重游泳时间、降低血乳酸值、增加肝糖原含量和T淋巴细胞百分比；提高小鼠淋巴细胞增殖能力、增强刀豆蛋白A（ConA）诱导的小鼠脾淋巴细胞转化和迟发型超敏反应，提高巨噬细胞吞噬能力，提高抗体生成数和半数溶血值，增强炭粒廓清能力。

2. 其他药理作用

（1）抗溃疡　火麻仁有良好的抗溃疡作用。火麻仁提取物能明显抑制盐酸、吲哚美辛－乙醇、水浸应激性等多种实验性胃溃疡的形成。

（2）降血脂　火麻仁可显著降低高脂血症大鼠血清TC。火麻仁油明显降低大鼠血清TC、TG、低密度脂蛋白（LDL）和LPO含量；火麻仁油升高高密度脂蛋白（HDL），并可减轻动脉壁内膜细胞及平滑肌细胞的病变程度，延缓和抑制AS斑块的形成。

（3）降血压　麻醉猫火麻仁乳剂十二指肠给药，30分钟后可使血压缓慢降低，2小时后约降至原水平一半，而心率和呼吸未见明显变化。麻醉犬股静脉注射火麻仁醇提物后，出现持久的降血压作用，降血压持续时间随剂量增加而延长。对大鼠灌胃给予火麻仁，血压显著降低。阿托品可对抗火麻仁醇提物的降血压作用。大麻素可能是降血压的有效成分，抑制乙酰胆碱酯酶（AChE），使支配血管的胆碱能神经释放的ACh水解减少，激动血管内皮产生NO，血管舒张，产生降血压作用。

（4）抗炎、镇痛　火麻仁乙醇提取物可显著抑制二甲苯引起的小鼠耳廓肿胀、角叉菜胶引起的小鼠足跖肿胀和乙酸引起的小鼠腹腔毛细血管通透性增高；也能减少乙酸引起的小鼠扭体反应次数，但不延长热痛刺激反应的潜伏期。

（5）镇静、抗惊厥和改善睡眠　火麻仁提取物腹腔注射可增强环己巴比妥钠的催眠作用和延长入睡时间，能抑制电刺激足底引起的小鼠激怒行为。同时，火麻仁提取物大麻酚和四氢大麻酚脑室给药可显著改善睡眠紊乱。

（6）改善学习和记忆功能　火麻仁提取物能有效地改善东莨菪碱、亚硝酸钠、乙醇、D－半乳糖引起的学习和记忆功能障碍，与激活钙调节神经磷酸酶改善学习记忆功能密切相关；大麻素还可激活大麻素受体1，强化情感学习可塑性和记忆形成。另外，大麻素能提高大脑的ACh水平和降低其更新率，进而抑制老年痴呆的过程。火麻仁油可显著改善D－半乳糖致衰老小鼠学习记忆能力，其机制可能与其提高脑组织抗氧化和清除自由基能力，增强中枢胆碱能神经系统功能有关。

（7）抗氧化　火麻仁木脂素酰胺粗提物、精提物及大麻酰胺A（cannabisin A）均有显著的清除自由基作用，呈明显量效关系。另外，火麻仁油能明显提高D－半乳糖致衰老模型小鼠血清和脑组织匀浆的SOD、GSH－Px的活性，明显降低MDA含量，显著升高小鼠胸腺指数和脾脏指数，改善模型小鼠大脑皮层退化程度。火麻仁精油中含有的生育酚也是其主要抗氧化成分。

【毒理研究】

火麻仁油灌胃给药大、小鼠的 LD_{50} 均大于 21.5g/kg；小鼠骨髓微核实验、小鼠精子畸形实验和 A- mes 实验均显示其无致突变性；10%、5%、2.5% 火麻仁油喂饲大鼠 90 日未见明显异常。

【现代应用】

1. 便秘 以火麻仁为主的复方（如麻子仁丸、润肠丸）常用于习惯性便秘、痔疮便秘以及老年体虚、产后血虚所致的肠燥便秘。

2. 溃疡 以麻子仁汤加减用于胃溃疡、十二指肠溃疡、胃肿瘤、溃疡穿孔、剖腹产及子宫肌瘤等腹部手术后的胃肠功能恢复，疗效显著。

3. 皮炎 火麻仁油对神经性皮炎有较好的疗效，特别是反复发作，长期外用皮质类固醇激素无效者治疗效果明显。

4. 咽炎 火麻仁水煎剂可治疗慢性咽炎。

【不良反应】

有过量服用火麻仁引起中毒反应的个案报告，食后 1~2 小时发病，首先表现为恶心、呕吐、腹泻、口干、头痛、头晕，四肢麻木、视力模糊，精神错乱、失去定向能力，进一步出现瞳孔散大、抽搐、昏迷等。

>>> 知识链接 ○- -

为什么有的人吃完火锅会拉肚子？

可能有以下几点原因。①火锅比较油腻，红油锅、香油碟中的油脂食用过多，容易润滑胃肠道，出现腹泻现象，这与种子类中药润滑肠道而泻下的原理相似。②火锅比较辛辣，容易刺激胃肠道，导致蠕动速度加快，出现腹泻现象。③食物不新鲜，含有大量的病原微生物，食用后容易导致肠道微生物感染，出现腹痛、腹泻现象。④火锅非常辣，也非常烫，如果在吃火锅的同时大量食用冷饮，肠道受到强烈的冷热交替刺激，也容易出现腹泻现象。

- •

芫 花

本品为瑞香科植物芫花 *Daphne genkwa* Sieb. et Zucc. 的干燥花蕾。主产于安徽、江苏、浙江等地。芫花味苦、辛，性温，有毒，归肺、脾、肾经。醋炒或醋煮用。具有泻水逐饮、祛痰止咳，外用杀虫疗疮之功效。用于水肿胀满、胸腹积水、痰饮积聚、气逆喘咳、二便不利；外治疥癣秃疮、痈肿、冻疮。

芫花含二萜原酸酯类、黄酮类和挥发油等成分。二萜类化合物主要有芫花烯，芫花酯甲、乙、丙、丁、戊等；黄酮类主要有芫花素、3-羟基芫花素、芹菜素、芫根苷、木樨草素及椴苷等；挥发油中含棕榈酸、油酸、亚油酸、苯甲醛等。

【药理作用】

1. 与功能主治相关的药理作用

（1）泻下 生芫花与醋制芫花煎剂、水浸剂或醇浸剂均能兴奋小肠，使肠蠕动增加而致泻。芫花除有泻下作用外，还有催吐作用。生芫花与醋芫花对兔离体回肠的作用相似，小剂量呈兴奋作用，表现为肠蠕动增加，肠平滑肌张力提高；随着剂量加大，反呈抑制作用，表现为肠蠕动几乎消失，肠平滑肌张力下降。

（2）利尿 健康人口服芫花和家兔用芫花灌胃后均有显著利尿作用。芫花利尿强度依次为：醋炙芫花 > 生芫花 > 高压蒸芫花 > 清蒸芫花 > 醋煮芫花。麻醉犬静脉注射 50% 的芫花煎剂，可使尿量增加一倍以上，约维持 20 分钟；给大鼠腹腔注射 3% 氯化钠溶液制备腹水模型，灌胃 10g/kg 的芫花煎剂或醇浸剂，均有利尿作用。

（3）镇咳、祛痰 醋制芫花的醇提液和水提液及羟基芫花素对小鼠氨水喷雾咳嗽模型均有止咳作用，小鼠酚红法排痰实验显示均有祛痰作用。羟基芫花素是止咳、祛痰的主要成分。芫花中的木樨草素 $-7-O-\beta-D-$ 吡喃葡萄糖苷对痰、咳、喘、炎均有抑制作用。

（4）抗病原微生物 芫花全草煎剂、醋制芫花水提液对肺炎链球菌、溶血性链球菌、流感嗜血杆菌等有抑制作用。芫花的水浸剂对某些皮肤真菌有不同程度的抑制作用。

（5）抗炎 芫花根醇提物的抗炎活性主要是通过抑制脂质过氧化反应和炎症介质的释放，增强 SOD、CAT 活性，抑制 iNOS 活性，以及提升网状内皮系统的吞噬作用而实现的。芫花根醇提物中，弱极性组分中的苯甲酸酯类与非甾体类抗炎药齐墩果酸衍生物的结构极为相似，多种甾族和齐墩果酸衍生物的存在是芫花弱极性组分具有抗炎活性的物质基础。

2. 其他药理作用

（1）致流产 《本草纲目》记载，芫花有"催生去胎"之功效。芫花萜、芫花素可致多种妊娠动物流产，子宫内局部用药作用强于静脉给药，胎盘主要病变为炎症和蜕膜细胞变性坏死。可使离体子宫产生明显收缩，收缩幅度增加，频率加快，节律增强，对宫体的兴奋作用强于对宫颈。目前认为其致流产作用的主要机制是药物刺激子宫内膜产生炎症，使溶酶体破坏，释放大量磷脂酶 A，促使子宫蜕膜合成和释放 PG，兴奋子宫平滑肌产生收缩作用。同时，由于芫花损害胎盘组织，使绒毛膜促性腺激素、雌激素水平均降低，也有利于子宫收缩。

（2）镇痛、镇静、抗惊厥 芫花乙醇提取物对热、电、化学刺激所致疼痛均有镇痛作用。其镇痛作用可被阿片受体特异性阻断剂纳洛酮所阻断，故认为其镇痛作用与兴奋阿片受体有关。此外还有镇静、抗惊厥及增强异戊巴比妥钠的麻醉作用。

（3）抗肿瘤 芫花烯和芫花酯甲是其抗肿瘤作用的活性成分，二者抗白血病的主要机制是影响 DNA 和蛋白质的合成。

此外，芫花叶提取物可增加冠脉流量、提高小鼠耐缺氧能力、降低血压。芫花总黄酮对实验性心律失常有一定对抗作用。芫花提取物尚有一定抗肿瘤作用。

综上所述，与芫花泻水逐饮功效相关的药理作用是利尿、泻下、镇咳、祛痰、抗病原微生物等；与杀虫疗疮功效相关的药理作用是抗菌、抗炎等。

【体内过程】

孕兔宫腔注入芫花酯甲，可迅速吸收入血，但含量较低，其药-时曲线符合二室模型。孕兔羊膜腔内注入 $^3H-$ 芫花萜后，含量以给药部位的羊水、胎盘及胎儿肝为最高，其他组织仅有微量。

【毒理研究】

芫花与醋制芫花的水浸液小鼠腹腔注射的 LD_{50} 分别为 8.3g/kg 与 17.8g/kg。芫花乙醇提取液具有肝毒性，三氯甲烷部位为其致肝毒性部位。

芫花有致癌作用，其提取物可促进 EB 病毒感染的淋巴细胞转化，还可激活 EB 病毒感染的 Raji 细胞的早期抗原。采用 Ames 试验和微核试验对芫花萜和芫花萜膜进行体内、外遗传毒性研究，结果表明芫花萜无致突变作用。羊膜腔内注入芫花萜 0.2~0.8mg，可使孕猴在 1~3 日内完全流产，娩出的猴仔均已死亡，胎盘绒毛膜下有大量中性多形核白细胞聚集，蜕膜细胞变形坏死。给孕猴每日静脉注射芫花萜醇，连续 10 日，可见主要器官有明显病变，死于弥散性血管内凝血。

【现代应用】

1. 支气管哮喘 芫花可治疗慢性支气管炎寒湿偏重者，疗效较好。

2. 杀虫疗疮 芫花外敷可杀虫疗癣，治疗秃疮、痈毒。煎汤外洗，可治冻疮。

3. 其他 芫花曾用于治疗肝炎、腹水、急性乳腺炎等，均有一定疗效。

【不良反应】

芫花刺激性较强，口服后其副作用主要有两类：一类为神经系统症状，表现为头晕、头痛、四肢疼痛或者耳鸣、眼花等；另一类为消化系统症状，表现为口干、恶心、呕吐、腹痛、腹泻及胃部灼烧感等。其挥发油可刺激皮肤，引起皮肤发泡。有将芫花萜用于中期引产，引起发热、寒战或宫腔撕裂感的个案病例报告。

▷ 第二节 中成药

麻仁丸

麻仁丸见于《医略六书》卷二十五，由火麻仁、苦杏仁、大黄、枳实（炒）、姜厚朴和炒白芍组成，以上六味，除火麻仁、苦杏仁外，其余大黄等四味粉碎成细粉，再与火麻仁、苦杏仁掺研成细粉，过筛，混匀。每100g粉末用炼蜜30~40g加适量的水制丸，干燥，制成水蜜丸；或加炼蜜90~110g制成小蜜丸或大蜜丸，即得。本品为黄褐色至棕褐色的水蜜丸、小蜜丸或大蜜丸，味苦。具有润肠通便的功效，主治肠热津亏所致的便秘，证见大便干结难下、腹部胀满不舒，习惯性便秘见上述证候者。

【药理作用】

1. 通便 能增加正常小鼠和燥结型便秘模型小鼠的粪便粒数和粪便重量。

2. 增强肠管蠕动 能提高小鼠小肠和大肠炭末推进百分率；还可增加家兔在体肠管收缩的最大振幅和平均振幅，体外试验中能明显增加豚鼠离体回肠的收缩频率和收缩强度。

3. 其他作用 能降低术后腹腔粘连模型小鼠粘连程度；增加家兔肠系膜前动脉血流量。

【临床应用】

常用于肠燥便秘患者。对肛门疾病手术后的应用效果确切。

【用法用量】

丸剂：姜葱汤或温开水口服。水蜜丸一次6g，小蜜丸一次9g，大蜜丸一次1丸，一日1~2次。

胶囊：姜汤或开水冲服。每次2~4粒，早、晚各一次或睡前服用，5日1疗程。口服液：每次10~20ml，每日2次，用时摇匀。

◁ 目标检测 ▷

答案解析

选择题

（一）单选题

1. 大黄泻下的作用部位是（　　）

　　A. 大肠和小肠　　　　　　B. 小肠　　　　　　C. 胃

　　D. 大肠　　　　　　　　　E. 尚未确定

2. 下列除哪项外均为大黄的功效（　　）

　　A. 泻下攻积　　　　　　　B. 清热泻火　　　　　C. 凉血解毒

    D. 逐瘀通经　　　　　　　　E. 利尿通淋

3. 能治疗急性阑尾炎的泻下药是（　　）

    A. 芒硝　　　　　　　　　　B. 芫花　　　　　　　　　　C. 番泻叶

    D. 黄芩　　　　　　　　　　E. 大黄

（二）配伍题

[4～5]

    A. 番泻苷 A　　　　　　　　B. 没食子酸　　　　　　　　C. 结合型蒽苷

    D. 大黄素　　　　　　　　　E. 小檗碱

4. 大黄止血的成分是（　　）

5. 大黄抗菌的成分是（　　）

[6～7]

    A. 芒硝　　　　　　　　　　B. 番泻叶　　　　　　　　　C. 厚朴

    D. 茯苓　　　　　　　　　　E. 桔梗

6. 用于治疗急性胰腺炎的药物是（　　）

7. 用于治疗急性乳腺炎的药物是（　　）

书网融合……

思政导航　　　　　　　本章小结　　　　　　　题库

第十一章　祛风湿药

◎ 学习目标

知识目标

1. 掌握　祛风湿药的基本药理作用；秦艽、独活、五加皮的药理作用及作用机制。

2. 熟悉　秦艽的抗炎、镇痛、调节免疫功能等作用；雷公藤的不良反应。

3. 了解　雷公藤的药理作用、现代应用；本章药物的其他药理作用。

技能目标　通过本章的学习，能理解祛风湿药的研究思路和研究要点，培养逻辑思维能力、分析解决具体问题的能力和举一反三、自主学习的能力。

素质目标　通过本章的学习，能够灵活应用祛风湿药来解决临床用药问题和进行药物研究的基本设计，具备开展祛风湿药药效及物质基础研究的基本科研素质和能力。

凡以祛除风寒湿邪、解除痹痛为主要作用的药物称为祛风湿药。祛风湿药按其功效分为祛风湿散寒药、祛风湿清热药和祛风湿强筋骨药三类。本类药物大多味苦、辛，性温，归肝、脾、肾经。中医理论认为辛能祛风、苦能燥湿、温以散热，故大多具有祛风散寒除湿之功效，部分药物还能舒经活络、止痛、强筋骨，临床主要用于治疗痹证。

"痹"为闭塞不通之意，痹证可因机体正气不足时感受风寒湿邪，流注经络关节发病，也可因感受风湿热之邪或风湿寒之邪，郁久化热，以致风湿热邪闭经络关节而发病。痰浊瘀血、脾失运化、七情郁结、气滞血瘀、阻止脉络均可发展为痹证，其临床特征类似于现代医学的风湿性疾病如风湿性关节炎、类风湿关节炎、强直性脊柱炎、骨性关节炎以及坐骨神经痛等。

现代药理学研究表明，祛风湿药治疗痹证的作用与下列药理作用有关。

1. 抗炎　炎症是痹证的主要病理过程之一。炎症是机体组织对各级致炎因子刺激所表现出的一种以防御为主的局部应答。主要表现为局部毛细血管扩张、通透性增高、白细胞主动游出以及吞噬活动异常等。祛风湿药中的大多数药物具有抗炎作用，对多种急慢性、实验性炎症模型均有不同程度的拮抗作用，表现出抑制或减轻炎症局部的基本病理变化，缓解局部组织红、肿、热、痛症状。秦艽、独活、雷公藤、五加皮、防己的有效成分及制剂可抑制角叉菜胶、蛋清所致大鼠急性足跖肿胀和二甲苯所致小鼠急性耳廓肿胀。雷公藤、五加皮等可显著抑制大鼠棉球肉芽的增生，还可抑制佐剂性关节炎。秦艽、粉防己碱、雷公藤、五加皮的抗炎作用可能是由于兴奋垂体－肾上腺皮质功能，在抗炎的同时，尿中17－羟皮质类固醇含量升高。祛风湿药抗炎作用的主要有效成分有秦艽碱甲、清风藤碱、甲氧基欧芹酚、雷公藤总苷、雷公藤内酯等。

>>> 知识链接 ◦- -

炎症的病理生理及干预药物

炎症是具有血管系统的活体组织对损伤因子所发生的防御反应。血管反应是炎症的中心环节，是机体对于伤害性刺激的一种防御反应，病理表现为红、肿、热、痛和功能障碍。在炎症过程中，炎症因子直接或间接造成组织和细胞的损坏，又通过炎症充血和渗出反应，来稀释、杀伤和包围损伤因子；同时通过实质和间质细胞的再生，使受损的组织得以修复和愈合；炎症是损伤和抗损伤的统一过程。根据持续时间的不同分为急性和慢性炎症。主要的组织变化可分为：①变质性炎症；②渗出性炎症（浆液性炎、纤维素性炎、化脓性炎、出血性炎、坏死性炎、卡他性炎）；③增生性炎症；④特异性炎症（结核、梅毒、麻风、淋巴肉芽肿等）。目前的抗炎药物主要分为两大类，即解热镇痛药与甾体类抗炎药，前者以阿司匹林为代表，主要是通过抑制外周组织 COX 而发挥抗炎作用；后者以肾上腺皮质激素为代表，主要通过与糖皮质激素受体结合而产生效应。

2. 镇痛 疼痛是痹证的临床症状之一，常见骨、关节、肌肉疼痛。祛风湿药中的秦艽、防己、青风藤、五加皮等均有镇痛作用，可显著提高热刺激、电刺激、化学刺激实验动物的痛阈值。青风藤碱、粉防己碱等具有显著的镇痛作用，其镇痛作用分别为吗啡的 1/10 和 1/8。

3. 对免疫功能的影响 风湿性疾病的发病机制中，除痛风性关节炎是尿酸盐结晶所致及少数非炎症性疾病所致以外，其余大部分都与机体的免疫功能异常密切相关。风湿性疾病患者常伴有体液免疫功能紊乱和细胞免疫功能异常。本类药物的祛风湿作用与其抑制机体过高的免疫功能有密切关系。雷公藤所含的多种活性成分如雷公藤总苷、雷公藤甲素、雷公藤红素、雷公藤内酯能明显抑制溶血素抗体的形成，且对于植物抗迟发型超敏反应有明显的抑制作用，并可在转录水平影响细胞因子的表达，有较强的抑制抗体生成的作用。另外，有少数祛风湿药具有免疫增强作用，如五加皮可激发 T、B 淋巴细胞的生物学功能，对小鼠 T、B 淋巴细胞增殖反应有增强效应。

>>> 知识链接

免疫系统

免疫系统对机体健康而言既有正面的作用，又有负面的作用。免疫系统清除抗原，目的是使机体恢复平衡，但有时候，如果反应不协调或过强，就会引发超敏反应，进一步加剧机体的不平衡。对某些抗原不反应的免疫耐受也是既有正面作用，也有负面作用。免疫系统对机体正常组织细胞是耐受的，不会产生免疫反应。如果这种耐受被打破，就会发生自身免疫性疾病；而对于机体内发生变异的细胞，即癌细胞，如果免疫系统发生耐受，就会造成癌细胞的生长不受控制。

常用祛风湿药的主要药理作用见表 11-1。

表 11-1 常用祛风湿药主要药理作用总括表

类别	药物	抗炎	免疫功能	镇痛	其他作用
祛风湿散寒药	独活	+	−	+	镇静、降血压、抗心律失常、抑制血小板聚集、抗肿瘤、改善学习记忆
	川乌	+		+	强心、升压、降血糖
	威灵仙	+	−	+	抗心肌缺血、抗菌、抗疟、利胆
	木瓜	+	−		抗肿瘤、抗菌、抗氧化
	青风藤	+	±	+	镇静、降血压、兴奋胃肠平滑肌
	羌活	+	±	+	抗过敏、解热、抗心律失常、抗心肌缺血
祛风湿清热药	秦艽	+	−	+	镇静解热、保肝利胆、升高血糖、降血压、利尿、抗菌、抗病毒、抗肿瘤
	防己	+	−	+	降血压、抗心律失常、抗心肌缺血、抑制血小板聚集、抗纤维化、抗肿瘤、抗菌
	豨莶草	+	−	+	扩张血管、降血压、抗血栓形成、改善微循环、抗菌、抗疟
	雷公藤	+	−	+	改善血液流变学、杀虫抗菌、抗生育、抗肿瘤
	臭梧桐	+		+	镇静、降血压
祛风湿强筋骨药	五加皮	+	±	+	镇静、抗利尿、抗应激、性激素样作用、降血糖、抗溃疡

第一节 单味药

秦 艽

秦艽为龙胆科植物秦艽 *Gentiana macrophylla* Pall. 、麻花秦艽 *Gentiana straminea* Maxim. 、粗茎秦艽 *Gentiana crassicaulis* Duthie ex Burk. 或小秦艽 *Gentiana dahurica* Fisch. 的干燥根。前三种按性状不同分别习称"秦艽"和"麻花艽",后一种习称"小秦艽"。主产于陕西、甘肃、内蒙古、四川等地。秦艽味辛、苦,性平,归胃、肝、胆经。具有祛风湿、清湿热、止痹痛、退虚热之功效。主治风湿痹痛、中风半身不遂、筋脉拘挛、骨节酸痛、湿热黄疸、骨蒸潮热、小儿疳积发热等证。

秦艽主要含有龙胆苦苷(含量为 0.2% ~1.5%),在提取过程中使用氨液,使化学性质不稳定的龙胆苦苷遇氨转变为生物碱——秦艽碱甲(即龙胆碱)、秦艽碱乙(即龙胆次碱)、秦艽碱丙,此外还含有挥发油和糖类等。

【药理作用】

1. 与功能主治相关的药理作用

(1)抗炎 秦艽有明显的抗炎作用。粗茎秦艽的水提物和醇提物对巴豆油引起的小鼠耳廓肿胀和角叉菜胶引起的大鼠足跖肿胀均有明显的抑制作用。抗炎主要有效成分为龙胆苦苷。在抗炎的同时,能降低大鼠肾上腺内维生素 C 的含量,切除垂体或麻醉的大鼠则无此作用。秦艽的抗炎作用与兴奋垂体 - 肾上腺皮质功能有关,可通过兴奋下丘脑、垂体,使 ACTH 分泌增加,从而增强肾上腺皮质功能。

(2)镇痛 粗茎秦艽的水提物、醇提物和秦艽碱甲对化学刺激产生的疼痛有明显的镇痛作用,可显著抑制腹腔注射醋酸引起的小鼠扭体反应。减轻热板或光刺激所致小鼠与大鼠的疼痛反应。

(3)抑制免疫功能 秦艽水煎液能明显抑制绵羊红细胞(SRBC)所致的小鼠迟发型超敏反应(DTH)和明显降低小鼠的胸腺指数。秦艽醇提物对小鼠胸腺淋巴细胞和脾脏淋巴细胞的增殖有抑制作用。

2. 其他药理作用

(1)利尿 家兔灌胃给予秦艽水煎剂具有一定利尿作用,并能促进尿酸排泄。

(2)保肝利胆 秦艽对肝损伤有一定保护作用。龙胆苦苷对于硫代乙酰胺、D - Gal 致急性肝损伤,CCl₄致慢性肝损伤及豚鼠免疫性肝损伤模型动物的 ALT、AST 升高以及肝脏病理形态学损伤有一定的改善作用,可明显降低血清转氨酶水平,使肝组织的块状坏死、肿胀及脂肪变性等有不同程度的减轻,促进肝脏蛋白合成。龙胆苦苷能增加大鼠胆汁分泌,促进胆囊收缩。

(3)镇静 秦艽碱甲小剂量对小鼠、大鼠的中枢神经系统有镇静作用,较大剂量则有中枢兴奋作用,最后导致麻痹而死亡。能增强戊巴比妥的催眠麻醉作用。

(4)升高血糖 秦艽碱甲能使大鼠、小鼠的血糖显著升高,同时肝糖原显著降低,随剂量加大而增强,在切除肾上腺或使用阻断肾上腺素的药物(双苄氯乙胺)后作用消失,提示其升高血糖作用可能与肾上腺素的释放相关。

(5)抗病毒 秦艽提取物可明显延长乙型流感病毒感染小鼠存活天数,提高存活率;对乙型流感病毒感染小鼠肺指数、肺组织形态学都有保护作用。提示秦艽对体内流感病毒具有防治作用。

(6)抗肿瘤 长梗秦艽酮具有显著的抗肿瘤活性。长梗秦艽酮作用于 BEL - 7402 细胞后能够引起 S 期细胞周期阻滞,激活细胞外信号调节激酶 ERK1/2 磷酸化,上调肿瘤抑制基因 *p53* 的 mRNA 表达水平,抑制乙酰肝素酶的 mRNA 表达。其作用机制可能与激活 ERK1/2 信号通路及上调 *p53* 基因从而诱导细胞周期阻滞和抑制乙酰肝素酶的表达有关。秦艽总苷对人肝癌细胞SMMC-7721和淋巴癌细胞U937有抑制增殖和诱导凋亡的作用。

综上所述，秦艽的抗炎、抑制免疫作用和镇痛作用是祛风湿、清湿热、止痹痛功效的药理学基础。

【体内过程】

家兔灌胃龙胆苦苷后体内过程呈二室模型，表现为吸收速率快、消除速率慢，其药动学参数：$t_{1/2\alpha}$ 为1.01小时，$t_{1/2\beta}$ 为6.73小时，t_{max} 为1.04小时。给家兔静脉注射后，龙胆苦苷的分布代谢最佳房室模型为三室模型，主要药代动力学参数：t_{max} 为0.083小时，C_{max} 为45.1mg/L，V 为1.312L/kg，CL为0.761L/(h·kg)，$t_{1/2}$ 为1.195小时，$AUC_{0-\infty}$ 为30.78mg/(L·h)。

【毒理研究】

秦艽碱甲小鼠灌胃、腹腔注射和静脉注射的 LD_{50} 分别为480mg/kg、350mg/kg和250~300mg/kg。

【现代应用】

1. 风湿性及类风湿关节炎 以秦艽为主的复方（如独活寄生汤）常用于治疗风湿性关节炎、类风湿关节炎、腰腿痛等。

2. 黄疸 以秦艽为主的复方（如山茵陈丸）常用于治疗黄疸型肝炎、胆囊炎等。

【不良反应】

有恶心、呕吐、腹泻的个案病例报告。

>>> **知识链接**

秦艽的现代应用

秦艽具有祛风湿、清湿热、止痹痛等功效，临床上广泛用于病毒性疾病、神经性疾病、呼吸道疾病、心脑血管疾病及其他疾病的治疗。良好的药效和广泛的治疗作用使得秦艽资源被广泛开发，药用产品也日渐多样。在古代，秦艽主要以方剂入药，配以其他药材组方成药。经典组方有秦艽汤、秦艽鳖甲散、秦艽天麻汤、秦艽升麻汤等。现在，秦艽除以中药形态入方成药外，还作为众多中成药的原料药材。检索中成药处方数据库，含有秦艽的中成药有118种。《中国药典》一部收录的有14种：郁金银屑片、骨刺丸、骨刺消痛片、复方夏天无片、追风透骨丸、独活寄生丸、祛风舒筋丸、寄生追风酒、颈复康颗粒、痛风定片/胶囊、疏风活络丸、豨莶通栓丸/胶囊。国家中医药管理局药品标准中成药成方制剂收录有125种，其中包括独活寄生丸、疏风活络丸、风湿寒痛片、鸿茅药酒等多种经典中成药；卫生部药品标准藏药第一册中收录有十二味奇效汤散，组方中有秦艽花一药；卫生部药品标准蒙药分册中收载调元大补二十五味汤散和麦冬十三味丸两种中成药，组方中皆有小秦艽花一药。

独 活

独活为伞形科植物重齿毛当归 *Angelica pubescens* Maxin. f. *biserrata* Shan et Yuan 的干燥根。主产于湖北、四川及江西等地。独活味辛、苦，性微温，微麻舌，归肾、膀胱经。具有祛风除湿、通痹止痛之功效，用于风寒湿痹、腰膝疼痛、少阴伏风头痛等证。

独活主要含有挥发油和香豆素类成分。挥发油含量约为0.22%，主要含单萜类及其衍生物，占总挥发油的22.23%；倍半萜类及其衍生物，占总挥发油的17.26%。香豆素化合物主要为东莨菪素、二氢欧山芹醇、二氢欧山芹醇乙酸酯、甲氧基欧芹酚、毛当归醇、当归醇、欧芹酚甲醚、花椒毒素、佛手柑内酯、伞形花内酯等。此外还含有植物甾醇、有机酸和糖类化合物。

【药理作用】

1. 与功能主治相关的药理作用

（1）抗炎　独活具有显著的抗炎作用。独活水煎液灌胃对小鼠急性腹膜炎和耳廓肿胀有明显的抑制作用。独活挥发油对大鼠角叉菜胶所致足跖肿胀有明显的抑制作用，作用时间可维持4小时以上。

（2）镇痛　独活水煎液灌胃对小鼠醋酸扭体的镇痛作用明显。独活的提取物灌胃给药能提高热刺激引起的小鼠痛阈值。

（3）抑制免疫功能　独活对晶体牛血清白蛋白（BSA）引起的Ⅲ型超敏反应和2,4-二硝基氯苯所致的迟发型超敏反应有显著抑制作用。独活提取物可显著减少BSA所致家兔急性血清病（Ⅲ型超敏反应）的尿蛋白排出量；对2,4-二硝基氯苯所致小鼠迟发型超敏反应的耳廓肿胀有明显的抑制作用。

2. 其他药理作用

（1）对心脑血管系统的作用　独活及其醇提物通过修复大脑皮层、海马体、纹状体不同部位的膜磷脂，抑制自由基及炎症损伤，从而起到提高衰老模型小鼠的学习记忆功能，延缓脑老化的作用。欧芹酚甲醚有扩血管作用、降压作用，可使猫动脉血压2小时内持续降低30%。独活能抑制血管紧张素Ⅱ受体和α肾上腺素受体，可能与其降压和抗心律失常作用有关。

（2）解痉　独活挥发油对ACh所致豚鼠回肠平滑肌痉挛有抑制作用。

（3）抗肿瘤　欧芹素乙和异欧芹素乙具有明显的抑制Hela细胞增殖的作用，但双键被氧化后则抑制增殖能力显著降低。花椒毒素、佛手柑内酯等对腹水癌细胞有杀灭作用。

综上所述，独活的抗炎、镇痛和抑制免疫功能作用是其祛风除湿、通痹止痛功效的药理学基础。

【毒理研究】

大鼠肌内注射花椒毒素的LD_{50}为160mg/kg，香柑内酯的LD_{50}为945mg/kg，佛手柑内酯的LD_{50}为0.945g/kg，欧芹属素乙的LD_{50}为0.335g/kg；小鼠腹腔注射欧芹酚甲醚的LD_{50}为16mg/kg；独活胶囊灌胃小鼠的LD_{50}为7.35g/kg。花椒毒素400mg/kg可使豚鼠肾上腺出血和死亡，200～300mg/kg可引起肝脏肿胀、脂肪性变及急性出血性坏死，肾脏严重充血、血尿；欧芹属素乙0.6g/kg可引起肝脂肪性变及死亡，0.8g/kg可引起死亡；本品所含的异补骨脂素，幼鼠每日33.3g/kg能引起肝损害。

【现代应用】

风湿性关节炎：以独活为主的复方（如独活寄生汤）常用于治疗风湿性关节炎。

川　乌

本品为毛茛科植物乌头 *Aconitum carmichaelii* Debx. 的干燥母根。主产于四川、陕西等地。川乌味辛、苦，性热，有大毒，归心、肝、肾、脾经。具有祛风除湿、温经止痛的功效，主治风寒湿痹、关节疼痛、心腹冷痛、寒疝作痛及麻醉止痛。水煮沸或蒸透至口尝微有麻味，切厚片，制后用。

川乌主要含有乌头碱、中乌头碱、次乌头碱、苯甲酰乌头碱、苯甲酰次乌头胺、*dl*-去甲基乌药碱和去甲猪毛菜碱等。川乌经炮制后，生物碱含量降低，乌头碱等双酯类水解可生成毒性较小的单酯类碱（苯甲酰乌头碱、苯甲酰中乌头胺及苯甲酰次乌头胺），继续水解变为毒性更小的胺醇类碱（乌头胺、中乌头胺和次乌头胺）。

【药理作用】

1. 与功能主治相关的药理作用

（1）抗炎　川乌总碱灌胃大鼠能显著抑制角叉菜胶、蛋清、组胺和5-HT所致大鼠足跖肿胀，明显抑制组胺、5-HT所致大鼠皮肤毛细血管通透性增加，抑制巴豆油所致肉芽囊的渗出和增生，还能显著抑制角叉菜胶所致大鼠胸腔渗液及白细胞向炎症灶内的聚集，明显减少渗出液中的白细胞总数。正常大鼠腹腔注射乌头碱后，下丘脑 ACTH（CRH）含量呈剂量依赖性增高，免疫组化法证实下丘脑室旁核 CRH 神经细胞及正中隆起神经纤维较对照组明显增多增深，提示乌头碱通过兴奋下丘脑 CRH 神经细胞而改善下丘脑 - 垂体 - 肾上腺轴功能。川乌总碱能显著减少角叉菜胶性渗出物中 PGE 的含量，表明抑制 PGE 可能是其抗炎作用机制之一。

（2）镇痛 川乌总碱、川乌煎剂灌胃，对热板法、醋酸扭体法所致小鼠疼痛有明显的镇痛作用。

（3）对免疫功能的影响 川乌总碱可显著抑制大鼠可逆性、被动试验性局部过敏反应（Arthus 反应）及结核菌素所致大鼠皮肤迟发型超敏反应。乌头碱腹腔注射使小鼠脾脏重量显著减轻，脾溶血空斑形成细胞的溶血能力及溶血素产生明显降低。采用正常、升高和低下 3 种不同的小鼠耳廓皮肤 DTH 模型进行实验，川乌对正常 DTH 影响很弱，对升高和低下的 DTH 也有较弱的抑制倾向。

2. 其他药理作用

（1）强心 川乌生品及炮制品水煎剂对离体蛙心有强心作用，但剂量加大则引起心律失常，甚至导致心脏抑制。川乌对心脏的作用，部分是对迷走神经的影响，更主要的是对心脏的直接作用。去甲猪毛菜碱是其强心的有效成分之一，有兴奋肾上腺素 α、β 受体的作用。

（2）对血压的影响 川乌煎剂可引起麻醉犬血压下降，降压作用可被阿托品或苯海拉明所拮抗。乌头碱有升压作用。

【体内过程】

以 LD_{50} 补量法测得川乌的体内过程符合二室模型，为 $t_{1/2\beta}$ 为 12.1 小时。

【毒理研究】

川乌毒性大，因产地品种、采收季节、加工炮制、煎煮时间等不同，毒性差别很大。主含多种二萜生物碱，其中双酯型二萜类生物碱的毒性强烈，如乌头碱、新乌头碱、次乌头碱等。川乌、附子在加工炮制或加水长时间煮沸过程中，双酯型二萜生物碱 C_8 位的乙酰新乌头碱、苯甲酰次乌头碱等，这类成分的毒性显著降低，仅为双酯型二萜生物碱的 1/100～1/1000。单酯型二萜生物碱可进一步水解，脱去 C_{14} 位的芳酰基团，生成相应的醇胺型二萜生物碱，如乌头胺、新乌头胺和次乌头胺，几乎无毒性，不会引起心律失常。

小鼠灌胃给药川乌煎剂的 LD_{50} 为 18.0g/kg，皮下注射 LD_{50} 为 0.32mg/kg。中乌头碱小鼠皮下注射致死量为 0.3～0.5mg/kg。乌头碱、中乌头碱和次乌头碱沸水或稀酸加热水解成为苯甲酰乌头原碱，毒性减少，最后水解为乌头原碱、中乌头原碱和次乌头原碱，毒性为原来的 1/150～1/1000。

【现代应用】

1. 骨关节疾病 以川乌为主的复方制剂（如乌头汤）常用于治疗风湿性、类风湿关节炎，坐骨神经炎、肩周炎、腰腿痛等。

2. 冠心病心绞痛 以川乌为主的复方（如乌头赤石脂丸）常用于治疗冠心病心绞痛。

3. 急性腹痛 以川乌为主的复方（如大乌头煎）常用于治疗急性腹痛。

【不良反应】

口服生川乌可出现皮肤瘙痒、皮疹，颜面麻木、胸闷、心悸、呼吸困难、血压下降、心律失常；恶心、呕吐、腹痛、腹泻、面色苍白、四肢厥冷、烦躁不安、急性肾功能衰竭，并有死亡病例报告。临床多用制川乌，可降低其毒性。

雷公藤

本品为卫矛科植物雷公藤 *Tripterygium wilfordii* Hook. f. 的干燥根。主产于福建、浙江、安徽、河南等地。雷公藤味辛、苦，性寒，有毒，归肝、肾经。具有祛风除湿、活血通络、消肿止痛之功效。用于风湿痹痛、关节僵硬、屈伸不利、腰膝酸痛、皮肤瘙痒等证。

雷公藤主要含有生物碱类、二萜类、三萜类、倍半萜类等成分。生物碱类有雷公藤碱、雷公藤次碱、雷公藤新碱、雷公藤戊碱、雷公藤碱乙等；二萜类化合物有雷公藤甲素（雷公藤内酯醇）、雷公藤乙素、雷公藤酮、雷公藤内酯等；三萜内酯类有雷公藤内酯甲、雷公藤内酯乙、雷藤三萜酸等；倍半萜类有雷公碱、萨拉子酸等。

【药理作用】

1. 与功能主治有关的药理作用

（1）免疫抑制　雷公藤及其多种成分对体液免疫与细胞免疫均有明显的抑制作用。雷公藤及其提取物能使大鼠胸腺、脾脏、淋巴器官萎缩，血液白细胞数减少，淋巴细胞总数减少，中性粒细胞与单核细胞相对增加；影响 T、B 细胞的增殖与活化，调节 T 细胞亚群比例、免疫球蛋白及多种细胞因子的分泌，影响免疫组织器官功能与结构，发挥调节免疫功能的作用。雷公藤水煎剂、雷公藤总苷、雷公藤红素均可引起幼龄鼠胸腺萎缩，雷公藤总苷长期使用还可使成年鼠胸腺萎缩。雷公藤春碱能显著降低小鼠炭粒廓清速率、抑制网状内皮系统吞噬功能。雷公藤内酯可明显抑制抗体的产生和分泌，并抑制 Ts 细胞的活化，抑制 T、B 淋巴细胞增殖，提高血清总补体含量，抑制小鼠 IgG 的形成。雷公藤甲素对单向混合淋巴细胞反应（mixed lymphocyte reaction，MLR）、DTH、T 淋巴细胞亚群的影响均表现为抑制作用。雷公藤多苷治疗类风湿关节炎，患者血清中免疫球蛋白 IgM、IgA、IgG 均下降，补体 C_3 增高，γ 球蛋白明显下降，对体液免疫有明显抑制作用。雷公藤内酯醇以剂量和时间依赖的形式诱导人 T 淋巴细胞凋亡，雷公藤甲素使活化的 $CD4^+$、$CD8^+$ T 淋巴细胞凋亡。

（2）抗炎　雷公藤对不同类型的急慢性炎症均有抑制作用。对炎症早期的血管通透性增加、炎症细胞趋化、PG 和炎症介质的产生和释放及炎症后期纤维增生等具有明显的抑制作用。雷公藤总苷是雷公藤抗炎作用的主要有效成分之一。雷公藤的抗炎作用机制与抑制炎症介质的产生和释放有关，并通过兴奋下丘脑－垂体－肾上腺皮质系统，促进肾上腺皮质激素释放。雷公藤甲素能抑制 $TNF-\alpha$ 和 $IL-6$、$IL-26$ 的生成，从而抑制炎症反应。

（3）镇痛　雷公藤有镇痛作用。雷公藤流浸膏灌胃、腹腔注射或皮下注射对小鼠醋酸所致扭体（化学刺激性疼痛）和热板法所致疼痛均有显著的抑制作用。

（4）对血液系统和血管的影响　雷公藤乙酸乙酯提取物能降低佐剂性关节炎大鼠全血和血浆黏度、纤维蛋白原含量，减少红细胞比容，降低血小板最大聚集率，改善佐剂性关节炎大鼠的血液流变学。雷公藤多苷可减轻内皮损伤模型大鼠内膜增生的程度，也可减少血管内皮损伤后局部炎症细胞的数量。体外培养血管内皮细胞证明，雷公藤可促进内皮细胞合成细胞外基质成分，抑制整合素活性，并能轻度提高钙依赖性黏连分子活性，提示雷公藤能通过多种机制调控血管的新生过程。

（5）杀虫、抗菌　雷公藤对金黄色葡萄球菌、607 分枝杆菌、枯草杆菌、无核杆菌有明显抑制作用，对 G^- 菌也有一定效果，对真菌尤其是皮肤白色念珠菌等抑制作用最强，其主要抑菌成分是雷公藤红素。从雷公藤中分离得到抗艾滋病病毒活性成分萨拉子酸，能抑制淋巴细胞 H_9 中的 $HIV-1$ 的复制和 $HIV-1$ 重组逆转录酶协同逆转录活性。雷公藤水浸剂、醇浸液及醚提物能杀虫、蛆、蝇等。

2. 其他药理作用

（1）抗生育　雷公藤制剂及其多种成分具有抑制生育的作用。雄性成年大鼠灌胃雷公藤多苷 10mg/kg，8 周后全部失去生育能力。雷公藤氯内酯醇具有更强的抗生育作用，大鼠灌胃给药后可致附睾尾精子存活率和密度明显下降而不育。雷公藤总苷对雌性大鼠和小鼠生殖系统的影响程度比雄性轻。雷公藤总苷片可使育龄女性月经减少甚至闭经，阴道细胞不同程度地萎缩，可致性周期不规律。雷公藤抗生育作用具有可逆性，停止给药后 6~8 个月生育功能可以恢复。

（2）抗肿瘤　雷公藤及其提取物有抑制肿瘤的作用，雷公藤中分离得到的二萜类化合物雷公藤甲素、乙素和雷公藤内酯有抗肿瘤作用。雷公藤甲素和乙素腹腔注射对小鼠淋巴细胞白血病 L1210、P388 及 L615 白细胞瘤株均有抑制作用。雷公藤甲素可抑制离体鼻咽癌 KB 细胞，还能抑制乳癌和胃癌细胞系集落的形成。雷公藤甲素可诱导肿瘤细胞凋亡并使肿瘤细胞对 TNF–α 诱导的细胞凋亡敏感，同时抑制 TNF–α 介导的 NF–κB 激活，抑制 TNF–α 介导的细胞凋亡抑制因子（IAP）家族成员 c–IAP2 和 c–IAP1 的诱导。

（3）抑制气道重塑　雷公藤多苷片对卵白蛋白致敏方法所致过敏性哮喘大鼠气道重塑具有显著的抑制作用，可能与雷公藤多苷片具有免疫抑制、抗炎作用，从而改善气道细胞外基质病变相关。

综上所述，与雷公藤祛风除湿、活血通络、消肿止痛功效相关的药理作用是免疫抑制、抗炎、镇痛、抗菌等。生物碱是其主要的药效物质基础。

【体内过程】

给大鼠灌胃和静脉注射雷公藤甲素后，药物在体内的分布和消除速率大体相似，均以肝中浓度为最高，其次为脾、胃、肠、心和脑；体内消除较缓慢，血浆蛋白结合率为 64.7%。

【毒理研究】

小鼠灌胃给予雷公藤甲素的 LD_{50} 为 0.788mg/kg，腹腔注射为 0.725mg/kg；小鼠静脉注射雷公藤内酯的 LD_{50} 为 0.8mg/kg，腹腔注射的 LD_{50} 为 0.9mg/kg；小鼠灌胃给予雷公藤多苷的 LD_{50} 为 159.7mg/kg，腹腔注射 LD_{50} 为 93.99mg/kg。

雷公藤乙酸乙酯提取物 200mg/kg 长期给予小鼠灌胃具有明显的致畸作用。雷公藤甲素可引起小鼠睾丸病变，睾丸萎缩，生精细胞变性、坏死、数量减少。

【现代应用】

1. 类风湿关节炎　雷公藤、雷公藤甲素和雷公藤多苷对类风湿关节炎有显著治疗作用。

2. 银屑病　临床治疗银屑病，除传统的雷公藤水煎剂外，主要用雷公藤多苷片（10mg/片），一般成人用量为每日 60~80mg，分 3~4 次口服，用于治疗脓疱型、红皮病型及关节型银屑病，也可用于寻常型银屑病的急性进行期。

3. 红斑狼疮　雷公藤对各型红斑狼疮均有明显疗效，轻型单用本药，急性合用激素则疗效更好。

4. 贝赫切特综合征　雷公藤治疗贝赫切特综合征平均疗程 2 个月，特点为奏效快、作用强、疗效确切，能随时停药，停药后无反跳及戒断症状，再用仍然有效。

5. 过敏性皮肤病　对多型性日光性皮炎及接触性皮炎治疗效果较好。

【不良反应】

雷公藤及其制剂可引起多系统损害，表现如下。

1. 消化系统　雷公藤致消化系统不良反应发生频率高，且在正常剂量范围内就可发生，主要表现为恶心、呕吐、胃部不适、腹痛、腹鸣、腹泻、便血、食欲减退、口干、食管下部灼烧感等。约有 1/3 的患者服用雷公藤后会导致 ALT 升高，严重者出现黄疸、肝大、肝脏出血及肝坏死，多发生在用药后 2~4 周。

2. 皮肤黏膜损害　色素沉着、黄褐斑、红斑、口腔及唇糜烂、指（趾）甲变薄及软化、脱发等。

3. 骨髓抑制　雷公藤对骨髓有抑制作用，可引起白细胞、红细胞、血小板及血细胞减少，弥散性血管内凝血，再生障碍性贫血，类白血病反应和继发性白血病。

4. 生殖系统毒性　男性表现为精子数量显著减少、活力下降、畸形率增加，造成生育能力下降或不育，长期用药可造成性欲减退、睾丸萎缩、男性乳房增大。男性少儿可因药物致青春期性腺发育障碍而引起生殖器发育不良；女性因卵巢功能受抑制而表现为月经紊乱如月经增多、减少或闭经，育龄妇女可致不育。

5. 心血管系统毒性　主要表现为心慌、胸闷、气短、心律失常及心电图改变，心电图显示有房室传导阻滞、室性期前收缩及心肌损害。常发生于长期用药或用药过量及原有心血管病患者，严重中毒者可出现血压急剧下降、心肌供血不足，甚至出现心源性休克、心力衰竭。

6. 泌尿系统损害　可出现急性肾功能衰竭，表现为少尿或无尿、水肿、血尿、尿蛋白、管型尿、腰痛或伴肾区叩击痛、氮质血症、酸中毒，甚至因急性肾功能衰竭而死亡。

7. 神经系统毒性　引起神经细胞变性并导致神经系统损害，主要表现为头晕、头痛、乏力、失眠或嗜睡、肌肉疼痛、四肢麻木、抽搐，并可导致听力减退、复视、记忆力减退、周围神经炎、脑水肿等。

8. 免疫抑制　超量中毒则会引起淋巴器官的萎缩和淋巴细胞凋亡以及免疫功能降低。

五加皮

本品为五加科植物细柱五加 *Acanthopanax gracilistylus* W. W. Smith 的干燥根皮。主产于湖北、河南、安徽、四川等地。五加皮味辛、苦，性温，归肝、肾经。具有祛风除湿、补益肝肾、强筋壮骨、利水消肿之功效，用于治疗风湿痹病、筋骨萎软、小儿行迟、体虚乏力、水肿、脚气等证。

五加皮主要含有刺五加苷 B_1、紫丁香苷、棕榈酸、右旋芝麻素、16α – 羟基 – (–) – 贝壳松 – 19 – 酸、β – 谷甾醇、β – 谷甾醇葡萄糖苷、亚油酸及维生素 A、B 等。

【药理作用】

1. 与功能主治相关的药理作用

（1）**抗炎**　细柱五加皮水煎醇沉液、正丁醇提取物能显著抑制角叉菜胶所致大鼠实验性足跖肿胀，连续给药 1 周后明显抑制小鼠棉球肉芽组织增生。五加皮的抗炎作用主要与抑制相关炎症介质如 TNF – α、NO 的释放有关。

（2）**免疫调节**　细柱五加皮水煎醇沉液对免疫功能有抑制作用，可明显降低小鼠腹腔巨噬细胞的吞噬百分率和吞噬指数，抑制小鼠脾脏抗体形成细胞。乳鼠半心移植试验证明细柱五加皮有一定抗排异作用，可使移植心肌平均存活时间显著延长。五加皮总苷和多糖有提高机体免疫功能的作用，灌胃给药能促进小鼠网状内皮系统吞噬功能，使血清炭粒廓清率明显提高，并增加小鼠血清抗体的浓度，提高体液免疫功能。

2. 其他药理作用

（1）**抗肿瘤**　五加皮提取液对白血病细胞株 MT – 2 的增殖有较强的抑制作用，抑制率与其浓度呈现一定的量效关系，醇提液灌胃 15 日，能改善右腋皮下接种白血病细胞株 MT – 2 的荷瘤小鼠的一般情况，缩小肿瘤结节，延长生存期。五加皮提取液抗肿瘤的作用机制与其提高单核细胞对肿瘤细胞的吞噬作用有关。

（2）**其他**　①延长小鼠游泳时间，具有一定的抗疲劳作用；②延长热应激小鼠存活时间；③抑制四氧嘧啶所致大鼠高血糖，提示可能具有一定的降血糖作用；④抗免疫性肾炎：五加皮注射液对小鼠实验性肾毒血清肾炎有治疗作用，给肾毒血清肾炎小鼠腹腔注射五加皮注射液后，其血清蛋白升高，尿蛋白、血清 BUN、血清 TC 均降低。

综上所述，五加皮的抗炎、免疫调节、镇痛作用是其祛风湿功效的药理学基础；抗肿瘤及其他作用是现代研究新发现，其临床应用价值尚待深入探索。

【毒理研究】

小鼠腹腔注射细柱五加注射液的 LD_{50} 为 81.85g/kg。大、小鼠经灌胃给药 20g/kg 后，动物模型即出现醉酒样反应，后两周观察期内未见动物模型出现中毒症状和死亡情况。

【现代应用】

1. 坐骨神经痛 五加皮配用其他药可治疗坐骨神经痛。

2. 风湿性关节炎 五加皮配伍独活、桂皮等可治疗风湿性关节炎。

第二节 中成药

风湿骨痛胶囊

风湿骨痛胶囊原方来源于《医略六书》卷二十五，由制川乌、制草乌、红花、甘草、木瓜、乌梅、麻黄七味药组成。以上七味，取制川乌、制草乌、甘草粉碎成细粉，过筛，混匀；其余红花等四味加水煎煮二次，合并煎液，滤过，滤液浓缩至稠膏状，加入上述细粉，混匀，干燥，装入胶囊，制成 1000 粒即得。本品为硬胶囊，内容物为黄褐色的粉末，味微苦、酸。具有温经散寒、通络止痛的功效，用于寒湿闭阻经络所致的痹病，证见腰脊疼痛、四肢关节冷痛；风湿性关节炎见上述证候者。

【药理作用】

1. 抗炎 本品对大鼠佐剂性关节炎有显著的抑制作用；对大鼠角叉菜胶所致足跖肿胀有明显的抑制作用；对大鼠棉球肉芽增生有明显的抑制作用。

2. 镇痛 本品对醋酸所致小鼠扭体反应具有一定的抑制作用；对小鼠热板致痛具有显著的镇痛作用。

【毒理作用】

风湿骨痛胶囊小鼠皮下注射的 LD_{50} 为 3.046g/kg。2.88g/kg 大鼠连续喂饲 12 周，ALT 轻度升高，心率大于 350 次/分，停药 2 周后肝功能恢复正常，镜检心脏有轻度浊肿。

【临床应用】

常用于类风湿关节炎、强直性脊柱炎、骨关节病、颈椎病、腰椎骨质增生等疾病。本品含毒性药，不可多服，孕妇忌服，运动员慎用。

【用法用量】

胶囊剂：姜葱汤或温开水送服。一次 2~4 粒，一日 2 次。

【不良反应】

有唇舌发麻、头痛头昏、腹痛腹泻、心烦欲呕、呼吸困难等个案病例报告。

独活寄生丸（合剂）

独活寄生汤（合剂）源于唐代孙思邈《备急千金药方》，由独活、桑寄生、杜仲、牛膝、细辛、秦艽、茯苓、桂心、防风、川芎、人参、甘草、当归、芍药、地黄组成。以上 15 味，按药典组方剂量，粉碎成细粉，过筛，混匀，每 100g 粉末加入炼蜜 40~50g 与适量的水制成水蜜丸，即得。秦艽、白芍和盐杜仲，用 70% 乙醇作溶剂，浸渍，渗漉，收集渗漉液，回收乙醇；独活、细辛、桂枝、防风、川芎和当归提取挥发油；药渣与其余桑寄生等六味加水煎煮二次，第一次 3 小时，第二次 2 小时，煎液过滤，滤液合并，浓缩至适量，与上述浓缩液合并，静置，滤过，浓缩至约 760ml，放冷，加入乙醇 240ml 和上述挥发油，加水至 1000ml，搅匀，即得。本品为棕黑色的澄清液体，气芳香，味苦，具有养血舒筋、祛风除湿、补益肝肾的功效。用于风寒湿痹阻、肝肾两亏、气血不足所致的痹病，证见腰膝冷痛、屈伸不利。

【药理作用】

1. 抗炎　独活寄生汤具有显著的抗炎作用。其水煎液对佐剂所致早期和迟发性炎症反应均有显著抑制作用。对胶原性关节炎（CIA）模型小鼠灌胃独活寄生汤水煎液后，不能明显抑制 CIA 的发生，但能显著降低关节指数和抗II型胶原抗体水平，同时抑制模型小鼠内源性脾脏 IL-1β 的产生，提高IFN-γ水平，独活寄生汤对 CIA 的影响与对 1L-1β 和 IFN-γ 的调节有关。

2. 镇痛　采用小鼠醋酸扭体和热板镇痛实验方法，均显示独活寄生汤水煎液具有显著的镇痛作用。

3. 改善微循环　独活寄生汤能明显增加小鼠耳廓正常微循环的毛细血管管径、增加毛细血管开放数，延长肾上腺素引起微循环障碍的血管收缩的潜伏期，对抗肾上腺素诱导的毛细血管闭合。

【临床应用】

常用于类风湿关节炎、强直性脊柱炎、中老年腰腿痛、慢性关节炎、坐骨神经痛、颈椎病、腰椎间盘突出症、膝关节炎等的治疗。

【用法用量】

口服。一次 2~4 粒，一日 2 次。

口服。一次 15~20ml，一日 3 次；用时摇匀。

目标检测

答案解析

一、选择题

（一）单选题

1. 秦艽抗炎作用的成分主要是（　　）

　　A. 多糖类　　　　　　　B. 挥发油　　　　　　　C. 秦艽碱甲

　　D. 秦艽碱乙　　　　　　E. 秦艽碱丙

2. 秦艽升高血糖的作用机制是（　　）

　　A. 促进糖吸收　　　　　B. 促进肾上腺素的释放　　　C. 抑制糖酵解

　　D. 抑制组织对糖的利用　E. 促进糖的异生

3. 秦艽临床用于治疗（　　）

　　A. 胃溃疡　　　　　　　B. 冠心病　　　　　　　C. 失眠

　　D. 风湿性和类风湿关节炎　　　　　　　　　　　E. 以上都不是

4. 下列哪项是五加皮抗炎作用的机制（　　）

　　A. 抑制中性粒细胞游走　　　　　　　　B. 抑制溶酶体酶释放

　　C. 抑制炎症介质释放　　　　　　　　　D. 抑制垂体-肾上腺皮质系统

　　E. 收缩血管、减少渗出

（二）多选题

5. 祛风湿药的主要药理作用是（　　）

　　A. 发汗作用　　　　　　B. 免疫抑制或促进　　　　C. 镇痛作用

　　D. 抗炎作用　　　　　　E. 解热作用

6. 独活对心血管系统的作用是（　　）

　　A. 降低血压　　　　　　B. 扩张冠脉　　　　　　　C. 增强心肌收缩力

　　D. 抑制血小板聚集　　　E. 抗心律失常

二、简答题

1. 常用祛风湿药抗炎作用表现有哪些？举例说明主要作用环节。

2. 举例说明祛风湿药对机体免疫功能的影响。

书网融合……

思政导航　　　　本章小结　　　　题库

第十二章　芳香化湿药

学习目标

知识目标

1. **掌握**　芳香化湿药的基本药理作用；广藿香、苍术、厚朴功效相关的药理作用、作用机制和药效物质基础。

2. **熟悉**　藿香正气散（水、滴丸）的主要药理作用。

3. **了解**　广藿香、苍术、厚朴的临床应用。

技能目标　通过本章的学习，能理解湿证的现代认识，掌握芳香化湿药的研究思路和研究要点，培养逻辑思维能力、分析解决具体问题的能力和举一反三、自主学习的能力。

素质目标　通过本章的学习，能够灵活应用芳香化湿药来解决临床用药问题和进行药物研究的基本设计，具备开展芳香化湿药药效及物质基础研究的基本科研素质和能力。

凡气味芳香，以化湿运脾为主要功效的药物称为芳香化湿药。本类药物多气芳香，味辛、苦，性温，主归脾、胃、肺经。芳香化湿方药具有化湿运脾的功效，通过行气化湿，健脾助运而达到化湿醒脾、燥湿运脾的目的。芳香化湿药主要用于湿阻中焦证，部分芳香化湿药也可用于寒湿困脾证、暑湿表证、风湿痹证、关节疼痛等。

湿阻中焦证是指湿邪为患，脾为湿困，湿浊内阻中焦，脾胃运化失常所出现的一组证候，临床以脘腹痞满、呕吐泛酸、大便溏薄、食少体倦、口甘多涎等为临床表现，也表现为腰酸甚至关节疼痛等，脾胃为病变中心，常累及肺肾等脏腑。传统理论认为，湿有内、外湿之分。外湿多指感受外来之邪，泛指空气潮湿，人受雾露所伤，或久居湿地，涉水淋雨等，致使人体气机不畅，四肢困倦、胸闷、腰酸甚至关节疼痛等；内湿多继发于其他疾病之后，或忧思气怒，情绪所伤，或肆食生冷等多种因素，致使脾胃先伤，水谷运行受阻，津气不布，困阻中焦脾胃。与西医学中的消化系统疾病，如急慢性胃肠炎、消化性溃疡、胃肠神经官能症、结肠炎、消化不良等疾病的症状相似。

现代药理研究表明，芳香化湿药治疗湿阻中焦证的作用与下列药理作用有关。

1. 调节胃肠运动　芳香化湿药一般具有刺激或调整胃肠运动功能的作用。芳香化湿药对胃肠运动的影响与机体的功能状态有关，对于功能低下，具有提高肠道紧张度、促进肠管推进运动的作用；对于肠肌痉挛，则有程度不等的解痉作用。

>>> 知识链接

影响胃肠运动功能的因素

胃肠运动功能受多种因素调节。胃肠运动功能与胃电活动的形成、传播有关，其中胃肠道起搏细胞——卡哈尔间质细胞（ICC）起重要作用。血管活性肠肽（VIP）受体激活可减慢胃排空，参与结肠扩张和疼痛刺激引起的胃反射性舒张。NO能调节胃肠运动。

2. 促进消化液分泌　芳香化湿药多具有促进消化液分泌的作用，通过促进消化液分泌达到化湿醒脾的作用。本类药物多含有挥发油，通过刺激嗅觉、味觉感受器，或温和地刺激局部黏膜，反射性增加消化腺分泌。

3. 抗病原微生物　病原微生物感染是暑湿表证、风湿痹证的常见原因。大多数芳香化湿方药体内、外实验表明具有一定的抗细菌、抗真菌、抗病毒作用。

4. 抗溃疡　湿阻中焦证常伴有消化性溃疡，芳香化湿药具有较强的抗实验性溃疡作用，可增强胃黏膜保护作用、抑制胃酸分泌。部分药物还具有抗消化道常见细菌的作用。

综上所述，与芳香化湿药疏畅气机、宣化湿浊、健脾醒胃等功效相关的药理作用为调整胃肠运动功能、促进消化液分泌、抗溃疡、抗病原微生物等作用。主要物质基础有厚朴酚、β-桉叶醇、苍术醇、茅术醇、广藿香醇等。常用芳香化湿药的主要药理作用见表12-1。

表12-1　芳香化湿药主要药理作用总括表

| 药物 | 共性药理作用 | | | | | | | | 其他药理作用 |
	兴奋平滑肌	抑制平滑肌	促进消化液分泌	抗溃疡	抗病原微生物	抗炎	镇痛	抗肿瘤	
厚朴	+	+	+	+	+	+	+	+	中枢抑制、肌肉松弛、抑制血小板聚集、抗变态反应、降血压、镇静、抗抑郁、抗血栓、抗心律失常、抗动脉粥样硬化
苍术	+	+		+	+			+	保肝利胆、降糖、扩血管、抗心肌缺血、抗脑缺血、抗心律失常、耐缺氧、中枢抑制
广藿香	+	+	+		+	+	+		抗过敏、改善学习记忆、免疫调节
砂仁	+			+		+	+		抑制血小板聚集、镇痛、免疫抑制、降血糖、利胆
白豆蔻	+		+		+	+			平喘
草豆蔻	+		+		+	+		+	平喘、增强胃蛋白酶活性、抗脑缺血
草果	+					+			
佩兰	+				+			+	祛痰

◈ 第一节　单味药

广藿香

本品为唇形科植物广藿香 *Pogostemon cablin*（Blanco）Benth. 的干燥地上部分。主产于广州、海南等地。广藿香味辛，性微温，归脾、胃、肺经。具有芳香化浊、和中止呕、发表解暑的功效，用于湿浊中阻、脘痞呕吐、暑湿表证。

广藿香主要含挥发油约1.5%，油中主要成分是广藿香醇（占52%~57%）、广藿香酮以及百秋里醇。其他成分有苯甲醛、丁香油酚、桂皮醛、广藿香吡啶等。此外，还含有多种倍半萜及黄酮类成分。

【药理作用】

1. 与功能主治相关的药理作用

（1）调节胃肠运动　①抑制胃肠运动：广藿香水提物、去油水提物和挥发油均可抑制离体兔肠的自发性收缩和ACh及$BaCl_2$引起的痉挛性收缩，以挥发油的抑制作用最强。在整体实验中，水提物和去油水提物均能减慢胃排空，抑制正常小鼠和新斯的明引起的小鼠肠推进运动。②止泻：广藿香水提物、去油水提物均能减少番泻叶引起的腹泻次数。③促进排便：广藿香挥发油可协同番泻叶引起小鼠腹泻。

（2）对胃液分泌的影响　广藿香水溶性成分能增加胃酸分泌，提高胃蛋白酶活性，促进胰腺分泌淀粉酶，提高血清淀粉酶活性，增强消化能力。挥发油在对胃排空和肠推进运动无影响的前提下使胃酸分泌减少，其提高胃蛋白酶活性的作用均比水提物和去油水提物弱。

（3）抗病原微生物　体外实验表明，广藿香具有较强的抗菌作用。其所含广藿香酮对多种致病微生物均有一定的抑制作用；广藿香黄酮类物质有抗病毒作用，可抑制肠道及上呼吸道病毒生长繁殖。广藿香油具有选择性皮肤癣菌抑制作用；广藿香油对于多种病害虫具有一定的灭杀活性，如白纹伊蚊幼虫及成蚊、屋尘螨、粉尘螨等。

2. 其他药理作用　细胞毒活性：最新的研究发现，广藿香具有细胞毒活性，二萜类成分为有效成分，此二萜类成分进行衍生后的产物也具有类似活性。这些化合物在体外能非特异性地作用于多种人癌细胞株。

此外，广藿香还有保护肠屏障、抗氧化、调节免疫、降血脂等作用。

综上所述，与广藿香芳香化浊、和中止呕、发表解暑功效相关的药理作用是促进胃液分泌、调整胃肠运动、抗病原微生物等。挥发油是其主要的药效物质基础。

【现代应用】

1. 消化功能不良　以广藿香为主的复方（如不换金正气散）常用于消化不良、胃肠功能低下等。

2. 胃肠型感冒　以广藿香为主的复方（如藿香正气散）用于治疗胃肠型感冒。

3. 呕吐　以广藿香为主的复方（如藿香半夏汤、藿香安胃汤等）常用于各种呕吐。

4. 痢疾　以广藿香为主的复方（如回生散、藿香正气散等）常用于肠炎和痢疾等。

苍　术

本品为菊科植物茅苍术 *Atractylodes lancea*（Thunb.）DC. 或北苍术 *Atractylodes chinensis*（DC.）Koidz. 的干燥根茎。茅苍术主产于江苏、湖北、河南等地，北苍术主产于华北及西北地区。苍术味辛、苦，性温，归脾、胃、肝经。具有燥湿健脾、祛风散寒、明目的功效，主治湿阻中焦、脘腹胀满、泄泻、水肿、脚气痿躄、风湿痹痛、风寒感冒、夜盲、眼目昏涩等证。

茅苍术根茎主要含有挥发油，挥发油含量为5%～9%，北苍术根茎含挥发油3%～5%，挥发油的主要成分为苍术醇，为β-桉叶醇和茅术醇的混合物，此外，还含有苍术酮、苍术素等。

【药理作用】

1. 与功能主治相关的药理作用

（1）调节胃肠运动　苍术醇提物能对抗ACh、$BaCl_2$所致大鼠离体胃平滑肌痉挛，对正常大鼠胃平滑肌则有轻度兴奋作用。苍术丙酮提取物、β-桉叶醇及茅术醇对氨甲酰胆碱、Ca^{2+}及电刺激所致大鼠在体小肠收缩加强均有明显对抗作用。苍术丙酮提取物对小鼠炭末推进运动则有明显促进作用。苍术煎剂对番泻叶煎剂所致"脾虚泄泻"模型大鼠的小肠推进运动亢进有明显对抗作用。

（2）抗溃疡　苍术有较强的抗溃疡作用。茅苍术及北苍术对溃疡有较强的抑制作用，能显著抑制溃疡动物模型的胃液量、总酸度、总消化能力及胃黏膜损害。有效成分为β-桉叶醇及茅术醇。苍术抗溃疡作用机制主要有以下两个方面。①抑制胃酸分泌过多：北苍术挥发油中的苍术醇能抑制甾体激素的释放，减轻甾体激素对胃酸分泌的刺激；茅苍术所含β-桉叶醇有抗H_2受体作用，能抑制胃酸分泌，并对抗皮质激素对胃酸分泌的刺激作用。②增强胃黏膜保护作用：北苍术可使胃黏膜组织血流量增加，从苍术中提取的氨基己糖具有促进胃黏膜修复的作用，能明显增加氨基己糖在胃液和黏膜中的含量，从而增强胃黏膜保护作用。

（3）保肝　苍术及其有效成分 β – 桉叶醇、茅术醇、苍术酮等对实验性肝细胞损害均有显著的预防作用。此外，苍术煎剂对小鼠肝脏蛋白质合成有明显促进作用。

（4）抗炎　苍术醇提物有抗炎及免疫调节作用。小鼠口服苍术醇提物能有效抑制二甲苯引起的耳廓肿胀、角叉菜胶引起的足跖肿胀和乙酸致腹腔毛细血管通透性增加等。茅苍术根茎中的酚类和聚乙炔类化合物亦具有抗炎活性。

（5）对尿液的影响　正常大鼠口服茅苍术煎剂无明显利尿作用，但尿中 Na^+、K^+ 排出量显著增加。苍术醇提物在体外对马肾脏细胞 Na^+,K^+ – ATP 酶有较强的抑制作用，β – 桉叶醇是抑酶作用的物质基础。

2. 其他药理作用

（1）对血糖的影响　苍术煎剂灌胃给药可使正常家兔血糖水平升高，但对四氧嘧啶性糖尿病家兔则有降血糖作用。苍术水提物灌胃可使链佐星诱发的大鼠高血糖水平降低。作用机制为苍术有效成分和腺嘌呤核苷酸在同一线粒体上起竞争抑制作用，从而抑制细胞内氧化磷酸化作用，干扰能量的转移过程。

（2）耐缺氧　对氰化钾所致小鼠缺氧模型，苍术丙酮提取物能明显延长小鼠的存活时间，并降低小鼠相对死亡率。苍术耐缺氧的主要活性成分为 β – 桉叶醇。

（3）中枢抑制　茅苍术、北苍术、β – 桉叶醇、茅术醇对小鼠有镇静作用，能抑制小鼠自发性活动。茅苍术提取物和挥发油，小剂量使脊髓反射亢进，较大剂量则呈抑制作用，终致呼吸麻痹而死。茅苍术和北苍术的提取物能增强戊巴比妥钠诱导动物睡眠的作用，其药理活性成分主要是 β – 桉油醇和茅术醇。

（4）抗肿瘤　苍术挥发油、茅术醇、β – 桉叶醇对食管癌细胞有抑制作用，其中茅术醇作用较强。

（5）对心血管系统的影响　苍术对蟾蜍心脏有轻度抑制作用，对蟾蜍后肢血管有轻度扩张作用。

综上所述，与苍术燥湿健脾功效相关的药理作用是调节胃肠运动、抗溃疡、保肝、抗炎、利尿等作用；与祛风散寒功效相关的药理作用是抗炎作用。挥发油是其主要的药效物质基础。

【毒理研究】

苍术挥发油小鼠灌胃的 LD_{50} 为 2245.87mg/kg，其 95% 可信限为 1958.3 ~ 2575.7mg/kg。

【现代应用】

1. 胃肠功能失调　以苍术为主的复方（如平胃散、苍术丸、舒肝平胃丸、香砂平胃丸等）常用于胃肠功能失调、消化不良等证。

2. 关节炎　以苍术为主的复方（如薏苡仁汤、二妙散、三妙散、四妙散等）常用于治疗风湿性关节炎、类风湿关节炎。

此外，本品尚可用于急性上呼吸道感染、偏头痛、牙痛、细菌性痢疾、夜盲症和角膜软化症等。

厚 朴

本品为木兰科植物厚朴 *Magnolia officinalis* Rehd. et Wils. 或凹叶厚朴 *Magnolia officinalis* Rehd. et Wils. var. *biloba* Rehd. et Wils. 的干燥干皮、根皮及枝皮。主产于四川、湖北、浙江、江西等地。厚朴味苦、辛，性温，归脾、胃、肺、大肠经。具有燥湿消痰、下气除满的功效，主治湿滞伤中、脘痞吐泻、食积气滞、腹胀便秘、痰饮喘咳等证。

厚朴主要含木脂素类、生物碱类及挥发油等成分。木脂素类成分主要为厚朴酚、四氢厚朴酚、异厚朴酚及和厚朴酚；生物碱类成分主要为木兰箭毒碱；挥发油主要为 β – 桉叶醇。

【药理作用】

1. 与功能主治相关的药理作用

（1）调节胃肠运动　厚朴煎剂对兔离体肠平滑肌有兴奋作用。对小鼠离体肠管在一定剂量范围内有兴奋作用，但加大剂量则产生抑制作用。对豚鼠离体肠管的兴奋作用与对小鼠基本一致，但抑制作用更明显。厚朴酚对组胺所致十二指肠痉挛有一定的抑制作用。有效成分为厚朴酚等木脂素类。

（2）促进消化液分泌　厚朴通过刺激嗅觉、味觉感受器，或温和地刺激局部黏膜，能反射性地增加消化液分泌。有效成分为挥发油。

（3）抗溃疡　生品厚朴煎剂、姜炙厚朴煎剂及其有效成分对大鼠幽门结扎型溃疡及应激性溃疡均有明显治疗作用。厚朴乙醇提取物尚对大鼠盐酸 – 乙醇所致溃疡有显著治疗作用。厚朴还能明显对抗应激及静脉注射胃泌素、氨甲酰胆碱所致胃酸分泌增多。有效成分为厚朴酚及和厚朴酚等。作用机制与其抑制胃酸分泌过多有关。

（4）保肝　厚朴对小鼠实验性病毒性肝炎有一定保护作用，可减轻细胞变性坏死等实质性病理损害，所含厚朴酚为抗肝炎病毒的有效成分。厚朴酚对急性实验性肝损伤具有降低血清 ALT 作用。厚朴酚能对抗免疫性肝纤维化损伤，能明显防止肝纤维化及肝硬化的形成，同时，提高免疫性肝纤维化大鼠血浆 SOD 活性，降低 LPO 含量。

（5）抗病原微生物　《名医别录》谓厚朴"杀三虫"。现代研究证实，厚朴所含成分厚朴酚对革兰阳性菌、耐酸性菌、类酵母菌和丝状真菌均有显著的抗菌活性。厚朴酚在体外对各种变形链球菌及乳酸杆菌均有抑制作用。厚朴的酚性成分、乙醚及甲醇提取物，对牙病中致龋齿的变形链球菌有抗菌作用，能抑制该菌在牙平滑面上的附着。厚朴酚对引起人类恶性脓疱和绒毛状膜块疾病的炭疽杆菌有明显抗菌活性。厚朴注射液可明显延长感染炭疽杆菌豚鼠的生存时间。构效关系研究发现，厚朴酚、和厚朴酚及其代谢产物四氢厚朴酚及四氢和厚朴酚，其联苯环上的羟基及烯丙基可产生抗菌活性，均有极强的抗菌作用。

厚朴对小鼠实验性病毒性肝炎有一定程度的抑制作用，所含新木脂素对 Epstein – Barr 病毒激活有抑制作用。

（6）抗炎、镇痛　厚朴乙醇提取物对醋酸引起的小鼠腹腔毛细血管通透性升高、二甲苯所致耳廓肿胀、角叉菜胶引起的足跖肿胀均有明显的抑制作用；对醋酸所致小鼠扭体反应及热痛刺激甩尾反应也有抑制作用。表明厚朴乙醇提取物具有较好的抗炎和镇痛作用。

2. 其他药理作用

（1）中枢抑制和肌松　厚朴酚、和厚朴酚及厚朴乙醚提取物有明显的中枢抑制作用。小鼠腹腔注射可明显减少自主活动，可对抗甲基苯丙胺或阿扑吗啡所致的中枢兴奋。厚朴提取物对脑干网状结构激活系统及丘脑下前部的觉醒中枢有抑制作用。厚朴酚能显著抑制中枢兴奋性氨基酸——谷氨酸的作用而产生脊髓抑制。厚朴酚及和厚朴酚具有中枢性肌松作用，能强烈抑制脊髓反射，作用可被大剂量的士的宁所拮抗，故认为它们属于非箭毒样的肌松剂。厚朴碱静脉注射能阻断动物神经运动终板的传递，使横纹肌松弛，且无快速耐受现象，此作用与静脉注射筒箭毒碱相似，静脉注射新斯的明可对抗其肌松反应，可能属非去极化型骨骼肌松弛剂。

（2）钙通道阻滞　厚朴提取物有较明显的钙通道阻断作用，能对抗 K^+、Ca^{2+}、NA 等引起的大鼠主动脉条收缩。其活性成分为厚朴酚及和厚朴酚。

（3）抑制血小板聚集　厚朴能明显抑制胶原、花生四烯酸所诱导的家兔血小板聚集，并抑制 ATP 释放。有效成分为厚朴酚与和厚朴酚。

（4）降压　低于肌松剂量的厚朴碱注射给药有明显的降低血压作用，该作用不能被抗组胺药异丙嗪所对抗，表明并非由于组胺释放所致。

此外，厚朴对神经系统的作用显著，包括抗癫痫、抗抑郁、抗痴呆、抗脑缺血等作用，其主要化学成分为和厚朴酚。

【体内过程】

采用 ^{14}C 同位素示踪技术探讨厚朴酚在大鼠的体内过程，静脉给药 1 小时后，厚朴酚主要分布在肠、肺、肝、肾和脾。厚朴酚口服给药主要分布在胃肠道、肝和肾，其他组织也有少量分布。在大鼠粪便中可检出厚朴酚的代谢产物。

【毒理研究】

厚朴中有毒成分主要是木兰箭毒碱，其在肠道中吸收缓慢，吸收后即经肾脏排泄，血液中浓度较低，故口服毒性较小。厚朴煎剂、木兰箭毒碱给小鼠腹腔注射的 LD_{50} 分别为 6.12g/kg、45.55mg/kg。厚朴在一般肌松剂量下，对实验动物心电图无影响，大剂量可致呼吸肌麻痹而死亡。

【现代应用】

1. 胃肠功能低下 以厚朴为主的复方（如平胃散、厚朴温中汤、枳实消痞丸）常用于治疗胃肠功能低下、消化不良、消化性溃疡等。

2. 痢疾 以厚朴为主的复方（如厚朴汤、立止水泻方等）常用于痢疾、肠炎等。

3. 咳喘 以厚朴为主的复方（如半夏厚朴汤、苏子降气汤等）常用于治疗支气管哮喘、支气管炎等。

第二节　中成药

藿香正气水（丸、片、颗粒、胶囊、软胶囊、滴丸、口服液）

藿香正气制剂源于《太平惠民和剂局方》之藿香正气散，由大腹皮、白芷、紫苏、茯苓、半夏曲、白术、陈皮、姜厚朴、桔梗、藿香、炙甘草组成，藿香正气水（片、颗粒、胶囊、滴丸、口服液等其他制剂）为在藿香正气散的基础上经现代制剂工艺制成，味辛、微苦。具有解表化湿、理气和中的功效，主治湿阻中焦证，证见外感风寒、内伤湿滞、发热恶寒、头痛、胸膈满闷、脘腹疼痛、恶心呕吐、肠鸣泄泻、舌苔白腻等。

【药理作用】

1. 调节胃肠平滑肌 藿香正气水对豚鼠、兔离体十二指肠的自发性收缩及对组胺、ACh、$BaCl_2$ 所致的回肠痉挛性收缩均有良好的解痉作用，其拮抗组胺、ACh 的作用呈量效关系，抑制率随藿香正气水的浓度增高而加大。藿香正气颗粒及藿香正气水灌胃均能明显对抗 ACh 所致家兔胃肠运动亢进。藿香正气滴丸对正常状态胃肠运动无明显影响，但可不同程度抑制 ACh 引起的家兔在体回肠平滑肌收缩幅度，说明藿香正气滴丸对不同状态的胃肠道有不同影响，对过度兴奋的胃肠道平滑肌收缩具有抑制作用，而对正常状态的胃肠道无明显影响。藿香正气散对胃肠功能具有双向调节作用：对正常小鼠胃排空和肠推进有不同程度的促进作用，可不同程度地拮抗阿托品所致胃肠功能抑制及新斯的明所致胃肠功能亢进。对藿香正气水组方的正交分析结果发现，该方中仅藿香、厚朴、陈皮、苍术、半夏对组胺诱导的豚鼠离体回肠痉挛有解痉作用，尤以陈皮作用最强，以白芷、紫苏、厚朴、半夏、陈皮、苍术 6 味药配伍的复方解痉作用最强，与原方作用相当。采用均匀设计和药效学相结合的方法，以家兔离体十二指肠的抑制率为考察指标，经研究形成减味藿香正气水，从原来的 11 味降低到 5 味，最佳配比是：厚朴

7.82g；陈皮 3g；苍术 3g；半夏 3g。广藿香油、厚朴酚为藿香正气水作用于肠道的药效物质基础。藿香正气水能够抑制由卡巴胆碱和 KCl 引起的大鼠结肠平滑肌收缩，抑制收缩的作用与抑制平滑肌细胞膜上钙离子通道的开放有关。藿香正气水在结肠上皮细胞 T84 的顶膜面上能激活一个由氯离子通道介导的分泌蛋白。藿香正气水对肠道分泌的影响主要与氯离子通道有关。

2. 止泻 藿香正气丸、水、颗粒剂、颗粒等，均能明显抑制小鼠小肠推进运动。藿香正气软胶囊对番泻叶所致小鼠腹泻有明显抑制作用。采用番泻叶煎液灌胃加寒冷刺激复制大鼠急性腹泻模型，藿香正气散能调节急性腹泻大鼠水、电解质平衡，降低血浆 cAMP 水平，对肠黏膜有保护作用。藿香正气提取物对腹泻型肠易激综合征（D-IBS）模型大鼠肠动力紊乱具有调节作用，可降低 D-IBS 模型大鼠小肠推进率，减弱结肠转运效应，提高大鼠血清 NO 含量，降低 5-HT 浓度，减少肠嗜铬细胞（EC）数量。

3. 促进胃动力 藿香正气液可明显改善湿阻证及大鼠脾虚腹泻等脾虚症状，改善胃肠黏膜充血水肿、胃黏膜出血点及血块等，其机制可能与提高回肠黏膜紧密连接蛋白（ZO-1）的表达量有关。应用藿香正气液后，大鼠胃肠运动显著增强，以用药后 1 小时最为明显。藿香正气液有促胃肠动力作用，该作用可能与其对胃动素（MTL）的影响有关：可明显增加血浆、胃窦及空肠组织匀浆中 MTL 的水平，增加胃窦和空肠组织中 MTL 的阳性产物的含量。

4. 止吐 藿香正气软胶囊有止吐作用，可以延长家鸽呕吐的潜伏期，减少呕吐次数。颗粒剂及丸剂亦有类似的止吐作用。

5. 促进胃肠吸收功能 对硫酸镁致泻小鼠，藿香正气丸能明显促进肠道对 ^{3}H-葡萄糖和水的吸收。表明本方既有止泻作用，又能改善胃肠道的吸收功能。

6. 肠屏障功能保护作用 藿香正气软胶囊可保护肠组织形态结构，增强肠黏膜杯状细胞分泌功能，减少模型大鼠肠壁各层内肥大细胞数量，抑制 TNF-α 等细胞因子的释放，显著降低血清 NO 浓度，从而提高肠屏障功能。

7. 解热 对伤寒菌苗所致的家兔发热，藿香正气丸及颗粒剂均有明显解热作用。

8. 镇痛 藿香正气水对醋酸刺激肠管浆膜或肠系膜引起的内脏躯体反射性疼痛有明显镇痛作用；藿香正气胶囊对酒石酸锑钾的致痛有对抗作用；藿香正气口服液灌胃有显著提高热板法致痛实验性小鼠痛阈值的作用。

9. 抗病原微生物 藿香正气水在体外对藤黄八叠球菌、金黄色葡萄球菌、志贺菌、沙门菌和甲、乙型副伤寒沙门菌等有明显抑菌作用，尤其对藤黄八叠球菌、金黄色葡萄球菌作用较强，并对红色毛癣菌、石膏样毛癣菌、絮状表皮癣菌、石膏样小孢子菌、白色念珠菌、新生隐球菌及皮炎芽生菌等有明显抑制作用。藿香正气颗粒剂对 A_1、A_3 及 B 型流感病毒也有抑制作用。

10. 调节免疫功能 对腹泻模型动物，藿香正气丸能提高小鼠外周血淋巴细胞 ^{3}H-胸腺嘧啶核苷（^{3}H-TdR）掺入量。体外实验证实，藿香正气水能抑制大鼠被动变态反应，稳定肥大细胞膜，有抗过敏作用。藿香正气散能改善湿困脾胃型大鼠的一般状态，显著提高模型动物小肠推进率，减少胃残留率，改善其胃肠激素和物质能量代谢水平，增加脾脏、胸腺脏器系数，增加血清 IgG 含量。

11. 其他 藿香正气口服液能明显缓解吗啡依赖大鼠的腹泻、流涎、流泪等戒断症状，减轻因戒断时 DA 过度释放导致的激惹、不安、抽搐、跳跃、震颤等戒断症状。

【临床应用】

藿香正气散常用于湿阻中焦证的治疗，湿阻中焦证相当于西医学的急慢性胃肠炎、胃肠神经官能症、消化不良、胃肠型感冒等。

【用法用量】

藿香正气液：口服。一次 5 ~ 10ml，一日 2 次。

藿香正气水：口服。一次 5 ~ 10ml，一日 2 次。

藿香正气软胶囊：口服。一次 2 ~ 4 粒，一日 2 次。

【不良反应】

藿香正气水可引起药疹、皮肤瘙痒等过敏反应，并有过敏性休克和儿童过量用药后引起中毒的个案病例报告。

目标检测

答案解析

一、选择题

（一）单选题

1. 芳香化湿药不具备的药理作用是（　　）

    A. 调整胃肠运动功能　　　　B. 改善肾功能　　　　C. 促消化液分泌

    D. 抗病原微生物　　　　E. 抗溃疡

2. 厚朴保肝作用的有效成分是（　　）

    A. 厚朴酚　　　　B. 和厚朴酚　　　　C. 厚朴皂苷

    D. 厚朴生物碱　　　　E. 四氢厚朴酚

3. 广藿香不具备的药理作用是（　　）

    A. 抗菌　　　　B. 抗病毒　　　　C. 促进胃酸的分泌

    D. 抗真菌　　　　E. 抗疟原虫

4. 下列关于苍术抗溃疡作用的叙述中，错误的是（　　）

    A. 抑制胃酸分泌　　　　B. 增加胃黏膜组织血流量　　　　C. 促进胃黏膜修复

    D. 增强胃黏膜保护　　　　E. 促进胃酸分泌

（二）多选题

5. 具有抗病原微生物作用的芳香化湿药是（　　）

    A. 广藿香　　　　B. 苍术　　　　C. 厚朴

    D. 砂仁　　　　E. 草果

二、简答题

1. 厚朴的主要药理作用有哪些？

2. 藿香正气水的主要药理作用有哪些？

书网融合……

思政导航　　　　本章小结　　　　题库

第十三章　利水渗湿药

PPT

学习目标

知识目标

1. **掌握**　利水渗湿药的基本药理作用；茯苓、茵陈功效相关的药理作用、作用机制和药效物质基础。

2. **熟悉**　猪苓、泽泻的主要药理作用和药效物质基础；五苓散（片）的主要药理作用。

3. **了解**　泽泻、茵陈的毒理作用；茯苓、猪苓、泽泻、车前子、茵陈的临床应用。

技能目标　通过本章的学习，能理解利水渗湿药的研究思路和研究要点，培养逻辑思维能力、分析解决具体问题的能力和举一反三、自主学习的能力。

素质目标　通过本章的学习，能够灵活应用利水渗湿药来解决临床用药问题和进行药物研究的基本设计，具备开展利水渗湿药药效及物质基础研究的基本科研素质和能力。

凡以通利水道，渗泄水湿，治疗水湿内停证的药物称为利水渗湿药。本类药物多味甘、淡，主归膀胱、脾、肾经，作用趋向偏于下行。利水渗湿药一般具有利尿的作用，通过利尿而达到渗利水湿，使停滞于体内的水湿之邪从小便而解。部分利水渗湿药还兼有利湿退黄、利尿通淋等作用，可用于湿热黄疸、淋证等。利水渗湿药根据功效可以分为：利水消肿药（茯苓、薏苡仁、泽泻等）、利水通淋药（海金沙、车前子等）、利湿退黄药（茵陈、金钱草、虎杖等）。

水湿内停证，主要由于脾、肺、肾、膀胱及三焦等功能失调所致。临床表现为水肿、淋浊、痰饮、泄泻、癃闭等，既可溢于肌肤而呈水肿，也可同其他外邪（如湿热）相夹杂，侵犯人体某一脏腑、部位，如湿热熏蒸而发黄疸。中医认为肺失通调、脾失转运、肾失开合、膀胱气化无权而致水饮内停。

水湿内停证与西医学的泌尿系统疾病（感染或结石、肾脏病变）、消化系统疾病（肝胆疾病、腹水）、呼吸系统异常（慢性支气管炎时的痰液积留以及胸水）和各种原因所致的水肿、代谢异常、变态反应性疾病、消化系统功能低下等疾病有关。

现代药理研究表明，利水渗湿药治疗水湿内停证的作用与下列药理作用有关。

1. 利尿　利水渗湿药均有不同程度的利尿作用，利水消肿类作用较强，作用机制一般与以下因素有关：①拮抗醛固酮受体；②抑制肾小管对电解质和水的重吸收；③影响 Na^+, K^+ - ATP 酶活性；④增加血浆心钠肽（ANP）含量；⑤抑制抗利尿激素（ADH）的分泌。

>>> 知识链接 ○--

利水渗湿药的注意事项

利水渗湿药治疗水湿内停证的作用并不是单纯的利尿作用，要与西药的利尿药予以区别，其利水渗湿作用是利尿、抗病原微生物、抗炎、保肝及免疫调节等作用的综合结果；另外，本类药物的利尿作用与药物的采收季节、炮制方法、给药途径以及实验动物的种属及患者的生理病理状态（如是否水肿、水负荷）密切相关。

----

2. 保肝　利水渗湿药均具有一定的保肝作用，其中利湿退黄药作用较强，对各种实验性肝损伤有保护作用，可以通过以下环节发挥保肝作用：①抗肝炎病毒和抑制病毒复制（茵陈、垂盆草、茵陈蒿

汤）；②抑制脂质过氧化损伤，促进肝细胞修复（茵陈、泽泻、五苓散）；③拮抗肝纤维化（茵陈）；④调节脂质代谢，减轻脂肪肝形成（泽泻、五苓散）；⑤促进肝细胞再生、恢复肝功能（猪苓多糖）。

3. 利胆 多数利水渗湿药具有利胆作用，是通过促进胆囊动力功能恢复、收缩胆囊、扩张 Oddi 括约肌、增加胆汁流量、降低胆汁内胆固醇浓度、预防胆固醇结石形成以及促进胆汁中固体物、胆酸及胆红素的排除等实现的。

4. 排石 部分利水渗湿药在利水的同时表现有排石作用，如金钱草及其黄酮类成分、金钱草水提取物、广金钱草及其多糖组分、连钱草及其三萜类化合物、海金沙及其黄酮苷、车前子、石韦、玉米须提取液、茯苓多糖、泽泻的乙酸乙酯四环三萜类化合物等，均具有显著的防石、溶石、排石作用，可治疗肾脏结石、输尿管结石、膀胱结石。

5. 抗炎 大部分利水渗湿药有抗炎作用，对急慢性前列腺炎、前列腺增生、泌尿系统感染性疾病等急、慢性炎症以及痛风性关节炎均有一定作用。

>>> 知识链接 o--

利水渗湿药的抗炎作用

利水渗湿药的抗炎作用，多与清除尿路致病菌、抑制炎症、缓解感染后多种炎性水肿、缓解炎性尿道梗阻的程度、增加尿量、排出细菌、减轻尿道压力有关。也有研究表明，利水渗湿药可显著降低血清睾丸素水平，减少前列腺湿重系数，抑制大鼠前列腺重量增加，对大鼠前列腺组织发生的间质水肿、炎细胞浸润、腺体分泌不良、前列腺增生、前列腺炎等有抑制作用。

--•

6. 增强免疫功能、抗肿瘤 茯苓、猪苓、薏苡仁、茵陈均具有抗肿瘤作用。主要通过以下途径达到抗肿瘤作用：直接抑杀肿瘤细胞、直接诱发癌细胞凋亡、抑制癌细胞的分裂增殖、延缓肿瘤生长以及抗癌症恶病质和抗恶性肿瘤转移；增强机体免疫功能，包括增强单核 - 巨噬细胞吞噬功能、细胞免疫和体液免疫应答反应，促进机体低下的免疫功能恢复正常，提高机体免疫作用而抑制肿瘤；升高白细胞计数，减弱化疗或放疗药物的毒性反应。

7. 降血脂 泽泻、车前子、茵陈、虎杖、五苓散、茵陈蒿汤等均有降血脂作用。主要作用机制：①抑制外源性脂质吸收（虎杖、大黄蒽醌药物促进肠蠕动，增加胆固醇的排泄）；②减少内源性脂质的合成（泽泻三萜类能减少合成胆固醇的原料——乙酰辅酶 A 的生成，虎杖升高 HDL - C 或 ApoA - Ⅰ）；③促进脂质转运和排泄（茵陈、茵陈蒿汤诱导肝微粒体酶，促进胆固醇排泄）；④通过磷酸化和脱磷酸化，抑制羟甲基戊二酰辅酶 A 还原酶（HMGR）活力，调节脂质代谢；⑤增加机体 GSH - Px、CAT 和 SOD 活性，清除自由基、抗氧化（车前子、五苓散）；⑥改善血液流变学（泽泻）。

综上所述，利水渗湿药利水消肿、利尿通淋、利湿退黄功效与其利尿、抗病原微生物、保肝利胆、增强免疫功能等药理作用有关，其作用的药效物质基础主要是茯苓多糖、茯苓素、猪苓多糖、泽泻醇A、6,7 - 二甲氧基香豆素、茵陈炔酮等。常用利水渗湿药的主要药理作用见表13 - 1。

表 13 - 1 利水渗湿药主要药理作用总括表

类别	药物	共性药理作用				其他药理作用
		利尿	利胆	保肝	抗病原体	
利水消肿药	茯苓	+			+	增强免疫功能、抗肿瘤、降血糖
	猪苓	+			+	增强免疫功能、抗肿瘤、抗辐射
	泽泻	+	+	+	+	降血脂、降血糖、抗炎
	玉米须	+	+	+	+	降血糖
	薏苡仁	+	+	+	+	
	半边莲	+				抗蛇毒

续表

类别	药物	共性药理作用				其他药理作用
		利尿	利胆	保肝	抗病原体	
利水通淋药	海金沙	+	+	+		
	车前子	+	+		+	降血脂、降血压、抗炎、抗溃疡
	木通	+	+	+	+	抗肿瘤、强心
	萹蓄	+	+	+	+	增强子宫张力、止血
	瞿麦	+	+	+		兴奋肠管、兴奋子宫
	石韦			+		止咳祛痰、平喘
利湿退黄药	茵陈	+	+	+	+	降血脂、降血压、降血糖、解热、抗炎
	金钱草	+	+		+	抗心肌缺血、抑制泌尿道结石、抗炎
	虎杖	+	+	+	+	抗炎
	垂盆草			+	+	免疫抑制

◎ 第一节 单味药

茯 苓

本品为多孔菌科真菌茯苓 *Poria cocos*（Schw.）Wolf 的干燥菌核。主要分布于安徽、湖北、云南、河南等地。茯苓味甘、淡，性平，归心、脾、肾经。具有利水渗湿、健脾和胃、宁心安神的功效，用于水肿尿少、痰饮眩晕、脾虚少食、便溏泄泻、心神不安、惊悸失眠等证。

菌核中主要含有茯苓多糖，茯苓多糖经羟甲基化得到羟甲基茯苓多糖，以及三萜类成分茯苓素、茯苓酸、猪苓酸等；尚含有蛋白质、麦角甾醇及无机盐成分钾、钠、镁、磷等。

【药理作用】

1. 与功能主治相关的药理作用

（1）利尿　茯苓的利尿作用与动物种属、清醒或麻醉、急性或慢性试验、生理状况以及提取方法的不同有密切关系。慢性试验中能明显利尿，而急性试验中则无作用；甲醇或乙醇提取物有明显的利尿作用，茯苓煎剂、水提物均无利尿作用；对健康动物和人不具有利尿作用，但可增加水肿患者尿液排出量，尤其对于水肿严重的肾炎或心脏疾病患者，茯苓利尿作用均显著。茯苓利尿作用机制：茯苓素可能为潜在性醛固酮受体拮抗剂，是茯苓利尿的有效成分；茯苓的利水渗湿作用还与对机体水盐调节机制的影响有关。茯苓利尿作用与茯苓所含无机盐无关。

（2）调节免疫　茯苓多糖、羧甲基茯苓多糖、茯苓素具有增强机体免疫功能的作用。能增强巨噬细胞吞噬功能，进而增强机体的免疫应答和非特异免疫反应；激活补体；增强细胞免疫反应，使玫瑰花环形成率及植物血凝素诱发的淋巴细胞转化率明显上升；增加小鼠抗体分泌细胞数以及抗原结合细胞数，并抑制小鼠迟发型超敏反应；促进淋巴细胞分泌 IL－2、IFN－γ、TNF－α、IL－6；增强 ConA 或 LPS 活化的小鼠脾淋巴细胞的增殖反应；增强 T、B 淋巴细胞的增殖活性；对抗^{60}Co 照射所致的小鼠外周血白细胞减少。茯苓同时具有免疫抑制作用：茯苓提取物能使异位心脏模型大鼠移植心脏存活时间明显延长、减轻病理损伤程度；茯苓能明显抑制小鼠接触性皮炎，呈现一定的量效关系。

≫≫ 知识链接 ◦---

脾的内涵

中医认为"脾主为卫""四季脾旺不受邪"，说明脾具有维持脏腑正常功能和增强元气以抗御病邪的能力，与机体免疫功能有密切关系。茯苓调节免疫的作用可认为是其健脾的药理学基础。

（3）镇静　茯神有镇静作用，茯苓提取物羧甲基茯苓多糖可增强中枢抑制剂的中枢抑制作用。

（4）保肝　茯苓具有保肝作用，对实验性肝损伤具有保护作用。

2. 其他药理作用　抗肿瘤：茯苓素显著抑制 L1210 细胞核苷转运，抑制 L1210 细胞 DNA 合成的补偿途径的各个环节，体内外均有明显增强巨噬细胞产生 TNF 的能力；对小鼠移植性肿瘤细胞 S180 有明显的抑制生长作用，与 TNF 的水平呈正相关。羧甲基茯苓多糖能显著改善荷瘤小鼠 NK 细胞的杀伤活性，增强荷瘤小鼠 NK 细胞含量，提高小鼠单核 - 巨噬细胞吞噬功能，诱生 IL - 2、IFN - γ、TNF - α、IL - 6，促进 T 细胞、B 细胞、LAK 细胞、NK 细胞免疫活性和杀肿瘤效应；茯苓多糖对生长迟缓的移植性肿瘤的抗瘤作用尤为显著，对 S180 细胞膜磷脂酰肌醇（PI）转换具有明显抑制作用；茯苓多糖、羧甲基茯苓多糖、茯苓素对抗癌药有增效作用。

此外，茯苓可防治某些神经退行性疾病（如早老性痴呆、血管性痴呆及帕金森病等）；硫酸化茯苓多糖对实验性慢性肾功能衰竭（CRF）有明显的防治作用（机制为茯苓多糖具有阻止 C3 补体免疫复合物沉积于肾脏的活性，减轻腺嘌呤在肾小管中的沉积，保护残存肾单位，从而改善肾功能，延缓 CRF 过程）；茯苓多糖能有效抑制肾内草酸钙结晶的形成和沉积，具有防结石作用；茯苓提取物和三萜类物质可降低血糖和提高胰岛素的敏感性，增强胰岛素的分化诱导活性，降低胰岛素抵抗。

综上所述，与茯苓利水渗湿功效相关的药理作用是利尿；与健脾和胃功效相关的药理作用是增强免疫、保肝等；与宁心安神功效相关的药理作用是镇静。多糖类、茯苓素是其主要的药效物质基础。

【毒理研究】

小鼠皮下注射羧甲基茯苓多糖的 LD_{50} 为 3.13g/kg。

【现代应用】

1. 水肿　以茯苓为主的复方制剂（如五苓散、茯苓汤、防己茯苓汤、苓桂术甘汤等）常用于治疗水肿。

2. 淋证　以茯苓为主的复方制剂（如草薢饮、葵子汤、菟丝子饮等）常用于治疗淋证。

3. 腹泻　以茯苓为主的复方制剂（如四君子汤、白术附子汤等）常用于治疗腹泻。

4. 失眠　以茯苓为主的复方制剂（如归脾汤、朱雀丸等）常用于治疗失眠。

5. 消化不良　以茯苓为主的复方制剂（如参苓白术散、千金养脾丸等）常用于治疗消化不良。

此外，茯苓多糖对肝硬化、慢性迁延性肝炎有较好的疗效；对肿瘤有辅助治疗作用。

猪　苓

本品为多孔菌科真菌猪苓 *Polyporus umbellatus*（Pers.）Fries 的干燥菌核。主要分布于河北、山西、内蒙古等地。猪苓味甘、淡，性平，归肾、膀胱经。具有利水渗湿之功效，用于治疗小便不利、水肿、泄泻、淋浊、带下等证。

猪苓主要含猪苓多糖、麦角甾醇、蛋白质、无机盐等。

【药理作用】

1. 与功能主治相关的药理作用

（1）利尿　猪苓具有显著的利尿作用，其利尿作用在水滞留状态下明显；慢性肾功能不全大鼠灌服猪苓汤后，药物可促进 Na^+、K^+、Cl^- 的排泄，延长存活时间，表明猪苓利尿作用机制主要是抑制肾小管对电解质和水的重吸收。

（2）抗肿瘤与提高免疫功能　猪苓多糖具有广谱抗肿瘤活性，可抑制肿瘤生长和增强肿瘤患者免疫功能，与化学药物配伍使用可增强疗效和减轻副作用。猪苓多糖与 IFN - γ、TNF - α、IL - 2 共同激活细胞的抗肿瘤活性，促进 IFN - γ、TNF - α 水平升高，影响 Th1 表达，可使肿瘤细胞癌基因表达下降，抑制肿瘤细胞分裂增殖而发挥抗肿瘤作用。猪苓多糖的免疫调节作用和抗肿瘤作用的机制可能与其促进单核－巨噬细胞 NO 生成有关。

（3）保肝降酶 猪苓多糖能减轻 CCl_4、D－氨基半乳糖（D－Gal）所致肝损伤，降低 ALT，增加腹腔巨噬细胞数量和促进释放 H_2O_2 能力回升，促进病变肝脏的再生和修复；猪苓多糖注射液对 HBeAg、HBV－DNA 具有转阴作用。

2. 其他药理作用 抗辐射：猪苓多糖具有防治小鼠急性放射病的作用。抗辐射作用是通过调节垂体－肾上腺系统的功能，使机体处于应激状态，从而增强抗辐射损伤的能力。

综上所述，与利水渗湿功效相关的药理作用是利尿。猪苓多糖是其主要的药效物质基础。

【现代应用】

1. 水肿 以猪苓为主的复方制剂（如五苓散、猪苓汤等）常用于治疗水肿。

2. 肾炎 以猪苓为主的复方制剂（如肾炎灵胶囊）常用于治疗慢性肾炎等。

3. 泌尿系统感染 以猪苓为主的复方制剂（如十味导赤汤）常用于治疗泌尿道感染等。

4. 腹泻 以猪苓为主的复方制剂（如胃苓汤、猪苓丸等）常用于治疗腹泻。

5. 黄疸 以猪苓为主的复方制剂（如茵陈五苓散、生地黄汤等）常用于治疗黄疸。

此外，用猪苓多糖口服或肌内注射配合化疗、放疗治疗肺癌、肝癌、鼻咽癌、急性白血病等，可以改善症状，使病灶缩小，减少放化疗药物的毒性反应；猪苓多糖联合 IFN 等药物能显著提高近期 HBeAg 阴转率和 HBV－DNA 阴转率，改善肝功能，抑制肝炎病毒复制；猪苓多糖是临床有效的免疫功能增强剂，用于治疗免疫功能低下。

【不良反应】

猪苓多糖注射液可引起皮疹、瘙痒、过敏样反应。

泽　泻

本品为泽泻科植物 *Alisma orientalis*（Sam.）Juzep. 的干燥块茎。主要分布于福建、广东、广西、四川等地。泽泻味甘，性寒，归肾、膀胱经。具有利水渗湿、泄热、化浊降脂的功效，用于治疗水肿、小便不利、泄泻、淋浊、带下、痰饮等证。

泽泻主要含泽泻醇、泽泻醇 A－24－醋酸酯、泽泻醇 B－23－乙酸酯等。

【药理作用】

1. 与功能主治相关的药理作用

（1）利尿 泽泻煎剂和浸膏对人和动物均有明显的利尿作用，使尿中钠、钾、氯、尿素的排泄量增加。泽泻的利尿作用可因药材的采收时间、药用部位和炮制方法的不同而异。冬季采收的正品泽泻利尿效力最大，春季泽泻利尿效力稍差。泽泻须稍有利尿作用，泽泻草根无利尿效力。生品、酒炙、麸炒者有利尿作用，盐炙者无利尿作用。泽泻利尿作用的机制：通过直接作用于肾小管的集合管，抑制肾脏 Na^+,K^+－ATP 酶活性，抑制钠离子的重吸收；显著升高小鼠血浆心钠素（ANP）含量。

（2）抗肾结石形成 甲醇提取物或有效部位乙酸乙酯浸膏或四环三萜类化合物均能显著抑制大鼠肾草酸钙结石的形成，泽泻较强的利尿作用也有助于大鼠肾结石的排出。可能通过减少结石大鼠肾组织骨桥蛋白 OPN mRNA 的表达来抑制肾结石的形成。

（3）降血脂 泽泻醇提取物、泽泻醇浸膏及乙酸乙酯提取物有降低高脂血症动物的血清 TC、TG、LDL 和升高 HDL 的作用，对家兔高脂血症有防治和治疗作用。降血脂的物质基础与强度：泽泻醇 A－24－醋酸酯＞泽泻醇 B－23－乙酸酯＞泽泻醇。其机制与干扰外源性胆固醇的吸收和内源性胆固醇代谢有关。

（4）抗动脉粥样硬化　泽泻醇溶性部位可抑制实验性动脉粥样硬化，抗动脉粥样硬化的机制与降低血脂、调整动脉壁内微量元素含量、调节 PGI_2/TXA_2 的动态平衡、降低 LPO 的含量、降低动脉壁内钙异常升高、改善红细胞的变形性及其他血液流变学异常有关。

（5）保肝降酶　泽泻提取物对各种原因引起的动物脂肪肝均有保护作用。泽泻盐制后能增强保肝降酶的作用，活性成分为泽泻醇类。泽泻可缓解 D - 氨基半乳糖及 CCl_4 引起的急性肝损伤，促进肝细胞对脂肪的代谢，增加脂蛋白的合成，抑制肝内脂肪堆积，改善肝功能；提高 SOD、CAT 活性和谷胱甘肽（GSH）水平，减少自由基对肝细胞的损伤。

2. 其他药理作用　抗肿瘤：泽泻可显著抑制 Lewis 肺癌的自发性转移，有抗恶性肿瘤转移作用，作用机制为影响肿瘤进程、诱导肿瘤细胞凋亡、逆转 P - gp 过表达。

此外，泽泻具有抑制血小板聚集、抗血栓形成、降血糖、抗炎等作用。

综上所述，与利水渗湿功效相关的药理作用是利尿、抑制泌尿系统结石等；与渗湿泄热降浊功效相关的药理作用是降血脂、保肝等。三萜类化合物和倍半萜类是其主要的药效物质基础。

【体内过程】

大鼠灌胃和静脉注射泽泻醇 B - 23 - 乙酸酯，药动学特征符合一室模型，体内吸收比较完全，静脉注射 $t_{1/2}$ 为 0.5 小时左右，口服 $t_{1/2}$ 为 1 小时左右。

【毒理研究】

泽泻煎剂小鼠腹腔注射的 LD_{50} 为 36.6g/kg；静脉注射泽泻醇提物的 LD_{50} 为 1.27g/kg。泽泻醇提物大鼠长期喂饲未见发育异常，但病理切片显示肝细胞及肾近曲小管有不同程度的浊肿及变性，其中泽泻醇 C、16 - 23 - 环氧泽泻醇 B 和泽泻醇 O 可能会引起肾毒性。

【现代应用】

1. 水肿　以泽泻为主的复方制剂（如五苓散、疏凿饮子等）常用于治疗水肿。

2. 眩晕　以泽泻为主的复方制剂（如泽泻汤、眩晕宁颗粒等）常用于高血压、美尼尔氏综合征等。

3. 高脂血症　以泽泻为主的复方制剂（如血脂灵片）常用于治疗痰浊阻滞型高脂血症。

此外，泽泻配伍治疗脂肪肝有效。

车前子

本品为车前科植物车前 *Plantago asiatica* L. 或平车前 *Plantago depressa* Willd. 的干燥成熟种子。全国分布，但以北方为多。味甘，性寒，归肝、肾、肺、小肠经。具有清热利尿通淋、渗湿止泻、明目、祛痰等功效，用于治疗热淋涩痛、水肿胀满、暑湿泄泻、目赤肿痛、痰热咳嗽等证。

车前子主要含车前子酸、黄酮及环烯醚萜苷（车前苷、车前烯醇酸、梓醇）等，此外还含有黏液质，属多糖类成分，即车前多糖或称车前胶。

【药理作用】

与功能主治相关的药理作用

（1）利尿　车前子提取物能增加水负荷后的排尿量和尿 Na^+、K^+、Cl^- 含量，降低尿酸含量。

（2）预防肾结石形成　车前子提取液可增强尿中草酸钙结晶排泄，抑制肾脏草酸钙结晶沉淀，预防肾结石形成。

（3）调血脂　车前子可以降低高脂血症大鼠血清 TC 和 TG 水平，升高血清 HDL - C 水平和 HDL - C/TC 比值，增强机体抗氧化能力，减轻脂质代谢紊乱引起的脂质过氧化。

>>> 知识链接 •---

车前子的药理作用

车前子可抑制羟甲基戊二酸单酰辅酶 A 还原酶，上调 LDL 受体基因表达，抑制脂蛋白氧化。车前子多糖可通过下调氧化型低密度脂蛋白（ox-LDL）诱导的 ICAM-1/c-myc/p53/MCP-1 的基因表达，减少 MDA 的生成，提高 SOD 活性，抗血管内皮细胞脂质过氧化损伤，抑制 ox-LDL 诱导的血管平滑肌增殖。

--•

（4）祛痰、镇咳、平喘　车前子煎剂能使气管分泌物增加，有明显的祛痰作用，祛痰的机制是：车前苷有兴奋分泌神经的作用；能促进气管及支气管黏液的分泌，抑制呼吸中枢，使呼吸加深变慢。车前草水煎剂对电刺激引咳有较强的镇咳作用，对氨水引咳有明显的镇咳作用。车前草水煎剂对组胺引起的离体豚鼠气管兴奋有对抗作用，可使气管呈松弛状态；对氯乙酰胆碱所致离体豚鼠气管兴奋亦有对抗作用。

（5）抗病原微生物　车前子水浸剂对同心性毛癣菌、许兰毛癣菌、奥杜盎小芽孢癣菌、铁锈色小芽孢癣菌、羊毛状小芽孢癣菌、星形奴卡菌等皮肤真菌有不同程度的抑制作用。对多种致病菌（如金黄色葡萄球菌、宋内志贺菌、大肠埃希菌、铜绿假单胞菌及伤寒沙门菌）有不同程度的抑制作用。车前醇提物对钩端螺旋体有杀灭作用。

此外，车前子具有降血糖、抗炎、抗氧化等作用。

综上所述，与车前子清热利尿通淋、渗湿止泻功效相关的药理作用是利尿、抗病原微生物、调血脂、预防肾结石形成等；与祛痰功效相关的药理作用是祛痰、镇咳、平喘等。环烯醚萜类和多糖类是其主要的药效物质基础。

【现代应用】

1. 泌尿系统感染　以车前子为主的复方制剂（如八正散、八正合剂、复肾宁片等）常用于治疗急慢性膀胱炎、急慢性肾盂肾炎、肾结石、慢性肾炎。

2. 水肿　以车前子为主的复方制剂（如济生肾气丸等）常用于治疗肾虚水肿。

3. 肾结石　以车前子为主的复方制剂（排石颗粒等）常用于治疗泌尿系统结石。

车前子还可用于治疗支气管哮喘、急慢性支气管炎、喘息性支气管炎等。

茵　陈

本品为菊科植物滨蒿 *Artemisia scoparia* Waldst. et Kit. 或茵陈蒿 *Artemisia capillaris* Thunb. 的干燥地上部分。主要分布于陕西、山西、安徽等地。茵陈味苦、辛，性微寒，归脾、胃、肝、胆经。具有清湿热、退黄疸的功效，主治湿热黄疸、湿疮瘙痒等证。

本品主要有效成分有茵陈色原酮、6,7-二甲氧基香豆素、绿原酸、水溶性多糖、水溶性多肽、滨蒿内酯、对羟基苯乙酮、咖啡酸、7-甲氧基香豆素、蓟黄素、6,7-二甲氧基七叶苷元、挥发油、微量元素等。

【药理作用】

1. 与功能主治相关的药理作用

（1）利胆　茵陈为治疗黄疸的要药，复方茵陈蒿汤是治疗湿热黄疸的经典方剂。黄疸的形成是由血清胆红素的增高所致。临床应用与动物实验表明，茵陈有明显的利胆退黄作用，其作用机制在于改善肝功能，促进肝细胞再生，扩张胆管，收缩胆囊，增加胆酸、磷脂、胆固醇的分泌排泄，从而使胆汁分泌量增加，排泄速度增快。茵陈利胆的有效成分主要是茵陈色原酮、6,7 - 二甲氧基香豆素、绿原酸、咖啡酸、对羟基苯乙酮、茵陈黄酮、蓟黄素、茵陈水溶性多糖、水溶性多肽、6,7 - 二甲氧基七叶苷、7 - 甲氧基香豆素等，其中，茵陈色原酮利胆作用最强。茵陈的利胆退黄作用与其诱导肝微粒体酶 UDPCT 活性密切相关，可促进胆红素的葡萄糖醛酸化，使结合胆红素生成增加，从而促进胆红素代谢。茵陈可减轻糖尿病对胆囊微血管的损害，其机制可能与提高抗氧化酶活性、降低脂质过氧化作用、降血脂有关。

（2）保肝　茵陈、茵陈蒿汤与其主要成分 6,7 - 二甲氧基香豆素均显示较强的肝保护作用，表现为：抑制 D - 氨基半乳糖、CCl_4 造成的肝脏系数上升；明显降低 ALT、AST；显著提高人血白蛋白（ALB），降低血清球蛋白（GLB），升高 A/G 比例；对异硫氰酸 - 1 - 萘脂所致小鼠血清胆红素升高具有明显的降低作用；6,7 - 二甲氧基香豆素具有抗脂质过氧化作用，阻止 MDA 的形成，该活性可能是其肝保护作用的主要原因；6,7 - 二甲氧基香豆素能抑制 D - 氨基半乳糖损伤过程中 TC 及 TG 的升高，具有防止肝细胞坏死及肝脂肪变性的作用。6,7 - 二甲氧基香豆素为茵陈蒿汤的主要有效成分。茵陈提取物对胰岛素抵抗合并脂肪肝具有降血脂和保肝、降酶、改善肝脏脂肪病变的作用。

>>> 知识链接 o- -

茵陈的保肝作用

茵陈保护肝细胞，明显减轻肝细胞损伤，减缓肝纤维化的发展，对肝脏功能具有明显的改善作用。茵陈、茵陈多肽、茵陈蒿汤有显著提高机体免疫功能和诱生 IFN 的作用，应用茵陈蒿汤能清除乙肝病毒和提高机体免疫能力，用于调整机体功能，治疗乙型肝炎。

- •

（3）利尿　6,7 - 二甲氧基香豆素为利尿的有效成分。

（4）降血脂　茵陈能够降低高血脂动物血脂水平，降低主动脉壁中 TC 含量，防止血管壁和内脏的脂肪沉着，具有抗动脉粥样硬化作用。

（5）抗病原微生物　茵陈煎剂对金黄色葡萄球菌，甲、乙型溶血链球菌，流感嗜血杆菌，肺炎链球菌，炭疽杆菌，白喉杆菌，大肠埃希菌，奈瑟菌等均有不同程度的体外抑制作用。

2. 其他药理作用　抗肿瘤。直接抑制癌细胞：茵陈蒿对肿瘤细胞有细胞毒作用，显著降低 PI，阻滞于瘤细胞 G_0/G_1 期，对致癌物 AFB1 或亚硝酸钠或 N - 甲基苄胺致癌、致突变作用有明显的抑制作用，显著抑制人肝癌细胞 BEL - 7402、恶性黑色素瘤、肾癌、前列腺癌、移植性 MethA 肿瘤的生长，使生存时间明显延长。增强机体免疫功能；促进内源性 TNF、IL 的产生。

综上所述，与茵陈清热利湿功效相关的药理作用是利尿、抗病原微生物、抗炎等；与利湿退黄功效相关的药理作用是保肝、利胆、降血脂等。茵陈色原酮、6,7 - 二甲氧基香豆素、绿原酸是其主要的药效物质基础。

【体内过程】

大鼠 5mg/kg 灌胃给予 6,7 - 二甲氧基香豆素后，其药动学参数 $t_{1/2}$ 为 0.7 小时，血浆清除率 CL 为 54.0L/h，6,7 - 二甲氧基香豆素在大鼠体内的代谢产物主要是以 Ⅱ 相代谢产物——硫酸酯结合物形式存在，且代谢物为同分异构体，分别是在 6、7 位甲氧基脱甲基并结合一分子 H_2SO_4 的硫酸酯结合物。

【毒理研究】

茵陈二炔酮小鼠灌胃的 LD_{50} 为 6.98mg/kg；6,7 - 二甲氧基香豆素小鼠灌胃的 LD_{50} 为 497mg/kg，死亡前有阵发性惊厥。

【现代应用】

1. 黄疸 以茵陈为主的复方（如茵陈蒿汤、茵陈五苓散、茵陈四逆汤、茵栀黄口服液等）常用于黄疸。

2. 肝炎 以茵陈为主的复方制剂（如茵莲清肝合剂、黄疸肝炎丸等）常用于肝炎。

【不良反应】

有口服茵陈水煎液后出现轻度胃不适及茵陈中毒引起混合性心律失常的个案报道。

▷ 第二节　中成药

五苓散（片）

五苓散源于《伤寒论》，由茯苓、泽泻、猪苓、桂枝、白术（炒）组成，粉碎成细粉，过筛，混匀分装而成，为淡黄色粉末，气微香，味微辛。五苓片是在五苓散的基础上，经现代工艺制成的片剂。具有温阳化气、利湿行水之功效，主治阳气不化、水湿内停所致的水肿，证见小便不利、水肿腹胀、呕逆泄泻、渴不思饮。

【药理作用】

1. 利尿 五苓散对健康人及犬、兔、大鼠等动物均有利尿作用，五苓散50%醇提取物有明显的利尿作用，全方作用比单味药强。家兔试验表明五苓散利尿作用和缓，维持时间长，能调节水、电解质平衡。五苓散的利尿机制与抑制ADH的分泌和抑制肾小管对Na^+、Cl^-的重吸收有关。

五苓散主要作用于渗透压感受器，减少对渗透压刺激的兴奋性，抑制ADH的分泌，使降低了的渗透压调定点恢复正常，调节机体水钠平衡。五苓散增加水肿机体心房肌细胞心钠肽（ANP）的释放，提高血浆ANP的浓度，促进Na^+和水的排出。五苓散拮抗内皮素ET-1对系膜细胞的刺激增殖作用，缓解细胞外基质刺激肾小球硬化，发挥较全面的肾保护作用。

2. 抑制尿路结石生成 五苓散水溶性多糖为类阿利辛兰沉淀GAGs物质，在体外和体内对尿石形成均表现出明显的抑制作用，抑制草酸钙亚过饱和溶液中草酸钙结晶的生长，抑制草酸钙结晶在肾脏中生成，减少肾-尿草酸钙含量，提高尿石症患者24小时尿中GAGs含量，抑制尿路结石的生成。

>>> 知识链接 ◦---

五苓散的肾保护作用

五苓散可减轻多柔比星肾病模型大鼠蛋白尿，对肾功能有保护作用。①五苓散提取液对大鼠多柔比星肾病综合征表现出较好的综合治疗效果；对多柔比星造成的肾小球滤过膜结构和功能的损害有一定保护作用，减少大分子蛋白漏出。②五苓散改善多柔比星肾病大鼠肾组织局部的血流动力学指标，增加肾组织的血液供应，从而减轻多柔比星肾病大鼠的蛋白尿。③五苓散对多柔比星造成的大鼠足突细胞及基底膜的损伤有明显的保护作用，减少大分子蛋白漏出。

--●

3. 抗酒精性脂肪肝形成 ①抑制乙醇急慢性中毒与肝损害：五苓散升高GSH、谷胱甘肽还原酶（G-R）、氧化性谷胱甘肽（GSSG）、ADH、乙醛脱氢酶（ALDH）、G6PD水平，促进乙醇氧化，加快消除，预防乙醇中毒与肝损害的发生。②改善脂肪代谢，抗酒精性脂肪肝形成：五苓散使乙醇诱发升高的LPO、TG、TC水平明显下降，促进酒精性脂肪肝的肝内脂肪代谢，对乙醇所致脂肪肝呈保护作用。

【临床应用】

常用于治疗水肿、双肾盂积水、急慢性肾炎、肝硬化腹水、特发性水肿、单纯性下肢水肿、组织器官积液、羊水过多等症；对急性泌尿系感染、泌尿系结石（肾结石、输尿管结石、膀胱结石、尿道结石等），亦具有缓解症状、排除结石的作用。

【用法用量】

散剂：口服，一次 6 ~ 9g，一日 2 次。

片剂：口服，一次 4 ~ 5 片，一日 3 次。

目标检测

答案解析

一、选择题

（一）单选题

1. 茯苓具有利尿作用，其主要成分是（ ）

　　A. 茯苓酸　　　　　　　　B. 茯苓素　　　　　　　　C. 茯苓多糖

　　D. 麦角甾醇　　　　　　　E. 茯苓素和茯苓酸

2. 车前子不具备以下哪项药理作用（ ）

　　A. 利尿　　　　　　　　　B. 抗病原微生物　　　　　C. 抗炎

　　D. 镇咳、祛痰　　　　　　E. 保肝、利胆

3. 茯苓促进机体免疫功能的主要有效成分是（ ）

　　A. 茯苓多糖　　　　　　　B. 钾盐　　　　　　　　　C. 卵磷脂

　　D. 茯苓酸　　　　　　　　E. 麦角甾醇

4. 猪苓抗肿瘤作用的有效成分是（ ）

　　A. 猪苓多糖　　　　　　　B. 猪苓酸 A　　　　　　　C. 猪苓酸 C

　　D. 角甾醇　　　　　　　　E. 以上均非

（二）多选题

5. 下列哪些是猪苓的现代临床应用（ ）

　　A. 水肿　　　　　　　　　B. 肾炎　　　　　　　　　C. 黄疸

　　D. 失眠　　　　　　　　　E. 泌尿系统感染

6. 茵陈利水退黄的功效与其具有的哪些药理学作用相关（ ）

　　A. 保肝　　　　　　　　　B. 利胆　　　　　　　　　C. 降血脂

　　D. 利尿　　　　　　　　　E. 抗肿瘤

7. 茵陈主要的药效物质基础是（ ）

　　A. 茵陈色原酮　　　　　　B. 6,7 - 二甲氧基香豆素　C. 绿原酸

　　D. 梓醇　　　　　　　　　E. 麦角甾醇

二、判断题

1. 茯苓健脾作用的药理基础是增强免疫及保肝等作用。（ ）

2. 泽泻生品、酒炙、麸炒者无利尿作用，盐炙者有利尿作用。（ ）

三、简答题

1. 简述五苓散的主要药理学作用。
2. 茵陈清热利湿功效与其具有的哪些药理学作用密切相关？
3. 茯苓的主要临床应用有哪些？
4. 利水渗湿药治疗水湿内停证的作用与哪些药理作用有关？

书网融合……

思政导航　　　　本章小结　　　　题库

第十四章 温里药

知识目标

1. 掌握 温里药的药理作用；附子功效相关的药理作用、作用机制和药效物质基础。

2. 熟悉 干姜、肉桂功效相关的药理作用和药效物质基础；附子理中丸、参附注射液的主要药理作用。

3. 了解 附子的药动学特点、现代应用和不良反应。

技能目标 通过本章的学习，形成温里药药效及作用机制的研究思路，发现中药功效、主治、药理作用、物质基础之间的关联，培养逻辑思维能力和分析解决问题的能力。

素质目标 通过本章的学习，能够结合中药自身的特点，提高中药安全合理用药的意识，具备开展温里药药效、物质基础及作用机制研究的基本科研素质。

凡以温里祛寒，治疗里寒证为主要功效的药物，称温里药。本类药物多味辛，药性温热，主归脾、胃、肝、心、肾经。具有辛散温通、散寒止痛、补火助阳等功效，主要用于寒邪内盛、心肾阳衰、脾胃虚寒所致的各种里寒证候。

里寒证常见两方面病证。一是寒邪入侵，直中脾胃，阳气受损，出现脾胃虚寒证。二是心肾阳衰，症见汗出不止、四肢厥逆、脉微欲绝的亡阳证。此外还与某些神经、肌肉、关节等的炎症有关。温里药多依据中医"寒者热之"的治疗原则而立法，属于"八法"中的"温法"，就是用具有温热作用的温里药温扶人体的阳气。

里寒证临床可见胀满冷痛，呕吐泄泻，或腰膝冷痛，畏寒肢冷，夜尿频多，或呼吸微弱、四肢厥冷，脉微欲绝等症状，与西医学疾病中的消化系统疾病、慢性心功能不全、休克、缓慢性心律失常及肾功能衰竭等疾病的症状表现相似。

现代药理研究表明，温里药治疗里寒证的作用与下列药理作用有关。

1. 强心 温里药一般具有不同程度的正性肌力、正性频率和正性传导作用。如附子、干姜、肉桂及吴茱萸等均有强心作用，可使心肌收缩力增强，心率加快，心输出量增加。消旋去甲乌药碱是附子强心的主要成分，该成分是 β 受体部分激动剂。肉桂的强心作用与其促进交感神经末梢释放儿茶酚胺有关，而干姜的醇提液有直接兴奋心肌作用。

2. 对心率的影响 附子对维拉帕米所致小鼠缓慢型心律失常，能改善房室传导，恢复正常窦性心律；对甲醛所致家兔窦房结功能低下也有改善作用。干姜、肉桂、荜澄茄、荜茇也有加快心率作用，但吴茱萸提取物能减慢心率。

3. 扩张血管，改善血液循环 附子、肉桂、吴茱萸、荜澄茄、荜茇等能扩张冠脉，增加冠脉血流量，改善心肌缺血。附子、肉桂、干姜等可扩张脑血管，增加脑血流量，改善脑循环。胡椒、干姜、肉桂等所含的挥发油或辛辣成分可使体表血管、内脏血管扩张，改善循环，使全身产生温热感。温里药能"助阳""散寒"，治疗四肢厥逆（冷）主要与改善血液循环有关。

4. 抗休克 附子、肉桂及干姜等对失血性、内毒素性、心源性及肠系膜上动脉夹闭性等休克均能提高动脉压，延长实验动物存活时间和提高存活百分率，对单纯缺氧性、血管栓塞性休克等亦有防治作用。其抗休克的作用机制主要与强心、扩张血管、改善微循环有关。

5. 对胃肠运动的影响 温里药大多具有增强胃肠运动、健胃祛风的作用。干姜、肉桂、吴茱萸、丁香、胡椒、荜澄茄等性味辛热，含有挥发油，对胃肠道有温和的刺激作用，能使肠管兴奋，增强胃肠张力，促进蠕动，排出胃肠积气。另外，附子、丁香、小茴香等能抑制小鼠的胃排空，吴茱萸、干姜、肉桂能缓解胃肠痉挛性收缩。

6. 促消化 干姜的芳香和辛辣成分能直接刺激口腔和胃黏膜使局部血液循环改善，增加胃液分泌，使胃蛋白酶活性和唾液淀粉酶活性增加，有助于提高食欲和促进消化吸收。丁香、高良姜、草豆蔻可增加胃酸排出量，提高胃蛋白酶活力。

7. 利胆、止吐、抗溃疡 干姜、肉桂、高良姜等能促进胆汁分泌。干姜、吴茱萸、丁香有止吐作用。附子、干姜、肉桂、吴茱萸、花椒、小茴香、丁香等还有抗胃溃疡的作用。

8. 对肾上腺皮质系统功能的影响 附子、肉桂、干姜对垂体 – 肾上腺皮质系统有兴奋作用，可使肾上腺中维生素 C、胆固醇含量降低，促进肾上腺皮质激素的合成，发挥抗炎作用。附子、肉桂均可加重阴虚动物模型的阴虚症状，改善阳虚动物模型的阳虚症状。

9. 对神经系统功能的影响 附子、肉桂、吴茱萸、小茴香等有镇静作用。附子、干姜、肉桂、吴茱萸、花椒、小茴香、丁香、高良姜等有不同程度的镇痛作用。附子、乌头、花椒有局部及黏膜麻醉作用。附子、干姜、肉桂、四逆汤能兴奋交感神经，增加机体产热，发挥祛寒作用。

综上所述，温里药温里散寒、补火助阳功效与其强心、抗心律失常、扩张血管、改善循环、抗休克等药理作用有关；温中止痛功效与其促进胃肠运动、促消化、止吐、抗溃疡、镇痛、抗炎等药理作用有关。其作用的药效物质基础主要有去甲乌药碱、乌头碱、姜烯酮、姜酚、桂皮醛和桂皮酸等。常用温里药的主要药理作用见表 14-1。

表 14-1　温里药主要药理作用总括表

药物	共性药理作用									其他药理作用
	强心	扩张血管	抗休克	健胃	止吐	抗炎	镇静	镇痛	兴奋交感	
附子	+	+	+	+		+	+	+	+	增强免疫、局部麻醉、抗血栓
干姜	+	+		+	+	+	+	+	+	镇吐、抗菌、增强免疫、抗血栓
肉桂		+		+		+		+	+	抗菌、耐缺氧、抗血栓
吴茱萸		+		+	+	+	+	+	+	抗菌、镇吐、止泻、抗血栓
丁香				+	+					抗菌、驱虫、兴奋子宫
胡椒		+		+	+				+	升压、全身温热感
小茴香				+	+					增强胃肠运动、抗溃疡
荜澄茄				+	+		+	+		抗过敏、抗菌

⟫ 第一节　单味药

附　子

本品为毛茛科植物乌头 *Aconitum carmichaelii* Debx. 子根的加工品。主要分布于四川、湖北、陕西等地。附子味辛、甘，性大热，有毒，归心、肾、脾经。具有回阳救逆、补火助阳、散寒止痛的功效，用于治疗亡阳虚脱、肢冷脉微、阳痿、宫冷、心腹冷痛、虚寒吐泻、阴寒水肿、寒湿痹痛等。

附子主要含多种生物碱。生物碱中的主要成分为乌头碱、新乌头碱、次乌头碱等。此外，主要有效成分为消旋去甲乌药碱、氯化甲基多巴胺、去甲猪毛菜碱等。

【药理作用】

1. 与功能主治相关的药理作用

(1) 强心　附子对离体和在体心脏、正常及衰竭心脏均具有强心作用，能增强心肌收缩力，加快心率，增加心输出量，增加心肌耗氧量。去甲乌药碱、氯化甲基多巴胺和去甲猪毛菜碱是附子强心的主要物质基础。目前研究认为，去甲乌药碱是 β 受体部分激动剂，其强心作用与兴奋 β 受体有关。去甲猪毛菜碱也能兴奋心脏，加快心率，对 α 受体和 β 受体都有激动作用，但对 α 受体的激动作用较弱。氯化甲基多巴胺亦有强心作用，为 α 受体激动剂。

(2) 对血管和血压的影响　附子有扩张血管、增加血流、改善血液循环作用。附子注射液或去甲乌药碱静脉注射有扩张血管作用，均可使麻醉犬心排血量、冠状动脉血流量、脑血流量及股动脉血流量增加，血管阻力降低。附子既有升压又有降压作用，与其所含成分有关。去甲乌药碱是其降压的主要物质基础，与其兴奋 β 受体及阻断 $α_1$ 受体扩张血管的作用有关。氯化甲基多巴胺为 α 受体激动剂，去甲猪毛菜碱对 β 受体和 α 受体均有兴奋作用，二者是其升压作用的主要物质基础。

(3) 抗休克　附子对失血性休克、内毒素性休克、心源性休克及肠系膜上动脉夹闭性休克均能改善心输出量、提高平均动脉压，延长休克动物存活时间及存活百分率。去甲乌药碱、氯化甲基多巴胺和去甲猪毛菜碱是附子抗休克的主要物质基础。附子的抗休克作用与其强心、升高血压、扩张血管、改善循环等作用有关。

(4) 抗心律失常　附子有抗缓慢型心律失常作用。去甲乌药碱是其抗缓慢型心律失常的主要物质基础。该成分对维拉帕米所致小鼠缓慢型心律失常，能改善房室传导，加快心率和恢复窦性心律。对甲醛所致的家兔窦房结功能低下，能使窦房结和房室结功能趋于正常，提高心率，恢复窦性心律，使 ST 段及 T 波恢复正常。附子抗缓慢型心律失常作用与去甲乌药碱兴奋 β 受体有关。此外，附子也具有抗快速型心律失常的作用。附子水溶性部分、附子注射液可分别对抗乌头碱、垂体后叶素所致大鼠的心律失常，附子正丁醇、乙醇及水提物均对三氯甲烷所致小鼠室颤有预防作用。附子对心肌电生理的不同作用与其所含物质基础有关。

>>> 知识链接 ○ -

乌头碱对心肌细胞钙信号的影响

研究发现乌头碱能够加快人诱导多能干细胞衍生心肌细胞的搏动频率，降低钙瞬变振幅与钙库总钙量，进而影响心肌功能，此作用受浓度与时间双重因素的影响，为有效评估乌头碱对人心肌细胞钙信号的影响提供了依据，为抗心律失常药物的筛选提供了新思路。

- ○

(5) 抗心肌缺血　附子注射液静脉注射，能对抗垂体后叶素所引起的大鼠急性实验性心肌缺血，对心电图 S－T 段升高有抑制作用。去甲乌药碱具有扩张冠状动脉和增加心肌营养性血流量的作用，附子的抗心肌缺血作用可能与增加心肌血氧供应作用有关。

(6) 提高耐缺氧能力　附子注射液腹腔注射，能提高小鼠对常压缺氧的耐受能力，延长小鼠在缺氧条件下的存活时间。

(7) 抗寒冷　附子冷浸液和水煎液均能抑制寒冷环境引起的鸡和大鼠体温下降，延长生存时间，减少死亡数。附子抗寒冷作用与其强心、扩张血管、增加血流量等作用有关，也与增强 β 受体、cAMP 系统的反应性有关。

（8）对消化系统的影响 附子煎剂能兴奋离体兔空肠平滑肌的收缩运动，此作用可被阿托品、肾上腺素或苯海拉明阻断，推测附子具有胆碱样、组胺样和抗肾上腺素样作用。黑附片水煎剂对阿托品抑制的胃肠推进运动和酚妥拉明促进的胃肠推进运动有对抗作用，说明附子对整体动物的胃肠运动有一定的调节作用。附子水煎剂还能抑制小鼠水浸应激性和大鼠盐酸损伤性胃溃疡的形成。

（9）抗炎 附子对多种实验性炎症有抑制作用。附子能抑制巴豆油所致的小鼠耳廓肿胀和甲醛、蛋清、组胺、角叉菜胶等所致的大鼠足跖肿胀，对抗醋酸所致小鼠毛细血管通透性的增加。附子能抑制佐剂诱导的关节炎，对佐剂诱发的关节炎大鼠的骨变性、纤溶功能下降具有抑制作用。乌头碱、新乌头碱、次乌头碱是其抗炎的主要物质基础。附子的抗炎作用与兴奋下丘脑 – 垂体 – 肾上腺皮质系统有关。但是动物切除双侧肾上腺后，附子仍有抗炎作用，因此，附子的抗炎作用可能是通过多途径实现的。

（10）镇痛 生附子及乌头碱能抑制醋酸所致的小鼠扭体反应。生附子能提高小鼠尾根部加压致痛法的痛阈值。附子水煎醇沉液对热刺激所致小鼠疼痛有镇痛作用。乌头碱是其镇痛的主要物质基础。

2. 其他药理作用

（1）增强免疫功能 附子对非特异性及特异性免疫功能有促进作用。附子水煎液能促进小鼠脾淋巴细胞分泌 IL-2，附子注射液可增加小鼠补体含量。附子水煎液还能增加豚鼠 T 淋巴细胞玫瑰花环形成率和家兔 T 淋巴细胞转化率。附子水溶性提取物能提高阳虚模型小鼠脾细胞产生抗体的能力。

（2）镇静 生附子能抑制小鼠自发活动，延长环己巴比妥所致的小鼠睡眠时间。

（3）局麻 附子能刺激局部皮肤，使皮肤黏膜的感觉神经末梢呈兴奋现象，产生瘙痒与灼热感，继之麻醉，丧失知觉。

综上所述，与附子回阳救逆、补火助阳功效相关的药理作用是强心、升压、扩张血管、增加血流量、抗休克、抗心律失常、抗心肌缺血、提高耐缺氧能力、御寒、增强 β 受体和 cAMP 系统的反应性、调节胃肠运动等；与附子散寒止痛功效相关的药理作用是抗炎、镇痛、御寒等。生物碱是其主要的药效物质基础。

【体内过程】

乌头碱、新乌头碱、次乌头碱微溶于水，易从黏膜吸收，主要吸收部位在空肠、回肠。在大鼠小肠内的吸收属于一级吸收动力学过程，其吸收 $t_{1/2}$ 分别为 7.008 小时、9.513 小时、9.128 小时。该类生物碱在大鼠心、肝、脾、肺、肾等组织分布快而广泛。主要由唾液和尿液中排出，其中乌头碱、新乌头碱排泄较快，次乌头碱排泄相对较慢。乌头碱消除半衰期为 17.0 小时。乌头碱发生中毒的时间较快，且无蓄积作用。

【毒理研究】

附子为毒性较大的中药，毒性主要由双酯型乌头碱类生物碱引起。附子经过炮制、水解、合理配伍，双酯型生物碱含量大大降低，毒性也降低。乌头碱经水解后生成毒性较小的苯甲酰乌头原碱，毒性仅为乌头碱的 1/1000 左右，继续水解生成乌头原碱，其毒性为乌头碱的 1/2000。生附子给小鼠灌胃、腹腔注射、静脉注射的 LD_{50} 分别是 5.49g/kg、0.71g/kg、0.49g/kg，炮制后 LD_{50} 分别是 161g/kg、11.5g/kg、2.8g/kg，毒性降低。新乌头碱小鼠口服的 LD_{50} 为 5.64mg/kg。

【现代应用】

1. 心血管系统疾病 以附子为主的复方制剂（如四逆汤、参附汤等）常用于治疗慢性心功能不全、缓慢型心律失常、休克等。

2. 消化系统疾病 以附子为主的复方制剂（如附子理中丸等）常用于治疗消化不良、胃肠道的急慢性炎症、溃疡等。

3. 关节炎 以附子为主的复方（如甘草附子汤等）常用于治疗风湿性关节炎、关节痛、神经痛、腰腿痛、头痛等。

【不良反应】

人口服乌头碱0.2mg即可导致中毒，其致死量为3～4mg。乌头碱的不良反应主要涉及神经系统、循环系统和消化系统。乌头碱的常见中毒症状有恶心、呕吐、腹痛、腹泻、头昏眼花、口舌、四肢及全身发麻，畏寒；严重者出现躁动，瞳孔散大，视觉模糊，呼吸困难，手足抽搐，大小便失禁，体温及血压下降等。乌头碱对心脏毒性较大，心电图表现为一过性心率减慢，房性、室性期外收缩和心动过速，以及非阵发性室性心动过速和心室颤动等。

干 姜

本品为姜科植物姜 *Zingiber officinale* Rosc. 的干燥根茎。主要分布于四川、湖北、广东、广西、福建、贵州等地。干姜味辛，性热，归脾、胃、心、肺经。具有温中散寒、回阳通脉、温肺化饮的功效，用于治疗脘腹冷痛、呕吐泄泻、肢冷脉微、痰饮喘咳等。

干姜含挥发油和姜辣素。挥发油中主要有效成分为姜烯，占33.9%，其次为姜醇、姜烯酮等。姜辣素中含姜酚和姜酮等。

【药理作用】

1. 与功能主治相关的药理作用

（1）调节胃肠平滑肌运动 干姜对胃肠平滑肌运动的影响与其成分及平滑肌功能状态有关。干姜挥发油对消化道有轻度刺激作用，可使肠张力、节律及蠕动增强。姜辣素的主要成分姜酚可通过激动 M、H_1 受体而发挥收缩肠管效应。干姜醇提物对阿托品、DA引起的胃排空减慢有促进作用，挥发油能竞争性拮抗 ACh、组胺所致离体回肠收缩。干姜石油醚提物、水提物能分别对抗蓖麻油、番泻叶引起的腹泻，但不影响小鼠胃肠蠕动。

（2）抗溃疡 干姜有保护胃黏膜和抗溃疡的作用。干姜水煎液给大鼠灌胃，对应激性溃疡、醋酸性胃溃疡、幽门结扎型胃溃疡均有抑制作用。干姜石油醚提物能对抗水浸应激性、吲哚美辛加乙醇型、盐酸性和幽门结扎型胃溃疡的形成。干姜的抗溃疡作用与抑制 TXA_2 的合成和促进 PGI_2 合成有关，而 TXA_2 及 PGI_2 分别对胃黏膜起损伤和保护作用。

（3）止吐 干姜对硫酸铜所致犬的呕吐有抑制作用，但对家鸽由洋地黄，犬由阿扑吗啡诱发的呕吐无抑制作用，提示干姜的止吐作用是末梢性的。姜酮及姜烯酮是其止吐的主要物质基础。

（4）抗炎 干姜水提物、醚提物、挥发油、姜烯酮等具有抗炎作用。干姜水提物和醚提物能抑制二甲苯引起的小鼠耳廓肿胀，可拮抗角叉菜胶引起的大鼠足跖肿胀。姜烯酮能抑制组胺和醋酸所致小鼠毛细血管通透性增加，抑制肉芽增生，减轻幼年大鼠胸腺重量，并使肾上腺重量增加。干姜水提物、干姜挥发油或干姜酚酸性部位给大鼠灌胃能降低肾上腺中维生素C的含量。干姜的抗炎作用与促进肾上腺皮质功能有关。

（5）镇痛 干姜醚提物和水提物都有镇痛作用。给小鼠灌胃醚提物或水提物，均能使乙酸引起的小鼠扭体反应次数减少，且呈量效关系。同时还能延长小鼠热刺激反应潜伏期。干姜挥发油也有镇痛作用。

（6）强心 干姜醇提物对麻醉猫有直接兴奋心脏作用，能增强心肌收缩力。姜酚给犬静脉注射，可使心肌收缩力增强，心率加快。干姜甲醇提取物可使离体豚鼠心房自主运动增强。姜烯酮和姜酚是其强心的主要物质基础。

（7）对血管和血压的影响　干姜挥发油和姜辣素有扩张血管作用。姜烯酮能抑制 NA 对肠系膜静脉的收缩作用。姜酚能使血管扩张，促进血液循环。姜酚静脉注射可使大鼠血压出现一过性降低后上升，以后又持续下降的三相性变化。

（8）抑制血小板聚集和抗血栓　干姜水提物对 ADP、胶原诱导的血小板聚集有抑制作用，能延迟实验性血栓形成。姜烯酮对家兔血小板 COX 活性和人 TXA_2 的生成有抑制作用。干姜挥发油也具有抗血栓形成的作用，并能延长白陶土凝血活酶时间。

（9）抗病原微生物　姜酮、姜烯酮等对伤寒沙门菌、霍乱弧菌、沙门菌、葡萄球菌、链球菌、肺炎链球菌等有抑制作用。

2. 其他药理作用

（1）耐缺氧　干姜醚提物能延长常压密闭缺氧和氰化钾中毒模型小鼠的存活时间，延长断头小鼠的张口动作持续过程。

（2）耐氧化　干姜能提高脑组织中 SOD 活性和 Na^+，K^+ – ATP 酶的活性，抑制家兔脑组织 MDA 的生成，减轻体内自由基所造成的神经细胞膜损伤，减轻脑水肿。

（3）镇静　干姜醇提物及挥发油可抑制动物的自主活动，延长环己巴比妥诱发的睡眠时间，对抗戊四氮引起的兴奋。干姜醇提物还可使兔皮层脑电图由低幅快波变为高幅慢波。说明干姜的镇静作用与加强皮层抑制过程有关。

此外，干姜还具有解热、利胆、保肝、抗过敏、镇咳和增强免疫功能等作用。

综上所述，与干姜温中散寒功效相关的药理作用是调节胃肠平滑肌运动、抗溃疡、止吐、抗炎和镇痛等；与干姜回阳通脉功效相关的药理作用是强心、扩张血管、抗血栓形成等；与干姜温肺化饮功效相关的药理作用是抗病原微生物、抗炎、抗过敏、镇咳等。挥发油和姜辣素是其主要的药效物质基础。

【毒理研究】

干姜水提物 120g 生药/kg 小鼠灌胃，观察 7 日，无死亡。干姜醇提物小鼠灌胃的 LD_{50} 为 108.9g/kg；干姜醚提物小鼠灌胃的 LD_{50} 为（16.3 ± 2.0）ml/kg。干姜醇提物 18g/kg、10g/kg，大鼠灌胃 2 个月，大鼠体重、血液学、血液生化学指标、脏器病理学检查均无异常。

【现代应用】

1. 胃溃疡、胃肠炎　以干姜为主的复方制剂（如理中丸、半夏干姜散）常用于治疗胃及十二指肠溃疡、急慢性胃肠炎等。

2. 心力衰竭、缓慢型心律失常、休克　干姜等药组成的复方制剂（如四逆汤、白通汤和干姜附子汤）常用于治疗心力衰竭、缓慢型心律失常、休克等。

3. 冠心病　干姜胶囊常用于冠心病的治疗。

4. 咳嗽　干姜等药组成的复方制剂（如小青龙汤）常用于治疗感冒咳嗽等。

5. 晕动症　干姜粉常用于治疗晕船、晕车等晕动症。

肉　桂

本品为樟科植物肉桂 *Cinnamomum cassia* Presl 的干燥树皮。主要分布于广东、广西、云南等地。肉桂味辛、甘，性大热，归脾、肾、心、肝经。具有补火助阳、引火归元、散寒止痛、温通经脉的功效，用于治疗阳痿宫冷、腰膝冷痛、肾虚作喘、虚阳上浮、眩晕目赤、心腹冷痛、虚寒吐泻、寒疝腹痛、痛经经闭等证。

肉桂主要含挥发油（桂皮油）1% ~ 2%。挥发油中的主要有效成分为桂皮醛，约占挥发油总量的

85%，其次为桂皮酸、醋酸桂皮酯、桂二萜醇、乙酰桂二萜醇等。此外，尚含多糖、肉桂苷和香豆素等。

【药理作用】

1. 与功能主治相关的药理作用

（1）强心　肉桂中桂皮醛能增强豚鼠离体心脏的收缩力，增加心率。肉桂的强心作用与促进交感神经末梢释放儿茶酚胺（CA）有关。

（2）对血管和血压的影响　肉桂、桂皮醛、桂皮酸等有扩张冠脉、脑血管和外周血管作用。可使冠脉和脑血流量增加，外周血管阻力下降，血压降低。肉桂可降低肾上腺再生高血压大鼠的血压和尿醛固酮24小时总排出量；而对犬肾上腺动脉注射桂皮醛，可引起血压升高。

（3）对内分泌系统的影响　肉桂使幼年小鼠肾上腺中维生素 C 含量下降，可使阳虚模型小鼠肾上腺中胆固醇含量降低，提示肉桂可提高肾上腺皮质功能。肉桂水煎液能提高性功能，提高血浆睾酮水平，还能降低血浆 T_3 水平。

（4）调节胃肠运动　肉桂对胃肠平滑肌有不同的作用。肉桂水煎液可抑制大鼠和小鼠的小肠蠕动。肉桂水提物和肉桂醚提物能减少蓖麻油引起的小鼠腹泻次数。桂皮油可促进兔肠蠕动，也能解除内脏平滑肌痉挛，缓解痉挛性疼痛。

（5）抗溃疡　肉桂对多种实验性溃疡模型有抑制作用。肉桂水提物、乙醚提取物和肉桂苷对大鼠应激性溃疡以及吲哚美辛、氢氧化钠、醋酸、5-HT 等所致的胃溃疡均有抑制作用。肉桂水提物腹腔注射能抑制大鼠胃液分泌和胃蛋白酶活性，增加胃黏膜氨基己糖的含量，增加胃黏膜血流量，改善微循环，抑制溃疡的形成。

（6）利胆　肉桂水提物和醚提物大鼠十二指肠给药、桂皮醛大鼠灌胃均能增加胆汁分泌。

（7）抗炎　肉桂提取物对角叉菜胶致大鼠足跖肿胀、二甲苯致小鼠耳廓肿胀和棉球致大鼠肉芽组织增生均有抑制作用。

（8）镇痛　肉桂水煎液能减少醋酸引起的小鼠扭体次数，同时能延长小鼠热刺激反应潜伏期，对热刺激、化学刺激及压尾刺激引起的疼痛均有抑制作用。

（9）抑制血小板聚集和抗凝血　肉桂提取物、桂皮醛对 ADP 诱导的体外大鼠血小板聚集有抑制作用。肉桂水煎剂及水溶性甲醇部位在体外能延长大鼠血浆复钙时间，具有抗凝血作用。

2. 其他药理作用

（1）镇静、抗惊厥　桂皮油、桂皮酸、桂皮醛等具有镇静、抗惊厥作用。桂皮醛使动物自发活动减少，延长环己巴比妥钠的麻醉时间，可对抗苯丙胺引起的动物活动过多。桂皮醛还可延缓士的宁引起的强直性惊厥，延长存活时间。

（2）延缓衰老　肉桂水煎液能提高老龄大鼠血清总抗氧化能力（T-AOC），增强红细胞 SOD 活性，降低脑脂褐素（LPF）和肝脏 MDA 含量，达到延缓衰老作用。

（3）抗菌　桂皮油对革兰阳性菌有抑制作用。肉桂煎剂及肉桂的醇、醚浸液对红色毛癣菌、白色念珠菌等多种致病性皮肤真菌均有抑制和杀灭作用。桂皮醛对 22 种 31 株条件致病性真菌具有抗菌作用，具有抗菌谱广、毒性低的特点。

此外，肉桂还有调节免疫功能、松弛支气管平滑肌、耐缺氧、抗心律失常等作用。

综上所述，与肉桂补火助阳、引火归元功效相关的药理作用是强心、扩张血管、促进肾上腺皮质系统功能等；与散寒止痛、温通经脉功效相关的药理作用是调节胃肠运动、抗溃疡、利胆、抗炎、镇痛、抑制血小板聚集和抗凝血等。挥发油是其主要的药效物质基础。

【体内过程】

给雄性 F334 大鼠灌胃后，桂皮醛首先分布在胃肠道、肾脏和肝脏；给药 24 小时后，桂皮醛主要分布在脂肪、肝脏和胃肠道。其主要代谢途径是通过 β 氧化作用降解为苯甲酸，在尿中主要以马尿酸的形式排泄，伴有极少量苯甲酸和桂皮酸；而多次给药后，苯甲酸是尿中主要的排泄物。桂皮酸在小鼠的体内过程符合二室模型，吸收、分布、消除均较快，血药浓度达峰时间短，绝对生物利用度较高。主要参数为：t_{max} 为 0.16 小时，F 为 96%，$t_{1/2\alpha}$ 为 0.41 小时，$t_{1/2\beta}$ 为 0.87 小时。

【毒理研究】

肉桂挥发油的 LD_{50} 为 5.04g/kg（相当于 236.53g 原生药/kg）。肉桂醚提取物的 LD_{50} 为（8.24 ± 0.50）ml/kg。

【现代应用】

1. 内分泌功能不足、慢性心功能不全　以肉桂为主的复方制剂（如桂附八味丸）常用于治疗内分泌功能不足、慢性心功能不全等。

2. 急慢性胃肠炎、溃疡　以肉桂为主的复方制剂（如桂附理中丸）常用于治疗消化不良、急慢性胃肠炎、溃疡等。

3. 子宫肌瘤、卵巢囊肿、闭经　以肉桂为主的复方制剂（如少腹逐瘀汤）常用于治疗子宫肌瘤、卵巢囊肿、闭经、不孕症等。

4. 支气管哮喘、慢性支气管炎　肉桂粉或以肉桂为主的复方制剂常用于治疗支气管哮喘、慢性支气管炎等。

5. 腰背痛　肉桂粉或以肉桂为主的复方制剂常用于治疗风湿性及类风湿脊椎炎、腰肌劳损等。

6. 面神经麻痹　肉桂粉外敷穴位常用于面神经麻痹等的治疗。

第二节　中成药

附子理中丸

附子理中丸出自《阎氏小儿方论》，由附子（制）、党参、白术（炒）、干姜和甘草组成，经现代制剂工艺制备而成，为棕褐色至棕黑色的水蜜丸，或为棕褐色至黑褐色的大蜜丸，气微，味微甜而辛辣。具有温中健脾的功效，主治脾胃虚寒、脘腹冷痛、呕吐泄泻、手足不温等。

【药理作用】

1. 镇痛　附子理中丸水提物和醇提物能抑制醋酸所致小鼠扭体反应，减少扭体次数。

2. 调节肠道运动　附子理中丸可拮抗肾上腺素引起的回肠运动抑制和 ACh 引起的回肠痉挛，从而对离体肠管的运动状态呈现双向调节效应。

3. 增强体力和抗寒能力　附子理中丸可延长大黄合剂致脾虚模型小鼠低温游泳时间，并增强小鼠的耐寒能力。

4. 提高免疫功能　附子理中丸能使大黄合剂所致脾虚模型小鼠的脾脏溶血空斑试验（PFC）数值和特异性玫瑰花试验（RFC）数值提高，说明本品能提高免疫功能。

【毒理作用】

附子理中丸小鼠腹腔注射的 LD_{50} 为 42.487g/kg。

【临床应用】

常用于胃或十二指肠溃疡、胃肠神经官能症、呕吐、腹泻、慢性胃肠炎、结肠炎、风湿性心脏病、肺源性心脏病、窦性心动过缓等属于脾肾虚寒者。孕妇慎用。本品不适合急性肠炎、泄泻兼有大便不畅、肛门灼热者。

【用法用量】

口服。水蜜丸一次 6g，大蜜丸一次 1 丸（9g），一日 2～3 次。

【不良反应】

有引起心律失常的个案病例报告。

参附注射液

参附制剂源于参附汤，参附汤首载于《济生方》，由红参和附子组成，经现代制剂工艺制备而成，为淡黄色或淡黄棕色的澄明液体。具有回阳救逆、益气固脱的功效，主治阳气暴脱的厥脱证，或阳虚（气虚）所致的惊悸、怔忡、喘咳、胃疼、泄泻、痹证等。

【药理作用】

1. 强心　参附注射液能增强心肌收缩力，提高心肌收缩频率，增加心输出量。附子所含的去甲乌药碱、去甲猪毛菜碱是 β 受体激动剂，人参皂苷有类似强心苷的作用，是其强心作用的物质基础。

2. 抗心肌缺血　去甲乌药碱兴奋 β_2 受体，扩张冠状动脉，增加冠脉血流量；人参皂苷能促 PGI_2 合成及释放，扩张冠状动脉及小血管，改善心肌缺血。

3. 抗心律失常　去甲乌药碱能改善窦房结功能，提高窦房结的兴奋性，增加心率，加快房室交界区传导，而对心肌缺血所致的频发性期前收缩又有抑制作用。

4. 改善微循环　参附注射液能改善手术后所致局部组织微循环障碍，使毛细血管开放数增多，微动脉管径增大、加快血流速度恢复。

5. 抗休克　参附注射液对失血性休克患者有提升血压和改善微循环的作用，对内毒素休克和感染性休克患者能缩短休克时间、改善氧输送和心功能。

>>> 知识链接 ○--

参附汤抗心源性休克的作用机制

基于网络药理学及生物学实验验证，参附汤可通过调节 Bax/Bcl‑2 通路相关靶点蛋白的表达，抑制心源性休克心肌细胞的凋亡，从而减轻疾病的心肌损伤程度。研究发现，当剂型改为注射液后，较汤剂应用更为方便、安全，起效更为迅速，疗效亦大为提高，已成为急症抢救的必备药物。在临证时，无论是何种类型的休克，亦无论在何种阶段，只要符合阴阳离决之脱证的诊断，均在吸氧、补充血容量、多巴胺升压等西医药治疗的同时，早期大剂量使用参附注射液，可获良好疗效；与单纯西医治疗相比具有 DA 用量小、血压回升快、病程短、并发症少且无不良反应的优点，彰显了中西医结合治疗疾病的优势。

----

6. 抗应激　参附注射液能提高垂体‑肾上腺皮质功能，升高血中糖皮质激素含量，增强抗应激能力。延长缺氧及低温环境下小鼠存活时间，提高动物耐缺氧和耐寒冷能力。

7. 减轻缺血再灌注损伤　参附注射液对心、肺等组织的缺血再灌注损伤有保护作用，该作用与改善微循环、抑制过量 Ca^{2+} 内流、抗氧化等有关。

8. 增强肠运动功能　参附注射液对肠道平滑肌有兴奋作用，使空肠收缩频率及收缩幅度加大，还能促进麻醉术后肠蠕动和肠道内容物的推进。

9. 缓解气管平滑肌痉挛　参附注射液所含去甲乌药碱是 β 受体激动剂，能缓解气管平滑肌痉挛。

10. 促进骨髓造血功能　参附注射液能激活骨髓造血功能，升高血红蛋白及网织红细胞值；降低环磷酰胺对骨髓的抑制作用，降低白细胞及血小板下降程度。

11. 提高机体免疫功能　参附注射液能促进巨噬细胞吞噬功能，提高血清补体含量，提高淋巴细胞转化率，促进脾脏抗体形成。

【毒理作用】

参附注射液小鼠缓慢静脉注射 10ml/kg、20ml/kg、40ml/kg（临床日用量 30 倍、60 倍、120 倍），每日一次，连续一个月，除见血中红细胞数及血红蛋白量增高外，动物一般状态、外观、活动、摄食、血液学、血液生化学、各主要脏器大体解剖学及组织形态学均未见药物毒性表现，停药两周也未见有迟延毒性。

【临床应用】

常用于治疗各型休克（心源性、感染性、失血性休克以及多系统脏器衰竭）；冠心病、心肌梗死、心肌炎急性发作伴心律失常或心功能不全；急性多发损伤（脑、胸、腹以及骨外创伤）；尤其适用于上述患者中免疫功能低下、身体虚弱者。本品为峻补阳气以救暴脱之品，用于急救，病情稳定后不可多用，以免助火伤阴耗血。不宜与中药半夏、瓜蒌、贝母、白蔹、白及、五灵脂、藜芦等同时使用。

【用法用量】

1. 肌内注射　一次 2～4ml，一日 1～2 次。

2. 静脉滴注　一次 20～100ml（用 5%～10% 葡萄糖注射液 250～500ml 稀释后使用）。

3. 静脉推注　一次 5～20ml（用 5%～10% 葡萄糖注射液 20ml 稀释后使用）。或遵医嘱。

【不良反应】

参附注射液可引起皮疹瘙痒、面色潮红、恶心、口干、胸闷憋气、过敏性休克、血压升高等。

答案解析

◇目标检测◇

简答题

1.《素问·六元正纪大论》中提到"有故无殒，亦无殒也"，体现了中医学"急则治其标"的基本治则，彰显了"以毒攻毒"的用药特点，同时也体现了药物的效、毒与量、时的关系。基于这句话，谈谈对附子毒性的认识，包括附子毒性的成分、临床应用及减毒的方法。

2.《本草求真》云："干姜大热无毒，守而不走，凡胃中虚冷，元阳欲绝，合以附子同投，则能回阳立效，故书有附子无姜不热之句，仲景四逆、白通、姜附汤皆用之。"结合本章所学，从现代药理研究角度谈谈对"附子无干姜不热"的认识。

书网融合……

思政导航　　　　本章小结　　　　题库

第十五章　理气药

PPT

学习目标

知识目标

1. 掌握　理气药的基本药理作用；枳实与枳壳功效相关的药理作用、作用机制和药效物质基础。

2. 熟悉　青皮、木香、香附的主要药理作用和药效物质基础；四逆散和气滞胃痛片（颗粒）的主要药理作用。

3. 了解　枳实与枳壳、青皮、木香、香附的毒理作用和临床应用。

技能目标　通过本章的学习，能理解理气药的研究思路和研究要点，培养逻辑思维能力、分析解决具体问题的能力和举一反三、自主学习的能力。

素质目标　通过本章的学习，能够灵活应用理气药来解决临床用药问题和进行药物研究的基本设计，具备开展理气药药效及物质基础研究的基本科研素质和能力。

凡以疏畅气机，调整脏腑功能，消除气滞、气逆证为主要功效的药物，称理气药。本类药物性味多辛苦温而芳香，主归脾、胃、肝、胆、肺经。理气药具有理气健脾、疏肝解郁、理气宽胸、行气止痛、破气散结等功效，可用于气滞所致的各种胀、闷、痛，气逆所致的恶心、呕吐、呃逆、喘息等。

气升降出入运行全身，是人体生命活动的根本。若人体某一脏腑或经络发生病变，则影响气的疏通，出现气滞或气逆证。肝主疏泄与调畅气机密切相关，若肝疏泄功能异常，则可出现"肝气郁结"；若肝郁化火，升泄太过，则致"肝气上逆"或"肝火上炎"。西医学研究认为肝主疏泄的病理生理与神经、内分泌活动密切相关，包含自主神经的某些功能和作用。

气滞在脾胃，临床可见脘腹胀满、疼痛、嗳气泛酸、恶心、呕吐、便秘或腹泻等病理反应，与西医学疾病中的慢性胃炎、消化不良、溃疡病、肠炎的症状表现相似；气滞在肝，临床可见胁肋疼痛、胸闷不适、疝气、乳房胀痛或包块以及月经不调等病理反应，与西医学疾病中的胆道疾病、肝炎、痛经、月经不调的症状表现相似；气滞在肺，临床可见胸闷喘咳等病理反应，与西医学疾病中的咳嗽、支气管哮喘的症状表现相似。

现代药理研究表明，理气药治疗气滞、气逆证的作用与下列药理作用有关。

1. 调节胃肠运动　理气药对胃肠道有兴奋与抑制双向调节作用，其作用与胃肠功能状态有关。理气药可使紊乱的胃肠功能恢复正常。①兴奋胃肠运动：大多数理气药可兴奋在体胃肠平滑肌，表现为胃肠平滑肌张力加大，收缩节律加快，收缩幅度加大。②抑制胃肠运动：大多数理气药对离体胃肠平滑肌或痉挛状态的胃肠平滑肌具有解痉作用，表现为离体肠管的张力减小，收缩节律减慢，收缩幅度减小，并能对抗 ACh、组胺等引起的肠痉挛。理气药抑制胃肠运动的作用主要与阻断 M 胆碱受体有关，也有部分药物与兴奋 α 受体和直接抑制胃肠平滑肌有关。

2. 调节消化液分泌　理气药大多对消化液的分泌有双向调节作用，这与药物所含不同成分和机体功能状态有关。许多含挥发油的芳香性理气药能促进消化液的分泌，提高消化酶活性，呈现助消化作用；部分理气药中所含的甲基橙皮苷能抑制胃酸分泌，对幽门结扎型胃溃疡大鼠，可使胃液分泌减少，降低溃疡发病率，具有抗溃疡作用。

>>> 知识链接 ○--

枳实的药理作用

枳实对在体大鼠小肠电活动有兴奋作用，这种兴奋作用可能与下丘脑内脑肠肽胆囊收缩素（CCK）、生长抑素（SS）有关。枳实能缩短移行性综合肌电（MMC）周期、增大活动期/周期比例、增加活动期每分钟快波数，枳实能降低下丘脑背内侧核（DMH）、腹内侧核（VMH）、下丘脑外侧区（LHA）CCK阳性神经元表达，枳实能增高 VMH、LHA、下丘脑室旁核（PVN）的 SS 阳性神经元表达。

--•

3. 利胆　理气药大多有促进胆汁分泌的作用。能促进实验动物和人的胆汁分泌，增加胆汁流量。部分理气药还可以使胆汁中胆酸盐含量增加。

4. 松弛支气管平滑肌　理气药大多有松弛支气管平滑肌作用。能对抗组胺引起的支气管痉挛，扩张支气管，增加肺灌流量。其作用机制与直接扩张支气管、抑制迷走神经功能、抗过敏介质释放、兴奋 β 受体有关。

5. 调节子宫平滑肌　理气药对子宫平滑肌有双向调节作用。部分理气药对子宫平滑肌有兴奋作用；而部分理气药则能抑制子宫平滑肌，使痉挛的子宫平滑肌松弛，张力减少。香附具有雌激素样作用。理气药对子宫的不同作用与动物的种属有一定的关系。

综上所述，理气药的疏畅气机功效与其调节胃肠运动、调节消化液分泌、利胆、松弛支气管平滑肌、调节子宫平滑肌等药理作用有关，抑制胃肠运动是其降逆、止吐、止泻、镇痛的药理学基础，兴奋胃肠运动是消除胀满的药理学基础，松弛支气管平滑肌是降逆止喘的药理学基础，其作用的药效物质基础主要是挥发油。常用理气药的主要药理作用见表 15 - 1。

表 15 - 1　理气药主要药理作用总括表

药物	调节胃肠运动 兴奋	调节胃肠运动 抑制	促消化液分泌	利胆	松弛支气管平滑肌	调节子宫功能 兴奋	调节子宫功能 抑制	强心	升压	其他药理作用
枳实	+	+		+		+	+	+	+	利尿、抗炎、抗溃疡
枳壳	+	+		+		+	+	+	+	利尿、抗炎、抗菌、抗氧化、镇痛、抗溃疡
陈皮	+	+	+	+	+		+	+	+	抗溃疡、助消化、祛痰、抗菌
青皮		+	+	+			+		+	祛痰、保肝、抗休克
木香	+	+								抗溃疡、镇痛、抗菌
香附		+		+	+		+		+	抗炎、雌激素样作用、镇痛、解热
乌药	+	+	+							止血、抗菌、镇痛、抗炎
大腹皮	+									
荔枝核	+									
甘松		+			+		+			祛痰、镇静、抗心律失常
佛手		+	+		+					祛痰、中枢抑制

第一节　单味药

枳实（枳壳）

枳实为芸香科植物酸橙 *Citrus aurantium* L. 及其栽培变种或甜橙 *Citrus sinensis* Osbeck 的干燥幼果。

枳壳为酸橙 *Citrus aurantium* L. 及其栽培变种的干燥未成熟果实。主要分布于四川、江西、福建、江苏等地。枳实（枳壳）味苦、辛、酸，性温，归脾、胃经。枳实具有破气消积、化痰散痞的功效，用于治疗积滞内停、痞满腹痛、泻痢后重、大便不通、痰滞气阻、胸痹、结胸、脏器下垂等证；枳壳具有理气宽中、行滞消胀的功效，用于治疗胸胁气滞、胀满疼痛、食积不化、痰饮内停、脏器下垂等证。

枳实（枳壳）主要含挥发油、黄酮苷和生物碱。挥发油中的主要有效成分为柠檬烯，占挥发油总量的85%以上。黄酮苷中含新橙皮苷等。生物碱中有 N - 甲基酪胺和对羟福林等。

【药理作用】

1. 与功能主治相关的药理作用

（1）调节胃肠平滑肌　枳实与枳壳对胃肠平滑肌呈双向调节作用，对在体胃肠平滑肌主要呈兴奋作用，而对离体平滑肌或痉挛状态的平滑肌则呈抑制作用。枳实与枳壳能拮抗 Ach、$BaCl_2$、5 - HT 以及高钾去极化后 Ca^{2+} 对离体肠管的致痉作用。柠檬烯可使大鼠肠电活动减少，黄酮苷对大鼠离体肠平滑肌的收缩呈抑制作用，对羟福林能抑制兔离体十二指肠及小肠的自发活动。枳实与枳壳对在体肠平滑肌的兴奋作用与兴奋 M 受体有关，也与降低下丘脑内脑肠肽 CCK 和增加 SS 含量有关。枳实、枳壳对胃肠平滑肌的不同作用，与胃肠所处的功能状态、药物浓度、实验手段、动物种属、体内外环境之间的差别等有关。

（2）抗溃疡　枳实、枳壳挥发油能减少大鼠胃液分泌量及降低胃蛋白酶活性，预防溃疡形成。枳实还对幽门螺杆菌有杀灭作用。

（3）调节子宫平滑肌　枳实与枳壳的水煎液、酊剂、流浸膏对家兔子宫（离体或在体、未孕及已孕）均呈兴奋作用，表现为收缩力增强，张力增加，收缩频率加快，甚至出现强直性收缩；但对小鼠离体子宫，不论未孕或已孕，皆呈抑制效应，提示对不同种属动物子宫有不同影响。

2. 其他药理作用

（1）强心　枳实与枳壳注射液、N - 甲基酪胺、对羟福林对动物离体和在体心脏均有兴奋作用，能增强心肌收缩力，增加心输出量，呈现强心作用。枳实提取液低浓度可增大豚鼠心室肌细胞 L 型钙电流，有促进钙通道开放的作用，高浓度则抑制心室肌细胞 L 型钙电流，有抑制钙通道开放的作用。N - 甲基酪胺、对羟福林是其强心的主要物质基础。枳实与枳壳的强心作用主要与兴奋 β 受体有关。

（2）收缩血管、升高血压　枳实可使兔主动脉平滑肌收缩。枳实注射液静脉注射可使麻醉犬血压升高，其特点为作用迅速、持续时间较长。对羟福林和 N - 甲基酪胺是其升压的主要物质基础。枳实与枳壳的升压作用主要与兴奋 α 受体，使血管收缩，提高总外周阻力有关，还与钙离子通道有关，并对细胞外钙离子有一定的依赖性。兴奋心脏 β 受体，增强心肌收缩力，增加心输出量，也参与升压作用。

>>> 知识链接

枳实的升压作用

对羟福林和 N - 甲基酪胺是从枳实与枳壳注射液中分离出的两种升压有效成分。对羟福林能直接兴奋 α 受体，对心脏 β 受体也有一定兴奋作用；N - 甲基酪胺的升压作用是通过释放体内儿茶酚胺的间接机制实现的。对羟福林和 N - 甲基酪胺能收缩胃肠黏膜血管，但口服吸收甚少，并易被碱性肠液破坏，传统的煎剂口服法在体内达不到有效血药浓度，而较难发挥其对心血管的作用，故用于抗休克时需静脉注射给药。

（3）扩张冠状动脉　枳实与枳壳的有效成分 N - 甲基酪胺能降低冠脉阻力，增加冠脉血流量，降低心肌耗氧量，改善心肌代谢。

（4）抗氧化　枳实提取物能有效地清除羟自由基、超氧阴离子自由基，抑制脂质过氧化。

此外，枳实与枳壳还有抗菌、镇痛、降血糖、抗血栓、降血脂等药理作用。

综上所述，与枳实、枳壳破气消积、化痰散痞等功效相关的药理作用是调节胃肠平滑肌、抗溃疡、抗菌、镇痛、调节子宫平滑肌等。柠檬烯、黄酮苷、对羟福林和 N – 甲基酪胺是其主要的药效物质基础。

【毒理研究】

枳实注射液小鼠静脉注射的 LD_{50} 为 (71.8 ± 6.5)g 生药/kg，腹腔注射的 LD_{50} 为 (267 ± 37)g 生药/kg。

【现代应用】

1. 急腹症 以枳实为主的复方制剂（如大承气汤）常用于治疗急腹症。

2. 细菌性痢疾 以枳实为主的复方制剂（如枳实导滞丸）常用于治疗细菌性痢疾。

3. 冠心病、心绞痛 以枳实为主的复方制剂（如枳实薤白桂枝汤）常用于治疗冠心病、心绞痛等。

4. 胃下垂、子宫脱垂、脱肛 单用枳实、枳壳水煎服，或配伍用补中益气汤有一定效果。

5. 休克 枳实注射液、对羟福林及 N – 甲基酪胺静脉给药可用于治疗感染性休克、过敏性休克、心源性休克、药物性休克等。

陈皮（青皮）

陈皮为芸香科植物橘 *Citrus reticulata* Blanco 及其栽培变种的干燥成熟果皮。青皮为芸香科植物橘 *Citrus reticulata* Blanco 及其栽培变种的干燥幼果或尚未成熟果实的果皮。主要分布于广东、四川、浙江、江西等地。陈皮味苦、辛，性温，归肺、脾经。具有理气健脾、燥湿化痰的功效，用于治疗脘腹胀满、食少吐泻、咳嗽痰多等证。青皮味苦、辛，性温，归肝、胆、胃经。具有疏肝破气、消积化滞的功效，用于治疗胸胁胀痛、疝气疼痛、乳癖、乳痈、食积气滞、脘腹胀痛等证。

陈皮与青皮主要含挥发油、黄酮苷、生物碱等。挥发油中的主要有效成分为柠檬烯。黄酮苷中含新橙皮苷、橙皮苷等。生物碱中有对羟福林等。

>>> 知识链接

新会陈皮

新会地区出产的陈皮，素有"新会陈皮甲天下""百年陈皮，千年人参"等美誉。《本草纲目》中就有关于新会陈皮的记载："柑皮纹粗，黄而厚，内多白膜，其味辛甘，今天下以广中采者为胜"，广中即今天的新会。新会陈皮炮制技艺是广东省新会地区世代传承历经数百年的传统药材炮制技艺，传承陈皮古法炮制，体轻、清香尚人、久煮不烂，百年而无虫霉之变，有"一两陈皮一两金，百年陈皮胜黄金"之说。新会陈皮炮制技艺于 2021 年入选国家级非物质文化遗产代表性项目。新会陈皮及其唯一原材料新会柑均为国家地理标志保护产品。对陈皮炮制工艺的孜孜追求，彰显出中药人的工匠精神和敬业精神。

【药理作用】

1. 与功能主治相关的药理作用

（1）调节胃肠平滑肌 陈皮对在体胃肠平滑肌具有兴奋作用，青皮则具有抑制作用。对离体胃肠平滑肌，陈皮与青皮均表现为抑制作用，且青皮的作用强于陈皮。

（2）促进消化液分泌 陈皮与青皮的挥发油对胃肠道有温和的刺激作用，能促进消化液分泌和排除胃肠积气。

（3）利胆 陈皮与青皮均具有利胆、促进胆汁分泌作用。青皮能松弛 Oddi 括约肌，收缩胆囊，促进胆汁排泄。

（4）祛痰、平喘 陈皮与青皮的挥发油均有刺激性祛痰作用。柠檬烯是其祛痰的主要物质基础。陈皮与青皮均具有松弛支气管平滑肌的作用，呈平喘作用。

（5）松弛子宫平滑肌　陈皮与青皮均能松弛子宫平滑肌。陈皮煎剂、甲基橙皮苷对离体子宫平滑肌有抑制作用，对 Ach 所致子宫平滑肌痉挛有拮抗作用。青皮煎剂能松弛子宫平滑肌，降低收缩幅度，减慢收缩频率，且呈浓度依赖性增强。

2. 其他药理作用

（1）升高血压　青皮与陈皮的注射液静脉注射均具有升高血压作用。对羟福林是其升压的主要物质基础。

（2）兴奋心脏　青皮与陈皮均有兴奋心脏的作用。陈皮水提物、橙皮苷、甲基橙皮苷注射液和青皮注射液均能增强实验动物的心肌收缩力，增加心输出量。

（3）抗休克　青皮注射液对多种动物的失血性、创伤性、输血性、内毒素所致等休克均有抗休克作用。对急性过敏性休克及组胺性休克也有预防与治疗作用。

此外，陈皮尚有抑制血小板聚集、降血脂、抗菌、杀虫、增强免疫功能、抗癌、抗疲劳、抗突变等作用。青皮还有镇痛、抗血栓等作用。

综上所述，与陈皮、青皮理气健脾、燥湿化痰等功效相关的药理作用是调节胃肠平滑肌运动、促进消化液分泌、利胆、祛痰、平喘、抑制子宫平滑肌等。挥发油、黄酮苷和对羟福林是其主要药效物质基础。

【毒理研究】

陈皮挥发油小鼠腹腔注射的 LD_{50} 为 1ml/kg。给犬胆囊灌注陈皮挥发油，每日 1 次，每次 5ml，当灌注速度过快或灌注量过大时会引起恶心、呕吐；长时间灌注后，引起食欲不振，以致消瘦，组织学检查可见肝细胞有轻度浊肿等病变。

【现代应用】

1. 急慢性胃肠炎　以陈皮为主的复方制剂（如平胃散、异功散）常用于治疗消化不良、急慢性胃肠炎等。

2. 消化不良　以青皮为主的复方制剂（如青皮丸）常用于治疗消化不良。

3. 呼吸道感染　以陈皮为主的复方制剂（如二陈汤）常用于治疗呼吸道感染。

4. 疝气　以青皮为主的复方制剂（如天台乌药散）常用于治疗疝气。

木　香

本品为菊科植物木香 *Aucklandia lappa* Decne. 的干燥根。产于云南、广西者，称云木香；产于印度、缅甸者，称广木香。木香味辛、苦，性温，归脾、胃、大肠、三焦、胆经。具有行气止痛、健脾消食的功效，用于治疗胸胁、脘腹胀痛、泻痢后重、食积不消、不思饮食等证。

木香主要含有挥发油。挥发油中的主要有效成分为木香内酯、二氢木香内酯、木香烃内酯、木香酸、去氢木香内酯、α-木香烯等。

【药理作用】

1. 与功能主治相关的药理作用

（1）调节胃肠运动　不同剂量的木香水煎剂对胃肠排空及肠推进均有促进作用，呈剂量依赖性。木香水煎剂促进肠胃运动的作用与其增加胃动素含量有关。木香的不同成分对胃肠运动的影响有所不同，木香烃内酯、去氢木香内酯能对抗阿托品引起的胃排空减慢，而木香总生物碱、挥发油能对抗 ACh、组胺或 $BaCl_2$ 所致的肠痉挛，木香去内酯挥发油与二氢木香内酯可使离体肠运动节奏变慢，呈较强的抑制作用。

（2）保护胃肠黏膜　木香提取物（丙酮与乙醇提取物）对盐酸-乙醇和利血平诱发的大鼠急性胃肠黏膜损伤均有保护作用。

（3）止泻　木香乙醇提取物能减轻蓖麻油引起的小鼠小肠性腹泻和番泻叶引起的小鼠大肠性腹泻次数，对小鼠墨汁胃肠推进运动也有一定的抑制作用。

（4）利胆　木香水煎剂能增强空腹时胆囊的收缩，促进胆汁分泌。木香烃内酯和去氢木香内酯是其利胆的主要物质基础。木香的利胆作用与促进下丘脑内脑肠肽 CCK、MTL 分泌有关。

（5）松弛支气管平滑肌　木香对支气管平滑肌有解痉作用。木香水提液、醇提液、挥发油、生物碱对豚鼠的气管、支气管收缩均有对抗作用。

（6）抗炎　木香醇提取物能抑制二甲苯引起的小鼠耳廓肿胀、角叉菜胶引起的小鼠足跖肿胀和乙酸引起的小鼠腹腔毛细血管通透性增加，具有抗炎作用。

（7）抗菌　木香挥发油对链球菌、金黄色与白色葡萄球菌均有抑制作用。木香煎剂对多种真菌有抑制作用。

（8）镇痛　木香乙醇提取物有一定的镇痛作用。

2. 其他药理作用

（1）对心血管系统的影响　低浓度的木香挥发油对离体兔心脏有抑制作用，从挥发油中分离出的各内酯部分均能不同程度地抑制豚鼠、兔和蛙的离体心脏活动。离体兔耳与大鼠后肢灌流实验表明，木香的去内酯挥发油、总内酯有扩张血管作用。去内酯挥发油、总内酯、二氢木香内酯、去氧木香内酯等静脉注射可使麻醉犬血压中度降低。木香挥发油及内酯成分对在体猫心脏则呈兴奋作用。木香水提液与醇提液麻醉犬静脉注射有轻度升压作用。

（2）抑制血小板聚集　木香水溶性成分对兔血小板聚集有抑制作用。

综上所述，与木香行气止痛、健脾消食功效相关的药理作用是调节胃肠运动、保护胃肠黏膜、止泻、利胆、抗炎、抗菌、镇痛、舒张支气管平滑肌等。挥发油和木香碱是其主要的药效物质基础。

【毒理研究】

木香总内酯和二氢木香内酯大鼠腹腔注射的 LD_{50} 分别为 300mg/kg 和 200mg/kg；总生物碱大鼠、小鼠静脉注射的 MTD 分别为 90mg/kg 和 100mg/kg。

【现代应用】

1. 消化不良　以木香为主的复方制剂（如香砂六君子汤等）常用于治疗功能性消化不良、肠易激综合征等。

2. 细菌性痢疾　以木香为主的复方制剂（如香连丸等）常用于治疗细菌性痢疾。

此外，应用木香挥发油治疗慢性肠炎、慢性萎缩性胃炎、小儿消化不良、胃肠神经官能症等的胃肠胀气，以及应用木香醇浸膏治疗支气管哮喘等均有一定的疗效。

香　附

本品为莎草科植物莎草 *Cyperus rotundus* L. 的干燥根茎。主要分布于广东、河南、四川、浙江、山东等地。香附味辛、微苦、微甘，性平，归肝、脾、三焦经。具有疏肝解郁、理气宽中、调经止痛的功效，用于治疗肝郁气滞、胸胁胀痛、疝气疼痛、乳房胀痛、脾胃气滞、胸脘痞闷、胀满疼痛、月经不调、经闭痛经等证。

香附主要含有挥发油，其中主要成分为 α-香附酮、香附子烯、香附子醇、异香附醇、柠檬烯等。另外，尚含有黄酮类、三萜类化合物及生物碱等。

【药理作用】

1. 与功能主治相关的药理作用

（1）抑制子宫平滑肌　香附浸膏对豚鼠、兔、猫、犬等动物的离体子宫平滑肌活动呈抑制作用，使其收缩力减弱，肌张力降低。香附酮是其抑制子宫平滑肌的主要物质基础。香附抑制子宫平滑肌的作用与抑制 PG 的合成和释放有关。

（2）雌激素样作用　香附挥发油对去卵巢大鼠有轻度雌激素样活性，皮下注射或阴道给药可促进阴道上皮细胞角质化。香附子烯是其雌激素样作用的主要物质基础。

（3）抑制肠平滑肌　香附醇提物对离体兔回肠平滑肌有直接抑制作用，丙酮提取物、挥发油可对抗 ACh、K^+ 所致肠平滑肌收缩，能使肠平滑肌张力下降，收缩幅度降低。

（4）利胆、保肝　香附水煎液十二指肠给药对正常大鼠有较强利胆作用，可促进胆汁分泌，增加胆汁流量；同时对 CCl_4 所致肝损伤大鼠的肝细胞有保护作用。

（5）镇痛、抗炎　香附石油醚、乙酸乙酯、醇提物均具有镇痛作用。香附醇提物对角叉菜胶和甲醛引起的大鼠足跖肿胀有抑制作用。α-香附酮是其镇痛、抗炎的主要物质基础。香附的镇痛、抗炎作用与抑制 PG 的合成和释放有关。

（6）抗菌　香附挥发油对金黄色葡萄球菌有抑制作用。香附提取物对某些真菌也有抑制作用。

2. 其他药理作用

（1）中枢抑制作用　香附挥发油能协同戊巴比妥钠对小鼠的催眠作用，也能协同东莨菪碱的麻醉作用。香附醇提物腹腔注射可减少小鼠自发性活动，对大鼠条件性回避反射具有抑制作用，对阿扑吗啡所致的呕吐有拮抗作用，并具有解热作用。

（2）对心血管的影响　香附水提物、水-醇提取物、总生物碱、苷类、黄酮类和酚类化合物均有强心和减慢心率作用。香附挥发油具有降血压作用。

综上所述，与香附疏肝解郁、理气宽中、调经止痛功效相关的药理作用是抑制子宫平滑肌、雌激素样作用、抑制肠平滑肌、利胆、保肝、镇痛、抗菌、抗炎等。挥发油是其主要的药效物质基础。

【毒理研究】

香附醇提物小鼠腹腔注射的 LD_{50} 为 1.5g/kg；香附挥发油小鼠腹腔注射的 LD_{50} 为（0.297±0.019）ml/kg。三萜类化合物小鼠腹腔注射的 LD_{50} 为 50mg/kg。

【现代应用】

1. 肝炎、胃肠炎　以香附为主的复方制剂（如柴胡疏肝散等）常用于治疗急慢性肝炎、消化不良等。

2. 月经不调、痛经　以香附为主的复方制剂常用于治疗月经不调、痛经、乳腺增生等。

第二节　中成药

四逆散

四逆散源于《伤寒杂病论》，由柴胡、枳壳（麸炒）、白芍和甘草组成，经现代制剂工艺制备而成，为淡黄色粉末，味苦。具有透解郁热、疏肝理脾的功效，主治热厥手足不温、脘腹胁痛、泄利下重。

【药理作用】

1. 解痉、抗溃疡　四逆散对兔离体肠有抑制作用。四逆散水提醇沉剂可抑制家兔离体肠平滑肌的收缩运动，使其收缩频率减慢、幅度减小，并能对抗 ACh、$BaCl_2$ 所致的肠痉挛性收缩；对未孕家兔的离体子宫呈抑制作用。四逆汤醇提液对大鼠结扎幽门形成的实验性溃疡有抑制作用。

2. 抗病毒　四逆散煎剂可以直接灭活水疱性口炎病毒（VSV），抑制病毒繁殖，对病毒攻击的细胞具有保护作用。

3. 保肝　四逆散对石胆酸灌胃造成的小鼠肝损伤有保护作用，能降低血清 ALT、AST、MDA 水平，能升高血清 SOD、GSH 活性，并使肝组织病理变化程度减轻。

4. 镇静、解热　四逆散煎剂对中枢神经系统有镇静作用。四逆散煎剂小鼠腹腔注射能增强巴比妥钠的催眠效应。四逆散煎剂小鼠灌胃有解热作用。

5. 对心血管的影响　四逆散醇提液能加强心肌收缩力、收缩外周血管、升高血压、抗休克，又能扩张冠状动脉、增加冠脉血流量、抗心肌缺血、抗心律失常。

【毒理作用】

四逆散小鼠腹腔注射的 LD_{50} 为 122.9g/kg；静脉注射的 LD_{50} 为 22.4g/kg。大鼠和家兔连续注射四逆散可出现心室传导阻滞、心率减慢。

【临床应用】

常用于胃炎、胃肠神经官能症、胃溃疡、慢性肝炎、胆囊炎、胆石症、肠道蛔虫症、肋间神经痛、附件炎、输卵管阻塞、急性乳腺炎等郁热证者。阴证厥逆上过于肘，下过于膝，乃不当用；如属寒厥的四肢不温，不宜使用，肝阴虚或中气虚寒者亦不宜使用。

【用法用量】

开水冲泡或炖服，一次9g，一日2次。

气滞胃痛片（颗粒）

气滞胃痛制剂源于四逆散，四逆散首载于《伤寒杂病论》，气滞胃痛制剂由柴胡、延胡索（炙）、枳壳、香附（炙）、白芍和甘草（炙）组成，经现代制剂工艺制备而成，本品片剂为糖衣片或薄膜衣片，除去包衣后显棕色至棕褐色，味微苦；本品颗粒剂为淡棕色至棕黄色的颗粒，具特异香气，味甜、微苦、辛。具有疏肝理气、和胃止痛的功效，用于肝郁气滞、胸痞胀满、胃脘疼痛。

【药理作用】

1. 调节胃肠运动　气滞胃痛片（颗粒）对小鼠、大鼠胃肠平滑肌运动具有双向调节作用，小剂量能兴奋胃肠运动，大剂量则抑制胃肠运动。

2. 抗溃疡　气滞胃痛片（颗粒）对大鼠幽门结扎型溃疡具有保护作用，能抑制胃液分泌，降低胃酸及胃蛋白酶活性。

3. 镇痛、抗炎　气滞胃痛片（颗粒）可抑制小鼠醋酸扭体反应及二甲苯所致的小鼠耳廓肿胀，具有镇痛、抗炎作用。

【临床应用】

常用于胃炎、胃及十二指肠溃疡、慢性肝炎、慢性胆囊炎、慢性肠炎、月经不调、乳房胀痛及神经官能症等肝郁气滞者。孕妇慎用。气郁化火者不宜使用。

【用法用量】

片剂：口服。一次3片（薄膜衣片，每片重0.5g）或6片（糖衣片，片芯重0.25g）。一日3次。
颗粒剂：开水送服。一次5g，一日3次。

目标检测

答案解析

一、选择题

（一）单选题

1. 与枳实临床应用不符的是（　　）
   A. 高血压　　　　　　B. 产后子宫脱垂　　　　　C. 抗休克
   D. 胃下垂　　　　　　E. 腹气胀

2. 枳实升压作用的有效成分是 （ ）

    A. 消旋去甲乌药碱   B. 甲硫氨酸   C. 葫芦巴碱

    D. N – 甲基酪胺   E. 柠檬烯

3. 与木香行气止痛、健脾消食功效密切相关的药理作用，下面除外哪一项 （ ）

    A. 调节胃肠运动   B. 抗溃疡、保护胃肠黏膜   C. 调节子宫平滑肌

    D. 镇痛   E. 利胆、松弛支气管平滑肌

4. 下列理气药中，无升血压作用的是 （ ）

    A. 枳壳   B. 枳实   C. 陈皮

    D. 青皮   E. 香附

5. 香附的临床应用是 （ ）

    A. 哮喘   B. 痛经   C. 头痛

    D. 高血压   E. 关节痛

（二）多选题

6. 青皮的主要药理作用是 （ ）

    A. 调节胃肠平滑肌   B. 利胆   C. 降血压

    D. 松弛子宫平滑肌   E. 祛痰平喘

7. 理气药松弛胃肠平滑肌而解痉，其作用原理与下列哪些环节有关 （ ）

    A. 阻断 M 受体   B. 直接抑制作用   C. 兴奋 α 受体

    D. 兴奋 β 受体   E. 以上均非

二、简答题

1. 根据理气药对胃肠平滑肌的双向调节作用，临床可用于哪些病症的治疗？

2. 简述青皮等理气药的利胆作用及其临床意义。

书网融合……

思政导航   本章小结   题库

第十六章　消食药

◉ **学习目标**

知识目标

1. **掌握**　消食药的基本药理作用。

2. **熟悉**　山楂与功效相关的药理作用；山楂对心血管系统作用的药效物质基础及主要作用机制。

3. **了解**　神曲、鸡内金的主要药理作用；保和丸的主要药理作用、临床应用。

技能目标　通过本章的学习，能理解消食药的研究思路和研究要点。

素质目标　通过学习消食药的含义、主治病证的现代认识、化学成分、药理作用、临床应用，结合中药学、药理学、中药化学、中药炮制学的基础知识，具有运用现代药理思维表达、传承中药学理论与技术的能力以及从事中药学服务工作的基本能力，也为日后的中药生产、检验、鉴定、管理等相关技能打下良好基础。

凡以消积导滞、促进消化为主要作用的药物称为消食药，又称消导药。本类药物多味甘，性平，主归脾、胃经。消食药一般具有助消化、调节胃肠功能的作用，主要用于治疗脾胃虚弱引起的宿食不化、脘腹胀满、嗳腐吞酸、恶心呕吐、纳差、大便失常等。

宿食积滞、脘腹胀满、纳差等证属消化不良，多因脾胃虚弱、脾运化无力、胃受纳腐熟能力低下、水谷不化和脾胃的升降功能紊乱所致。

西医学认为产生消化不良的原因有许多，主要有消化系统疾病（炎症、感染、肿瘤、畸形）及自主神经功能紊乱、精神情感异常等。先天性或（和）后天性消化酶缺乏或活性不足、肠黏膜炎性病变和肿瘤、小肠内致病菌过度生长、肠道切除过多等是造成消化和吸收不良的主要因素。增加机体消化酶的含量和（或）增强消化酶的活性，促进胆汁的分泌，恢复胃肠正常蠕动，改善消化道黏膜功能，调节肠道菌群状态，均有助于食物的消化、吸收与食物残渣排出，能有效治疗消化不良。

现代药理研究表明，消食药治疗宿食不化、脘腹胀满、纳差等的作用与下列药理作用有关。

1. 助消化　大多数消食药都能增强消化系统的消化功能。消食药中含有的 B 族维生素、有机酸也有助于食物的消化和吸收。消食药中含有一种或几种消化酶，这些酶可以直接分解食物中脂肪、蛋白质、糖类等营养成分，促进肠道对营养成分的吸收。

>> **知识链接** ●------------------------------------

食物的消化及消食药的作用

食物在胃肠道的消化分解主要依靠消化道腺体（如胰腺、胃腺、肠腺等）分泌的消化酶、肝脏分泌的胆汁以及肠道细菌合成的有关酶，通过上述化学性消化使食物成为可被吸收的小分子物质。另外，食物中营养成分的消化吸收、食物残渣的排出还有赖于正常的胃肠黏膜功能和胃肠道平滑肌的规律蠕动。山楂、神曲含有脂肪酶，神曲、鸡内金、麦芽、谷芽含淀粉酶，神曲含有的胃蛋白酶、胰酶、蔗糖酶能分解多种营养成分，促进这些成分的消化吸收。

2. 调节胃肠蠕动　大多消食药有不同程度的调节胃肠活动功能的作用，有的能增强胃蠕动，提高胃排空速率，有的可增强回肠节律性收缩，有的对胃肠平滑肌功能呈双向调节作用。这种胃肠活动的调节作用与动物种类、功能状态有关。

3. 调节肠道菌群状态　有些消食药能调节肠道内菌群，抑制腐败菌繁殖，防止肠道内异常发酵，减少肠道内毒素产生，发挥调节肠道功能的作用。

综上所述，与消食药消积导滞、开胃和中功效有关的药理作用为助消化、调节胃肠蠕动和肠道菌群状态。主要有效成分是有机酸、B 族维生素和消化酶类。常用消食药的主要药理作用见表 16 - 1。

表 16 - 1　消食药主要药理作用总括表

药物	共性药理作用			其他药理作用
	助消化	调节胃肠蠕动	调节肠道菌群状态	
山楂	+	+		降血脂、抗动脉粥样硬化、强心、降压、抗氧化、调节免疫
神曲	+	+	+	
鸡内金	+	+		
麦芽	+			催乳、降压
谷芽	+			
莱菔子		+		镇咳、抗菌、降压

第一节　单味药

山　楂

本品为蔷薇科植物山里红 *Crataegus pinnatifida* Bge. var. *major* N. E. Br. 或山楂 *Crataegus pinnatifida* Bge. 的干燥成熟果实。主要分布于山东、河南、河北、辽宁。山楂味酸、甘，性微温，归脾、胃、肝经。具有消食健胃、行气散瘀、化浊的功效，用于治疗肉食积滞、胃脘胀满、泻痢腹痛、瘀血经闭、产后瘀阻、心腹刺痛、胸痹心痛、疝气疼痛等证。

山楂的主要成分为黄酮类、有机酸和萜类。有机酸类中主要有枸橼酸，含量占 5% 以上，还有琥珀酸、苹果酸、绿原酸等；黄酮类有槲皮素、金丝桃苷、芦丁等；三萜类主要有山楂酸、熊果酸、齐墩果酸，还含有少量的维生素（C、PP、B_1、B_2）及多种氨基酸等。

【药理作用】

1. 与功能主治相关的药理作用

（1）**助消化**　山楂能增加小鼠胃液分泌量、胃液总酸度和总酸排出量，还能增加胃蛋白酶的分泌。山楂含有的有机酸和维生素 C 可以提高胃蛋白酶活性，这些作用可促进蛋白质的消化与吸收；山楂含有少量脂肪酶，可直接将脂肪分解成小分子的脂肪酸，更易于肠道吸收，上述作用使"肉食"容易被消化吸收，故能减轻"肉食积滞"。但山楂炮制温度高于 140℃ 时，其有机酸的酸度会降低，酶的活性会下降，从而减弱山楂的助消化作用。

（2）**调节胃肠运动**　山楂能调节胃肠运动，对胃肠功能紊乱有调整作用。山楂的不同炮制品均能促进小鼠胃排空，增强肠推进活动，其中以生品作用最强。山楂能增加正常小鼠小肠平滑肌的收缩频率、幅度、肌张力，与 ACh 有协同兴奋作用，并能拮抗阿托品的效应。山楂对胃平滑肌活动有双向调节作用，既能促进松弛的大鼠胃平滑肌收缩，还能拮抗 ACh 或钡离子对家兔肠平滑肌的兴奋。

（3）调节血脂　山楂及其不同提取部位对高脂血症有较明确的调脂作用。以山楂、大蒜、大黄为主的复方合剂和由山楂、姜黄等组成的复方在临床上能明显降低高血脂患者的血脂浓度。食用山楂丙酮提取物后，高脂血症人群的血清 TC、TG 和 LDL - C 浓度均显著降低，而食用山楂无水乙醇提取物可升高血清 HDL - C 浓度。山楂、山楂乙醇提取物、黄酮提取物能明显降低实验性高血脂动物的血脂浓度。金丝桃苷和熊果酸均能显著降低高脂小鼠血清 TC 浓度和升高 HDL - C/TC 比值。

山楂及其槲皮素、金丝桃苷、芦丁、绿原酸可降低豚鼠肝细胞微粒体及小肠黏膜的胆固醇合成限速酶 HMGR 的活性，而对肝细胞微粒体中胆固醇分解限速酶（7α - 羟化酶）的活性无影响；山楂叶总黄酮能保护游离脂肪酸损伤的胰岛细胞，故山楂可通过抑制胆固醇的合成来调节血脂。金丝桃苷和熊果酸为山楂调节血脂的主要物质基础。

（4）抗动脉粥样硬化（AS）和抗氧化　山楂可调节实验性动脉粥样硬化家兔的血液黏稠度，减小主动脉斑块面积，减轻主动脉及冠状动脉病变。山楂能增强内皮细胞对有害因素的抵抗力和耐受性，有效地保护内皮细胞免受 ox - LDL 的损伤，从而降低 AS 发生，起到预防和控制 AS 发生发展的作用。

山楂对氧自由基和羟自由基均有较强的清除效果。山楂益母草合剂能够降低心脑血管患者血浆黄嘌呤氧化酶活性，提高 SOD 的活性，能对抗超氧自由基的损害，有保护患者心脑血管的作用。山楂果汁可抑制大鼠肝微粒体和红细胞 MDA 的生成。山楂黄酮对 ox - LDL 诱导的牛胸主动脉和人脐静脉内皮细胞损伤有保护作用。山楂能降低心肌脂褐质的含量，增强 SOD 活性，抑制 B 型单胺氧化酶（MAO - B）活性，保护心肌。金丝桃苷和熊果酸是山楂抗动脉粥样硬化、抗氧化的主要物质基础。

（5）调节心血管系统功能

1）增强心肌收缩力　山楂制剂可改善慢性心力衰竭患者的心脏功能。山楂及其叶的提取物均可增加心肌收缩力，呈现量效关系。山楂乙醇提取物能增强离体蛙心心肌收缩力；山楂黄酮能增强在体及离体、正常及疲劳心脏的收缩力，且持续时间长。山楂增强心肌收缩力的同时会减慢心率，但仍能增加心输出量，改善全身血液循环。山楂黄酮类是其增强心肌收缩力的主要物质基础之一。

2）降血压　山楂水提物、黄酮、三萜酸分别以腹腔注射、静脉注射和十二指肠给药，均能降低麻醉猫的血压；相同剂量静脉注射时，山楂三萜酸降压效果最佳。山楂乙醇提取物可降低猫血压，且与戊巴比妥钠协同产生中枢抑制作用。山楂水提物和浸膏能缓解家兔血管平滑肌痉挛，对氯化钾引起的离体主动脉条收缩痉挛有明显的松弛作用。山楂还能扩张冠脉。山楂降压机制与扩张外周血管、降低外周阻力有关。

3）抗冠心病　山楂提取物能预防和减轻实验性大鼠及家兔心肌缺血缺氧和心肌坏死。山楂流浸膏对垂体后叶素、异丙肾上腺素引起的急性心肌缺血均有保护作用。山楂总黄酮可治疗心肌缺血和再灌注损伤，可以减少由缺血缺氧损伤引起的心肌细胞 LDH 的释放量，同时也能减少心肌细胞内 MDA 含量并提高心肌细胞内 SOD 和 GSH 的活性，显示其对心肌的保护作用。山楂总黄酮改善心肌缺血可能与调节钙超载、氧化应激、三羧酸循环以及肾功能有关。

>>> 知识链接 o -

山楂黄酮的抗心肌梗死作用

山楂黄酮喂饲实验性心肌梗死家兔，可以减少异常 Q 波的出现，使 ST 段抬高减轻；也可使实验性心肌梗死犬 ST 段降低，心肌梗死的范围缩小。

- -

4）抗心律失常　山楂及其叶的提取物不影响心脏自主节律，但可缩短房室传导时间，延长有效不应期。山楂提取物能对抗静脉注射乌头碱、垂体后叶素等引起的家兔心律失常。山楂黄酮和萜类是其发挥心血管效应的主要物质基础。

2. 其他药理作用

（1）改善脑功能 山楂叶总黄酮可增加脑缺血再灌注大鼠脑组织中 SOD 活性，保持神经细胞结构的完整性，抑制神经细胞凋亡，缩小脑梗死面积，该作用与抑制线粒体 Cyt C 途径的凋亡有关。

（2）抗癌、抗突变 山楂提取液对甲基苄基亚硝胺体内诱癌有阻断作用。给大鼠灌胃甲基苄胺与亚硝酸钠溶液时，加用山楂提取液，未见动物出现明显形态学变化。山楂提取物对环磷酰胺致小鼠精子畸变有抑制作用，这与山楂中含有的大量亚油酸及维生素 C 有关。

>>> 知识链接 ○---

甲基苄胺的使用注意

甲基苄胺与亚硝酸钠在体内被合成为甲基苄基亚硝胺，后者为一种强致癌剂。

---●

（3）调节免疫 山楂对小鼠体液免疫及细胞免疫均有促进作用。皮下注射 100% 山楂乙醇提取液能增加小鼠胸腺、脾重量，提高血清溶菌酶、血清血凝抗体滴度和 T 淋巴细胞转化率。

（4）保肝 山楂总黄酮对 CCl_4 致大鼠肝纤维化有保护作用，能使血清 ALT、AST 含量明显降低，白蛋白含量升高，并能使肝组织内 SOD 活性升高，MDA、羟脯氨酸含量降低，其保肝作用与减少自由基生成、减轻脂质过氧化及抑制肝组织 α - 平滑肌肌动蛋白和转化生长因子（TGF）的表达有关。

（5）收缩子宫 山楂可收缩子宫、促进子宫复原，能加速宫腔内血块排出。

综上所述，与山楂消食健胃功效相关的药理作用为助消化、调节胃肠运动等，其主要有效成分是有机酸和消化酶类；与行气散瘀功效相关的药理作用为强心、扩血管、降血压、抗心律失常等；与化浊功效相关的药理作用为调节血脂、抗动脉粥样硬化、抗氧化等。有机酸和黄酮类化合物是其主要的药效物质基础。

【现代应用】

1. 消化不良 以山楂为主的复方制剂（如大山楂片、保和丸等）常用于治疗消化不良，尤其是摄入肉类食物过多者，也可用山楂煎汤服。

2. 高血脂 以山楂为主的复方制剂（如山楂降脂片、复方山楂冲剂等）常用于治疗 TC、TG 过高的高脂血症。

3. 子宫复旧不全、闭经、功能性痛经 以山楂为主的复方制剂（如山楂肉煎汁加红糖）常用于治疗闭经。

【不良反应】

有过量服用山楂引起胃石症并出现黏膜溃疡、十二指肠梗阻的个案病例报告。

神 曲

本品为面粉或麸皮与杏仁泥、赤小豆粉，以及新鲜青蒿、苍耳、辣蓼汁，按一定比例混匀后经自然发酵的干燥品。神曲味甘、辛，性温，归脾、胃经。具有消食健胃、和中止泻的功效，用于治疗食积不化、脘腹胀满、恶心呕吐、泄泻等证。

神曲主要含有酵母菌、乳酸杆菌、淀粉酶、蔗糖酶、脂肪酶、胰酶、B 族维生素、挥发油及人体所必需的微量元素等。

【药理作用】

1. 与功能主治相关的药理作用

（1）促进消化、改善食欲 神曲能促进食物的及时消化和吸收、改善食欲。神曲含有脂肪酶、胰酶、胃蛋白酶、淀粉酶、蔗糖酶等诸多消化酶，可以将脂肪、蛋白质、多糖分解为小分子物质，即脂肪酸、氨基酸、单糖。B 族维生素促进这些小分子物质在肠道吸收，消除米、面食、瓜菜等在肠道的积滞。

（2）调节肠道菌群状态　神曲中含有的酵母菌和乳酸杆菌具有调节肠道微生态作用。乳酸杆菌在肠道内可分解糖类产生乳酸，从而抑制腐败菌繁殖，防止肠道内异常发酵，减少肠道内毒素吸收而发挥作用。神曲口服液能大大改善肠易激综合征患者的临床症状，使腹痛、腹胀的症状明显缓解，排便次数明显减少，患者粪便中乳酸杆菌、双歧杆菌数量较治疗前明显增多，而大肠埃希菌数量则明显减少。以神曲水煎液灌胃脾虚小鼠，其粪便及结肠内容物中的大肠埃希菌、肠球菌数量显著减少，有益菌群数量明显增多，胃肠组织形态接近正常。

>>> 知识链接 ◦--

肠道微生物及其作用

肠道中寄生着许多微生物，包括有益菌、条件致病菌、致病菌。肠道内双歧杆菌、乳酸杆菌和类杆菌数量增多时能抑制致病菌和条件致病菌的生长繁殖，肠道微生物群可以抵御肠道病原体，从我们的饮食中提取营养和能量，并有助于正常的免疫功能。肠道微生物区系和宿主之间正常平衡的失调与肥胖、营养不良、炎症性肠病（IBD）、神经紊乱和癌症有关。

--●

2. 其他药理作用　炮制的神曲能有效抑制妇女产后乳汁分泌，有回乳作用。

综上所述，与神曲消食健胃、和中止泻功效相关的药理作用是促进消化、调节肠道菌群状态等。消化酶和 B 族维生素等是其主要的药效物质基础。

【现代应用】

1. 消化不良　以神曲为主的复方制剂（如神曲大米粥）常用于治疗积食不化、呕吐等消化不良症状。

2. 小儿厌食症、疳积　以神曲为主的复方制剂（如神曲二芽大米粥，加入白糖若干）常用于治疗小儿厌食症、疳积等。

3. 婴儿腹泻　以炒神曲水煎服常用于治疗婴儿腹泻。

鸡内金

本品为雉科动物家鸡 *Gallus gallus domesticus* Brisson 的干燥砂囊内壁。全国各地均产。鸡内金味甘，性平，归脾、胃、小肠、膀胱经。具有健胃消食、涩精止遗、通淋化石的功效。用于治疗食积不消、呕吐泻痢、小儿疳积、遗尿、遗精、石淋涩痛、胆胀胁痛等证。

鸡内金主要含有胃泌素、胆汁三烯、胆绿素、氨基酸（天冬氨酸、苏氨酸、丝氨酸、谷氨酸、甘氨酸、丙氨酸等 13 种）以及微量淀粉酶、胃蛋白酶等。

【药理作用】

1. 与功能主治相关的药理作用

（1）助消化　鸡内金能促进人体胃液分泌，可使胃液分泌量、游离酸浓度、总酸度显著增加，活化胃蛋白酶，促进消化。鸡内金含有的胃泌素可激动其受体，促进胃酸分泌，胃酸 pH 下降可以提高胃蛋白酶活性而促进胃内蛋白质的分解，有利于其吸收。鸡内金含有的淀粉酶能直接分解多糖，对"米面食积滞"有改善作用。其增强消化作用出现较迟缓，但维持较久。

（2）调节胃肠活动　鸡内金能延长胃平滑肌运动期、增加蠕动波，增强胃蠕动功能，提高胃排空速率。

2. 其他药理作用

（1）对凝血系统的影响　鸡内金具有较强的促纤溶作用，对凝血系统有抑制作用。鸡内金提取冻干粉可使高血脂家兔血浆纤维蛋白原含量减少、活化部分凝血活酶时间（APTT）和凝血酶凝固时间（TT）延长。

（2）改善血液流变学　鸡内金可改善血液流变学。鸡内金提取冻干粉可降低高血脂家兔全血低切、中切、高切黏度及血浆黏度、血沉、红细胞比容。

（3）抗动脉粥样硬化　鸡内金有一定程度的预防动脉粥样硬化的作用，其提取冻干粉可使高血脂和动脉粥样硬化家兔血管壁脂质沉积减少，血管内膜下仅见少量脂质空泡，无平滑肌细胞增生及钙化灶，弹力纤维染色未见明显改变。

综上所述，与鸡内金消食健胃功效相关的药理作用为助消化、调节胃肠运动。胃泌素、消化酶类是其主要的药效物质基础。

【现代应用】

1. 消化不良　以鸡内金为主的复方制剂（如益脾饼、鸡胵汤等）常用于治疗各种食滞、消化不良等。

2. 婴幼儿腹泻　以鸡内金为主的复方制剂（如疳积散、化积散等）常用于治疗婴幼儿消化不良、腹泻等。

第二节　中成药

保和丸（水丸）

保和丸制剂源于《丹溪心法》，由山楂、神曲、莱菔子、半夏、茯苓、陈皮、连翘组成，经现代制剂工艺制备而成，为灰棕色至褐色的水丸，气微香，味酸、涩。具有消食、导滞、和胃的功效。主治食积停滞、脘腹胀满、嗳腐吞酸、厌食腹泻、不欲饮食等证。

【药理作用】

1. 助消化　保和丸可使大鼠血清胃泌素和血浆胃动素分泌增加，且呈正相关。保和丸可提高胃蛋白酶活性，增加胰液分泌，提高胰蛋白酶活性，促进胆汁分泌，发挥助消化作用。

2. 调节胃肠功能　保和丸能抑制小鼠胃排空和家兔十二指肠自发性活动，可拮抗 ACh、$BaCl_2$、组胺所致家兔和豚鼠离体回肠痉挛性收缩，也可部分拮抗肾上腺素对豚鼠肠管的抑制，故本制剂有较好的解痉止痛及止泻作用。

3. 抗溃疡　较大剂量保和丸能减少家兔胃酸分泌量和总酸排出量，具有较好的抗溃疡、促进损伤黏膜修复的作用。

【临床应用】

常用于慢性胃肠炎、小儿消化不良、厌食、胆道感染等。

【用法用量】

口服。一次 1~2 丸，一日 2 次；小儿酌减。

目标检测

答案解析

一、选择题

（一）单选题

1. 有明显降血脂作用的消食药是（ ）
   A. 鸡内金   B. 山楂   C. 麦芽
   D. 谷芽   E. 莱菔子

2. 消食类药物主要的药效物质基础是（ ）
   A. 有机酸和消化酶   B. 淀粉酶和胃蛋白酶   C. 多种氨基酸
   D. 皂苷类及多糖类   E. 胃泌素和胆汁三烯

3. 具有促进胃液分泌和胃酸分泌作用的药物是（ ）
   A. 麦芽   B. 谷芽   C. 神曲
   D. 莱菔子   E. 鸡内金

（二）多选题

4. 具有一定降压作用的药物有（ ）
   A. 麦芽   B. 谷芽   C. 山楂
   D. 鸡内金   E. 莱菔子

二、判断题

焦山楂长于消食止泻，山楂炭偏于止泻、止血。（ ）

书网融合……

思政导航   本章小结   题库

第十七章　止血药

PPT

◉ **学习目标**

知识目标

1. 掌握　止血药的基本药理作用；三七功效相关的药理作用、作用机制和药效物质基础。

2. 熟悉　槐花、白及的主要药理作用和药效物质基础；云南白药制剂的主要药理作用。

3. 了解　仙鹤草的药理作用和临床应用。

技能目标　通过本章的学习，能理解止血药的研究思路和研究要点，培养逻辑思维能力、分析解决具体问题的能力和举一反三、自主学习的能力。

素质目标　通过本章的学习，能够灵活应用止血药来解决临床用药问题，具备开展止血药药效及物质基础研究的基本科研素质和能力。

凡能促进血液凝固，制止体内外出血的药物称为止血药。本类药物多味苦、涩，或炒炭后变苦、涩，主要归心、肝、脾经，尤以心、肝二经者为多，均入血分。止血药一般都有止血作用，部分药物尚有清热解毒、消肿、止痛、利尿等作用，可用于各种出血证，如咯血、衄血、吐血、尿血、便血、崩漏、紫癜及创伤出血等。

出血证病因多为寒热失调、情志内伤、气血功能紊乱或外伤，导致血不循常道溢于脉外。出血证与西医学中的出血、紫癜、凝血障碍等的症状表现相似。

西医学揭示机体的血液系统存在凝血和纤维蛋白溶解两种对立又统一的生理过程，二者相辅相成并保持动态平衡，使血液既能在血管内不停流动，也能在血管损伤的局部迅速启动凝血机制而止血。机体寒热失调、情志内伤、气血功能紊乱或外伤，打破上述平衡，就会发生出血性或血栓栓塞性疾病。造成出血的主要病因有：血管损伤、血管通透性和脆性增加；凝血过程障碍，如血小板减少或功能障碍、凝血因子缺乏或功能障碍；纤维蛋白溶解系统功能亢进等。

现代药理研究表明，止血药治疗出血证与其止血作用有关。

止血药的止血作用环节如下。

1. 影响局部血管　收缩局部血管，减慢血流，促进血栓形成而止血。三七、小蓟、紫珠、槐花等可收缩局部小血管；槐花、白茅根还能降低毛细血管通透性。

2. 促进凝血因子生成　三七增加凝血酶含量，大蓟促进凝血酶原激活物生成，白茅根促进凝血酶原生成，小蓟含有凝血酶样活性物质，这些都有利于血液凝固的关键酶——凝血酶增加。

3. 提高血小板数量和功能　三七可增加血小板数，提高血小板的黏附性，促进血小板聚集；白及可增强血小板因子Ⅲ的活性；地榆可增加血小板功能；仙鹤草、小蓟、紫珠、蒲黄可增加血小板数量，提高其功能，促进生理性止血。

4. 抗纤维蛋白溶解　白及、紫珠、小蓟、艾叶通过抗纤维蛋白溶解而促进凝血。

综上所述，止血药产生止血作用，其主要的机制是促进血液凝固和抑制纤维蛋白溶解。止血药的主要药理作用有：促进凝血因子生成，增加凝血因子浓度和活力；增加血小板数目，增强血小板的功能；

收缩局部血管或改善血管功能，增强毛细血管抵抗力，降低血管通透性；促进纤维蛋白原或纤维蛋白的生成，抑制纤维蛋白溶解过程。常用止血药的主要药理作用见表 17 - 1。

表 17 - 1　止血药主要药理作用总括表

类别	药名	共性药理作用				其他药理作用
		收缩局部血管	增强毛细血管抵抗力	促凝血	抗纤溶	
化瘀止血药	三七	+		+		抗血栓、促进造血、对心血管系统的作用、抗炎、保肝、镇痛、镇静
	蒲黄			+		抑制血小板聚集、对心血管系统的作用、抗炎
	茜草			+		抗凝血、升高白细胞、抗肿瘤
收敛止血药	白及			+	+	保护胃黏膜、抗菌
	仙鹤草			+		抗凝血、杀虫、抗菌、抗肿瘤
	紫珠	+		+	+	抗菌
凉血止血药	小蓟	+		+	+	降血脂、强心、升压、利尿、利胆
	大蓟			+		降压、抗菌
	地榆			+		抗菌、抗炎、抗溃疡、保肝
	槐花	+	+			抗炎、解痉、抗溃疡、降血脂
温经止血药	艾叶			+	+	平喘、镇咳、祛痰、利胆
	炮姜			+		抗溃疡

◈ 第一节　单味药

三　七

　　本品为五加科植物三七 *Panax notoginseng*（Burk.）F. H. Chen 的干燥根和根茎。主产于广西、云南两地。三七味甘、微苦，性温，归肝、胃经。具有散瘀止血、消肿定痛的功效，用于治疗咯血、吐血、衄血、便血、崩漏、外伤出血、胸腹刺痛、跌打肿痛等证。

　　三七含有多种皂苷类化合物，三七总皂苷（Panax notoginseng saponins，PNS）含量可达 8%～12%，为达玛烷型四环三萜皂苷类物质，可分为原人参二醇型皂苷、原人参三醇型皂苷、C17 侧链变化型皂苷等，包括三七皂苷 R_1、R_2、R_3、R_4、R_6 和人参皂苷 Rb_1、Rb_2、Rc、Rd、Re、Rg_1、Rg_2、Rh_1 等。此外，三七中还含有黄酮类成分（如槲皮素、山奈酚等）、糖类成分、19 种氨基酸、挥发油、微量元素等。止血有效成分为三七氨酸，含量甚微。

【药理作用】

1. 与功能主治相关的药理作用

　　（1）止血　三七不同制剂、不同给药途径均有明显的止血作用。给麻醉犬灌胃三七粉后，犬颈动脉血体外凝血时间和凝血酶原时间（PT）都缩短。家兔静脉注射三七注射液后，凝血时间、PT 和凝血酶时间也缩短。小鼠灌胃给予三七溶液，或者腹腔注射三七注射液，其凝血时间、出血时间均缩短。

>>> 知识链接 ◦--

凝血时间

　　凝血时间（coagulation time，CT）是指血液自离体与异物接触至凝固所需时间，是一种测定内源性凝血系统整个凝血过程的研究方法。将测得的 CT 与标准比较，来判断内源性凝血系统功能有无缺陷。凝血时间的长短与血液中凝血因素及抗凝血因子的活性有关。常用的全血凝血时间测定方法有试管法、玻片法和毛细玻管法。

三七氨酸对正常动物（小鼠、家兔）及其出血模型均有良好的止血作用。三七氨酸是三七发挥止血作用的主要物质基础，但其受热易被破坏，故生用三七止血效果好。三七止血的作用机制与增加血小板数量、增强血小板黏附性、增加血液中凝血酶含量、收缩局部血管有关。

（2）促进造血　三七有"补血"作用。三七及其皂苷能明显改善动物各种血液损伤模型的病理状态。三七注射液能促进急性失血大鼠红细胞、网织红细胞浓度的恢复，提高血红蛋白的含量。三七总皂苷（PNS）对环磷酰胺所致的小鼠白细胞减少有促进恢复作用。三七能促进造血干细胞增殖、分化，提高血液中粒细胞、红细胞、白细胞的数量和功能，产生"补血"作用，正常的血细胞数量和功能有利于发挥生理性的止血作用。

（3）抗血栓　三七活血散瘀与抗血栓形成有密切关系。血液高黏滞度和（或）高血脂的患者口服生三七粉后可显著降低体内血浆纤维蛋白原的含量，抑制血栓的形成。静脉注射三七总皂苷后能抑制大鼠实验性血栓生成。在大鼠弥散性血管内凝血（由凝血酶诱发）模型试验中，静脉注射三七皂苷 Rg_1 能显著抑制血小板的减少和纤维蛋白降解物的增加。三七总皂苷在大鼠体外或家兔体内均能显著抑制胶原、ADP 诱导的血小板聚集。三七可抑制凝血酶诱导的纤维蛋白原降解及血栓形成过程，并能激活尿激酶，促进纤维蛋白的溶解。

三七抗血栓作用环节包括抑制血小板聚集、抑制凝血酶及促进纤维蛋白溶解等。三七皂苷是其抗血栓的主要物质基础，尤其是人参三醇苷 Rg_1。

（4）对心脏功能的影响　血瘀证产生和发展与循环系统的功能障碍密不可分。三七及其有效成分调节心血管系统功能是其产生活血散瘀功效的药理学基础。

1）调节心功能　三七总皂苷具有降低心肌收缩力、减慢心率的作用。给麻醉猫、犬静脉注射三七总皂苷，其左心室内压与左心室内压最大上升速率均显著降低，达到峰值所用时间显著延长，心率减慢，但心输出量、心脏指数不下降或有增加。三七总皂苷能拮抗由 $CaCl_2$ 引起的豚鼠离体心肌收缩力和收缩频率的增加，缩短心肌细胞动作电位平台期。

2）扩张血管、降血压　三七及 PNS 对犬、猫、自发性高血压大鼠等多种动物具有降压作用，尤以降低舒张压为明显。PNS 主要扩张肾动脉、肠系膜动脉和门静脉、下腔静脉及软脑膜微血管，作用较强，对大动脉扩张作用不明显。三七总皂苷作用比单体强，Rb_1 的作用强于 Rg_1。三七扩血管、降血压作用可能与阻滞 Ca^{2+} 内流有关。PNS 能特异性地阻断血管平滑肌上的受体依赖性钙通道，减少 Ca^{2+} 内流，也能明显减少 NA 引起的 Ca^{2+} 内流。

3）抗心肌缺血　三七对多种实验性心肌缺血模型有保护作用。三七、三七总黄酮及三七根提取物能对抗垂体后叶素所致家兔急性心肌缺血性 T 波升高。三七注射液可显著减轻实验性急性心肌梗死犬心电图 ST 段的偏移和病理性 Q 波的出现。PNS 能显著扩张冠脉，降低冠脉阻力，增加冠脉血流量。

三七抗心肌缺血的作用机制包括：①扩张冠脉，增加冠脉血流量，促进心肌梗死区侧支循环建立，改善缺血心肌血氧供应；②抑制心肌收缩力，减慢心率，降低外周血管阻力，降低心肌耗氧量；③抗过氧化，提高 SOD 活性，减少 MDA 的生成；④提高耐缺氧能力，明显延长小鼠在常压缺氧条件下的存活时间。

4）抗心律失常　三七、三七总皂苷及其二醇苷（PDS）、三醇苷（PTS）对多种实验性心律失常模型有明显保护作用。对多种药物诱导的实验性心律失常均有明显改善作用。三七及其有效成分抗心律失常的机制涉及慢钙通道，阻滞钙内流；PTS 与胺碘酮对心脏细胞电生理特点的影响相似，主要是延长动作电位时程（APD）及有效不应期（ERP），阻断期前收缩的冲动传导而发挥抗心律失常作用。

5）抗动脉粥样硬化　给家兔腹腔注射三七总皂苷，其能显著抑制实验性动脉粥样硬化家兔动脉内膜斑块的形成，调节 PGI_2 和 TXA_2 之间的平衡，稳定血管内环境。

三七通过抗心肌缺血、抗心律失常、抗动脉粥样硬化、抗血栓、扩张血管、降低血压、调节心脏功能、降低心脏负荷、改善血液流变学和血流动力学而产生散瘀功效。

（5）调节代谢　三七对糖代谢有双向调节作用。三七皂苷 C_1 能降低血糖并拮抗胰高血糖素的升血糖作用，而 PNS 则与胰高血糖素有协同升血糖作用。三七甲醇提取物可拮抗高胆固醇饮食大鼠脂蛋白、磷脂及游离脂肪酸的升高。三七根乙醇提取物能促进小鼠肝、肾和睾丸等脏器的蛋白质合成，三七皂苷 Rb_1 和 Rg_1 能促进小鼠脑中蛋白质含量的增加。Rb_1 能提高 RNA 聚合酶的活性，促进大鼠肝细胞 RNA 合成。

（6）抗炎　三七有抗炎作用。三七总皂苷对多种物质引起的毛细血管通透性升高有明显的抑制作用，能明显抑制实验性大鼠足跖肿胀、棉球肉芽肿形成和小鼠耳肿胀。皂苷是其抗炎的主要物质基础，以人参二醇皂苷为主。

（7）抗肿瘤　人参皂苷 Rh_1 对离体肝癌细胞有抑制作用。Rh_2 可抑制小鼠黑色素瘤 B_{16} 的生长，并呈浓度依赖关系。

（8）镇痛　三七为治疗跌打损伤的常用药，有确切的镇痛作用。三七能提高多种疼痛模型动物的痛阈值，显示明显的镇痛效应。PNS 与电针有相似的抗炎镇痛效应，并可被纳洛酮阻断。人参二醇皂苷是其镇痛的主要物质基础。

2. 其他药理作用

（1）抑制中枢作用　三七皂苷 Rb_1 具有明显的抑制中枢作用。三七皂苷 Rb_1 能显著减少小鼠自发性活动，延长硫喷妥钠的睡眠时间，与戊巴比妥钠有协同抑制中枢作用；能对抗咖啡因、苯丙胺所引起的中枢兴奋作用。

（2）调节免疫功能　口服或注射三七总皂苷均可预防和对抗钴 60（^{60}Co）照射引起的小鼠白细胞减少。小鼠皮下注射三七总皂苷，可使溶血空斑数显著增加，并可提高小鼠腹腔巨噬细胞的吞噬功能。三七多糖对某些因素致豚鼠补体低下有促进恢复作用。PNS 和三七多糖是三七调节免疫功能的主要物质基础。

（3）延缓衰老　给大鼠灌胃三七粉可显著提高脑组织 SOD 活性，减少 LPO 的生成。PNS 及 PDS 可延长果蝇平均寿命、提高飞翔能力、降低头部脂褐素含量，可显著提高小鼠血清、脑组织 SOD 活性，可减少心、肝、脑组织中 MDA 的生成。

（4）保肝、利胆　三七具有减轻肝损伤作用。三七甲醇提取物能减轻 CCl_4、D－半乳糖胺引起的大鼠肝损伤，能显著降低大鼠血清 ALT、AST 及 LDH 活性，使肝细胞变性坏死程度减轻。PNS 可显著降低 CCl_4 肝损伤小鼠血清 ALT 活性。三七具有抗肝纤维化作用及一定的利胆作用，三七注射液对实验性家兔肝内阻塞性黄疸有显著降低血清胆红素及促进胆汁分泌的作用。

（5）其他　三七对大鼠记忆获得障碍、记忆巩固障碍有一定改善作用。三七皂苷有一定的利尿作用。

【毒理研究】

三七乙醇提取物小鼠静脉注射的 LD_{50} 为 836mg/kg；生、熟三七总皂苷小鼠静脉注射的 LD_{50} 分别为 110.67mg/kg、105.33mg/kg。大鼠急性毒性试验的 MTD 大于 20.25g/kg。三七反复给予大鼠 3 个月无明显毒性，其最大无作用剂量（NOVEL）大于 7.5g/kg。股静脉注射 450mg/kg 的 PNS 时，大鼠心脏功能各项指标迅速下降，全部实验大鼠均在 10 分钟内死亡，显示出明显的心脏毒性，但当剂量降到 50mg/kg 或以下时，心脏各参数指标均无明显改变，可视为 PNS 的用药安全剂量，此剂量是临床常用治疗剂量的 7 倍。

【现代应用】

1. 出血 以三七为主的复方制剂（如七宝散、化血丹）常用于治疗出血证。

2. 外伤瘀血 以三七为主的复方制剂（如腐尽生肌散）或单味三七常用于治疗跌打损伤。

【不良反应】

有出现过敏反应、胃肠道不适及出血倾向的个案病例报告，表现为痰中带血、齿龈出血、月经增多等；有超剂量服用（口服生三七粉 10g 以上）引起房室传导阻滞的个案病例报告。

槐 花

本品为豆科植物槐 *Sophora japonica* L. 的干燥花蕾及花。全国大部分地区有分布。槐花味苦，性微寒，归肝、大肠经。具有凉血止血、清肝泻火的功效，用于治疗便血、痔血、血痢、崩漏、吐血、衄血、肝热目赤、头痛眩晕等证。

槐花中黄酮类成分含量高，主要包括芦丁，其质量分数为 13%～24%，还包括槲皮素、山柰酚及其糖苷、染料木素、槐花米甲素、槐花米乙素、槐花米丙素等。此外，还含有皂苷类化合物、脂肪酸、挥发油、氨基酸、酚酸类、多糖类、鞣质和甾体类物质等。

【药理作用】

1. 与功能主治相关的药理作用

（1）止血 槐花有较好的止血作用，其生品、炒炭及其提取物芦丁、槲皮素、鞣质均有止血作用。炒槐花和槐花炭止血作用明显强于生槐花。生槐花、炒槐花、槐花炭及其提取物芦丁、槲皮素、鞣质均可降低小鼠毛细血管通透性，减少小鼠出血时间、凝血时间和大鼠血浆 PT。生槐花、炒槐花、槐花炭可增加大鼠血浆纤维蛋白原含量，芦丁有降低毛细血管的异常通透性、增加小鼠血小板总数的作用。

（2）抗炎 由槐米、大黄、黄芩等组成的复方槐花口服液能明显抑制二甲苯所致的小鼠耳肿胀、大鼠足跖肿胀。槐花中芦丁及槲皮素对组胺、5－HT、甲醛和透明质酸等引起的大鼠足跖肿胀、足踝肿胀均有抑制作用。

（3）抗病原微生物 槐花具有抗细菌、真菌、病毒等作用。槐花水浸液可抑制金黄色葡萄球菌以及皮肤真菌。提取物在体外有较好的抗 HIV－1 活性，能够抑制 HIV 实验株 HIV－1ⅢB、耐药株 HIV－174V 和临床分离株 HIV－1KM018 等多种病毒株的复制，不仅可以抑制病毒的侵入，还可以抑制 HIV－1 逆转录酶活性。

（4）调节心血管的功能 槐花液、槐花酊剂对麻醉犬、猫有降压作用。芦丁可降低血压，槲皮素也能产生短时间降压作用。槐花浸出液对离体蛙心有轻度兴奋作用，并可阻滞心脏传导系统。芦丁、槲皮素、槲皮素苷能增强在体和离体蛙心的收缩力及心输出量，并减慢心率。槲皮素有兴奋心脏、扩张冠状动脉、增加冠脉血流量的作用。但槐花煎液可显著降低家兔心肌收缩力，减慢心率，减少心肌耗氧量，其作用机制或与其抑制胞外 Ca^{2+} 跨膜内流有关。

（5）调节血脂 槐花含有的染料木素可降低实验性高血脂大鼠血浆中 TC 和 TG 的浓度；皮下注射槲皮素能有效降低高胆固醇症大鼠肝脏、主动脉及血液中 TC 含量。

2. 其他药理作用

（1）性激素样作用 染料木素有雌激素样作用，但其作用较弱。槐花中的染料木素与山柰酚能终止受精卵着床、抗小鼠早孕，多与其雌激素活性有关。

（2）解痉　槐花所含槲皮素能降低肠平滑肌、支气管平滑肌的肌张力；芦丁能降低大鼠胃运动功能，并能解除 $BaCl_2$ 引起的小肠平滑肌痉挛。

芦丁还有抑制醛糖还原酶的作用，可用于治疗糖尿病性白内障。

综上所述，与槐花凉血止血功效相关的药理作用是止血；与清肝泻火功效相关的药理作用是抗炎、抗病原微生物、调节心血管功能、调节血脂等；黄酮类是其主要的药效物质基础。

【毒理研究】

小鼠腹腔注射芦丁的 LD_{50} 为950mg/kg，小鼠灌胃槲皮素的 LD_{50} 为160mg/kg。

【现代应用】

1. 出血　以槐花为主的复方（如槐花散、榆槐脏连丸）常用于治疗各种出血，尤其是痔疮出血。

2. 眩晕　以槐花配伍夏枯草、菊花常用于治疗头胀头痛、眩晕。

【不良反应】

生槐花引起过敏反应，出现皮肤痒痛、丘疹样皮疹。过量生食槐花可引起中毒，轻者有胃肠道症状，如恶心、呕吐；重者可能出现中毒性肾炎、中毒性肝炎及中毒性脑病。

白　及

本品为兰科植物白及 *Bletilla Striata*（Thunb.）Reichb. f. 的干燥块茎。主产于四川、贵州、湖北、湖南、江苏、安徽、浙江、陕西等地。白及味苦、甘、涩，性微寒，归肺、肝、胃经。具有收敛止血、消肿生肌的功效，用于治疗咯血、吐血、外伤出血、疮疡肿毒、皮肤皲裂等证。

白及主要化学成分为糖类、联苄类及其衍生物、菲类、二氢菲类、二氢菲吡喃类、联菲类、双菲醚类、甾体以及三萜等。

【药理作用】

1. 与功能主治相关的药理作用

（1）止血　外用白及对实质性脏器局部出血有止血作用。在犬、兔组织出血创面覆盖白及浸出液膜，出血立即停止。给家兔、蛙静脉注射白及胶液，其凝血时间及 PT 显著缩短，末梢血管内可形成血栓。白及胶在局部的止血作用可靠，并很快被吸收，是一种良好的可吸收性局部止血成分。白及止血的机制与抑制纤维蛋白溶解及轻度增强血小板因子Ⅲ的活性有关，还与通过激活 P2Y1 和 PKC 受体来激活 ADP 受体信号通路，导致血小板变形、聚集和分泌有关，此外还与调节 TXB_2 和 6 - keto - PGF1a 的水平有关。白及胶是一种大分子多聚糖，通过其黏附性，在局部可牢固地黏着在出血创面上，促进血细胞、血小板聚集，加速凝血过程。

白及能升高血浆黏滞度、全血低切比黏度、全血高切比黏度等，有利于血栓的形成。因其有升高血液的黏、凝、聚的理化特性，用药后产生的药理效果与血瘀证的病理改变相似，故临床使用时注意其"致瘀"的作用。

（2）促进创面愈合　自古已有用白及外治手足冻伤或皲裂的记载，《唐本草》中有："手足皲裂，嚼以涂之"。白及糊能有效治疗冻疮、红肿痒痛、肛裂，白及涂膜剂能促进口腔溃疡修复。白及能促进实验性烫伤、烧伤动物模型肉芽生长，促进创面愈合，其机制为：①促进角质细胞的游走，这在创伤覆面与创伤愈合中起关键作用；②不同程度的抗菌作用，可减少创面再度感染；③白及多糖提高机体免疫能力，使抗体生成增多，巨噬细胞功能增强；④提供创面修复、再生的生理性湿润环境，通过不断排出异物，降低创面再损伤和感染的概率，最大限度地保护新生组织。

白及多糖对冷水应激、乙醇诱导的小鼠和结扎型大鼠胃黏膜损伤均具有保护作用，对实验性胃溃疡、溃疡性结肠炎也有对抗作用。白及多糖抗消化性溃疡的作用机制与其提高创面羟脯氨酸的含量，促进创面组织中纤维细胞、血管内皮细胞的增生，提高巨噬细胞的量有关。白及还可刺激胃黏膜合成和释放内源性前列腺素，但不影响胃液的分泌量和总酸度。

（3）抗病原微生物　白及中联苄类化合物、双氢菲化合物有显著抑菌作用，可抑制金黄色葡萄球菌、枯草芽孢杆菌、耐甲氧西林金黄色葡萄球菌、白色念珠菌、与龋齿有关的突变链球菌以及须发癣菌等。

2. 其他药理作用　抗肿瘤：白及注射液对二甲基氨基偶氮苯（DAB）诱导的大鼠肝癌有明显的抑制作用。白及多糖成分可抑制大鼠瓦克癌 W256、小鼠子宫颈癌 U14、小鼠艾氏腹水癌、肝癌、肉瘤。

综上所述，与白及收敛止血、消肿生肌功效相关的药理作用为止血、促进创面愈合、抗病原微生物等。白及胶、白及多糖是其主要的药效物质基础。

【毒理研究】

白及甘露聚糖小鼠静脉注射的 LD_{50} 为 595mg/kg，小鼠腹腔注射白及甘露聚糖的 LD_{50} 为 804mg/kg，小鼠灌胃给予白及的 MTD 为 2g/kg。

【现代应用】

1. 出血　以白及为主的复方制剂（如白及枇杷丸、白及汤、白及散等）或单用白及常用于治疗各种出血。

2. 痈肿疮疡、皲裂烫伤　以白及为主的复方制剂（如内消散、生肌干脓散汤等）或单用白及常用于治疗痈、皮肤感染、出血、烧伤、冻伤等。

仙鹤草

本品为蔷薇科植物龙芽草 *Agrimonia pilosa* Ledeb. 的干燥地上部分。主产于浙江、江苏、湖南、湖北等地。仙鹤草味苦、涩，性平，归心、肝经。具有收敛止血、截疟、止痢、解毒、补虚的功效，用于治疗咯血、吐血、崩漏下血、疟疾、血痢、痈肿疮毒、阴痒带下、脱力劳伤等证。

仙鹤草主要含有黄酮类、酚类、鞣质类、挥发油、有机酸和微量元素等。黄酮类化合物包括山奈酚、芹菜素、木樨草素、槲皮素、花旗松素及其糖苷类化合物。酚类化合物主要包括间苯三酚类化合物如仙鹤草酚 A、B、C、D、E、F、G 和鹤草酚等，儿茶素及其衍生物，原花青素类化合物如仙鹤草素等。有机酸类主要含有原儿茶酸、异香草素、新绿原酸、隐绿原酸等。

【药理作用】

1. 与功能主治相关的药理作用

（1）止血　仙鹤草有增加外周血血小板数量，提高血小板黏附性、聚集性，促进其伸展伪足，加速血小板内促凝物质释放的作用。仙鹤草醇浸膏能收缩周围血管，可明显地促进凝血。仙鹤草水提物对大鼠、家兔有抗凝血作用，表现为出血时间、血浆 PT、部分凝血活酶时间延长，这种差异可能与动物种属和成分复杂有关。止血的成分有仙鹤草素、鞣质、没食子酸及维生素 K 等。

（2）抗病原微生物和寄生虫　仙鹤草提取物对某些病毒（如 H1N1 和 H3N2）有对抗作用；对某些细菌，如蜡样芽孢杆菌、志贺菌属、肠杆菌等有抑制作用。抗菌成分为仙鹤草酚 C、F、G 和鹤草酚及龙牙草醇 A、B、C。

仙鹤草抗滴虫作用良好，能有效治疗滴虫性阴道炎。仙鹤草中的鹤草酚对猪肉绦虫、囊尾蚴、莫氏绦虫和短壳绦虫均有确切的抑制作用，有抗疟原虫作用。鹤草酚是直接杀灭囊尾蚴的有效成分。

（3）抗炎、镇痛　仙鹤草乙醇提取物能显著抑制小鼠耳肿胀；对热刺激所致的小鼠疼痛、醋酸所致的小鼠扭体反应有抑制作用。

（4）调节免疫功能　仙鹤草水煎剂能促进卵黄免疫小鼠的抗体产生，明显增强荷瘤小鼠脾 NK 细胞活性。它通过促进 IFN - γ、IL - 1、IL - 2 释放，实现对机体免疫功能的调节。

2. 其他药理作用

（1）抗肿瘤　仙鹤草鞣酸对体外人宫颈癌 HeLa 细胞、肺腺癌细胞 SPC - A - 1 和乳腺癌细胞 MCF7 均有抑制作用。仙鹤草煎剂对小鼠移植性肿瘤也有一定的抑瘤作用。仙鹤草中黄酮类和萜类化合物都有抗肿瘤作用，抗肿瘤机制涉及：①抑制肿瘤细胞 DNA 合成复制；②调控细胞分裂周期；③诱导细胞凋亡；④调节机体自身免疫功能。

（2）降血糖　仙鹤草颗粒可对抗链脲佐菌素和肾上腺素引起的糖尿病小鼠血糖升高，改善糖耐量，增加肝糖原合成，明显降低四氧嘧啶所致的糖尿病模型小鼠血糖水平。其作用机制与促进胰岛素分泌或增加组织对糖的转化利用有关。

（3）降血压　仙鹤草水提物小剂量降血压作用不明显，但可使心率加快。较大剂量则使家兔血压下降；仙鹤草醇提物能降低家兔血压，减慢心率，起效快、作用时间短。仙鹤草醇提物降压作用强于水提物。

综上所述，与仙鹤草收敛止血功效相关的药理作用是止血；与截疟、止痢、解毒功效相关的药理作用是抗病原微生物和寄生虫、抗炎和镇痛等；与补虚功效相关的药理作用是增强机体免疫功能。黄酮类和酚类是其主要的药效物质基础。

【体内过程】

鹤草酚在大鼠体内吸收非常缓慢，全身各组织均有分布，以肝脏分布最高；在肝脏、肾脏中代谢，主要从胆汁排泄。鹤草酚碱性液易吸收和排出。在小鼠体内的半衰期为 54 分钟。

【毒理研究】

小鼠灌胃仙鹤草的 LD_{50} 大于 80g/kg。仙鹤草的有效成分鹤草酚有毒。小鼠灌胃鹤草酚的 LD_{50} 为 599.8mg/kg。鹤草酚的毒性反应主要为损伤胃肠道及神经系统。较大剂量使用可使犬双目失明。

【现代应用】

1. 血小板减少症　以仙鹤草为主的复方制剂（如维血宁颗粒、合剂）常用于治疗各种紫癜、出血等。

2. 消化道感染　以仙鹤草为主的复方制剂（如腹安冲剂）常用于治疗痢疾、急性胃肠炎、腹泻、腹痛等症。

【不良反应】

仙鹤草的不良反应主要有呼吸困难、皮疹、头昏、面红、恶心呕吐，甚至引起过敏性休克。文献报道过量服用仙鹤草可致肾功能衰竭。

⫸ 第二节　中成药

云南白药（胶囊）

云南白药为国家保密配方，制剂由三七等组成，具有化瘀止血、活血止痛、解毒消肿的功效。主治跌打损伤、瘀血肿痛、吐血、咯血、便血、痔血、崩漏下血、手术出血、疮疡肿毒等证。

【药理作用】

1. 止血　云南白药有显著的止血作用。患者服用云南白药后血小板形态明显改变，细胞内的 α 颗粒及致密颗粒减少，部分血小板内颗粒因排空而减少，开放小管增多。使用云南白药的患者在手术中平均出血量比未用药者减少 100～200ml，患者血小板表面糖蛋白 GPⅡb～GPⅢa 和 α 颗粒膜蛋白 140（GMP140）的表达增高，血小板呈活化形态。云南白药能缩短小鼠出血时间和凝血时间，减少出血量。云南白药能促进血小板腺苷酸及钙的释放，增加大鼠血小板表面糖蛋白 GPⅡb～GPⅢa（CD41～CD61）复合物及 GMP140、P 选择素 CD62P 的表达而活化血小板，促进血小板聚集，有利于凝血过程。

2. 改善局部血液循环 云南白药能改善大鼠微循环障碍，对大鼠肠系膜血瘀模型所致的血流速度减慢及红细胞聚集有一定的对抗作用；有增加心肌营养性血流量、改善心肌微循环、增加心肌供氧的功效，对心肌缺血有保护作用。云南白药能明显降低大鼠血液黏滞度，可以改善血液的血流状态，有"活血"作用。云南白药能抑制大鼠下腔静脉的血栓形成，对血栓形成有一定的延缓作用。

3. 促进组织修复 云南白药能促进大鼠创伤性伤口的修复，促进实验性家兔骨折的愈合、骨缺损的修复，促进骨再生。云南白药能促进新西兰家兔骨折、骨缺损愈合过程中Ⅰ、Ⅱ型胶原 mRNA 的表达，还可促进小鼠碱性成纤维细胞生长因子（bFGF）和 VEGF 的表达，促进新血管生成、伤口愈合以及损伤组织的痊愈；云南白药能促进大鼠 bFGF 表达及基质胶中血红蛋白含量增加，加速大鼠肉芽组织的增生。

4. 抗炎镇痛 云南白药各种炎症模型（无菌性急性炎症模型、慢性炎症模型、免疫性炎症模型等）均有较好的拮抗作用。云南白药能明显抑制耳肿胀、足跖肿胀、肉芽肿。云南白药通过中性粒细胞浸润，促进巨噬细胞吞噬功能，产生抗炎作用。

云南白药能降低慢性阻塞性肺病患者气道的炎性细胞（如上皮细胞、中性粒细胞、巨噬细胞、嗜酸性粒细胞）数量和炎性因子（如 IL-1、IL-6、IL-8、TNF-α）水平，产生抗炎作用。

云南白药可以减少小鼠扭体反应次数，同时可以延长电刺激引起的小鼠疼痛的反应时间，提高其痛阈值，产生较好的镇痛作用。

5. 兴奋子宫 云南白药对妊娠、非妊娠豚鼠和家兔的离体子宫均有不同程度的兴奋作用，并与麦角新碱、脑垂体后叶素有协同作用，对家兔在体子宫也有类似作用。

【毒理作用】

小鼠一次灌胃云南白药粉 LD_{50} 为（17.99±3.83）g/kg。大鼠长期毒性试验显示，长期（3 个月）使用大剂量（成人临床用量的 50 倍、100 倍）云南白药对大鼠的肝肾功能有一定毒性，但损伤是可逆的，停药后可恢复正常。

【临床应用】

常用于治疗多种出血性疾病，如创伤出血、消化道出血、呼吸道出血、出血性脑病，妇科、儿科、五官科出血性疾病等。

【用法用量】

胶囊：每次 0.25～0.5g，一日 4 次（2～5 岁按成人量 1/4 服用，5～12 岁按成人量 1/2 服用）。凡遇较重的跌打损伤可先服红色保险子，轻伤及其他病症不必服。云南白药可以造成流产，所以无论内服、外敷，孕妇均忌用。

【不良反应】

1. 过敏反应 过敏性皮疹、荨麻疹，并有过敏性休克的个案病例报告。

2. 中毒反应 过量口服出现血压下降或升高、心动过缓、心律失常、传导阻滞等。

3. 其他 腹部不适、腹痛。

目标检测

答案解析

一、选择题

（一）单选题

1. 三七止血的有效成分是（　　）
    A. 三七黄酮 B
    B. 三七黄酮 A
    C. 三七氨酸
    D. 绞股蓝皂苷 XVII
    E. 人参炔三醇

2. 具有增强血小板因子Ⅲ活性作用的药物是（　　）
    A. 白及
    B. 蒲黄
    C. 紫竹
    D. 仙鹤草
    E. 槐花

3. 下列中药中，可对环磷酰胺引起的白细胞减少具有促进恢复作用的是（　　）
    A. 艾叶
    B. 三七
    C. 大蓟
    D. 白茅根
    E. 槐花

4. 下列中药中，具有促进造血功能的是（　　）
    A. 蒲黄
    B. 三七
    C. 仙鹤草
    D. 白茅根
    E. 艾叶

5. 三七抗血栓作用的主要物质基础是（　　）
    A. 三七多糖
    B. 三七黄酮
    C. 三七皂苷
    D. 槲皮素
    E. 山柰酚

（二）多选题

6. 止血药的主要作用环节包括（　　）
    A. 收缩局部血管
    B. 降低毛细血管通透性
    C. 促进凝血因子生成
    D. 提高血小板数量和功能
    E. 抗纤维蛋白溶解

二、名词解释

止血药

三、简答题

1. 简述三七抗心肌缺血的作用机制。
2. 简述止血药的作用环节。

书网融合……

思政导航　　　　　本章小结　　　　　题库

第十八章　活血化瘀药

PPT

学习目标

知识目标

1. **掌握**　活血化瘀药的主要药理作用；与丹参、川芎、延胡索、益母草功效相关的药理作用、作用机制和药效物质基础。

2. **熟悉**　莪术、水蛭、银杏叶的主要药理作用和药效物质基础；复方丹参片（颗粒、滴丸）、血塞通片（颗粒、注射液）的主要药理作用。

3. **了解**　丹参、川芎、延胡索的药动学特点、毒理作用和临床应用。

技能目标　通过学习活血化瘀药的类别及作用特点，具备合理评价活血化瘀药药效及安全性的能力；通过学习活血化瘀药的作用、应用，初步具备指导活血化瘀药临床应用的能力；通过对活血化瘀药多环节药理作用的学习，具备运用整体观和辩证观评价药物的思维能力。

素质目标　通过对活血化瘀药药效特点的阐述和举例，加深对祖国传统医学的热爱，坚定其发展中医药的信念；通过对血瘀证进行科学阐释，将活血化瘀药药效特点与现代科学技术方法相联系，培养对中医药的继承与创新精神。

凡以疏通血脉、祛除瘀血为主要功效，临床用于治疗血瘀证的药物，称活血化瘀药。本类药物药性较温和，味多辛、苦，主要归肝、心经，入血分。辛能散瘀化滞、消散瘀血，温可通行经脉、促进血行，故本类药物除了具有通利血脉、祛瘀通滞、破瘀消癥作用之外，尚有活血调经、通经下乳、通痹解结、疗伤止痛、活血消痈、化瘀止血及去瘀生新等作用。可用于冠心病、心绞痛、高血压、脑动脉硬化、缺血性中风、头痛等。

中医认为"瘀"为"积血也"，"瘀证"为积血之病也，可见瘀与血液的停滞、不能流通有关。凡离经之血不能及时排除或消散，停留于体内，或血行不畅，壅遏于经脉之内，或瘀积于脏腑组织器官，均称为瘀血。由瘀血内阻而引起的病变，即为血瘀证。血瘀证主症有：面色晦暗、口唇青紫、爪甲色青、舌紫暗、有瘀斑、脉涩或结代等。目前研究表明，血瘀证至少存在以下病理生理改变：①血液高黏滞状态；②血液循环和微循环障碍；③血小板活化和黏附聚集；④血液凝固与纤溶系统改变；⑤血栓形成；⑥组织和细胞代谢异常、免疫功能障碍等。

导致血瘀证的原因很多，常见成因有以下几种。①寒凝致瘀：血流遇冷凝聚，导致血液瘀滞或原有瘀血加重。②热邪致瘀：血受热邪熬煎凝聚成瘀。③气滞血瘀：气为血之帅，血为气之母，气行则血行，气滞则血瘀。④气虚血瘀：血液循脉流动主要依赖于气的推动，心气不足时推动无力导致血瘀。⑤外伤血瘀：各类外伤致恶血在内不去则凝结成瘀。故血瘀证与西医学疾病中的心脑血管疾病（冠心病、高脂血症等）症状表现相似。

现代药理研究表明，活血化瘀药治疗血瘀证的作用与下列药理作用有关。

1. 改善微循环　活血化瘀药改善微循环的作用表现在以下几个方面：①改善微血流，使流动缓慢的血流加速；②改善微血管状态，缓解微血管痉挛，减轻微循环内红细胞的瘀滞和聚集，使微血管攀顶瘀血减少或消失，微血管轮廓清楚，形态趋于正常；③降低毛细血管通透性，减少微血管周围渗血；④促进侧支循环的建立。

2. 改善血液流变学 活血化瘀药可以降低血液黏度、降低红细胞压积、减慢红细胞沉降率、加快红细胞或血小板电泳速度、增加红细胞变形能力等，其中以赤芍、丹参、川芎、益母草、蒲黄等作用较为明显。

3. 改善血流动力学 多种活血化瘀药具有扩张外周血管、增加冠脉血流量、降低外周阻力、增加组织器官血流量的作用。丹参、川芎、益母草、桃仁、水蛭、莪术、延胡索等均有不同程度的降低血管阻力和增加器官血流量的作用。丹参酮ⅡA是丹参扩张冠状动脉的主要活性成分，川芎嗪也有明显的舒张血管作用。

4. 抗血栓 活血化瘀药的抗血栓形成作用与其抑制血小板活化、聚集和黏附，延长凝血时间，提高纤溶系统活性等作用有关。丹酚酸B抑制凝血系统的激活，抑制血小板与暴露的内皮下胶原黏附；隐丹参酮可抑制血小板与内皮细胞的黏附；丹参总酚酸盐可提高血浆组织型纤溶酶原激活物（t-PA）水平，同时降低纤溶酶原激活物抑制剂-1（PAI-1）水平而增强机体纤溶能力；川芎嗪在体外对诱导剂ADP、胶原、凝血酶所致的家兔血小板聚集有强烈的抑制作用。

5. 其他 抗动脉粥样硬化、抑制组织异常增生、抑制炎症、镇痛、调节免疫功能等。

综上所述，与活血化瘀药疏通血脉功效相关的药理作用主要为改善血液流变学、改善微循环、改善血流动力学等，抑制凝血、促进纤溶、抑制血小板功能及抗血栓形成。主要药效物质基础是川芎嗪、丹参酮、丹参多酚酸、莪术挥发油、槲皮素、水蛭素、延胡索乙素等。常用活血化瘀药的主要药理作用见表18-1。

表18-1 活血化瘀药主要药理作用总括表

类别	药物	共性药理作用				其他药理作用
		增加冠脉血流	扩血管	抑制血小板聚集	改善微循环	
活血止痛药	川芎	+	+	+	+	镇静、促进骨髓造血
	延胡索	+	+	+		镇静、镇痛、抗溃疡
	银杏叶		+	+		抗心、脑血管缺血再灌注损伤，降血脂、抗动脉粥样硬化
活血调经药	丹参	+	+	+	+	镇静、抗菌
	益母草	+	+	+	+	抗炎、抗过敏
破血消癥药	莪术					抗肿瘤、抗早孕、保肝、抗菌
	水蛭			+		抗肿瘤、降血脂、抗早孕

◈ 第一节　单味药

丹　参

本品为唇形科植物丹参 *Salvia miltiorrhiza* Bge. 的干燥根和根茎。主要分布于河北、江苏、安徽、四川等地。生用或酒炙用。丹参性微寒，味苦。具有活血祛瘀、通经止痛、清心除烦、凉血消痈等功效，主治胸痹心痛、脘腹胁痛、癥瘕积聚、热痹疼痛、心烦不眠、月经不调、痛经闭经、疮疡肿痛等证。

丹参的化学成分分为脂溶性和水溶性两大类。脂溶性成分有丹参酮ⅡA、丹参酮Ⅰ、二氢丹参酮Ⅰ、丹参酮ⅡR、丹参新酮、去甲丹参酮、丹参新酮Ⅱ、羟基丹参酮等；水溶性（酚酸类）成分有丹酚酸B、丹参素、丹酚酸A、紫草酸、原儿茶醛、迷迭香酸等。

【药理作用】

1. 与功能主治相关的主要药理作用

（1）改善缺血再灌注损伤　目前认为造成缺血再灌注损伤的主要原因包括：①氧自由基生成增多；②细胞内钙超载；③炎症反应过度激活；④PAF、TNF、MCP等细胞因子的作用；⑤细胞凋亡等。丹参改善缺血再灌注损伤的途径主要如下。①抗氧化：丹参中的丹参酮ⅡA对缺血再灌注引起的血管内皮细胞损伤具有保护作用，丹参酮ⅡA通过抑制细胞膜上的NADH/NADPH氧化酶的激活，提高SOD的活性，清除氧自由基并抑制脂质过氧化反应，保护血管内皮细胞。②抑制钙超载：丹参酮具有阻断Ca^{2+}通道的作用，能够减少钙离子内流，防止细胞内钙离子超载引发内皮细胞损伤。③丹参酮ⅡA能够抑制细胞间黏附分子ICAM-1、内皮细胞选择素（E-selectin）、血小板选择蛋白（P-selectin）等的表达，使白细胞的聚集和黏附能力降低，阻断白细胞与血管内皮细胞黏附，减少血管活性物质的释放，抑制炎症细胞的聚集，并减轻炎症反应对内皮细胞的损害，降低血脑屏障通透性，减轻脑缺血再灌注损伤、组织水肿及周围神经元和胶质细胞的破坏。④丹参酮能够抑制心、脑组织缺血再灌注后MCP-1表达，减轻单核-巨噬细胞向缺血脑损伤区浸润后参与的继发性脑组织损伤或迟发性神经元损伤。

>>> 知识链接 o--

丹参酮的血管内皮保护作用

血管紧张素Ⅱ（AngⅡ）是心房纤维化发病机制中重要的一环，可通过血小板反应素-1(TSP-1)/TGF-β1途径诱导心肌重构。丹参酮ⅡA磺酸钠能减轻AngⅡ诱导心房成纤维细胞胶原分泌及合成速率，机制与抑制TSP-1/TGF-β1通路有关。丹参酮ⅡA通过部分阻断AngⅡ引起的原癌基因（c-fos）、蛋白激酶C（PKC）等的激活对内皮细胞损伤信号的转导，阻止内皮细胞的凋亡，使内皮型一氧化氮合酶（eNOS）蛋白质表达上调，对血管内皮细胞及其功能具有保护作用。

（2）扩张血管　丹参脂溶性成分和水溶性成分都具有促进血管舒张的作用。丹参水提物能增加人脐静脉内皮细胞NOS启动子的活性，上调内皮细胞NOS mRNA和蛋白水平。丹参酮ⅡA可以缓解AngⅡ对血管内皮细胞NO分泌的抑制作用，增强血管内皮细胞NO释放，NO扩散到血管平滑肌细胞，促进血管平滑肌的舒张；二氢丹参酮可以通过阻断血管平滑肌细胞钙离子通道，降低大鼠主动脉平滑肌细胞中钙离子浓度而舒张血管；丹酚酸B对于猪冠状动脉平滑肌细胞的作用则不涉及对NOS功能的影响，而是通过鸟苷酸环化酶的作用激活细胞膜上离子通道的开放而实现的。

（3）对血液的影响

1）改善血液流变学　生丹参水煎液、酒炙丹参水煎液、生丹参醇提液均有改善全血黏度、血浆黏度、红细胞压积（HCT）、血沉、血浆总蛋白（TP）、纤维蛋白原、红细胞电泳、红细胞聚集指数等作用，且酒炙后作用较强。丹参素、丹酚酸B应为丹参改善血液流变学的活性成分。

2）抑制血小板聚集及血栓形成　丹酚酸对多种因素引起的血小板聚集均有显著的抑制作用，而且在抑制血小板聚集的同时，对胶原诱导的血小板释放5-HT也有显著抑制作用。丹参多酚酸盐通过抑制P-selectin表达，阻断血小板与单核细胞、中性粒细胞等的黏附，并通过降低TXB_2和P-selectin水平，发挥显著的抑制血小板聚集作用，从而有助于维持血流运动和预防血栓形成。另外，丹参素也有抑制血小板聚集、促进纤维蛋白降解、降低血液黏度等作用。

（4）抗肝纤维化　丹参能提高胶原酶活性，降低大鼠肝纤维化的胶原蛋白含量，增加尿中 Hyp 的排泄量；能阻断蛋白聚糖对胶原的聚积作用；能降低肝脏 Hyp Ⅰ 型、Ⅳ型胶原 mRNA 表达。丹参可提高肝纤维化大鼠肝组织金属蛋白酶（MMPs）mRNA 的表达，抑制金属蛋白酶组织抑制因子（TIMP - 1）mRNA 表达而抑制胶原的产生。丹酚酸 B 和丹参酮 Ⅱ A 是丹参抗肝纤维化的活性成分。丹参酮 Ⅱ A 明显降低急性肝损伤小鼠血清 ALT、AST 水平。

（5）抗肿瘤　丹参的抗肿瘤作用贯穿肿瘤发生、发展及转移的多个步骤中的多个靶点，如肿瘤细胞增殖、凋亡及分化，肿瘤血管生成，肿瘤细胞浸润转移和肿瘤细胞耐药等。抗肿瘤活性成分主要是丹参酮类物质。如丹参酮 Ⅰ 和丹参酮 Ⅱ A 对 P388 淋巴细胞性白血病细胞具有很强的细胞毒性效应；丹参酮 Ⅰ 可使 HepG2 细胞、丹参酮 Ⅱ A 可使卵巢癌细胞的 *Bcl - 2* 基因表达下调、*Bax* 基因表达上调；丹参酮 Ⅱ A 可以通过激活 Caspase - 3，破坏线粒体膜电位，从而诱导凋亡；丹参酮类对高转移性肺癌细胞 PGCL3 和低转移人肺腺癌细胞 PAa、白血病细胞 HL - 60 和 K562 以及人肝癌细胞株 HepG2 均有诱导分化、凋亡的作用；二氢丹参酮 Ⅰ 可以通过抑制内皮细胞的增殖、迁移、侵袭和小管形成等途径抑制肿瘤血管生成。

（6）改善微循环　丹参改善微循环的作用以丹参素最明显，其可使：微循环血流显著加快；微动脉扩张；毛细血管网开放数目增多；血液流态得到改善，表现为血细胞有不同程度的分聚现象，血液流动由粒状或断线状变为正常。

（7）降血脂和抗动脉粥样硬化　丹参煎剂可降低血和肝中的 TG 含量，降低实验动物主动脉内膜的通透性、主动脉粥样硬化面积及主动脉壁的胆固醇含量，这可能与丹参诱导 LDL - C 受体 mRNA 水平升高、抑制内源性胆固醇合成有关。

（8）抗氧性　丹参酮 Ⅱ A 明显降低急性肝损伤小鼠肝匀浆 MDA 含量；明显提高 CCl_4 致损肝细胞内 SOD 活性。丹参素具有抗脂蛋白质氧化作用，可使氧化蛋白电泳迁移率明显减慢，氧化脂蛋白中 LPO 含量明显减少，以及氧化脂蛋白对细胞的毒性作用明显减弱。

2. 其他药理作用　抗心律失常：丹参素能明显抑制硫酸亚铁/抗坏血酸所致外源性自由基性心律失常的发生率，丹参素和丹参酮 Ⅱ A 均能抑制钙内流，减轻钙超载，改善心脏兴奋传导速度的不均一性，消除或减少折返激动，从而降低缺血再灌注性心律失常的发生率。丹参酮 Ⅱ A 抗心律失常的作用机制可能是激活钾通道。

综上所述，与丹参活血祛瘀功效相关的药理作用是改善组织缺血再灌注损伤、改善血液流变学、抑制血小板聚集、改善微循环等。丹参酮 Ⅱ A、丹酚酸 B、丹参素是其主要的药效物质基础。

【体内过程】

丹参素、丹酚酸 B、丹参酮和丹参酮 Ⅱ A 在大鼠体内和动力学过程均符合二室开放模型。丹参素达峰时间为 0.5 小时，随后在 1 ~ 8 小时缓慢消除。丹参素在心和肺组织中分布最为迅速，且易穿透血脑屏障。而丹参酮 Ⅱ A 在胃肠道组织中分布较高。丹参酮类成分在 Ⅰ 相代谢中，氧化为主要途径，在 Ⅱ 相代谢中，*O* - 葡萄糖醛酸化为主要途径，二氢丹参酮Ⅰ在大鼠体内可分别代谢成为丹参酮ⅡA 和丹参酮 Ⅰ。丹酚酸 B 的 AUC 为 25.20 mg/(h·L)，C_{max} 为 2.14mg/L。在相同给药途径下，隐丹参酮的吸收和代谢较丹参酮 Ⅱ A 要快，丹参酮提取物中的其他成分可促进隐丹参酮的吸收。

【毒理研究】

小鼠腹腔注射复方丹参注射液的 LD_{50} 为（69.5 ± 5.3）g 生药/kg；家兔每日注射丹参注射液 2.4g/kg 或复方丹参注射液 3g/kg，连续 14 日，未见毒性反应，血常规、肝肾功能和体重均无异常改变，实质性脏器除有充血外，未见特殊改变。

【现代应用】

1. 冠心病 以丹参为主的制剂（丹参注射剂、双丹颗粒、复方丹参滴丸等）常用于治疗冠心病、心绞痛。

2. 原发性高血压 以丹参为主的复方制剂（如心可舒胶囊）常用于治疗颈椎病、原发性高血压。

3. 脑动脉硬化 以丹参为主的复方制剂（如通脉颗粒）常用于治疗脑动脉硬化、缺血性中风等疾病。

4. 脑震荡 以丹参为主的复方制剂（如脑震宁颗粒）常用于治疗瘀血阻络所致失眠及脑外伤后瘀血所致头痛，相当于西医学中的脑震荡等疾病。

此外，丹参治疗烧伤创面修复、颈椎病、小儿重症肺炎、慢性咽炎及重症急性胰腺炎等也有一定疗效。

【不良反应】

有引起皮疹、荨麻疹、全身皮肤瘙痒和食欲减少、口咽干燥、恶心呕吐等的个案病例报告。

川 芎

川芎为伞形科植物川芎 *Ligusticum chuanxiong* Hort. 的干燥根茎，生用或酒炒用。主要分布于四川等地。味辛，性温，归肝、胆、心包经。具有活血行气、祛风止痛之功效，主要用于月经不调、经闭痛经、癥瘕腹痛、胸肋刺痛、跌扑肿痛、头痛、风湿痹痛等血瘀气滞的痛证。

川芎根茎含生物碱、挥发油、酚性成分、内酯类及其他成分。生物碱类有川芎嗪等；挥发油主要成分是藁本内酯、香桧烯；酚性成分有阿魏酸、大黄酚、原儿茶酸等；内酯类成分有丁烯基酞内酯、丁基酞内酯等。

【药理作用】

1. 与功能主治相关的主要药理作用

（1）抗心肌缺血 川芎煎剂能提高小鼠心肌营养血流量，降低小鼠心肌耗氧量。川芎水提醇沉剂灌胃，川芎嗪、川芎生物碱均有抗低压缺氧的作用。川芎水煎剂、川芎生物碱和川芎嗪分别给小鼠或家兔耳静脉注射时，均能对抗垂体后叶素引起的心肌缺血性心电图变化，而醇提物作用不明显。川芎提取物、川芎嗪对动物心肌缺血再灌注损伤有一定的保护作用，并可使再灌注室性心律失常发生率、死亡率降低和窦律恢复时间缩短。川芎嗪对结扎冠脉造成犬实验性心肌梗死有减少梗死范围、减轻病变程度、减少心肌坏死量的作用，电镜观察川芎嗪对心肌细胞线粒体有一定的保护作用。心肌细胞内钙超载是缺血再灌注损伤的关键因素，川芎嗪不仅可阻断外钙内流，而且也可直接作用于钙库，阻断内钙释放，通过以上两条途径，降低心肌细胞胞浆钙浓度，保护心肌细胞。

（2）抗脑缺血 川芎嗪可使麻醉犬脑血管阻力下降，血流量显著增加。川芎嗪显著减轻急性实验性兔脑组织缺血性损害和神经系统功能障碍，并明显减少兔脑组织缺血后血浆中血栓球蛋白 β（β-TG）、血小板因子 4（PF-4）、TXA_2 含量，增加 PGI_2 含量，说明川芎嗪能有效地抑制脑缺血时体内血小板的激活，改善循环中 TXA_2-PGI_2 平衡失调。川芎嗪对缺血性脑组织的保护作用机制可能与其对脑细胞膜 Ca^{2+}, Mg^{2+}-ATP 酶活性的保护和降低细胞内 Ca^{2+} 超载有关。

（3）扩张血管 川芎、川芎提取物、川芎生物碱、酚性成分均可抑制药物引起的血管收缩，较好地改善脑血流、微循环。川芎嗪有明显的舒张血管作用，可对抗高钾引起的兔基底动脉收缩、$CaCl_2$ 引起的豚鼠盲肠带和兔门静脉条收缩、内皮素-1（ET-1）引起的冠状动脉收缩、$PGF_{2\alpha}$ 及高浓度 KCl 预收缩的动脉收缩。川芎嗪的扩张血管作用具有部位差异性，且不被 β 受体阻断剂和 Ca^{2+} 增加所影响，不具备典型钙拮抗剂的特点，可能对受体介导的钙释放有一定的选择性抑制。

（4）抑制血小板聚集和抗血栓形成 川芎有抗血栓形成作用，可缩短血栓长度，减轻血栓干重和湿重。川芎减少静脉壁白细胞黏附、抑制红细胞聚集，提升红细胞电泳速度，降低血小板黏附率、降低血液黏度等作用与抑制血栓作用相关。川芎抗血栓形成的有效成分可能是川芎嗪和阿魏酸。川芎嗪在体外对 ADP、胶原、凝血酶所致的家兔血小板聚集均有强烈的抑制作用，对已聚集的血小板有解聚作用，其作用与阿司匹林和双嘧达莫相同。但对外源性花生四烯酸诱导的血小板聚集则无抑制作用。川芎嗪抗血小板作用可能是通过降低血小板聚集性、减少血小板 TXA_2 生成、增加血小板 cAMP 含量、抑制血小板内容物的释放来实现的。川芎嗪还有尿激酶样作用，可直接激活纤溶酶原。川芎嗪静脉注射给药能促进纤溶酶原激活物从血管壁释放，但作用较弱。

（5）改善微循环 家兔静脉注射川芎嗪，能明显加速肠系膜微循环血流速度，增加微血管开放数目，改善家兔球结膜和软脑膜实验性微循环障碍。川芎嗪具有舒张肺微动脉、降低其阻力、促进肺微循环血流的作用，且有较好的剂量依赖关系。川芎嗪出现加快肺动脉血流作用先于出现舒张肺微动脉作用。川芎嗪可使慢性缺氧大鼠肺动脉压、cGMP 含量和肺组织 NOS mRNA 表达指标逆转。川芎嗪可能降低慢性缺氧高二氧化碳大鼠的肺动脉压力，而不降低动脉血氧分压，且对右心功能具有保护作用。

（6）对心脏的作用 川芎嗪抑制心肌收缩力，加快心率。川芎嗪抑制心肌收缩的作用被钾通道阻滞剂四丁胺明显对抗，川芎嗪大剂量可明显抑制培养乳鼠心肌 Ca^{2+} 内流，提示川芎嗪可能通过激活钾通道，导致细胞膜超极化，进而阻断电压依赖性钙通道，产生降低心肌收缩力的作用。川芎嗪使心率加快的作用可被普萘洛尔对抗，而不被利血平封闭，去迷走神经的麻醉犬心脏对川芎嗪仍有明显反应。

2. 其他药理作用

（1）降血脂 川芎煎剂和醇提液灌胃和皮下注射给药均能明显提高大、小鼠 HDL-C 含量和降低 LDL-C 含量，提示川芎不仅减少胆固醇在肠道的吸收，加速胆固醇在体内的转化，可能还增加 HDL-C 对血中胆固醇的转运和 LDL-C 受体对 LDL 的摄取，从而降低冠心病和动脉粥样硬化的危险。

（2）兴奋子宫平滑肌 对妊娠子宫平滑肌有兴奋作用。川芎浸膏能增强妊娠家兔离体子宫收缩；大剂量反而使子宫麻痹，收缩停止。川芎成分丁烯基酞内酯和丁基酰内酯有很强的抑制子宫收缩作用，阿魏酸和川芎内酯有解痉作用。

（3）镇静、镇痛 川芎挥发油对动物大脑皮层有抑制作用，而对延髓的血管运动中枢、呼吸中枢及脊髓反射有兴奋作用，剂量加大则转为抑制。川芎水煎剂灌胃，能明显抑制大鼠自发性活动，对小鼠的作用更明显；还能延长戊巴比妥钠引起的小鼠睡眠时间，并能拮抗咖啡因的兴奋作用。小鼠灌胃川芎嗪有明显镇痛作用。

（4）提高免疫及造血功能 川芎嗪能增强小鼠单核-巨噬细胞的吞噬功能，促进小鼠 SRBC 抗体的形成，也能提高大鼠淋巴细胞转化率。阿魏酸钠可刺激小鼠造血功能，对再生障碍性贫血所致白细胞、血小板减少有改善作用。

综上所述，与川芎活血行气功效相关的药理作用是抑制血小板聚集、抗血栓形成、改善微循环、降血脂等；与川芎祛风止痛功效相关的药理作用是抗心肌缺血、抗脑缺血、扩张血管、镇静、镇痛等。川芎嗪是其主要的药效物质基础。

【体内过程】

单次口服磷酸川芎嗪滴丸在人体内的各药代动力学参数：C_{max} 为 4.50μg/ml，t_{max} 为 0.5 小时，$t_{1/2}$ 为 1.32 小时、AUC_{0-8} 为 6.88μg/（h·ml）、$AUC_{0-\infty}$ 为 7.01μg/（h·ml）。川芎煎液中阿魏酸吸收快，给药 5 分钟血浆中阿魏酸浓度即达峰值，$t_{1/2}$ 为（70.9±14.3）小时，C_{max} 为（317.0±181.3）ng/ml。川芎嗪和阿魏酸合用，二者的半衰期与作用维持时间均延长。

【毒理研究】

川芎水煎剂剂量达到 53.2g/kg，观察 2 周，未发现动物死亡，也未出现异常现象。小鼠每日口服川芎嗪 10mg/kg，连服 4 周，动物体重、血常规、肝功能、肾功能及病理组织学检查均未见明显异常；川芎嗪静脉注射 LD_{50} 为 0.24g/kg；阿魏酸钠小鼠静脉注射 LD_{50} 为（1.26 ± 0.08）g/kg，腹腔注射 LD_{50} 为 1.52g/kg，口服 LD_{50} 为 3.16g/kg。

【现代应用】

1. 缺血性中风 以川芎为主的复方制剂（如消栓通络胶囊）常用于治疗缺血性中风。

2. 冠心病 以川芎为主的复方制剂（如速效救心丸、通脉颗粒等）常用于治疗冠心病。

3. 风湿性关节炎 以川芎为主的复方制剂（如沈阳红药）常用于治疗软组织损伤和风湿性关节炎及痛风等疾病。

4. 感冒、头痛 以川芎为主的复方（如川芎茶调散）常用于治疗感冒、鼻炎、神经性头痛、血管性头痛、偏头痛及良性阵发性位置性眩晕等。

此外，应用川芎治疗偏头痛、良性阵发性位置性眩晕、外伤性失语、突发性耳聋及眼底病等均有一定疗效。

【不良反应】

有川芎引起过敏反应的个案病例报告，临床表现为皮肤瘙痒、红色小丘疹、胸闷气急等；有大剂量用药引起剧烈头痛的个案病例报告。

延胡索

延胡索为罂粟科紫堇属植物延胡索 *Corydalis yanhusuo* W. T. Wang 的干燥块茎，又称元胡、玄胡索。主产于浙江、江苏、湖北等地，生用或炙用。延胡索味辛、苦，性温，归肝、脾经。具有活血、行气、止痛的功效，主治气血瘀滞引起的痛证。

延胡索中主要含有近 20 种生物碱，分为叔胺碱类和季胺碱类，以延胡索乙素、消旋四氢巴马汀、*dl* - 四氢掌叶防己碱、延胡索甲素（紫堇碱）、延胡索丑素和去氢延胡索甲素的生物活性较强，镇痛作用以延胡索乙素的左旋体为最强。

【药理作用】

1. 与功能主治相关的主要药理作用

（1）镇痛 延胡索多种制剂均有明显的镇痛作用，特别是醇浸膏、醋制流浸膏及散剂均有很强的镇痛作用。延胡索中总碱的镇痛效价约为吗啡的 40%，总碱中以延胡索甲素、乙素、丑素为镇痛作用的有效成分，尤以乙素最强，其左旋体即左旋四氢巴马汀是一种非麻醉性镇痛药，同时具有镇静、安定和催眠作用。镇痛作用均在半小时内达峰值，维持约 2 小时。左旋四氢巴马汀同吗啡等成瘾性镇痛药相比，作用强度虽不如后者，但副作用少，如不产生药物依赖性、镇痛时对呼吸没有明显抑制作用、也无便秘等。动物实验曾发现左旋四氢巴马汀及延胡索丑素对大鼠的镇痛作用可产生耐受性，但较吗啡慢，与吗啡有交叉耐受现象。左旋四氢巴马汀对脑内 DA 受体有亲和力，认为其可能通过阻断多巴胺 D_1 受体，使脑内纹状体亮氨酸脑啡肽含量增加，而产生镇痛作用。

（2）镇静催眠 延胡索减少快波睡眠（FWS）和深度慢波睡眠（SWS）时相，明显增加轻度慢波睡眠（SWS）时相，产生近似于生理睡眠的作用，即使在大剂量用药时也易被唤醒。延胡索对皮层，皮层下电活动及中脑网状结构和下丘脑诱发电位均有抑制作用，而且还可阻滞脑干网状结构的一些下行功能。左旋四氢巴马汀对猴、兔及犬具有镇静催眠作用，能明显降低小鼠自发性活动与被动性活动，将脑电波由低幅快波转为高幅慢波，是延胡索催眠作用的活性成分。左旋四氢巴马汀的镇静催眠作用主要与阻滞脑内 DA 受体的功能有关。大剂量左旋四氢巴马汀（100mg/kg）能引起大鼠僵直症，该作用可被东莨菪碱所增强，不受纳洛酮影响，又可被氨氧基乙酸所增强，表明其作用与阿片受体无关，与阻断 DA 受体、Ach 受体及兴奋 GABA 功能有关。延胡索乙素与巴比妥类药物有协同作用，并能对抗苯丙胺的兴奋作用。

（3）对心脑血管系统的影响

1）抗心肌缺血　延胡索对异丙肾上腺素诱导的大鼠心肌坏死有一定的保护作用，还可扩张外周血管，降低血压和血脂。延胡索全碱注射液静脉注射可明显扩张冠脉血管，显著增加冠脉流量，并能降低动脉血压，减小总外周血管阻力，从而降低心脏后负荷，在不明显增加左心室内压的情况下，每搏输出量显著增加，并降低心肌耗氧，从而改善心肌血氧供需平衡，减小心肌梗死范围。去氢延胡索甲素在正常和缺氧情况下，均能显著地抑制心肌钙离子浓度的增加，从而起到心肌保护的作用，同时去氢延胡索甲素可增加冠脉流量，是延胡索抗心肌缺血的有效成分。左旋四氢巴马汀和消旋四氢巴马汀主要是通过抑制细胞内 Ca^{2+} 释放使血管扩张，而对受体控制性 Ca^{2+} 通道的抑制性作用较弱。

2）保护脑缺血再灌注损伤　延胡索乙素对大脑局灶性脑缺血再灌注损伤有保护作用，减轻缺血再灌注脑电活动的抑制，明显减轻脑水肿造成的神经功能障碍及脑组织病理损害。该作用与延胡索乙素降低脑组织中 Ca^{2+} 浓度，阻止缺血再灌注时脑组织 SOD、LDH 活力下降，降低脑组织 MDA 含量有关。

3）抑制血小板聚集　延胡索乙素静脉给药对大鼠实验性血栓形成有明显的抑制作用，并剂量依赖性地抑制 ADP、花生四烯酸和胶原诱导的血小板聚集。延胡索乙素抑制脑血栓形成的机制与其抑制血小板活性有关。

2. 其他药理作用

（1）抗溃疡、抑制胃酸分泌　去氢延胡索甲素皮下注射时，对大鼠实验性胃溃疡，特别是幽门结扎或阿司匹林诱发的胃溃疡，有明显保护作用，减少大鼠胃液、胃酸分泌量，降低胃蛋白酶活性。延胡索乙素对饥饿诱发的胃溃疡也有一定的保护作用。延胡索醇提物以及水提物能够抑制幽门螺杆菌的生长繁殖，这一作用可能与延胡索抗胃溃疡的作用有关。

（2）对内分泌系统的影响　延胡索乙素可促进大鼠脑下垂体分泌 ACTH。左旋延胡索乙素引起血清催乳素（PRL）水平迅速而显著地增加，且效应持久，具有剂量依赖性。静脉注射左旋延胡索乙素 10mg/kg 可显著拮抗培高利特诱导的大鼠血清 PRL 水平低下，并随剂量的增大而增强，提示左旋延胡索乙素可能是 DA 受体阻断药。延胡索乙素还可影响甲状腺功能，使甲状腺重量增加。

（3）抗肿瘤　从延胡索根茎中分离提取得到的元胡多糖类成分能抑制小鼠体内 Lewis 肺癌和 S180 腹水瘤的生长。延胡索乙素能够通过改变 P-gp 功能起到逆转肿瘤多药耐药性的作用，也能增强长春新碱对白血病细胞株的抑制作用。延胡索中的其他成分如小檗碱等，可诱导细胞凋亡，对 U937 等多种肿瘤细胞具有较强的抑制作用，并能诱导 HL-60 向中性粒细胞分化。

综上所述，与延胡索活血、行气、止痛功效相关的药理作用是镇痛、镇静催眠、抗心脑缺血、抑制血小板聚集、抗溃疡、抗肿瘤等。延胡索乙素、左旋四氢巴马汀、去氧延胡索甲素是其主要的药效物质基础。

【体内过程】

以延胡索总生物碱灌胃给药，去氢延胡索甲素在大鼠体内达峰较快，V_d 较大，但 AUC 和 C_{max} 较低；延胡索乙素的 AUC 较去氢延胡索甲素高，达峰时间较去氢延胡索甲素长，V_d 与给药剂量成反比。大鼠灌胃延胡索乙素消旋体后，两对映体在体内的药代动力学过程具有显著的立体选择性。延胡索乙素在胃肠道吸收迅速，达峰较快，体内分布以脂肪中含量最高，肺、肝、肾次之；易透过血脑屏障，皮下注射几分钟内脑组织中即达较高浓度，但脑内消除快，维持时间短；主要以原形从尿中排泄，给药 12 小时内排泄量约占给药量 80% 以上。白芷有效组分白芷总香豆素和挥发油与延胡索总生物碱配伍后可促进延胡索乙素吸收，提高其生物利用度，延长 $t_{1/2}$，对其吸收速率影响很小。

【毒理研究】

延胡索醇提物 40g/kg，连续灌胃给药 7 日，可见肝脏轻度浊肿。豚鼠连续静脉注射延胡索全碱，导致其呼吸麻痹死亡的最小致死量为（240.30 ± 21.50）mg/kg。去氢延胡索甲素给予大鼠灌胃 15mg/kg、30mg/kg、50mg/kg 连续 30 日，血常规、肝肾功能和重要脏器未见异常改变。

【现代应用】

1. 胃炎、胆囊炎 以延胡索为主的复方（如九气拈痛散）常用于治疗急性胃炎、慢性浅表性胃炎、消化性溃疡及慢性胆囊炎等。

2. 月经不调 以延胡索为主的复方（如妇女痛经丸）常用于治疗功能性月经不调。

3. 冠心病 以延胡索为主的复方制剂（如可达灵片）常用于治疗冠心病、心绞痛。

此外，应用延胡索治疗冠心病并发高血压、高脂血症和室性心律失常等均有一定疗效。

【不良反应】

有服用较大剂量（每次 10 ~ 15g）延胡索粉出现嗜睡、头昏、腹胀，较长期服用出现血清 ALT 升高、药物热的个案病例报告。

益母草

本品为唇形科植物益母草 *Leonurus japonicus* Houtt. 的新鲜或干燥地上部分。全国各地均有野生或栽培，生用，酒拌蒸后用或熬膏用。益母草味苦、辛，性微寒，归肝、心包、膀胱经。具有活血调经、利尿消肿、清热解毒功效，常用于月经不调、痛经经闭、恶露不尽、水肿尿少、疮疡肿毒的治疗，为妇科经产要药。

益母草中含有益母草碱、水苏碱、益母草啶等生物碱，还含有亚麻酸、油酸、月桂酸及芸香苷等。

【药理作用】

1. 与功能主治相关的主要药理作用

（1）兴奋子宫平滑肌 益母草总生物碱能明显拮抗缩宫素诱发的多种条件下的子宫平滑肌痉挛，显著抑制 PGE_2 所致小鼠痛经反应。益母草总生物碱可能是通过降低子宫平滑肌上 $PGF_{2\alpha}$、PGE_2 的含量，改善子宫炎症状况及升高体内孕激素水平等多种途径缓解痛经症状。益母草碱对药物流产后大鼠子宫的作用则表现为减少出血量、缩短出血时间、明显减少宫内滞留物、增强子宫收缩活动。

（2）对血液系统的影响 高剂量鲜益母草胶囊能延长小鼠的凝血时间；能明显对抗烫伤大鼠血小板聚集活性的增高，明显缩短大鼠优球蛋白溶解时间，提高纤溶活性。益母草药材总生物碱部位和益母草注射液总生物碱部分能明显降低纤维蛋白原含量和延长 TT，但同时又缩短大鼠体外 PT 和 APTT，说明它们对内、外源型凝血途径有明显的激活作用；同时两种生物碱具有明显的抗 ADP 诱导血小板聚集作用，提示它们具有抗血小板聚集作用。益母草药材总生物碱部位和益母草注射液总生物碱部分同时具有活血与止血作用，止血作用机制与缩短内源性凝血时间有关，活血作用机制与延长 PT、抗血小板聚集有关。益母草中同时存在抗凝和促凝血的成分，水溶性非生物碱部分活血，水溶性生物碱部分止血。

（3）利尿、防治急性肾小管坏死 益母草碱静脉注射能显著增加家兔尿量，对甘油肌内注射所引起的大鼠急性肾小管坏死模型，可明显降低 BUN 水平，减轻肾组织损伤。

2. 其他药理作用 保护心肌：益母草水提物能改善异丙肾上腺素所致大鼠心肌重构模型心脏收缩

与舒张功能，下调胶原表达，改善心肌胶原构成比，减轻心肌重构程度。益母草注射液对缺血再灌注损伤的心肌有保护作用，对缺血再灌注诱发的心律失常亦有治疗作用，作用机制与提高缺血心肌 SOD、GSH-Px 活性，减轻自由基对心肌的损害有关。益母草生物碱和黄酮类可能是该作用的活性成分。

综上所述，与益母草活血调经功效相关的药理作用是兴奋子宫平滑肌、保护缺血心肌、改善血液流变学等；与利尿消肿相关的药理作用是利尿；与清热解毒功效相关的药理作用是镇痛、抗炎等。

【体内过程】

益母草碱在大鼠体内呈二室开放模型，分布迅速，而代谢消除比较缓慢，其生物半衰期超过 6 小时。

【毒理研究】

益母草不同炮制品中以鲜益母草对小鼠的急性毒性最大，干益母草次之，酒炙益母草毒性最低。鲜益母草和干益母草 95% 乙醇热回流提取物 LD_{50} 按含生药量计算分别为 83.089g/kg 和 102.93g/kg，相当于临床用量的 145.4 倍和 240.2 倍；酒炙益母草 95% 乙醇热回流提取物无法测出 LD_{50}。

益母草会造成不同程度的尿常规异常、尿微量蛋白异常和肾功能改变；益母草也可导致不同程度的肾脏形态学改变，病变主要在髓质和间质，以间质纤维化、毛细血管扩张或受压、肾小管管腔萎缩为主。停药后，益母草造成的肾损害的恢复程度不同，肾实质损伤多数有可逆性，间质纤维化几乎不能恢复。

【现代应用】

1. 月经不调 以益母草为主的复方制剂（如益母丸）常用于治疗功能性月经不调。

2. 产后子宫复旧不全 以益母草为主的复方制剂（如益母草颗粒）常用于治疗产后子宫复旧不全，益母草注射液能减少剖宫产产后出血，促进子宫复旧，且效果优于缩宫素。

此外，以益母草为主的复方制剂还可用于治疗急性肾小球肾炎、盆腔炎、冠心病、高黏血症及无症状性心肌缺血。

【不良反应】

益母草能直接兴奋子宫，可引起流产，故孕妇不宜使用。

莪　术

本品为姜科植物蓬莪术 *Curcuma phaeocaulis* Val.、广西莪术 *Curcuma kwangsiensis* S. G. Lee et C. F. Liang 或温郁金 *Curcuma wenyujin* Y. H. Chen et C. Ling 的干燥根茎。后者习称"温莪术"。蓬莪术主产于四川、福建、广东等地；温莪术主产于浙江、四川等地；广莪术主产于广西壮族自治区。生用或醋炙。莪术味辛、苦，性温，归肝、脾经。主要功效为行气破血、消积止痛，用于治疗癥瘕痞块、瘀血经闭、胸痹心痛、食积胀痛等证。

莪术主要含挥发油，挥发油中主要有莪术二酮、吉马酮、牻牛儿酮、β-榄香烯、莪术醇、呋喃二烯、莪术烯、α-蒎烯、姜黄酮等；还含有少量酚性成分，如姜黄素等。

【药理作用】

1. 与功能主治相关的主要药理作用

（1）抗肿瘤　莪术抗肿瘤作用的主要有效成分有榄香烯、莪术二酮、莪术醇、异莪术醇、吉马酮等，其中，榄香烯对体外多种肿瘤细胞具有较强的抑制和杀伤效应，而且具有一定的特异性。目前认为莪术油抗肿瘤的作用机制如下。①增强机体免疫：莪术能促进细胞免疫和体液免疫，并对非特异性免疫有直接或间接作用。②诱导肿瘤细胞凋亡：榄香烯能阻滞肿瘤细胞从 S 期进入 G_2/M 期，抑制其增殖并迅速诱导其凋亡。③影响癌细胞的核酸代谢：β-榄香烯能使艾氏腹水癌细胞核酸含量明显减少，并对 RNA 聚合酶有明显抑制作用，且能与 DNA 结合。④直接细胞毒作用：莪术油及其提取物 β-榄香烯对 L615 白血病细胞均有直接细胞毒作用，均可致肿瘤细胞变性坏死。⑤影响癌细胞膜电位：莪术醇作用于癌细胞膜上的受体蛋白，改变通道蛋白的通透性而使膜电位发生变化，进而影响细胞代谢，最终杀死癌细胞。⑥瘤苗主动免疫：莪术油和 β-榄香烯对 L615 瘤苗主动免疫，能诱发免疫保护效应，后者具有肿瘤特异性且 β-榄香烯对瘤苗的免疫保护效应可因化学药物或病毒复合处理而增强。与化疗药物相比，莪术油无致突变作用，是安全有效的抗肿瘤中药。

（2）抗血栓　莪术显著降低全血黏度，缩短红细胞的电泳时间，加快血流速度，改善血液循环，抑制血栓形成。莪术不同炮制品的抗血栓形成作用中，以醋炙莪术作用最为显著。莪术水提液能显著抑制大鼠 ADP 诱导的血小板聚集，对血小板的 I 相与 II 相的聚集均有显著抑制作用，提示莪术水提液既能抑制外源性诱聚作用，亦能抑制血小板的自身释放功能，并可以通过影响花生四烯酸的代谢途径促进 PGI_2 合成或减少 TXA_2 生成。莪术中的莪术油、姜黄素类成分为其活血化瘀主要活性成分。

（3）抗病毒作用　复方莪术油对染毒鸡具有较好的预防保护作用，可延长染毒鸡的平均存活天数。莪术油中所含的莪术醇对呼吸道合胞病毒有直接抑制作用，可以减少支气管上皮细胞坏死，减轻支气管周围淋巴细胞浸润及炎性渗出，同时莪术油还能扩张小动脉、小静脉，改善肺微循环，降低肺循环阻力，促进毛细支气管炎症的修复和吸收，减轻支气管黏膜水肿，从而使通气功能改善，缺氧症状得以缓解，达到治疗毛细支气管炎的目的。莪术油眼用凝胶对兔腺病毒 3 型诱导的角膜炎有明显的治疗作用，可以显著缩小角膜病变面积，促进角膜上皮细胞的修复。

2. 其他药理作用

（1）抗肝纤维化　莪术具有抗肝纤维化的作用，作用途径可能是：①改善血液流变学；②通过免疫调控，减少免疫性肝纤维化大鼠模型 IL-1、IL-6、TNF-α 的合成与释放；③调节细胞凋亡相关蛋白表达，抑制细胞凋亡。但大剂量莪术可加重免疫性肝纤维化大鼠肝损伤。

（2）增强胃肠动力　莪术水煎剂对功能性消化不良有改善作用，可能与该药能改善模型大鼠胃电节律失常、提高胃排空率、促进胃动力作用有关。莪术对大鼠结肠平滑肌有兴奋作用，且与剂量呈正相关，其引起的收缩效应可能与激动胆碱 M 受体和促进平滑肌细胞钙离子内流有关。

综上所述，与莪术行气破血功效相关的药理作用是改善血液流变学、抗血栓、抗凝血等，与消积止痛功效相关的药理作用是抗肿瘤、增强胃肠动力、抗菌、抗病毒等。莪术油是其主要的药效物质基础。

【体内过程】

莪术醇口服吸收迅速、完全，消除半衰期 $t_{1/2}$ 为 11.5 小时；莪术醇、莪术二酮在大鼠脾脏分布多，心脏分布较少；莪术醇在大鼠体内主要发生羟基化、环氧化、醇氧化、脱水、水合、缩酮化、环氧环开环反应；莪术醇主要消除途径为肾排泄，胆汁排泄为另一条重要途径，但由于存在肝肠循环使相当一部分药物在肠道被重吸收。

【毒理研究】

莪术油明胶微球大鼠肝动脉给药的 LD_{50} 为 17.19mg/kg。莪术油微球重复经 Beagle 犬肝动脉给药，可因肝动脉栓塞造成肝脏不可逆性缺血坏死，ALT、AST、总胆红素、直接胆红素、血 Crea 及 BUN 均明显升高。莪术油明胶微球的急性毒性可能源于微球本身的栓塞，而与微球所包含的莪术油关系不大。

【现代应用】

1. 宫颈癌　以莪术油为主的莪术油制剂（复方莪术油栓）常用于治疗白色念珠菌阴道感染、霉菌性阴道炎、滴虫性阴道炎、宫颈柱状上皮异位。

2. 慢性肝病 以莪术为主的复方制剂（如阿魏化痞膏）常用于治疗慢性肝病、肝脾肿大等疾病。

3. 痛经 以莪术为主的复方制剂（如妇科痛经丸）常用于治疗痛经和子宫肌瘤。

4. 阴道炎 以莪术为主的复方制剂（如妇炎康片）常用于治疗阴道炎和慢性盆腔炎。

此外，应用莪术治疗多囊卵巢综合征、小儿呼吸道合胞病毒性肺炎、慢性胃炎等均有一定疗效。

【不良反应】

少数人可见头晕、面红、胸闷、心慌、乏力等症状，极个别患者可见转氨酶一过性升高。

水　蛭

本品为水蛭科动物蚂蟥 *Whitmania pigra* Whitman、水蛭 *Hirudo nipponica* Whitman 或柳叶蚂蟥 *Whitmania acranulata* Whitman 的干燥全体。全国大部分地区均有。主要生用或清炒、沙炒、滑石粉炒后用。水蛭味苦咸而腥，性微寒，归肝、膀胱两经。能破血瘀、散积聚、通经脉、利水道，临床用治蓄血、癥瘕、积聚、妇女经闭、跌扑损伤、目赤痛、云翳等证。其散瘀活血之力尤强而又不伤气分。

水蛭主要含蛋白质，含有 17 种氨基酸，包括人体必需氨基酸 8 种。此外，水蛭还含有磷脂、次黄嘌呤及机体必需常量元素（钠、钾、钙、镁等）及微量元素（铁、锰、锌、铝、硅等）。新鲜水蛭唾液中含有水蛭素。

【药理作用】

与功效相关的主要药理作用

（1）**抗凝血、抗血栓形成** 水蛭提取物可明显延长小鼠出血、凝血时间及家兔离体血浆复钙时间，提示水蛭提取物能抑制内源性凝血系统，具有抗凝血作用。水蛭加热提取物对高凝模型动物具有抗凝血、抑制血小板聚集作用，能延长高凝模型小鼠的出血时间、凝血时间、PT、APTT，抑制凝血因子 II 的活性，降低血小板聚集率。水蛭胃蛋白酶酶解物可明显延长大鼠 APTT，并具有较强的纤溶作用。水蛭经超细粉碎后，其抗凝血、抗血栓作用强于传统水煎液。水蛭抗凝活性成分是水蛭素，它与凝血酶结合成一种非共价复合物，使凝血酶的活性丧失，从而抑制凝血过程及凝血酶诱导的血小板聚集，达到抗凝血及抗血栓的目的。水蛭素是迄今为止世界上发现的活性最强的天然凝血酶抑制剂。

（2）**抗肿瘤** 水蛭可通过诱导肿瘤细胞凋亡、提高荷瘤小鼠的细胞免疫功能、抑制荷瘤小鼠肿瘤生长而延长存活时间。水蛭液氮快速冻融法提取物可体外抑制 HepG2 细胞的增殖并诱导凋亡，作用明显优于水蛭水提醇沉法提取物，其作用机制可能与抑制 HepG2 细胞中 DNA 甲基转移酶（DNTMs）表达、参与 DNA 去甲基化作用有关。

（3）**抗动脉粥样硬化** 水蛭可通过减肥、调节血脂和血糖代谢、保护血管内皮功能、抗氧化、抑制炎症反应等环节，干预 AS 的形成，其可能机制是：①水蛭对内脏肥胖大鼠有一定减肥作用，减少体内脂肪沉积；②水蛭可降低 AS 大鼠血清 TC、TG、LDL－C、纤维蛋白原的水平，升高 HDL－C 的水平；③水蛭可升高 AS 大鼠血清 NO 水平；④水蛭可降低 AS 大鼠肝脏 MDA 的含量，增加 SOD 活性；⑤水蛭可抑制 AS 大鼠动脉 ICAM－1 和 MCP－1 的表达。

（4）**保护视网膜** 水蛭能够改善早期糖尿病视网膜病变所见的高凝、高黏、微血管瘤、无细胞毛细血管及影周细胞等，该作用可能与其抗氧自由基损伤、增强纤溶活性及改善血液流变学有关。水蛭提取液具有抑制视网膜色素上皮细胞（retinal pigment epithelium，RPE）增殖、防止增生性玻璃体视网膜病变的作用，该作用可能与其降低 RPE 内游离 Ca^{2+} 浓度及竞争性抑制凝血酶对其受体 PAR－1 的活化作用，阻断 PAR－1 介导的细胞信号传导有关。

（5）**抗心、脑缺血** 水蛭提取液对大鼠脑出血后脑内血肿的吸收有促进作用，能加快脑出血后的病理组织修复，促进病灶周围血管内皮细胞、毛细血管和胶质细胞增生，而且不引起出血并发症。水蛭微粉改善大鼠脑缺血再灌注损伤的作用明显优于粗粉以及水煎剂。

（6）终止妊娠　水蛭水煎剂 2.5g/kg 皮下注射，对小鼠早、中、晚期妊娠均有终止作用，同时低浓度水蛭液对离体家兔子宫有很强的兴奋作用，能显著提高子宫张力，增加收缩频率，但不影响收缩幅度。

综上所述，与水蛭破血瘀、散积聚、通经脉功效相关的药理作用是抗血栓、抗凝、改善微循环、降血脂、抗肿瘤和终止妊娠等。水蛭素是其主要的药效物质基础。

【体内过程】

水蛭素口服不易吸收，皮下注射吸收良好，生物利用度高，注射后 1~2 小时血药浓度达到高峰。水蛭素主要分布在细胞外液中，不易透过血脑屏障，但可少量透过胎盘。水蛭素绝大部分以原形经肾小球滤过。静脉给药的分布半衰期为 10~15 分钟，消除半衰期为 1.7 小时。

【毒理研究】

水蛭煎剂小鼠皮下注射的 LD_{50} 为 (15.24 ± 2.04)g/kg。水蛭煎液对妊娠第 7~11 日的小鼠每日灌胃 500mg/kg，可使胎鼠体重下降，死胎和吸收胎比例升高，有明显致畸作用。

【现代应用】

1. 血栓栓塞性疾病后期　以水蛭为主的复方制剂（如水蛭灵仙汤）及以水蛭活性成分水蛭素为主的复方制剂（如疏血通注射剂）常用于血栓栓塞性疾病后期的治疗。

2. 子宫肌瘤　以水蛭为主的复方制剂（如大黄䗪虫丸）常用于治疗子宫肌瘤。

此外，应用水蛭治疗急性结膜炎、角膜瘢翳等均有一定疗效。

【不良反应】

本品可引起荨麻疹、瘙痒、口腔麻木感、口干、恶心等过敏样反应，严重者表现为呼吸困难，另有鼻衄、月经量增多、紫癜的个案病例报告；有一次性服用 200g 水蛭粉导致死亡的病例报告。

银杏叶

本品为银杏科植物银杏 *Ginkgo biloba* L. 的干燥叶。银杏又名白果树、公孙树、鸭掌树等。主产于江苏、浙江、山东、湖北等地。内服煎汤，外用煎水洗或捣敷。银杏叶味甘、苦、涩，性平，归肺、肾经。银杏叶具有敛肺、平喘、活血化瘀、止痛之功效，主治肺虚咳喘、胸痹等证。

银杏叶含有 20 多种黄酮类化合物，其含量在总提取物中大于 24%，主要有银杏双黄酮、异银杏双黄酮、7-去甲基银杏双黄酮（白果黄素）。银杏叶中还含有二萜内酯类化合物，二萜内酯主要有倍半萜内酯即白果内酯及银杏内酯 A、B、C、M、J 等。此外，还含有酚类、25 种有益元素、17 种氨基酸、生物碱等。

【药理作用】

1. 与功能主治相关的主要药理作用

（1）扩张血管　银杏叶提取物能扩张血管、降低外周阻力、增加血流量、防止缺血缺氧及脑水肿、促进脑细胞功能恢复，能减少血栓性脑缺血面积，改善梗死和血栓性脑缺血所致行为障碍。银杏叶中的黄酮类能增加大鼠、豚鼠、兔下肢血液灌流量。银杏叶水提物、醇提物和单黄酮山柰酚、槲皮素及银杏叶内酯 B 通过抑制血管紧张素转换酶活性，减少 Ang II 的生成，使血管张力下降。银杏叶提取物拮抗超氧阴离子的作用，从而使内皮源性舒张因子（EDRF）发挥扩张血管作用，而且还可以通过增加 cGMP 的合成来扩张血管。

（2）抗脑血管缺血再灌注损伤　银杏叶提取物可明显改善局灶性脑缺血和缺血再灌注大鼠的脑代

谢，维持脑缺血状态下神经细胞的正常形态和功能，延缓、减轻其坏死，减轻脑水肿的程度，延长小鼠缺血缺氧存活时间，具有明显的脑缺血保护作用。银杏叶提取物对脑缺血再灌注损伤保护作用的机制可能如下。①抗氧化：银杏叶提取物可使大鼠脑缺血再灌注模型脑组织中 SOD 活性升高，MDA 含量降低。②降低 MMP-9 的表达：银杏叶提取物能明显减少 MMP-9 的合成，保护细胞外基质和基底膜，降低血管通透性，减轻血管源性脑水肿。③抑制细胞凋亡：银杏叶通过调控缺血脑损伤后海马组织 Bcl-2 和 Bax 的基因表达水平和抑制 Caspase-3 凋亡基因的表达，抑制细胞凋亡。④银杏叶提取物和银杏内酯 B 能够阻止谷氨酸诱发的细胞内 Ca^{2+} 升高，对抗谷氨酸神经毒性，保护神经元使之免受其损伤，银杏叶提取物还能逆转谷氨酸诱发的下丘脑弓状核神经元核面积的减少，上述作用可能与其阻滞谷氨酸受体有关。

（3）抑制血小板聚集、抗血栓　银杏内酯通过阻断 PAF 受体，产生抑制血小板聚集、降低血黏度、抑制血栓形成的作用。在银杏内酯 A、B、C、M、J 中，银杏内酯 B 的 PAF 选择性和活性最强。银杏黄酮类化合物可以不同程度地抑制 ADP 诱导的大鼠血小板凝集，对 5-HT 和 ADP 联合诱导的家兔和绵羊血小板凝集也有同样的抑制作用。银杏叶黄酮类化合物还可降低血管内皮细胞羟脯氨酸代谢，使内壁的胶原或胶原纤维含量相对减少，有利于防止血小板黏附聚集和血栓形成。此外，银杏叶黄酮类化合物对凝血因子具有较强的抑制作用。

（4）降血脂、抗动脉粥样硬化　银杏叶水提物和乙醇提取物能明显降低大鼠血清 TC 含量，升高血清磷脂，改善血清 TC 及磷脂比例。银杏叶提取物可通过抑制血管内皮细胞 LDL 受体 LOX-1 表达而抑制动脉粥样硬化。银杏叶提取物能显著降低缺氧细胞早期及晚期凋亡率及 ET-1 mRNA 水平，部分降低因缺氧导致的细胞活性氧（ROS）水平及 eNOS 蛋白表达的增高，对缺氧所致的内皮功能障碍有一定的对抗作用。在高同型半胱氨酸诱导的大鼠动脉粥样硬化模型中，银杏叶提取物可使血浆中6-酮-前列腺素 $F_{1\alpha}$（6-keto-PGF$_{1\alpha}$）含量和 SOD 活力升高，TXB$_2$、MDA 含量下降，对动脉粥样硬化有一定的防护作用。银杏叶总黄酮能降低大鼠血清 TG 含量。银杏叶总黄酮能够显著抑制血小板衍生生长因子-BB（PDGF-BB）刺激的血管平滑肌细胞增殖，呈一定的时间浓度依赖性，且这种抑制作用与阻滞细胞周期相关。银杏内酯则无此作用。

（5）平喘　银杏叶提取物对抗组胺、ACh 引起的大鼠支气管痉挛，制银杏叶总黄酮能够显著抑制 PDGF-BB 刺激的血管平滑肌细胞增殖，呈一定的时间浓度依赖性，且这种抑制作用与阻滞细胞周期相关。银杏内酯则无法阻滞细胞周期，不能抑制哮喘的发作。银杏内酯可明显减轻气道嗜酸性粒细胞、炎性细胞浸润，防止气道上皮细胞损伤、脱落，也可明显抑制低氧所致的肺动脉高压、右心室肥厚和肺血管重建。

2. 其他药理作用　改善学习记忆：银杏叶提取物能对抗东莨菪碱引起的记忆损害，对正常小鼠也有促进记忆巩固的作用。作用机制可能是：①增强中枢尤其是海马部位的 M 胆碱受体的表达；②加速神经冲动的传导，易化突触传递，从而有利于信息获得、记忆、巩固和再现；③拮抗引起神经元坏死的淀粉样 β 蛋白，抑制脑神经细胞凋亡。

综上所述，与银杏叶敛肺、平喘、止痛、破血瘀、散积聚、通经脉相关的药理作用是扩张血管、抗心脑血管缺血再灌注损伤、抑制血小板聚集、抗血栓、降血脂、抗动脉粥样硬化、平喘等。银杏内酯、银杏黄酮是其主要的药效物质基础。

【体内过程】

家兔灌胃给予银杏叶滴丸及片剂，银杏内酯 A、B、C 及白果内酯的药动学均符合一室模型；静脉注射银杏内酯 A 和银杏内酯 B 的药动学均符合二室模型，$t_{1/2}$ 分别为 3.73 小时、4.25 小时，AUC 值分别为 68.31mg/（min·ml）、19.71mg/（min·ml）。大鼠灌胃给予银杏叶提取物 10mg/kg，槲皮素、异鼠

李素和山柰酚的 $t_{1/2}$ 分别为 3.53 小时、6.94 小时、3.97 小时，3 个黄酮类成分在大鼠血浆中都显示明显的二次达峰现象。银杏叶提取物中，槲皮素药动学符合二室模型，山柰素和异鼠李素的药动学符合非房室模型。银杏水解物中槲皮素的 $t_{1/2}$ 较银杏叶提取物中槲皮素的 $t_{1/2}$ 短；与水解物相比，提取物的相对生物利用度低，水解物中异鼠李素的相对生物利用度高。

【毒理研究】

银杏叶小鼠经口 LD_{50} 大于 21.5g/kg。大鼠连续 30 日灌胃银杏叶浸泡浓缩液 20g/(kg·d)，相当于人体推荐饮用量的 300 倍，一般情况、体重、摄食量、血液学、血液生化学、脏器重量及病理组织学检查均未见异常。

【现代应用】

1. 冠心病 以银杏叶为主的复方制剂（如银杏叶口服液、银杏片、银杏颗粒、银杏胶囊等）常用于治疗冠心病、心绞痛。

2. 中风 以银杏叶为主的复方制剂常用于中风恢复期的治疗。

此外，应用银杏叶治疗腰背酸痛、支气管哮喘及老年痴呆等均有一定疗效。

【不良反应】

有引起皮疹、食欲减退、恶心腹胀、便秘、鼻塞、头晕头痛、耳鸣、乏力、口干、胸闷和长期大剂量应用本品可引起眼前房、视网膜和脑出血的个案病例报告。

第二节 中成药

复方丹参片（颗粒、滴丸）

复方丹参片是通过中医学和西医学相结合研制而成的一种纯中药片剂，由丹参、三七和冰片组成。具有活血化瘀、理气止痛之功效。本品为薄膜衣片，除去包衣后显棕色或棕褐色，气芳香，味微苦。主治气滞血瘀所致的胸痹之证，症见胸闷、心前区刺痛，冠心病心绞痛。

【药理作用】

1. 抗心肌缺血 复方丹参片可明显降低结扎大鼠冠脉造成急性心肌梗死模型的心电图 ST 段，可减少梗死面积及心肌 LDH、CK 的释放，增加 SOD 活力等，对在体大鼠心肌缺血再灌注损伤具有明显的保护作用。复方丹参滴丸具有降低心肌耗氧、改善能量代谢、保护心肌细胞的作用。

2. 改善血液流变学异常及抗血栓 复方丹参片能使急性"血瘀"大鼠全血黏度、血浆黏度、红细胞压积有明显的降低，延长大鼠血栓形成时间，有防止血栓形成的作用。

3. 抗脑缺血 复方丹参片对毛细血管通透性增加和脑指数升高等实验性大鼠脑缺血有保护作用。复方丹参滴丸对缺血再灌注损伤和微循环障碍都具有良好的预防和治疗作用。

【毒理作用】

复方丹参滴丸给小鼠灌胃相当于 700 倍人用剂量，皮下注射 350 倍人用剂量，7 日内均无动物死亡。小鼠灌胃复方丹参滴丸的 LD_{50} 大于 16.8g/kg，皮下注射 LD_{50} 大于 8.4g/kg。

【临床应用】

常用于冠心病、心绞痛、缺血性脑血管疾病、老年血管性痴呆、高血压、病毒性心肌炎、病毒性肝炎等活血通络、祛瘀止痛、清心除烦、凉血消痈的证候。该品为寒凉之品，故体质虚寒者及孕妇不宜服用。

>>> 知识链接 •--

复方丹参滴丸的抗动脉粥样硬化作用

VEGF 可增加血管通透性，促进内皮细胞增殖，加速血管损伤、重构及斑块形成，内皮抑素（ES）能拮抗其作用，选择性调节血管内皮功能。复方丹参滴丸使冠状动脉粥样硬化患者的 VEGF 水平降低，ES 水平升高，并能显著降低冠状动脉粥样硬化患者血浆 ET、TXB_2水平，使 $6-keto-PGF_{1\alpha}$明显升高，揭示复方丹参滴丸调整、改善血管内皮细胞分泌功能的异常状态是其临床用于治疗冠状动脉粥样硬化的药理学基础。

--•

【用法用量】

片剂：口服。一次 0.96g，一日 3 次。

颗粒剂：开水冲服。一次 1g，一日 3 次。

滴丸：口服或舌下含服。一次 250mg，一日 3 次。

血塞通片（颗粒、注射液）

血塞通片是应用现代制剂工艺从三七中提取有效成分三七总皂苷制成的中成药。本品为薄膜衣片，除去薄膜衣后显白色或微黄色，味苦、微甘。具活血祛瘀、通脉活络的功效，主治脑络瘀阻、中风偏瘫、脉络瘀阻、胸痹心痛之证，冠心病、心绞痛。

【药理作用】

1. 抗血栓 血塞通片可以显著抑制血小板聚集、抗凝血酶、促进纤维蛋白溶解过程，有抑制血栓形成的作用。

2. 抗心肌缺血和脑缺血 血塞通片能扩张冠脉和外周血管、降低外周阻力、减慢心率、减少和降低心肌耗氧量、增加心肌灌注量、增加脑血流量，对心肌缺血和脑缺血有一定改善作用。

3. 其他 血塞通片可降血脂，抗疲劳、耐缺氧，提高和增强巨噬细胞的吞噬功能。

【临床应用】

常用于冠心病心绞痛、脑血管病后遗症、视网膜静脉栓、眼出血等脉络瘀阻、中风偏瘫、胸痹心痛和脑络瘀阻的证候。该品为甘温活血之剂，故月经期间及孕妇不宜使用。

【用法用量】

片剂：口服。一次 50～100mg，一日 3 次。

颗粒剂：开水冲服。一次 3～6g，一日 3 次。

注射液：肌内注射，一次 100mg，一日 1～2 次；静脉注射，一次 200～400mg，一日 3 次。用 5%或 10%葡萄糖注射液 250～500ml 稀释后缓缓滴注，一日一次。

目标检测

答案解析

一、选择题

（一）单选题

1. 不属于丹参抗心肌缺血作用机制的是（   ）

　　A. 抗自由基，抗脂质过氧化

B. 增加对钙的摄取

C. 减缓中性粒细胞与其他炎症细胞的作用

D. 使白细胞的聚集和黏附能力降低

E. 扩张冠脉，增加心肌血氧供应

2. 川芎不具有下列哪项药理作用（　　）

  A. 扩张血管，改善微循环　　B. 抗心肌缺血　　　　C. 镇静、镇痛

  D. 抗射线损伤　　　　　　　E. 降血脂

3. 川芎抗心肌缺血的主要成分是（　　）

  A. 挥发油　　　　　　　　B. 阿魏酸　　　　　　C. 丁基酰内酯

  D. 川芎嗪　　　　　　　　E. 川芎多糖

4. 川芎扩张冠脉的有效成分是（　　）

  A. 藁本内酯　　　　　　　B. 川芎哚　　　　　　C. 川芎挥发油

  D. 阿魏酸　　　　　　　　E. 川芎嗪

（二）多选题

5. 关于延胡索的药理作用，叙述正确的是（　　）

  A. 镇痛　　　　　　　　　B. 镇静、催眠　　　　C. 抗心肌缺血

  D. 抑制血小板聚集　　　　E. 抑制胃酸分泌

6. 活血化瘀药的现代药理作用有（　　）

  A. 改善血液流变学　　　　B. 改善微循环　　　　C. 改善血流动力学

  D. 抗血栓形成　　　　　　E. 抑制组织异常增生

7. 活血化瘀药改善微循环的作用主要表现在（　　）

  A. 改善微血管状态　　　　B. 改善微血流　　　　C. 收缩血管

  D. 促进侧支循环　　　　　E. 降低毛细血管通透性

二、名词解释

血瘀证

三、简答题

1. 简述活血化瘀药的主要药理作用。

2. 简述丹参的主要药理作用。

书网融合……

思政导航　　本章小结　　题库

第十九章　止咳化痰平喘药

◎ **学习目标**

知识目标

1. 掌握　止咳化痰平喘药的基本药理作用；与半夏和桔梗功效相关的药理作用、作用机制和药效物质基础。

2. 熟悉　川贝母的主要药理作用和药效物质基础；川贝枇杷糖浆（颗粒、口服液）的主要药理作用。

3. 了解　苦杏仁的主要药理作用和毒理作用。

技能目标　通过本章的学习，能够掌握止咳化痰平喘药的研究思路与研究进展，培养逻辑思维能力、学习和运用知识的能力以及创新能力。

素质目标　通过本章的学习，能够灵活应用止咳化痰平喘药来解决临床用药问题，能够自主进行止咳化痰平喘药相关药物研究的实验设计，具备开展止咳化痰平喘药药效、毒理、体内过程及物质基础研究的基本科研素养和能力。

　　凡以祛痰或消痰，缓解或制止咳嗽和喘息为主要功效的药物称为化痰止咳平喘药，可分为化痰药和止咳平喘药。温化寒痰药大多辛温而燥，有燥湿化痰、温肺祛痰之功效，主治寒痰犯肺所致的喘咳痰多、色白质稀、口鼻气冷或痰湿犯肺所致的咳嗽痰多、色白成块、舌苔白腻，以及痰湿阻滞经络引起的关节酸痛、痰核流注、瘰疬或痰浊上壅、蒙蔽清窍所致中风痰迷、癫痫惊狂等证，代表药有半夏、天南星、白附子、白芥子、皂荚、白前、桔梗、旋覆花等，代表方有二陈汤、温胆汤、茯苓丸、三子养亲汤、苓甘五味姜辛汤、半夏白术天麻汤等；清化热痰药大多甘苦而微寒，有清化热痰、润燥化痰之功效，主治热痰壅肺所致的痰多咳喘、痰稠色黄，或燥痰犯肺、干咳少痰、咳痰不爽以及痰火上扰的心烦不安、痰迷心窍的中风、癫狂或痰火凝结、瘿瘤瘰疬痰核等证，代表药有前胡、瓜蒌、浙贝母、川贝母、天竺黄、竹茹、竹沥、海浮石、海蛤壳、瓦楞子、海藻、昆布、黄药子、礞石、胖大海等，代表方有清气化痰丸、小陷胸汤、滚痰丸、贝母瓜蒌散、定痫丸等。止咳平喘药其味或辛或苦或甘，其性或温或寒，故其止咳平喘之理有宣肺、降肺、清肺、润肺和敛肺之别，主治各种原因引起肺失宣降、痰壅气逆之咳喘证，代表药有苦杏仁、苏子、枇杷叶、桑白皮、葶苈子、矮地茶、洋金花、百部、紫菀、款冬花、白果等，代表方有苏子降气汤、止嗽散、定喘汤、华盖散和麻黄汤等。

　　中医对"痰"的认识有狭义和广义之分。狭义的"痰"专指呼吸道咳出的痰，多见于上呼吸道感染、急慢性支气管炎、肺气肿、支气管扩张等肺部疾患的积痰，由气管、支气管腺体及杯状细胞分泌的酸性黏蛋白与呼吸道感染时大量炎症细胞破坏释放出的 DNA 组成，二者可结合形成网格结构，使痰液的黏度增加。广义的"痰"则泛指停积于脏腑经络之间各种各样的病理产物，表现复杂，如痰浊滞于皮肤经络可生瘰疬瘿瘤，常见于皮下肿块、慢性淋巴结炎、单纯性甲状腺肿等；痰阻胸痹，则胸痛、胸闷、心悸，见于冠心病、心绞痛、高血压、心力衰竭等；若痰迷心窍，则心神不宁、昏迷、谵妄、精神障碍，见于脑血管意外、癫痫、精神分裂症等。此外，如子宫肌瘤、前列腺增生、乳腺增生等，中医亦多辨证为痰证。

　　一般而言，咳嗽有痰者为多，痰多又易引起咳喘，因此，痰、咳、喘三者关系密切，互为因果。祛痰药多能止咳，而止咳、平喘药又多兼有化痰作用。所以，化痰药和止咳平喘药的功效与相应的选择性药理作用难以截然区分。

现代药理研究表明，化痰止咳平喘药主要具有以下药理作用。

1. 祛痰　桔梗、川贝母、前胡、紫菀、皂荚、天南星、款冬花、葶苈、满山红等的煎剂或流浸膏均有祛痰作用，能促进呼吸道的分泌功能，一般在给药后 1 小时作用达到高峰，其中以桔梗、前胡、皂荚的作用最强，而款冬花的作用较弱。家兔灌胃天南星煎剂后，其增强呼吸道分泌功能可持续 4 小时以上。上述药物的祛痰成分除葶苈含葶苈素，满山红含杜鹃素外，祛痰作用多与其所含皂苷类成分有关。皂苷能刺激胃黏膜或咽喉黏膜，反射性地引起轻度恶心，增加支气管腺体的分泌，稀释痰液而使痰液易于咳出。与皂苷不同，杜鹃素一方面可直接作用于呼吸道黏膜，促进气管黏液 – 纤毛运动，增强呼吸道清除异物的功能；另一方面可溶解黏痰，使呼吸道分泌物中酸性黏多糖纤维断裂，同时降低唾液酸的含量，使痰液黏稠度下降而易于咳出。

2. 镇咳　半夏、苦杏仁、桔梗、款冬花、川贝母、百部、满山红、紫菀等均有程度不等的镇咳作用，其中，半夏、苦杏仁、百部等的镇咳作用部位可能在中枢神经系统。

3. 平喘　浙贝母、葶苈、苦杏仁、款冬花、枇杷叶、洋金花等可通过多种机制发挥平喘作用，如浙贝碱能扩张家兔和猫的支气管平滑肌，直接抑制支气管痉挛而缓解哮喘症状；款冬花醚提物的平喘作用与兴奋神经节有关；同时，款冬花醚提物能抑制组胺所致豚鼠支气管痉挛，其作用还与抗过敏有关；洋金花含莨菪类生物碱，平喘作用与 M 受体阻断作用有关。

4. 其他　除呼吸系统外，一些心血管系统、消化系统和神经系统的疾病以及肿瘤等的病因病机也与"痰浊"有关。部分化痰止咳平喘药的药理作用涉及抗炎、抗菌、抗病毒、调血脂、抗心律失常、镇吐、镇静、抗惊厥和抗肿瘤。如半夏、天南星、桔梗、苦杏仁、枇杷叶、前胡等均具有不同程度的抗炎作用，半夏的抗炎作用与其糖皮质激素样作用有关；桔梗皂苷可抑制 NF – κB 活化，减少 iNOS 和 COX – 2 表达，从而发挥抗炎作用；枇杷叶的三萜酸类则因抑制炎症因子表达而抗炎。

综上所述，与化痰止咳平喘药相关的药理作用为祛痰、镇咳、平喘。其作用的药效物质基础主要是皂苷类成分、挥发油和生物碱等。

常用化痰止咳平喘药的主要药理作用见表 19 – 1。

表 19 – 1　化痰止咳平喘药主要药理作用总括表

类别	药物	共性药理作用			其他药理作用
		祛痰	镇咳	平喘	
温化寒痰药	半夏	+	+		镇吐、抗肿瘤、抗早孕、抗心律失常、抗溃疡、降血脂、抗炎
清化热痰药	桔梗	+	+		抗炎、抗溃疡、解热、镇静、镇痛、降血糖、降血脂
	川贝母	+	+	+	抑菌、松弛胃肠平滑肌、抗溃疡、升高血糖、降压
	浙贝母	+	+	+	抗炎、镇痛、抗氧化、抗溃疡、抗肿瘤
止咳平喘药	苦杏仁	+	+	+	抗炎、泻下、镇痛、抗肿瘤、抑制胃蛋白酶活性、增强免疫
	款冬花	+	+	+	升高血压、抑制血小板聚集
	紫菀	+	+		抗菌、抗病毒、抗肿瘤
	前胡	+			抗炎、抗过敏、抗心律失常、扩张血管、抑制血小板聚集
	葶苈	+	+	+	抗菌
	天南星	+			镇静、镇痛、抗惊厥、抗肿瘤

▷ 第一节 单味药

半 夏

本品为天南星科植物半夏 *Pinellia ternata*（Thunb.）Breit. 的干燥块茎。主产于四川、湖北、江苏、安徽等地。一般用姜汁、明矾制过入药，有姜半夏、法半夏和半夏曲等。半夏味辛，性温，有毒，归脾、胃、肺经。具有燥湿化痰、降逆止呕、消痞散结之功效。外用消肿止痛。主治湿痰证和寒痰证，证见痰多咳喘、痰饮眩悸、风痰眩晕、痰厥头痛、胃气上逆、呕吐反胃、心下痞满、结胸、梅核气；生用外治瘿瘤痰核、痈疽肿毒及毒蛇咬伤等。

半夏块茎含 β-谷甾醇、β-谷甾醇-β-D-葡萄糖苷、左旋麻黄碱、胆碱、葫芦巴碱、毒芹碱、3,4-二羟基苯甲醛及其葡萄糖苷、胡萝卜苷、鸟嘌呤核苷、葡萄糖醛酸苷、尿黑酸、甲硫氨酸、β-氨基丁酸、甘氨酸、葡萄糖醛酸、双（4-羟基苯基）醚、2-氯丙烯酸甲酯、3-甲基二十烷、原儿茶酸、半夏蛋白、多糖等。

【药理作用】

1. 与功能主治相关的药理作用

（1）镇咳祛痰　生半夏、姜半夏、明矾（清）半夏的煎剂灌胃，对电刺激猫喉上神经或胸腔注入碘液所致的咳嗽有明显的镇咳作用。给药后 30 分钟起效，可维持 5 小时以上。其镇咳作用比可待因弱，镇咳部位在咳嗽中枢，镇咳成分为生物碱。生半夏、姜半夏、清半夏和法半夏及半夏生物碱可不同程度地增加小鼠气管酚红排泌量，具有良好的祛痰作用。

（2）镇吐和催吐　半夏加热或加明矾、姜汁炮制，对阿扑吗啡、洋地黄、硫酸铜等引起的呕吐都有一定的镇吐作用，对运动致水貂呕吐无效。以上三种催吐剂的作用机制不同，而半夏都可显示镇吐作用。其镇吐成分为生物碱、甲硫氨酸、甘氨酸、葡萄糖醛酸或 L-麻黄碱，镇吐作用机制包括中枢和外周作用；生半夏有催吐作用，半夏粉在 120℃ 焙 2～3 小时，即可除去催吐成分，而不影响其镇吐作用，说明半夏的催吐和镇吐作用系由两类不同作用性质的成分所致。实验证明其催吐作用与所含 3,4-二羟基苯甲醛葡萄糖苷有关，因苷元有强烈黏膜刺激性。

（3）对消化系统的影响　半夏能抑制胃液分泌，降低胃液酸度，降低游离酸和总酸含量并抑制胃蛋白酶活性，保护急性胃黏膜损伤和促进其恢复。姜矾半夏和姜煮半夏对大鼠胃液中 PGE_2 含量无明显影响，而生半夏则能显著减少胃液中 PGE_2 含量，对胃黏膜损伤较大。由于胃黏膜细胞分泌的 PGE_2 是一种内源性的胃黏膜保护因子，生半夏对胃黏膜的损伤作用与其抑制胃肠黏膜内的 PGE_2 分泌有关。

半夏对胃肠运动功能的影响较复杂。半夏能增强家兔肠道输送能力，促进豚鼠离体肠管收缩的作用不被河豚毒素所抑制，而能被阿托品所抑制，提示本品作用于 ACh 受体而促进肠道收缩。半夏又能抑制 ACh、组胺、$BaCl_2$ 所引起的肠道收缩，对鹌鹑回肠的松弛作用及抗组胺作用的成分是麻黄碱。姜矾半夏和姜煮半夏抑制小鼠胃肠运动，而生半夏则促进小鼠胃肠运动。

半夏醇提物可对抗小鼠实验性胃溃疡，并有一定的镇痛、抗炎作用。

（4）抗肿瘤　抗肿瘤活性成分与多糖、生物碱和半夏蛋白有关。半夏多糖具有活化多形核白细胞作用和抗肿瘤作用。体外抗肿瘤实验表明，半夏各炮制品的总生物碱对慢性髓系白血病细胞 K652 的生长均有抑制作用。姜浸半夏、姜煮半夏、矾半夏和姜矾半夏的总生物碱中，以矾半夏的总生物碱抑制 K562 肿瘤细胞生长的作用最强，姜制半夏次之。姜制半夏的甲醇提取物也有抑制 K562 肿瘤细胞生长的作用。半夏总生物碱可抑制人肺癌细胞株 A549 增殖，其机制可能与 DNA 的损伤作用有关。半夏中的季铵型生物碱——葫芦巴碱对小鼠肝癌亦有抑制作用。掌叶半夏总蛋白可显著抑制人卵巢癌 SKOV3 细胞的生长，并引起 SKOV3 细胞株蛋白质组学的改变。从半夏新鲜块茎中分离纯化出的具有抗肿瘤作用的蛋白 APPT，可通过抑制肿瘤细胞 DNA 合成的起始进而阻止肿瘤细胞增殖，也可抑制载瘤小鼠中肿瘤的生长。

2. 其他药理作用

（1）抗生育和抗早孕　半夏蛋白皮下注射，对小鼠有明显的抗早孕作用。半夏蛋白可抑制卵巢黄体酮的分泌，使血浆孕酮水平明显下降，子宫内膜变薄，使蜕膜反应逐渐消失，胚胎失去蜕膜支持而流产。子宫内注射半夏蛋白可抗兔胚胎着床，其机制是半夏蛋白结合在子宫内膜腺管的上皮细胞膜上，改变了细胞膜功能。

（2）抗心律失常　半夏水浸液能使 $BaCl_2$ 所致犬室性期前收缩迅速消失；能使肾上腺素所致心动过速转为窦性心律。采用柱色谱分离法得到的半夏提取物，静脉注射对 $BaCl_2$ 引起的犬室性心律失常有明显的对抗作用。

（3）对实验性硅沉着病的影响　姜半夏制剂腹腔注射或肌内注射，可抑制大鼠实验性硅沉着病的发展，使肺干重和湿重降低，全肺胶原蛋白量减少，组织病理改变减轻。姜半夏制剂预防给药效果最好，治疗给药也有一定疗效，与克矽平的疗效相似，但对肺组织中的 SiO_2 含量无明显影响。

（4）降血脂　半夏可以阻止或延缓食饵性高脂血症的形成，明显降低 TC 和 LDL - C。半夏还可通过调节 ET - 1 起到保护内皮细胞的作用。

（5）抗帕金森病　通过 6 - 羟基多巴胺（6 - OHDA）诱导神经元细胞损伤分别来建立 PD 动物模型以及 PD 细胞模型，发现半夏总生物碱对 6 - OHDA 诱导的大鼠肾上腺嗜铬细胞瘤 PC12 细胞株损伤具有保护作用。作用机制可能是提高 SOD 活性、抑制羟自由基的能力、降低 MDA 含量和 Caspase - 3 活性、上调 Bcl - 2 和下调 Bax 的蛋白表达等。

此外，半夏尚能显著抑制小鼠的自主活动，与干姜同用的中枢抑制作用比单用强。半夏中的葡萄糖醛酸衍生物可对抗士的宁和 ACh 的作用。半夏蛋白对运动神经末梢膜电流作用的总效应为促进 Ca^{2+} 内流，提高细胞内 Ca^{2+} 浓度，从而促进神经递质释放。半夏煎剂给兔灌胃，可轻度降低兔的眼内压。半夏水浸液有抗皮肤真菌作用。半夏能使小鼠肝脏酪氨酸转氨酶（TAT）活性上升。对摘除肾上腺的小鼠，同时给予半夏和可的松，肝脏 TAT 活性上升，有一定的量效关系。半夏具有糖皮质激素样作用，可使血中皮质酮含量上升。

综上所述，半夏的燥湿化痰、降逆止呕、消痞散结功效主要与镇咳祛痰、镇吐、抗肿瘤等作用有关。半夏所含的生物碱、甲硫氨酸、甘氨酸、葡萄糖醛酸、多糖和半夏蛋白等是其主要的药效物质基础。

【体内过程】

灌胃后，葫芦巴碱可被小肠直接吸收，给药后约 3 小时达最大吸收峰，其峰浓度可达 22.28mg/L，属中速吸收的药物。葫芦巴碱从血浆迅速向组织转移，以原形从尿液排泄。消除半衰期 $t_{1/2}$ 为 2.2 小时，V_d 为 0.64L/kg，提示在体内不易蓄积，分布容积较小。给兔耳缘静脉注射，其药 - 时曲线符合二室开放模型。

【毒理研究】

生半夏粉灌胃，对妊娠大鼠和胚胎均有毒性，能引起孕鼠阴道出血，使胚胎早期死亡数增加，胎鼠体重显著降低；而相同剂量的制半夏粉毒性小。分别给小鼠腹腔注射生半夏和姜半夏注射剂，连续用药 10 日，采用骨髓细胞染色体分析技术研究表明，两种半夏注射剂诱发致突变频率明显高于空白组，与致突变剂丝裂霉素 C 相近，提示两种制剂对小鼠遗传物质有损害作用。

半夏凝集素蛋白具强烈的促炎作用，其促炎作用与毒针晶的刺激性炎症毒性密切相关。半夏产生强烈炎症刺激的机制是毒针晶刺入机体，凝集素蛋白随针晶刺入而进入机体组织，诱导炎症反应发生而产生严重的刺激性毒性。半夏的刺激性毒性是毒针晶产生的机械刺激与半夏凝集素蛋白化学刺激双重作用的结果。

【现代应用】

1. 梅尼埃综合征　以半夏为主药的方剂（如二陈汤、半夏白术天麻汤等）常用于治疗梅尼埃综合征、血管神经性头痛、梅核气等。

2. 呕吐　以半夏为主药的方剂（如小半夏汤、黄连橘皮竹茹半夏汤、干姜人参半夏丸等）常用于治疗呕吐、妊娠呕吐、消化道疾病等。

3. 冠心病　以半夏为主药的方剂（如半夏泻心汤、小陷胸汤、瓜蒌薤白半夏汤等）常用于治疗冠心病、心律失常、病毒性心肌炎等。

4. 恶性肿瘤　以半夏为主药的方剂（如海藻玉壶汤、半夏散、玉粉丸等）常用于治疗恶性肿瘤、寻常疣及跖疣等。

【不良反应】

生半夏对口腔、喉头和消化道黏膜有强烈刺激性，人误服后会发生咽喉肿胀、疼痛、失音、流涎、痉挛、呼吸困难，严重者可窒息而死。临床应用半夏多经生姜和明矾炮制以降低其毒性。

川贝母

本品为百合科植物川贝母 *Fritillaria cirrhosa* D. Don、暗紫贝母 *Fritillaria unibracteata* Hsiao et K. C. Hsia、甘肃贝母 *Fritillaria przewalskii* Maxim.、梭砂贝母 *Fritillaria delavayi* Franch.、太白贝母 *Fritillaria taipaiensis* P. Y. Li 或瓦布贝母 *Fritillaria unibracteata* Hsiao et K. C. Hsia var. *wabuensis*（S. Y. Tang et S. C. Yue）Z. D. Liu，S. Wang et S. C. Chen 的干燥鳞茎。按性状不同分别习称"松贝""青贝""炉贝"和"栽培品"。主产于四川、云南、甘肃等地。川贝母味苦、甘，性微寒，归肺、心经。具有清热化痰、润肺止咳、散结消肿之功效。主治虚劳咳嗽、肺热燥咳、瘰疬疮肿及乳痈、肺痈。

主含生物碱：川贝母含川贝母碱、青贝碱、西贝母碱、考瑟蔚胺碱、考瑟蔚灵碱、考瑟蔚宁碱、考瑟文宁碱、考辛碱、茄啶等；暗紫贝母含 β – 谷甾醇、松贝甲素、硬脂酸、蔗糖等；甘肃贝母含腺苷、川贝酮、梭砂贝母酮碱、西贝素、胸腺嘧啶核苷；梭砂贝母含西贝素、梭砂贝母碱、梭砂贝母酮碱、川贝酮碱、梭砂贝母芬酮碱等。另含皂苷类成分。

【药理作用】

1. 与功能主治相关的药理作用

（1）镇咳祛痰　小鼠灌胃川贝母的流浸膏，对氨水刺激引起的咳嗽无明显镇咳作用，但能使小鼠呼吸道酚红分泌量增加，有明显祛痰作用。组织培养的川贝母和野生川贝母均有显著的镇咳作用，作用可持续 3 小时。小鼠酚红排泌法试验显示，两种川贝母均有祛痰作用，给药 1 小时后达峰值，2 小时后作用下降。小鼠灌胃川贝母生物碱，对 SO_2 刺激引起的咳嗽无明显镇咳作用，而酚红排泌法试验证明有显著祛痰作用。大鼠灌胃川贝醇提物或川贝总苷，经毛细管法祛痰试验证明均有祛痰作用。猫腹腔注射川贝母醇提物对电刺激喉上神经引起的咳嗽有显著镇咳作用；静脉注射川贝总碱也有显著镇咳作用。可见，川贝母祛痰作用显著，而镇咳作用则不够稳定。

（2）平喘　川贝母醇提物和总生物碱对组胺所致豚鼠离体平滑肌痉挛有明显松弛作用；总生物碱对 ACh 和组胺所致豚鼠哮喘有显著平喘效果。

（3）抗菌　体外抗菌试验表明，川贝母醇提物对金黄色葡萄球菌和大肠埃希菌有明显抑制作用。

2. 其他药理作用

（1）对消化系统的影响　西贝母碱对离体豚鼠回肠、兔十二指肠和在体的犬小肠有松弛作用；能对抗 ACh、组胺和 $BaCl_2$ 所致痉挛，作用与罂粟碱相似。贝母的总生物碱尚具有抗溃疡作用，其作用机制与抑制胃蛋白酶活性有关。

（2）对心血管系统的影响　猫静脉注射川贝母碱可引起血压下降，并伴有短暂性呼吸抑制。犬静脉注射西贝母碱可引起外周血管扩张，血压下降，此时心电图无变化。川贝母提取物可通过抑制血管紧张素转换酶的活性，释放 NO/cGMP，增强血管中 NO 的供应及血浆中 NO 的代谢浓度，来达到降压的目的。

此外，川贝母碱兔静脉注射可使血糖增高，并维持 2 小时以上。川贝母醇提物给小鼠灌胃，能明显提高小鼠耐缺氧能力。

综上所述，川贝母清热润肺、化痰止咳、散结消肿之功效与其镇咳祛痰、平喘、抑菌等作用有关。川贝母药理活性成分主要为川贝母中的生物碱。川贝母及川贝母生物碱对消化系统、心血管系统的影响，则是川贝母的现代药理研究进展。

【体内过程】

按 100mg/kg 剂量给大鼠灌胃西贝母碱，$t_{1/2}$ 为（32.6 ± 3.2）分钟，$AUC_{0-\infty}$ 为（189 ± 68）$\mu g/(ml \cdot min)$，V_d 为（3.37 ± 1.44）L/kg，CL 为（70.2 ± 20.2）$ml/(min \cdot kg)$，C_{max} 为（5.00 ± 1.58）$\mu g/ml$，t_{max} 为（14.8 ± 1.79）分钟。

【毒理研究】

小鼠静脉注射川贝母碱的最小致死量为 40mg/kg，兔为 12 ~ 15mg/kg。大鼠静脉注射西贝母碱的 LD_{50} 为 148.4mg/kg。

【现代应用】

以川贝母为主药的方剂（如二母宁嗽汤、贝母瓜蒌散、百合固金汤等）常用于治疗百日咳、肺结核、急慢性支气管炎及上呼吸道感染等。

桔 梗

本品为桔梗科植物桔梗 *Platycodon grandiflorum*（Jacq.）A. DC. 的干燥根。生用、炒用或蜜炙用。桔梗味苦、辛，性平，归肺经。具有宣肺、利咽、祛痰、排脓的功效，主治咳嗽痰多、胸闷不畅、咽痛音哑、肺痈吐脓等证。

桔梗主要含三萜皂苷类成分，约有 40 种，根据桔梗皂苷元母核化学结构的变化规律可分为桔梗酸类，如桔梗皂苷 A、B、D；桔梗二酸类，如桔梗二酸 A、B、C；远志酸类，如远志皂苷 D。此外，还含白桦脂醇、甲基 - 3 - O - β - D - 吡喃葡萄糖基远志酸甲酯、3 - O - β - 昆布二糖基远志酸甲酯、桔梗苷酸 A 甲酯、2 - O - 甲基桔梗苷酸 A 甲酯、α - 菠菜甾醇、α - 菠菜甾醇 - β - D - 葡萄糖苷等。

【药理作用】

1. 与功能主治相关的药理作用

（1）祛痰　麻醉犬灌胃桔梗煎剂后，能显著增加呼吸道黏液的分泌量，其强度与氯化铵相似。对麻醉猫也有明显祛痰作用，可持续 7 小时以上。桔梗的根、根皮、茎、叶、花、果均有显著祛痰作用。桔梗总皂苷及黑曲霉转化的总桔梗次皂苷均有祛痰作用。桔梗的祛痰作用机制主要是其所含的皂苷经口服刺激胃黏膜，反射性地增加支气管黏膜分泌，使痰液稀释而被排出。

（2）镇咳　桔梗水提物腹腔注射，对机械刺激豚鼠气管黏膜引起的咳嗽有镇咳效果。桔梗皂苷亦有镇咳作用，其镇咳 ED_{50} 为 6.4mg/kg，大约是 LD_{50} 的 1/4。

（3）松弛平滑肌　桔梗皂苷对离体豚鼠气管和回肠平滑肌无直接作用，但能竞争性拮抗 ACh 或组胺引起的回肠收缩，并拮抗组胺引起的气管收缩。

（4）抗炎　给大鼠灌胃桔梗粗皂苷，对角叉菜胶或醋酸所致的足跖肿胀有较强的抗炎作用。每日给大鼠灌胃桔梗皂苷，连续 7 日，对棉球肉芽肿有显著抑制作用，对大鼠佐剂性关节炎也有效。桔梗皂苷还能明显抑制过敏性休克小鼠毛细血管通透性。桔梗水提液对小鼠腹腔巨噬细胞 NO 的释放有调节作用，这可能是其抗炎作用的机制之一。

桔梗皂苷可明显减轻慢性支气管炎模型小鼠气道重塑的病理改变，其干预机制可能是通过清除小鼠肺组织中的炎性因子和自由基的含量，同时又能抑制 MMP-9 和 TIMP-1 的表达，从而达到减少胶原蛋白的沉积以减轻气管狭窄而逆转气道重塑的。

2. 其他药理作用

（1）降血糖、降血脂　对正常家兔和四氧嘧啶性糖尿病家兔，灌胃桔梗水提取物或乙醇提取物均可使血糖下降，降低的肝糖原在用药后恢复，且能抑制食物性血糖升高，醇提物的作用较水提物强。桔梗能通过降低高糖和 H_2O_2 对血管内皮细胞的损伤，降低蛋白糖基化的形成，有效抑制糖尿病血管并发症和肾脏的损伤。桔梗皂苷 D 对 ox-LDL 诱导的内皮细胞氧化损伤有抑制作用。桔梗皂苷可降低大鼠肝内胆固醇含量，增加胆固醇和胆酸的排泄。桔梗总皂苷能明显减轻糖尿病大鼠肝脏组织的病理改变。

（2）镇静、镇痛、解热　给小鼠灌胃桔梗皂苷，能抑制小鼠自发活动，延长环己巴比妥钠睡眠时间，呈明显镇静作用；对小鼠醋酸性扭体法及尾压法呈镇痛作用；对正常小鼠及伤寒、副伤寒疫苗所致的发热小鼠，均有显著解热作用。

（3）抗溃疡　桔梗皂苷能抑制大鼠胃液分泌而发挥抗消化性溃疡作用，能抑制大鼠幽门结扎所致的胃液分泌。十二指肠注入桔梗粗皂苷，可防止大鼠消化性溃疡的形成；对醋酸所致的大鼠慢性溃疡有明显拮抗作用。

此外，桔梗尚有利尿作用。桔梗多糖在体内可抑制 U14 宫颈癌实体瘤小鼠肿瘤生长，上调 p19ARF 和 Bax 蛋白表达，而诱导突变型 p53 蛋白表达显著下降。桔梗总皂苷能抑制人肺腺癌 A549 细胞增殖，抑制白血病细胞 K562 的增殖，并通过线粒体途径诱导其凋亡。尚具有抑制肺炎支原体等作用。

综上所述，与桔梗宣肺、利咽、祛痰、排脓功效相关的药理作用是祛痰、镇咳、抗炎等。桔梗皂苷是其主要的药效物质基础。

>>> **知识链接** •--

桔梗"为诸药舟楫，载之上浮"的药理学进展

桔梗作为引经药使用由来已久，常将其比作"舟楫之剂"，起到载药上行、开宣肺气之功效。研究发现桔梗皂苷具有表面活性，能通过增溶作用增加药物中难溶性成分的浸出量，并可改变细胞膜的通透性，增强药物的吸收量，推断其引经作用的内在基础。如银翘散方中桔梗的有效成分桔梗皂苷，在达到临界胶束浓度后会形成胶束，增加方中薄荷油等难溶性成分的溶出。天王补心丹"假桔梗为舟楫，远志为向导，和诸药入心经而安神明"，将方中桔梗去除，全方的镇静、催眠与抗惊厥作用有所降低，说明该方借桔梗"载药上行"作用增强疗效。桔梗引药入肺，可增强清热解毒药金银花和连翘等对慢性阻塞性肺病大鼠的药效。

--•

【体内过程】

白桦脂醇可转化为白桦脂酸。在 15μg/ml 浓度时，白桦脂酸在大鼠和小鼠的血浆蛋白结合率约

为99%。

【毒理研究】

小鼠灌胃桔梗煎剂的 LD_{50} 为24g/kg。小鼠、大鼠灌胃桔梗皂苷的 LD_{50} 分别为420mg/kg 和大于800mg/kg，腹腔注射 LD_{50} 分别为22.3mg/kg 和14.1mg/kg。豚鼠腹腔注射桔梗皂苷的 LD_{50} 为23.1mg/kg。桔梗皂苷有很强的溶血作用，溶血指数为1∶10000，故不能静脉注射给药。

桔梗热水提取物及冷冻真空干燥剂可使组氨酸缺陷型鼠伤寒沙门菌 TA_{98} 及 TA_{100} 回变菌落数增加，同时对小鼠微核试验及染色体畸变试验呈阳性结果。

【现代应用】

1. 咳嗽 以桔梗为主药的方剂（如杏苏散、止嗽散等）常用于治疗肺炎、肺结核、急慢性支气管炎、小儿喘息性肺炎等。

2. 急性扁桃体炎 以桔梗为主药的方剂（如桔梗汤、清音丸等）常用于治疗急性扁桃体炎、急性咽炎、声带小结、失音等。

【不良反应】

有恶心、呕吐、乏力、心烦、四肢汗出等个案病例报告。

苦杏仁

本品为蔷薇科植物山杏 *Prunus armeniaca* L. va. *ansu* Maxim.、西伯利亚杏 *Prunus sibirica* L.、东北杏 *Prunus mandshurica*（Maxim.）Koehne 或杏 *Prunus armeniaca* L. 的干燥成熟种子。苦杏仁味苦，性微温，有小毒，归肺、大肠经。具有降气止咳平喘、润肠通便之功效，主治咳嗽气喘、胸满痰多、血虚津枯、肠燥便秘等证。

苦杏仁中含脂肪油约50%，包括己醛、（E）-2-己烯醛、（E）-2-壬烯醛、（E，E）-2,4-癸二烯醛、柠檬醛、胆甾醇、芳樟醇、环氧二氢芳樟醇、α-松油醇、异松香烯、硬脂酸、亚麻酸、肉豆蔻酸、花生油酸、棕榈酸、棕榈油酸、γ-十二碳内酯、γ-癸内酯等；苦杏仁苷约3%；蛋白质及多种游离氨基酸；此外，尚含有苦杏仁苷酶、苦杏仁酶及樱苷酶、扁桃苷、玉红黄质、野樱苷、β-紫罗兰酮、毛茛黄素、扁桃腈等。

【药理作用】

1. 与功能主治相关的药理作用

（1）镇咳、平喘、祛痰 苦杏仁炮制品水煎液给豚鼠灌胃，有显著的镇咳及平喘作用。其作用机制是苦杏仁中所含的苦杏仁苷，经肠道微生物酶或苦杏仁本身所含苦杏仁酶分解而产生微量氢氰酸，对呼吸中枢呈抑制作用。苦杏仁水煎液给小鼠灌胃，有显著祛痰作用。

（2）抗炎 苦杏仁的胃蛋白酶水解产物对大鼠棉球肉芽肿有抑制作用，但不抑制角叉菜胶引起的大鼠足跖急性肿胀，对佐剂所致大鼠关节炎 I 期和 II 期损伤的发展也无抑制作用；但对佐剂引起的关节炎鼠，能延长优球蛋白溶解时间，并抑制结缔组织增生。苦杏仁水溶性部位无上述活性。从苦杏仁中提取的蛋白质成分 KR-A 和 KR-B 有明显抗炎作用，KR-A 和 KR-B 给大鼠灌胃，抗角叉菜胶性足跖肿胀的 ED_{50} 分别为13.9mg/kg 和6.4mg/kg。

（3）对免疫功能的影响 小鼠肌内注射苦杏仁苷，可促进有丝分裂原所致脾脏 T 淋巴细胞增殖，增强小鼠脾脏 NK 细胞活性。苦杏仁苷肌内注射，对小鼠肝 Kupffer 细胞的吞噬功能有明显促进作用。

（4）泻下 苦杏仁含丰富的脂肪油，具有润滑性泻下作用，可润肠通便。

2. 其他药理作用

（1）对消化系统的影响 苦杏仁苷被酶催化后分解形成氢氰酸的同时，也产生苯甲醛。苯甲醛在体外以及在健康者或溃疡病患者体内，均能抑制胃蛋白酶活性。苦杏仁水溶性部位的胃蛋白酶水解产物对 CCl_4 处理的大鼠，能抑制 AST、ALT 水平，降低羟脯氨酸含量和抑制肝结缔组织增生，但不能抑制 D-半乳糖胺引起的 AST、ALT 水平升高。苦杏仁苷皮下注射，对小鼠肝细胞增生有明显促进作用。苦杏仁苷对二甲基亚硝胺（DMN）诱导的大鼠肝纤维化有显著改善作用。

（2）镇痛 苦杏仁的胃蛋白酶水解产物对乙酸引起的小鼠扭体反应有抑制作用。小鼠热板法和醋酸扭体法证实苦杏仁苷皮下注射有镇痛作用，无耐受性，无竖尾反应及烯丙吗啡诱发的跳跃反应。从苦杏仁中提得的蛋白质成分 KR-A 和 KR-B 静脉注射能抑制小鼠扭体反应，具有镇痛效应。

（3）抗肿瘤 苦杏仁苷具有抗肿瘤作用。苦杏仁苷水解生成的氢氰酸和苯甲醛对癌细胞具有协同杀伤作用。苦杏仁苷能促进胰蛋白酶消化癌细胞的透明样黏蛋白被膜，使白细胞更容易接近并杀伤癌细胞。体外试验证明氢氰酸、苯甲醛、苦杏仁苷均有微弱的抗癌作用，氢氰酸与苯甲醛，或苦杏仁苷与 β-葡萄糖苷酶合用可明显提高抗癌作用。苦杏仁苷被 β-葡萄糖苷酶特异性激活后，可促进凋亡相关基因 *Bax* 表达、增强 Caspase-3 的活力而诱导大肠癌 LoVo 细胞凋亡。

此外，苦杏仁苷还有抗突变作用，减少由安乃近、丝裂霉素 C 等引起的微核多染性红细胞数；防治四氧嘧啶引起的糖尿病；增强大鼠脑缺血状态下的细胞色素氧化酶活性等。

综上所述，与苦杏仁止咳平喘、润肠通便功效相关的药理作用是祛痰、镇咳、平喘、抗炎、增强免疫以及泻下等。苦杏仁苷、蛋白酶水解产物及脂肪油等是其主要的药效物质基础。

【体内过程】

苦杏仁苷在人及兔体内的药动学过程均符合二室模型。人静脉给药的 $t_{1/2\alpha}$ 为 6.2 分钟，$t_{1/2\beta}$ 为 120.3 分钟，CL 为 99.3ml/min。苦杏仁苷的主要排泄方式是以原形从尿中排泄。兔静脉注射苦杏仁苷 500mg/kg，其主要药物动力学参数为：$t_{1/2\alpha}$ 为 3.5 分钟，$t_{1/2\beta}$ 为 4.3 分钟。在 48 小时内，兔尿中排泄量为注入剂量的 71.4%，说明药物在体内消除较快，较少引起蓄积。药物除分布于血液及血流量较丰富的器官和组织外，还有相当一部分分布于肌肉组织。苦杏仁苷口服生物利用度很小，且容易引起中毒。

【毒理研究】

苦杏仁苷小鼠静脉注射的 LD_{50} 为 25g/kg，腹腔注射的 LD_{50} 为 8g/kg。

【现代应用】

以苦杏仁为主药的方剂（如杏苏散、三拗汤、桑菊饮、桑杏汤等）常用于治疗慢性支气管炎、肺气肿、百日咳、慢性咽炎等。

【不良反应】

苦杏仁的安全性与用药剂量、给药途径、炮制与否密切相关。文献报道，若过量服用苦杏仁（儿童 10~20 粒，成人 40~60 粒），可引起急性中毒，临床表现为头晕乏力、头痛、呼吸急促、恶心、呕吐、发绀、昏迷、惊厥等，抢救不当可致呼吸或循环衰竭而死亡；若每日口服苦杏仁 4g，持续半个月，或静脉给药苦杏仁苷，连续 1 个月，可见毒性反应，主要表现为消化系统损害，并可引起心电图 T 波改变及房性期前收缩，停药后以上不良反应均消失。若每日仅口服苦杏仁 0.6~1.2g，可避免毒性反应。

中毒机制：本品含苦杏仁苷，可被分解产生氢氰酸而抑制细胞色素氧化酶，使细胞氧化反应停止；也可直接损害延髓的呼吸中枢与血管运动中枢，引起呼吸抑制，导致死亡。因苦杏仁苷口服后易在胃肠道分解出氢氰酸，故口服的毒性比静脉注射大。中毒的解救：除常规处理和对症治疗外，主要用亚硝酸钠和硫代硫酸钠解救氢氰酸引起的中毒。先静脉注射 3% 亚硝酸钠 10ml，使血红蛋白形成变性血红蛋白，与细胞色素氧化酶竞争氰基，形成氰化高铁血红蛋白，从而使细胞色素氧化酶恢复活性。随后注射 25% 硫代硫酸钠 50ml，在硫氰化酶的作用下与氰化物反应，形成无毒的硫氰酸盐，迅速从尿液排出体外。

第二节 中成药

川贝枇杷糖浆（颗粒、口服液）

川贝枇杷糖浆由川贝母流浸膏45ml、桔梗45g、枇杷叶300g、薄荷脑0.34g组成。以上四味，川贝母流浸膏系取川贝母45g，粉碎成粗粉，用70%乙醇作溶剂，浸渍5日后，缓缓渗漉，收集初渗漉液38ml，另器保存，继续渗漉，待可溶性成分完全漉出，将渗漉液浓缩至适量，加入初渗漉液混合，继续浓缩至45ml，滤过。桔梗和枇杷叶加水煎煮两次，第一次2.5小时，第二次2小时，合并煎液，滤过，滤液浓缩至适量，加入蔗糖400g及防腐剂适量，煮沸使溶解，滤过，滤液与川贝母流浸膏混合，冷却，加入薄荷脑和含适量杏仁香精的乙醇溶液，加水至1000ml，搅匀，即得。本品为棕红色的黏稠液体；气香，味甜、微苦、凉。具有清热宣肺、化痰止咳的功效。用于风热犯肺、痰热内阻所致的咳嗽痰黄或咳痰不爽、咽喉肿痛、胸闷胀痛；感冒、支气管炎见上述证候者。尚可制成颗粒剂、口服液和膏剂等。

【药理作用】

1. 镇咳 给小鼠灌胃川贝枇杷膏（颗粒），能延长氨水或 SO_2 所致小鼠咳嗽的潜伏期、减少咳嗽次数。川贝枇杷含片能抑制机械刺激所致豚鼠咳嗽反射的潜伏期。

2. 平喘 给豚鼠灌胃川贝枇杷膏，能延长磷酸组胺所致喘息的潜伏期。川贝枇杷含片能缓解磷酸组胺所致豚鼠气管螺旋条的痉挛。

3. 祛痰 给小鼠灌胃川贝枇杷膏，能增加其气管的酚红排泌量。

4. 抗炎 灌胃川贝枇杷膏，能抑制大鼠棉球肉芽肿的形成，还能抑制蛋清所致大鼠足跖肿胀、二甲苯或巴豆油所致小鼠耳廓肿胀。

【毒理作用】

川贝枇杷膏小鼠灌胃给药的 LD_{50} 大于 15g/kg。川贝枇杷膏按 1.5g/kg、1.0g/kg、0.67g/kg 给大鼠灌胃，每日1次，连续90日，动物未见明显异常。

【临床应用】

感冒、急慢性支气管炎等属风热犯肺、痰热内阻证者，见咳嗽，痰黄或稠，咳痰不爽、口渴咽干、咽喉肿痛、胸闷胀痛、舌苔薄黄、脉浮数，外感风寒者不宜使用。

【用法用量】

糖浆剂：口服。一次10ml，一日3次。

颗粒剂：开水冲服。一次3g，一日3次。

口服液：口服。一次10ml，一日3次。

目标检测

答案解析

一、选择题

（一）单选题

1. 关于化痰药的祛痰作用，说法正确的是（　）

　　A. 满山红所含挥发油可发挥比较显著的恶心性祛痰的作用

　　B. 多数中药的祛痰作用与其含有的皂苷类成分有关

　　C. 桔梗皂苷能使呼吸道分泌物中酸性黏多糖纤维断裂，痰液黏度下降而易于咳出

　　D. 多数化痰药中所含的皂苷具有显著的溶解黏痰的效果

　　E. 恶心性祛痰药可兴奋机体黏液腺而发挥祛痰作用

2. 桔梗的祛痰作用显著，其祛痰作用机制为（　）

　　A. 抑制呼吸中枢

　　B. 抑制呼吸道感受器

　　C. 增加气管黏液－纤毛运动

　　D. 所含皂苷轻度刺激咽喉黏膜，反射性引起恶心，增加支气管腺体的分泌

　　E. 使呼吸道分泌物中酸性黏多糖纤维断裂，痰液黏稠度下降而易于咳出

3. 苦杏仁有镇咳作用是由于（　）

　　A. 抑制呼吸中枢

　　B. 抑制呼吸道感受器

　　C. 增加气管黏液－纤毛运动

　　D. 抑制喉上神经冲动传入

　　E. 刺激胃黏膜或咽喉黏膜，增加支气管腺体的分泌

4. 以下关于半夏药理作用的叙述中，错误的是（　）

　　A. 半夏是中枢性镇咳药

　　B. 生半夏能催吐，制半夏能镇吐

　　C. 半夏能抗早孕

　　D. 半夏中葫芦巴碱有抗癌作用

　　E. 半夏能增加胃酸分泌，久服可导致胃溃疡

5. 川贝枇杷膏的药理作用不包括（　）

　　A. 镇咳　　　　　　　　B. 祛痰　　　　　　　　C. 平喘

　　D. 解热　　　　　　　　E. 抗炎

（二）多选题

6. 川贝母具有清热化痰、润肺止咳、散结消肿功效。关于其药理作用，阐述正确的是（　）

　　A. 与其功能主治相关的药理作用主要为镇咳祛痰、平喘和抗菌

　　B. 川贝母碱与西贝母碱可收缩外周血管，升高血压

　　C. 以川贝母为主的方剂临床常用于治疗上呼吸道感染、急慢性支气管炎等疾病

　　D. 川贝母所具有的胃肠道系统药理活性，是其现代药理研究进展

　　E. 川贝母中所含挥发油类成分是其祛痰镇咳的主要药效物质基础

7. 关于桔梗的药理作用，阐述正确的是（　　）

    A. 祛痰、镇咳　　　　　　B. 抗心律失常　　　　　　C. 抗炎

    D. 抗菌　　　　　　　　　E. 降血糖和降血脂

二、简答题

1. 半夏具有燥湿化痰、降逆止呕、消痞散结功效，请阐述与其功能主治相关的药理学基础。

2. 简述苦杏仁的药效物质基础和药理作用。

书网融合……

思政导航　　　　　　本章小结　　　　　　题库

第二十章　安神药

PPT

◎ **学习目标**

知识目标

1. 掌握　安神药的基本药理作用；酸枣仁功效相关的药理作用、作用机制和药效物质基础。

2. 熟悉　朱砂、远志的主要药理作用和药效物质基础；天王补心丸的主要药理作用。

3. 了解　酸枣仁、朱砂、远志的体内过程、毒理研究、现代应用和不良反应。

技能目标　通过本章的学习，能理解安神药的现代药学与药理学特点、研究思路和方法，培养逻辑思维能力、分析解决具体问题的能力和举一反三、自主学习能力。

素质目标　通过本章的学习，能够灵活应用安神药来解决临床用药问题和进行药物研究的基本设计，具备开展安神药药效及物质基础研究的基本科研素质和能力。

凡以宁心安神为主要功效，用于心神不安证的药物称为安神药，可分为养心安神药和重镇安神药。其中，养心安神药多味甘，归心、肝经，具甘润滋养之性，有滋养心肝、养阴补血、交通心肾等功效，主要用于阴血不足、心脾两虚、心肾不交等导致的心悸、怔忡、虚烦不眠、健忘多梦等证，代表药有酸枣仁、柏子仁、远志、合欢皮和夜交藤等；重镇安神药多性寒，归心、肝、肾经，具质重沉降之性，有重镇安神、平惊定志、平肝潜阳等功效，主要用于心火炽盛、痰火扰心、惊吓等引起的惊悸、失眠及惊痫、癫狂等证，代表药物有朱砂、磁石、琥珀和龙骨等。

心神不安多为外受惊恐、肝郁化火、内扰心神或阴血不足、心神失养所致，其表现为惊狂善怒、烦躁不安者，多属实证，根据"惊者平之"治则，治宜重镇安神；表现为心悸健忘、虚烦失眠者，多属虚证，根据"虚者补之"治则，治宜养心安神。

心神不安证与失眠症、抑郁症、焦虑症等中枢神经系统疾病的临床表现相似，故心神不安证主要是中枢神经系统的病变。

现代药理研究表明，安神药治疗心神不安证的作用与下列药理作用有关。

1. 镇静　安神药具有镇静作用。酸枣仁、磁石、琥珀、龙骨、朱砂、远志以及酸枣仁汤、朱砂安神丸等均可减少小鼠自发性活动，协同巴比妥类药物的中枢抑制作用，拮抗苯丙胺的中枢兴奋作用。

2. 抗惊厥　酸枣仁、远志均可抑制戊四氮引起的阵挛性惊厥；酸枣仁、琥珀、磁石可对抗士的宁引起的惊厥；琥珀对大鼠听源性惊厥及小鼠电惊厥、龙骨对二甲弗林引起的惊厥、灵芝对烟碱引起的惊厥、朱砂对安钠咖引起的惊厥均具有抑制作用。

3. 改善睡眠　大多数安神药能延长戊巴比妥钠所致睡眠时间。能延长总睡眠时间，延长非快速眼动睡眠时相的慢波睡眠期，促进机体功能的恢复，提高睡眠质量。如酸枣仁汤、天王补心丹、朱砂安神丸、磁朱丸、酸枣仁、夜交藤、磁石、龙骨等。

4. 对心血管系统的影响　酸枣仁、远志、灵芝具有抗心律失常、抗心肌缺血和降血压等作用。

综上所述，镇静、抗惊厥、改善睡眠、抗心律失常和降血压等作用是安神药宁心安神、用于心神不安证的药理学基础，其作用的药效物质基础主要是皂苷类和黄酮类成分。常用安神药的主要药理作用见

表 20 – 1。

表 20 – 1　安神药主要药理作用总括表

类别	药物	共性药理作用			其他药理作用
		镇静	抗惊厥	改善睡眠	
重镇安神药	朱砂	+		+	镇咳、祛痰、解毒
	琥珀	+	+		
	磁石		+	+	抗炎、止血、镇痛、补血
	龙骨	+	+	+	促凝血、收敛、固涩
养心安神药	酸枣仁	+	+	+	镇痛、降温、降血脂、降血压、抗心律失常
	远志	+	+	+	祛痰、镇咳、降血压、益智、兴奋子宫
	灵芝	+	+	+	增强免疫、促进学习记忆、延缓衰老、抗肿瘤、降血糖、抗炎、抗过敏、保肝、解毒、抗心肌缺血、抗心律失常

▷ 第一节　单味药

酸枣仁

本品为鼠李科植物酸枣 *Ziziphus jujuba* Mill. var. *spinosa*（Bunge）Hu ex H. F. Chou 的干燥成熟种子。主产于河北、陕西、河南、辽宁等地。生用或炒制。酸枣仁味甘、酸，性平，归心、肝、胆经。具有养心益肝、安神、敛汗的功效，主治心悸失眠、体虚多汗等证。

酸枣仁主要含有黄酮、三萜、生物碱以及脂肪油等多种成分。皂苷类主要有酸枣仁皂苷 A、B、B$_1$；酸枣仁中含有约 32% 的脂肪油，其中包含 8 种脂肪酸。此外，酸枣仁还含有阿魏酸、17 种氨基酸、微量元素、磷脂类成分等。

【药理作用】

1. 与功能主治相关的药理作用

（1）镇静　酸枣仁具有显著的镇静作用。酸枣仁煎剂、醇提物对小鼠、大鼠、豚鼠、兔、猫、犬均有镇静作用；酸枣仁提取物可减少正常小鼠的活动次数，抑制苯丙胺的中枢兴奋作用，降低大鼠的协调运动；酸枣仁总黄酮或总皂苷均可减少小鼠自发性活动。

（2）抗惊厥　酸枣仁具有抗惊厥作用。酸枣仁皂苷能显著降低戊四氮引起的惊厥率；酸枣仁总黄酮也可拮抗咖啡因诱发的小鼠精神运动兴奋，降低小鼠惊厥的发生率；酸枣仁提取物可延长小鼠出现惊厥的时间及存活时间。抗惊厥的药效物质基础主要是酸枣仁皂苷、黄酮、生物碱。

（3）改善睡眠　酸枣仁有显著提高睡眠质量的作用。酸枣仁能延长阈剂量戊巴比妥钠致小鼠睡眠时间以及增加阈下催眠剂量戊巴比妥钠的入睡动物数，显著延长阈上催眠剂量戊巴比妥钠致小鼠睡眠的时间，增加阈下剂量戊巴比妥钠睡眠动物数和睡眠时间；酸枣仁的不饱和脂肪酸部位有镇静作用，对戊巴比妥钠引起的小鼠睡眠，可明显缩短潜伏期、延长睡眠时间，且用药时间越长，作用越明显，无耐受现象；酸枣仁煎剂可使大鼠慢波睡眠的平均时间明显增加，深睡发作频率也增加，每次发作的持续时间亦趋延长，慢波睡眠的脑电波幅度明显增大；酸枣仁还可缓解对氯苯丙氨酸失眠模型大鼠 HPA 轴的过激状态。

>>> 知识链接 ◦--

GABA$_A$ 受体与酸枣仁镇静催眠作用产生机制

γ－氨基丁酸（GABA）A 型受体（GABA$_A$ 受体）为配体门控型 Cl$^-$ 通道，是一个环状五聚体。在 Cl$^-$ 通道周围分布着 GABA、苯二氮䓬类和巴比妥类药物等的结合位点。药物与相应位点的结合可促进 GABA 与其位点的结合，从而增加 Cl$^-$ 通道的开放，Cl$^-$ 大量内流而发生细胞膜超极化，进而导致神经兴奋性降低。

酸枣仁的镇静催眠作用与其皂苷类成分对 GABA$_A$ 受体的作用相关：酸枣仁皂苷 A 通过调节突触后膜 GABA$_A$ 受体的表达，从而增加突触后神经元对 GABA 的响应；酸枣仁皂苷 A 的水解产物——酸枣仁皂苷元可与突触后膜 GABA$_A$ 受体结合，并促进 GABA 与其受点的结合及 Cl$^-$ 通道的开放。

（4）抗抑郁　酸枣仁有抗抑郁作用。对慢性应激抑郁模型大鼠，可通过降低大鼠前额叶 5 - HT 和 DA 的含量而发挥抗抑郁作用。酸枣仁总皂苷和总黄酮亦具有一定的抗抑郁作用。

（5）抗焦虑　酸枣仁具有抗焦虑作用。酸枣仁可改善高架十字迷宫（EPM）诱发的动物焦虑状态，其作用机制涉及对中枢神经递质、神经调质、免疫细胞因子、下丘脑－垂体－肾上腺轴的整体调控，提高相关脑区的单胺类递质的含量，增强 GABA 受体的 mRNA 表达以及脑组织中 IL - 1β、糖皮质激素受体（GR）的表达，减轻焦虑症中持续升高的皮质醇诱导的神经元损伤。

（6）增强学习记忆能力　酸枣仁具有改善学习记忆的作用。酸枣仁可缩短正常小鼠在复杂水迷宫内由起点抵达终点的时间，减少错误次数；延长记忆获得障碍及记忆再现障碍模型小鼠的首次错误出现时间，降低错误发生率，改善小鼠学习记忆能力。酸枣仁油可改善用跳台法和避暗法评价的小鼠学习记忆能力，延长小鼠的错误潜伏期，减少错误次数。

2. 其他药理作用

（1）抗心律失常　酸枣仁具有抗心律失常作用。酸枣仁水提物对腹腔注射三氯甲烷、乌头碱诱发的小鼠心律失常以及静脉注射乌头碱、三氯甲烷及 BaCl$_2$ 诱发的大鼠心律失常均有预防作用。

（2）抗心肌缺血　酸枣仁具有抗心肌缺血作用。酸枣仁总皂苷能降低冠状动脉前降支结扎引起的心电图 S - T 段和 T 波抬高的幅度，同时能在不同时间段分别使 S - T 段、T 波抬高幅度降低。预防性地给予酸枣仁总皂苷，可显著缩小冠状动脉前降支结扎后所致的大鼠心肌梗死面积，能减慢心率和明显改善心电图 S - T 段、T 波在急性心肌缺血期的抬高；酸枣仁总皂苷对 H$_2$O$_2$ 损伤的大鼠心肌细胞具有保护作用，其机制与激活蛋白激酶 Cε 有关；酸枣仁皂苷 A 可抑制 H$_2$O$_2$ 诱导的心肌细胞损伤，这可能与其抑制线粒体信号通路中 Caspase - 3、Caspase - 9 的活性有关。

（3）降血压　酸枣仁有降血压作用。酸枣仁水煎液和醇提物对犬、猫、大鼠均有明显的降血压作用。因其对心肌收缩力、心率和冠脉血流量均无明显影响，说明其降血压作用与心脏功能改变无关。

（4）降血脂　酸枣仁有降血脂作用。酸枣仁总皂苷可明显降低高血脂大鼠血清中的 TC、LDL - C 水平，升高 HDL - C 水平。灌胃酸枣仁油可降低高脂血症鹌鹑的血清 TC、TG、LDL - C 含量，改善肝脏的脂肪变性。

（5）增强免疫　酸枣仁有增强免疫作用。酸枣仁提取物能明显提高小鼠淋巴细胞转化率和溶血素的生成，能明显增强小鼠单核－巨噬细胞的吞噬功能，增加小鼠的迟发型超敏反应，并能拮抗环磷酰胺对小鼠迟发型超敏反应的抑制作用。

（6）耐缺氧　酸枣仁具有耐缺氧作用。酸枣仁总皂苷能显著延长常压缺氧、异丙肾上腺素加重的缺氧及亚硝酸钠所致携氧障碍的小鼠存活时间。

（7）抗氧化 酸枣仁总皂苷能减少缺血脑组织中 MDA 含量，使脑组织的 SOD、CK、LDH 酶活性增强，乳酸含量下降，脑神经细胞损害减轻。另外，酸枣仁对内毒素发热所致小鼠 SOD 降低有保护作用。

（8）抗诱变、抗肿瘤 酸枣仁具有抗诱变和抗肿瘤作用。酸枣仁可提高机体免疫功能，延长艾氏腹水癌小鼠的生存天数。

（9）抗炎 酸枣仁提取液具有明显的抗炎作用。可抑制小鼠腹腔、背部皮肤及耳廓毛细血管的通透性，对大鼠后足蛋清性肿胀及大鼠腋下植入纸片产生的肉芽肿均具有抑制作用。

（10）保护肾脏 酸枣仁黄酮可通过抑制肾组织氧化应激及肾细胞凋亡而减轻糖尿病大鼠的肾损伤。

（11）保护视网膜 酸枣仁皂苷 A 对实验性急性高眼压（HIOP）大鼠的眼视网膜神经节细胞（RGCs）具有保护作用。

综上所述，与酸枣仁养心益肝、安神、敛汗功效相关的药理作用有镇静、改善睡眠、抗惊厥、抗抑郁、抗焦虑等。其作用的药效物质基础主要是皂苷类、黄酮类和生物碱。

【体内过程】

通过对灌胃酸枣仁总黄酮大鼠血浆的检测，发现了原形黄酮类成分酸枣仁黄酮碳苷（棘苷）、6‴ - 阿魏酰酸枣仁黄酮碳苷等多个代谢物。棘苷在灌胃提取物大鼠体内的 C - t 曲线符合一室模型，吸收较慢，t_{max} 为约 5 小时，$t_{1/2}$ 为 6 小时。而棘苷静脉注射给药后，其 C - t 曲线符合二室模型，快速且广泛地分布于多个组织，其中肝浓度最高，脾和肾浓度次之，睾丸和脑浓度最低，中央室表观分布容积为 14L/kg；$t_{1/2\alpha}$ 为 7 分钟，$t_{1/2\beta}$ 约 1 小时。总黄酮给予大鼠灌胃后，主要以原形形式从尿液和粪便排出。

酸枣仁的主要皂苷类成分酸枣仁皂苷 A 脂溶性较小，采用灌胃给药时其生物利用度很低（约 1.32%），难以透过血脑屏障，水解产物酸枣仁皂苷元则可以透过血脑屏障。酸枣仁皂苷 A 在大鼠的体内呈线性动力学特征，十二指肠为其最佳吸收部位，吸收速率为：结肠 > 回肠 > 空肠。

【毒理研究】

酸枣仁水煎液小鼠腹腔注射的 LD_{50} 为（14.3 ± 2.0）g/kg；酸枣仁醇提物小鼠静脉注射的 LD_{50} 为 (27.5 ± 2.4)g/kg。

【现代应用】

1. 失眠症 以酸枣仁为主的复方（如酸枣仁汤、天王补心丹等）常用于失眠症、神经衰弱、心脏神经官能症、更年期综合征等。

2. 心律失常 酸枣仁配伍丹参、苦参、黄连用于治疗窦性心律不齐或伴有偶发期前收缩（房性、室性）等。

【不良反应】

有过量口服酸枣仁（90g）出现冷汗淋漓、面白肢冷、心烦不宁等的个案病例报告。

朱 砂

本品为三方晶硫化物类辰砂族矿物辰砂。主产于贵州、湖南、四川、云南等地。朱砂味甘，性微寒，有毒，归心经。具有清心镇静、安神、明目、解毒等功效。用于心悸易惊、失眠多梦、癫痫发狂、小儿惊风、视物昏花、口疮、喉痹、疮疡肿毒等证。

朱砂除主要含硫化汞（HgS）外，尚含铅、钡、镁、铁、锌、锰等25种微量元素。

【药理作用】

1. 与功能主治相关的药理作用

（1）改善睡眠 对剥夺睡眠的大鼠，可延长觉醒时间，延长总睡眠时间，延长非快速眼动睡眠时相 SWS1、SWS2 期和快速眼动睡眠。

（2）镇静　朱砂能使大鼠脑电图频率减慢、波幅增大。朱砂可干扰大鼠脑组织兴奋性氨基酸——谷氨酸和天冬氨酸的正常代谢。

（3）抗心律失常　朱砂具有抗心律失常作用。朱砂能拮抗三氯甲烷 – 肾上腺素和 1% 草乌注射液所致的心律失常，缩短心律失常持续时间。

2. 其他药理作用　抗菌：朱砂浸出液具有抑菌作用。革兰阳性菌与革兰阴性菌对朱砂浸出液高度敏感；相同汞离子浓度下，朱砂比氯化汞的杀菌效果好。

此外，朱砂外用可杀灭皮肤真菌及寄生虫。朱砂在体外可抑制 BGC – 823 胃癌细胞和 A549 肺腺癌细胞的增殖。

综上所述，镇静、抗惊厥和抗心律失常等作用是朱砂清心、镇静、安神、明目、解毒等功效的药理学基础，其作用的药效物质基础主要是硫化汞。

【体内过程】

小鼠灌胃朱砂的 $t_{1/2K_a}$ 为 0.2 小时，$t_{1/2}$ 为 13.5 小时。灌胃朱砂后，汞在雄性大鼠体内符合一室模型，主要药动学参数：$t_{1/2}$ 为 6.64 小时，t_{max} 为 1.29 小时；C_{max} 为 5.63μg/L；AUC 为 61.40μg/（h·L）。大鼠灌胃给予朱砂 1 个月，汞主要蓄积在肾，其次在脑，表明朱砂能透过血脑屏障到达脑组织。

【毒理研究】

给小鼠一次性灌胃朱砂 24g/kg（按体表面积折算约为人日用量的 300 倍）未见明显毒性反应。长期毒性试验中，大鼠按每日 0.1g/kg 连续灌胃 3 个月，除肝、肾外，其他脏器未见明显病理改变；随着剂量增大，肾脏病变加剧。此外，朱砂可引起染色体损伤，对孕期大鼠母体无明显毒性作用，对胚胎、胎仔发育有毒性。

【现代应用】

1. 失眠症　以朱砂为主的复方（朱砂安神丸、黄连安神丸、朱砂膏等）常用于治疗失眠症。

2. 脑卒中　以朱砂为主的复方（苏合香丸、紫雪丹等）用于治疗脑卒中及昏迷。

3. 霍乱　以朱砂为主的复方（卫生防疫丹、回生丹等）常用于治疗霍乱。

【不良反应】

患者口服过量朱砂（7~30g/d）可出现头晕、头痛、唾液增加、恶心呕吐、言语困难、走路不稳甚至四肢抽搐、意识丧失等症状。

远　志

本品为远志科多年生草本植物远志 *Polygala tenuifolia* Willd. 或卵叶远志 *Polygala sibirica* L. 的根。主产于河北、山西、陕西、吉林、河南等地。远志味苦、辛，性微温，归心、肾、肺经。具有宁心安神、祛痰开窍、消散痈肿的功效，主治惊悸、失眠健忘、癫痫发狂、咳嗽痰多、痈疽疮毒、乳房肿痛等证。

远志主要含三萜皂苷类如远志皂苷 A、B、C、D、E、F、G，远志糖苷，远志寡糖，远志寡糖酯 A、C，3,6′ – 二芥子酰基蔗糖，3,4,5 – 三甲氧基桂皮酸，远志醇，呫吨酮类化合物，生物碱等。

【药理作用】

1. 与功能主治相关的药理作用

（1）镇静　远志有镇静作用。远志与戊巴比妥钠可协同抑制小鼠中枢神经系统，其中，远志寡糖酯 A、C 是其镇静作用的主要物质基础。远志寡糖脂 A 可在体内肠道菌群的作用下转化成具有镇静活性的 3,4,5 - 三甲氧基桂皮酸，从而产生持续的镇静作用。另外，卵叶远志皂苷在体内也可通过拮抗 DA 受体和 5 - HT 受体发挥镇静作用。

（2）抗惊厥　远志有抗惊厥作用。采用戊四唑致小鼠惊厥模型对 5 种醇提物的抗惊厥活性进行考察，发现远志醇提物抗惊厥作用最强。

（3）改善睡眠　远志对电刺激剥夺睡眠大鼠，可使其觉醒期缩短，总睡眠时间延长，SWS1 期睡眠延长。

（4）抗抑郁　远志有抗抑郁作用。远志对慢性轻度不可预见性应激结合孤养的抑郁有对抗作用。远志中的 3,6 - 二芥子酰基蔗糖对药物诱发的抑郁模型有较好的改善作用，作用机制与增强 5 - HT 和 NA 神经功能有关。

（5）增强学习记忆能力　远志能增强学习记忆能力。远志皂苷能在学习的获得、巩固、再现阶段提高学习记忆障碍模型小鼠跳台和水迷宫成绩，改善学习记忆能力。远志皂苷能提高由 β - 淀粉样肽和鹅膏蕈碱引起的痴呆大鼠的学习记忆能力，升高脑内 M 受体密度，增强 ChAT 活性，抑制脑内 AChE 活性。远志糖苷 B（tenuifoliside B）能改善东莨菪碱诱导的小鼠和大鼠记忆损害，增强中枢胆碱能系统活性；远志总皂苷和远志皂苷碱水解产物均能降低 AChE 活性；远志皂苷可通过调节 Bcl - 2/Bax 的比值，阻止 Cyt - C 的释放，降低 Caspase - 3 的表达，对抗 Aβ1 - 40 诱导的海马神经细胞凋亡，进而改善阿尔茨海默病大鼠的学习记忆能力。

（6）神经保护　远志可通过提高糖尿病周围神经病变大鼠尾部感觉神经传导速度、降低坐骨神经醛糖还原酶活性、上调坐骨神经丝蛋白的表达，发挥对坐骨神经的保护作用；远志预处理对糖尿病大鼠坐骨神经损伤也具有预防作用。远志皂苷元可以促进神经元的存活，并可促进皮质神经元突起生长，具有营养神经作用。

（7）祛痰、镇咳　远志具有祛痰、镇咳作用。远志提取物可促进呼吸道黏液上皮细胞黏蛋白/黏液素 5AC（MUC5AC）的分泌，但不能刺激其生成。

2. 其他药理作用

（1）抗心肌缺血　远志皂苷可以减轻结扎冠状动脉左前降支造成心肌缺血再灌注损伤模型大鼠的心肌缺血再灌注损伤，作用机制可能与抗氧自由基的形成有关。

（2）抗菌　远志对结核分枝杆菌有抑制作用，远志总皂苷对大肠埃希菌有抑制作用。

（3）抗诱变　远志有抗诱变作用。小鼠骨髓嗜多染红细胞微核试验研究表明，远志具有抗诱变作用，对遗传物质具有保护作用。

（4）对平滑肌的影响　远志对未孕大鼠子宫平滑肌具有兴奋作用，主要通过 H$_1$ 受体、L 型钙通道、α 受体发挥作用。远志皂苷对兔离体肠平滑肌运动具有抑制作用，与 PG 的合成与释放有关，但与 M 受体无关。

此外，远志还有降血脂、降血压、抗衰老、耐缺氧、保肝、利胆、抗癌、镇痛、抗凝血等药理作用。

综上所述，与远志宁心安神、祛痰开窍、消散痈肿功效相关的药理作用是镇静、抗惊厥、改善睡眠和学习记忆、祛痰等。其作用的药效物质基础主要是皂苷类和黄酮类成分。

【体内过程】

远志体内过程符合二室模型。主要药动学参数：$t_{1/2}$ 为（60.08 ± 15.99）分钟，$t_{1/2\beta}$ 为（55.49 ± 1.63）分钟，t_{max} 为（45.00 ± 9.93）分钟，C_{max} 为（1.43 ± 0.17）mg/L。

【毒理研究】

远志根皮小鼠灌胃的 LD$_{50}$ 为（10.03 ± 1.98）g/kg，而远志全根的 LD$_{50}$ 为（16.95 ± 2.01）g/kg；根部

木心用至 75g/kg 时，动物仍未出现死亡。远志皂苷对胃黏膜有刺激作用。

【现代应用】

失眠症：以远志为主的复方（如安神定志丸）常用于治疗失眠症、神经衰弱等。

【不良反应】

过量口服可引起腹痛、呕吐等消化道症状。

第二节　中成药

天王补心丸（水蜜丸、小蜜丸、大蜜丸、浓缩丸）

天王补心丸源于宋代杨倓撰《杨氏家藏方》，由丹参、当归、石菖蒲、党参、茯苓、五味子、麦冬、天冬、地黄、玄参、远志（制）、酸枣仁（炒）、柏子仁、桔梗、甘草、朱砂辅之以蜂蜜，经现代制剂工艺制备而成，为褐黑色大蜜丸，气微香，味辛、微苦。具有滋阴养血、补心安神的功效。用于心阴不足、心悸健忘、失眠多梦、大便干燥等证。

【药理作用】

1. 改善记忆　采用跳台法评价天王补心丸混悬液灌胃给药对小鼠记忆障碍模型的改善作用发现，本方对东莨菪碱所致小鼠记忆获得障碍、亚硝酸钠所致小鼠记忆巩固障碍、乙醇所致小鼠记忆再现障碍等记忆障碍模型都有改善作用。天王补心丸还可改善阴虚模型小鼠的记忆障碍，该作用的产生与其降低脑内 NA 和 DA 的含量有关。

2. 镇静　天王补心丸混悬液灌胃给药能减少因注射甲状腺素钠造成的阴虚模型小鼠自主活动次数；协同阈下剂量戊巴比妥钠的催眠作用；缩短催眠剂量戊巴比妥钠所致小鼠睡眠潜伏期，延长睡眠时间。另有研究观察天王补心丸四个 SP825 大孔吸附树脂洗脱部位的镇静催眠作用，发现其镇静催眠的活性部位是其亲水性较强的 SP825 体积分数为 1/5 和 1/2 的乙醇洗脱部位。

3. 改善睡眠　在恒温、恒湿、自动光控和电磁屏蔽实验条件下，采用大鼠皮层脑电描记方法，观察天王补心丸对失眠大鼠睡眠时相的影响，结果表明，给予大鼠天王补心丸后，大鼠觉醒时间明显减少，睡眠总时间延长，主要表现为延长 SWS2 和快速眼动睡眠（REMS）。上述结果提示，天王补心丸能改善失眠大鼠的睡眠质量。

4. 延缓衰老　天王补心丹可改善 D－半乳糖致衰老小鼠的记忆力，提高 SOD 活性，降低 MDA 含量；可提高 AD 模型大鼠海马区神经元 PKC 蛋白表达，降低 β－淀粉样蛋白表达，改善 AD 模型大鼠的学习记忆障碍。

【临床应用】

1. 心悸　常用于病毒性心肌炎、冠心病、原发性高血压、室性期前收缩和甲状腺功能亢进等属心肾阴虚、心神失养者。

2. 失眠　常用于神经官能症、更年期综合征、老年性记忆减退等属阴虚血少、心神失养者。

【用法用量】

口服。小蜜丸一次 9g，水蜜丸一次 6g，大蜜丸一次 1 丸，一日 2 次；浓缩丸一次 8 丸，一日 3 次。

目标检测

答案解析

一、选择题

（一）单选题

1. 酸枣仁的药理作用不包括（　　）

    A. 镇静、改善睡眠   B. 调节血脂   C. 抗惊厥

    D. 保肝利胆   E. 抗肿瘤

2. 有关酸枣仁的改善睡眠作用，叙述错误的是（　　）

    A. 酸枣仁能增加大鼠慢波睡眠深睡期的时间

    B. 酸枣仁能增加大鼠慢波睡眠深睡期的发作频率

    C. 酸枣仁可增加大鼠慢波睡眠深睡期每次发作的持续时间

    D. 小鼠长期给予酸枣仁不饱和脂肪酸出现耐受现象

    E. 酸枣仁具有协同戊巴比妥钠的中枢抑制作用

3. 与远志功效相关的药理作用不包括（　　）

    A. 镇静   B. 抗抑郁   C. 增强学习记忆能力

    D. 祛痰、镇咳   E. 抗病原微生物

4. 酸枣仁与远志共有的药理作用有（　　）

    A. 祛痰   B. 镇静、改善睡眠   C. 镇咳

    D. 保肝利胆   E. 解热

5. 朱砂对心血管系统的作用是（　　）

    A. 抗心律失常   B. 抗心肌缺血   C. 强心

    D. 抑制心脏   E. 诱导心肌重构

（二）多选题

6. 酸枣仁镇静、改善睡眠作用的药效成分有（　　）

    A. 酸枣仁总黄酮   B. 酸枣仁总皂苷   C. 阿魏酸

    D. 当药素   E. 酸枣仁不饱和脂肪酸

7. 远志的药理作用包括（　　）

    A. 镇静、改善睡眠   B. 增强学习记忆能力   C. 镇咳

    D. 祛痰   E. 兴奋子宫平滑肌

二、简答题

1. 简述安神药"安神定志"功效的药理学依据。

2. 简述酸枣仁镇静催眠作用特点与机制。

书网融合……

思政导航   本章小结   题库

第二十一章　平肝息风药

知识目标

1. 掌握　平肝息风药的基本药理作用；天麻、牛黄功效相关的药理作用、作用机制和药效物质基础。

2. 熟悉　钩藤、天麻钩藤颗粒的主要药理作用和药效物质基础。

3. 了解　西医学对肝阳上亢证的认识；地龙的主要药理作用和不良反应。

技能目标　通过本章的学习，能理解平肝息风药的研究思路和研究要点，培养科研能力。

素质目标　通过本章的学习，能够灵活应用平肝息风药的知识来理解或解决临床用药问题和进行药物研究的基本设计，具备开展平肝息风药药效及物质基础研究的基本科研素质和能力。

凡以平肝潜阳、息风止痉为主要功效的药物称为平肝息风药。本类药物多性寒或平。归肝经，少数药物兼具安神之功而归心经，多具沉降之性。平肝息风药具有平肝潜阳、息风止痉、清泄肝火、通络止痛等功效，主要用于肝阳上亢或肝风内动所呈现的证候。

依据平肝息风药的药性及功能主治，可分为平抑肝阳药和息风止痉药两类。平抑肝阳药物性味多咸寒或苦寒，以动物的贝壳和矿石类药物居多，质重沉降，具有平抑肝阳的功效，部分药物兼有清肝明目、镇静安神等作用，适用于肝阳上亢之头晕目眩、头痛、耳鸣和肝火上亢之面红目赤、头痛头晕、烦躁易怒等证；息风止痉药物性多偏寒凉，能息风止痉，部分药物还兼有平肝潜阳、清泻肝火、攻毒解毒等作用，适用于肝风内动、热极生风、阴虚动风等所致眩晕、痉挛抽搐及肝火上炎之目赤、头痛或热毒证。

肝阳上亢证通常是由于肾阴不足不能滋养于肝或肝阴不足、阴不维阳而致肝阳亢盛，主要症状有头痛、目眩、面赤、耳鸣、烦躁易怒等。上述肝阴不足、肝阳亢盛可致肝风内动。从西医学角度看，肝阳上亢、肝风内动的证候与高血压病、脑血栓、炎症、出血、感染等因素造成的中枢神经系统的功能障碍相关，故表现为眩晕、头痛、耳鸣、肢体麻木、震颤、抽搐、口舌歪斜、半身不遂等。

现代药理研究表明，平肝息风药治疗肝阳上亢或肝风内动病症的作用与下列药理作用有关。

1. 镇静、抗惊厥　平肝息风药大多具有不同程度的镇静、抗惊厥作用。如天麻、钩藤、牛黄、地龙、天麻钩藤颗粒等，能减少动物的自主活动，增强戊巴比妥钠、硫喷妥钠、水合氯醛等药的中枢抑制作用，对抗戊四氮、咖啡因、士的宁或电刺激所引起的惊厥。天麻、钩藤、牛黄、地龙、全蝎等还有抗癫痫作用。

2. 降血压　本类药物大多具有不同程度的降压作用，如天麻、钩藤等。钩藤通过直接和反射性地抑制血管运动中枢，扩张外周血管，降低外周阻力而降压。此外，本类药物降压作用还和阻滞交感神经及神经节、兴奋迷走神经、直接扩张外周血管等机制相关。

3. 抗血栓　天麻、钩藤、地龙、蒺藜、全蝎等均有不同程度的抑制血小板聚集、抗血栓形成作用。抗血栓作用涉及多个环节，如抑制血小板释放花生四烯酸减少 TXA_2 合成而抑制血小板聚集，激活纤维蛋白溶解酶原，增加红细胞变形能力等作用。

4. 解热、镇痛 羚羊角、地龙、牛黄、石决明等具有不同程度的解热作用。牛黄可降低发热大鼠和正常大鼠的体温。羚羊角、天麻、地龙、全蝎、蜈蚣、牛黄等具有不同程度的镇痛作用。

综上所述，平肝息风药的平肝潜阳、息风止痉功效与其镇静、抗惊厥、解热、镇痛、降压、抗血栓等药理作用相关。常用平肝息风药的主要药理作用见表21-1。

表 21-1 平肝息风药主要药理作用总括表

类别	药物	共性药理作用						其他药理作用
		镇静	抗惊厥	降压	抗血栓	解热	镇痛	
息风止痉药	天麻	+	+	+	+			增加脑血流量、改善记忆、延缓衰老、保护脑神经细胞、抗心肌缺血
	钩藤	+	±	+	+			减慢心率、减弱心肌收缩力、钙阻滞
	牛黄	+	+	+		+	+	抗病毒、抗炎、利胆、保肝、镇咳、平喘、祛痰、抗氧化、兴奋子宫、抗脑缺血
	羚羊角	+	+	+		+	+	抗病毒
	地龙	+	+	+	+	+	+	平喘、抗肿瘤、增强免疫、兴奋子宫
	全蝎	±	+	+	+		+	抗肿瘤
	蜈蚣		+	+			+	抗炎、抗肿瘤、解痉
	僵蚕	+	+		+			抑菌、抗肿瘤、降血糖
平抑肝阳药	石决明	+		+		+		抑菌、中和胃酸、抗氧化
	珍珠母	+	+					抗氧化、抗衰老、抗肿瘤、抗实验性胃溃疡
	牡蛎	+	+				+	抗炎、抗实验性胃溃疡
	代赭石	+						促进红细胞生成、促进肠蠕动
	蒺藜			+	+		+	抗肿瘤、利尿、抗脑缺血、抗心肌缺血、抗菌、降血糖

第一节 单味药

天 麻

本品为兰科植物天麻 Gastrodia elata Bl. 的干燥块茎。主产于四川、云南、贵州等地。天麻味甘，性平，归肝经。具有息风止痉、平抑肝阳、祛风通络的功效，用于治疗小儿惊风、癫痫抽搐、破伤风、头痛眩晕、手足不遂、肢体麻木、风湿痹痛等证。天麻为治疗肝阳上亢、肝风内动之要药。

天麻主要含酚类化合物及其苷类、甾醇、有机酸等。酚类主要有天麻素、天麻苷元（对羟基苯甲醇）、对羟基苯甲醛、赤箭苷、香兰素、香草醇等；还含有糖类化合物（蔗糖、杂多糖、天麻多糖）、黏液质、微量元素和含氮化合物等。天麻素是天麻的主要活性成分，其含量较高，达0.33% ~0.67% 。

【药理作用】

1. 与功能主治相关的药理作用

（1）镇静 天麻的镇静作用已被大量的实验所证实。天麻粉、天麻水煎剂、天麻素及其苷元、香草醇（香荚兰醇）等口服均能减少小鼠自发性活动，延长巴比妥钠所致小鼠睡眠时间，能对抗咖啡因引起的中枢兴奋作用。天麻素可透过血脑屏障，在脑组织中以较高速度降解为天麻苷元，天麻苷元为脑内苯二氮草受体的配基，作用于苯二氮草受体，从而产生镇静、抗惊厥等中枢抑制作用。此外，天麻的镇静、催眠作用与其降低脑内 DA 和 NA 含量有关。

（2）抗惊厥 天麻及其共生蜜环菌、香兰素、天麻素及其苷元、香草醇均能抑制戊四氮所致小鼠惊厥，延长惊厥潜伏期，降低死亡率。天麻能抑制脑癫痫样放电。香草醇在不产生中枢镇静作用的剂量下能显著改善脑电波，产生抗癫痫作用。

>>> 知识链接 ∘---

天麻与癫痫

癫痫是一类以自发性和反复性发作为特征的神经系统疾病，常伴随脑部神经元异常放电。严重时可导致患者丧失行为能力，甚至死亡。天麻是中医药治疗癫痫用药频次最高的药物之一。天麻可改善癫痫患者兴奋性和抑制性神经递质的失衡，降低癫痫小鼠海马组织内自噬水平，下调炎症因子，减少细胞凋亡，保护脑神经。

---•

（3）抗眩晕 口服天麻醇提物或天麻多糖能改善旋转诱发的小鼠厌食症状，能对抗旋转后小鼠自主活动的降低。天麻苷元能竞争性抑制安定等药物与其受体结合，抑制神经冲动向前庭外侧多突触神经元传导，阻断或减弱脑干网状结构上行传递系统功能，从而产生抗眩晕的作用。

（4）抗炎、镇痛 天麻对多种炎症反应有抑制作用，能降低毛细血管通透性，直接对抗 5 - HT 和 PGE_2 致炎症反应。天麻呈剂量依赖性对多种实验性疼痛有抑制作用。

（5）降压 天麻、天麻素对多种实验动物均有降压作用。天麻能降低外周阻力，使血压迅速下降。天麻素降低收缩压的作用比降低舒张压和平均压更明显。在增强中央动脉顺应性方面，天麻优于其他扩血管药，使主动脉、大动脉等血管弹性增强，从而增强血管对血压的缓冲能力。此外，天麻多糖也有明显的降压作用。

（6）抑制血小板聚集、抗血栓 天麻提取物、天麻素、天麻苷元和天麻多糖均有抑制血小板聚集和抗血栓作用。

（7）抗心肌缺血 天麻提取物或天麻注射液能对抗垂体后叶素或冠脉结扎致实验性心肌缺血，缩小心肌梗死面积，能降低血清 MDA 含量。天麻素可使体外培养的心肌细胞心搏频率加快、收缩力加强，促进细胞能量代谢。天麻抗心肌缺血的作用机制与天麻抗自由基产生、改善细胞能量代谢相关。天麻素是天麻抗心肌缺血的主要物质基础。

2. 其他药理作用

（1）增强免疫功能 天麻素注射液、天麻多糖可增强机体免疫功能。

（2）改善学习记忆、延缓衰老 灌胃天麻对衰老的大鼠或东莨菪碱、亚硝酸钠、乙醇所致记忆障碍的小鼠均有改善学习记忆的功能。天麻可清除自由基、抗氧化损伤，从而延缓衰老。

（3）保护脑神经细胞 天麻提取物和天麻素能抑制谷氨酸的释放，减少谷氨酸引起的神经细胞死亡，维持细胞膜的流动性。天麻素的脑保护作用与其对抗兴奋毒性、抗自由基、保护细胞膜、抑制 NOS 活性、抗细胞凋亡和改善能量代谢等相关。

此外，天麻尚具有一定的抗肿瘤、抑菌、降血脂等作用。

综上所述，与天麻平肝、息风、止痉功效相关的药理作用是镇静、抗惊厥、抗眩晕、降压等；与祛风通络功效相关的药理作用是抑制血小板聚集、抗血栓、抗心肌缺血、抗炎、镇痛。天麻素及其苷元是其主要的药效物质基础。

【体内过程】

家兔、犬和大鼠静脉注射天麻素后体内药动学符合二室开放模型，在体内迅速分布至肝、肾、小肠。家兔灌胃天麻素吸收比较差，但大鼠灌胃天麻素，其生物利用度高达86.1%。天麻素可通过血脑屏障进入脑内，降解为天麻苷元。天麻素主要代谢产物为苷元和对羟基–吡喃葡萄糖醛酸苷，苷元主要经肾脏排泄。

【毒理研究】

小鼠腹腔注射天麻浸膏的 LD_{50} 为 $(51.49 \pm 0.5)g/kg$，静脉注射的 LD_{50} 为 $(40.0 \pm 3.5)g/kg$。

【现代应用】

1. 高血压　以天麻为主的复方制剂（如天麻钩藤饮、半夏白术天麻汤）常用于治疗高血压。

2. 眩晕　以天麻为主的复方制剂（如天麻钩藤饮、半夏白术天麻汤）常用于治疗眩晕综合征、梅尼埃综合征、神经官能症所致的眩晕。

3. 癫痫、惊厥　以天麻为主的复方制剂（如天麻钩藤饮、玉真散）及香草醛片可治疗癫痫小发作、大发作，还可用于流行性脑脊髓膜炎、破伤风、流行性乙型脑炎等所致惊厥。

4. 关节炎　秦艽天麻汤用于治疗风湿痹痛，关节屈伸不利。

5. 脑血管意外及其后遗症　以天麻为主的复方制剂（如天麻丸、秦艽天麻汤）常用于治疗脑血管意外及其后遗症。

6. 血管神经性头痛、三叉神经痛、坐骨神经痛　天麻素注射液可用于治疗血管神经性头痛。

7. 神经衰弱　天麻素注射液对头晕、耳鸣、肢体麻木、失眠有一定疗效。

此外，天麻复方还可用于治疗血管性痴呆症、脑萎缩、疹出不畅等。

【不良反应】

有患者出现面部灼热、皮肤风团、红斑、丘疹、荨麻疹、多形性红斑、皮肤瘙痒等皮肤过敏性反应；服用大剂量天麻可能出现心律失常、胸闷气促、口干咽燥、恶心呕吐、大便干结等。

钩　藤

本品为茜草科植物钩藤 *Uncaria rhynchophylla* (Miq.) Miq. ex Havil.、大叶钩藤 *Uncaria macrophylla* Wall.、毛钩藤 *Uncaria hirsuta* Havil.、华钩藤 *Uncaria sinensis* (Oliv.) Havil. 或无柄果钩藤 *Uncaria sessilifructus* Roxb. 的干燥带钩茎枝。主产于广西、江西、浙江等地。钩藤味甘，性微寒，归肝、心经。具有息风定惊、清热平肝的功效，用于治疗肝风内动、惊痫抽搐、高热惊厥、感冒夹惊、小儿惊啼、妊娠子痫、头痛眩晕等证。钩藤为治疗肝风内动之惊痫抽搐的常用药。

钩藤主要含生物碱类、黄酮、三萜类等。生物碱中主要成分有钩藤碱、异钩藤碱、去氢钩藤碱、异去氢钩藤碱、毛钩藤碱、柯诺辛等，总生物碱含量约为0.22%，其中钩藤碱含量约占总碱的34.5% ~ 51%。此外，还含有甾醇类、多酚类、糖苷类化合物。

【药理作用】

1. 与功能主治相关的药理作用

（1）镇静、抗癫痫　灌胃钩藤水提物或异钩藤碱能抑制小鼠自发性活动，且随着剂量增加，钩藤的镇静作用增强，并能对抗咖啡因的中枢兴奋作用。该作用与其调节不同脑区单胺类递质如 DA、NA、5 - HT 的释放有关；腹腔注射钩藤醇提液能抑制毛果芸香碱致癫痫家兔大脑皮层电活动，减少癫痫发作次数，缩短发作持续时间，延长发作间隔时间。此外，钩藤还能抑制大鼠运动皮层定位注射青霉素诱发的大鼠惊厥模型惊厥发作和癫痫波释放频率。

（2）降血压　钩藤煎剂、钩藤总碱、异钩藤碱、钩藤碱对血压正常或高血压动物，均有明显的降压作用，降压的同时有负性心率作用。异钩藤碱的降压作用强于钩藤碱，且在降压的同时不减少肾血流量。钩藤降压起效温和而且缓慢，重复给药无快速耐受现象。钩藤降压机制是直接及反射性地抑制血管运动中枢，扩张外周血管，降低外周阻力，并能阻滞交感神经和神经节，抑制神经末梢递质的释放。钩藤碱扩张动脉还与钙拮抗相关。兔主动脉条实验表明，钩藤碱能抑制动脉平滑肌外钙内流和内钙释放。钩藤碱和异钩藤碱是其降压的主要物质基础。

（3）抑制血小板聚集和抗血栓形成　钩藤碱可抑制花生四烯酸、胶原、ADP 诱导的血小板聚集，抑制血栓形成。钩藤碱抑制血小板聚集和抗血栓形成的机制与抑制血小板释放花生四烯酸进而减少 TXA_2 合成相关。此外，钩藤碱对血小板释放其他活性物质也有一定的抑制作用。

（4）脑保护　钩藤总碱灌胃给药对大鼠脑缺血再灌注损伤有保护作用，此作用与抑制自由基产生、增强 SOD 抗氧化损伤、钙拮抗、舒张脑血管、抑制血小板聚集等有关。钩藤中的氧化吲哚碱如异钩藤碱、异柯诺辛因碱、钩藤碱，吲哚碱如硬毛帽柱木碱、硬毛帽柱木因碱以及部分酚性成分如儿茶素、表儿茶素等均对脑神经细胞有保护作用。

（5）解痉　钩藤碱、异钩藤碱、去氢钩藤碱均能不同程度地抑制 ACh 引起的小鼠离体肠管收缩。钩藤碱对催产素和高钾去极化后 Ca^{2+} 引起的大鼠离体子宫收缩有抑制作用。钩藤总碱灌胃或注射能抑制组胺引起的豚鼠哮喘。

2. 其他药理作用

（1）抑制免疫系统功能　钩藤对 2,4 - 二硝基氟苯所致迟发型超敏反应有抑制作用，对 IV 型变态反应、单核 - 巨噬细胞吞噬功能及免疫器官等均有抑制作用。

（2）抗心律失常　麻醉大鼠静脉注射钩藤总碱，对乌头碱、$BaCl_2$、$CaCl_2$ 诱发的心律失常均有对抗作用。异钩藤碱能减慢家兔心率、延长窦房结传导时间和窦房结恢复时间。钩藤碱和异钩藤碱能抑制离体豚鼠心房的自发频率，抑制肾上腺素诱发的异位节律，延长功能性不应期和降低兴奋性。钩藤碱和异钩藤碱的这一作用与阻滞 L 型钙通道、K^+ 通道和抑制 Na^+ 内流有关。

此外，钩藤还具有一定的抗肿瘤、较强的逆转肿瘤细胞多药耐药的作用。

综上所述，与钩藤息风定惊、清热平肝功效相关的药理作用是降压、镇静、抗癫痫、脑保护、抑制血小板聚集和抗血栓形成。钩藤碱、异钩藤碱是其主要的药效物质基础。

【体内过程】

大鼠灌胃钩藤总碱约 2 小时后，体内浓度达到高峰。大鼠腹腔注射异钩藤碱后符合二室模型，分布广泛，在肝、脑、肺、肾及肌肉组织等均有分布，消除较快，在体内不易蓄积。静脉注射异钩藤碱的血浆 $t_{1/2}$ 约为 55.6 分钟。大鼠灌胃钩藤碱后，主要以原形经粪便和尿液排泄，静脉注射 $t_{1/2}$ 约为 40 分钟。

【毒理研究】

小鼠腹腔注射钩藤煎剂的 LD_{50} 为 (29.0 ± 0.8) g/kg；小鼠灌胃和腹腔注射钩藤总碱的 LD_{50} 分别为 (514.6 ± 29.1) mg/kg 和 (144.3 ± 3.1) mg/kg；小鼠腹腔注射和静脉注射钩藤碱的 LD_{50} 分别为 162.3mg/kg 和 105mg/kg；小鼠腹腔注射和静脉注射异钩藤碱的 LD_{50} 分别为 217mg/kg 和 80mg/kg。大鼠长期灌胃大剂量钩藤总碱可致肾、肝脏病理性改变。

【现代应用】

1. 高血压　以钩藤为主的复方制剂（如天麻钩藤颗粒）常用于治疗高血压。

2. 惊厥、癫痫　以钩藤为主的复方制剂（如天麻钩藤颗粒、羚角钩藤汤）常用于治疗小儿高热惊厥、小儿腹型癫痫、流行性脑脊髓膜炎、流行性乙型脑炎等所致惊厥。

3. 眩晕　含钩藤的复方（如天麻钩藤颗粒）用于治疗眩晕综合征、梅尼埃综合征、神经官能症所致的眩晕。

此外，钩藤与蝉蜕、薄荷同用，可治疗小儿夜啼，有凉肝止惊之效。钩藤还用于预防新生儿黄疸和更年期伴有头痛、手足麻木等症状以及戒毒。

【不良反应】

有老年高血压患者服用治疗量钩藤总碱出现心动过缓、头晕、皮疹等个案病例报告，停药后可自行恢复。

牛 黄

本品为牛科动物牛 *Bos taurus domesticus* Gmelin 的干燥胆结石。主产于我国西北、东北地区，此外，河南、河北、江苏等地亦产。由牛胆汁或猪胆汁经提取加工而成，或由牛胆粉、胆酸、猪去氧胆酸、牛磺酸、胆红素、胆固醇、微量元素等混合加工制成的称为人工牛黄，用作天然牛黄的代用品。牛黄味苦，性凉，归肝、心经。具有清心、豁痰、开窍、凉肝、息风、解毒的功效，用于治疗热病神昏、中风痰迷、惊痫抽搐、癫痫发狂、咽喉肿痛、口舌生疮、痈肿疔疮等证。

天然牛黄主要含胆汁酸、胆色素等。胆色素含量为牛黄的 72%~76%，《中国药典》规定牛黄中胆红素含量不得少于 35.0%；胆汁酸及其盐包括胆酸、去氧胆酸、鹅去氧胆酸、胆甾醇等；其次，还含有氨基酸，包括丙氨酸、甘氨酸、牛磺酸等。此外，还含麦角甾醇、维生素 D、类胡萝卜素等。

>>> 知识链接

人工牛黄

天然牛黄来源少，价格昂贵，但是多种中成药和名方中含有牛黄。我国天然牛黄的供需矛盾增加。经过不懈努力，研究人员相继开发了人工牛黄、培植牛黄、体外培育牛黄作为天然牛黄的代用品。人工牛黄是由胆酸、猪去氧胆酸、牛磺酸、胆红素、胆固醇、微量元素等混合加工制成，可规模化生产。培植牛黄即利用活体牛，以外科手术的方法在牛的胆囊内插入致黄因子，使之生成牛黄，该方法因个体差异、培育时间等因素影响，较难产业化。体外培育牛黄于 1997 年由蔡红娇等研发成功，并获国家中药 1 类新药证书。该方法是应用现代生物工程技术，以牛的新鲜胆汁作为母液，加入去氧胆酸、胆酸、复合胆红素钙等经酶培育的牛黄。体外培养牛黄作为天然牛黄的理想代用品，质量稳定、可控，可工业化生产。

【药理作用】

1. 与功能主治相关的药理作用

（1）对中枢神经系统的影响　牛黄对中枢神经系统表现为兴奋和抑制的双重作用。牛黄能增加中枢抑制药的镇静作用，也可拮抗中枢兴奋药的兴奋作用。牛黄可对抗可卡因、咖啡因或戊四氮所致小鼠惊厥，延长惊厥潜伏期。牛磺酸能明显对抗戊四氮、毒毛花苷 G、荷包牡丹碱、印防己毒素等多种因素所致的惊厥。人工牛黄同样也有抗惊厥作用。牛磺酸是其镇静和抗惊厥的主要物质基础。

（2）抗病毒　牛黄对乙型脑炎病毒有直接杀灭作用。小鼠于皮下感染乙型脑炎病毒 24 小时后灌胃牛黄，对小鼠有保护作用，天然牛黄作用比人工牛黄作用强。含牛黄的中药复方制剂牛黄羚贝消炎片能抑制小鼠流感病毒所致肺炎的发生和发展。

（3）解热　牛黄可抑制 2,4 - 二硝基苯酚等引起的大鼠发热，且能降低正常大鼠的体温。牛磺酸是其解热的主要物质基础。牛磺酸可通过血脑屏障，进入下丘脑体温调节中枢，通过调节中枢 5 - HT 系统或儿茶酚胺，使产热减少、散热增加而起解热作用。

（4）抗炎　牛黄对实验性急性和慢性炎症均有抑制作用。能减轻二甲苯致小鼠耳廓肿胀及角叉菜胶致大鼠足跖肿胀，抑制胸膜炎大鼠白细胞的趋化和游走，抑制小鼠棉球肉芽肿的形成。其作用机制与抑制炎症组织中致炎物质 PGE_2 的生成及抗自由基、抗氧化相关。人工牛黄也有一定的抗炎活性。

（5）利胆、保肝　牛黄有很好的利胆、保肝作用。牛黄可松弛大鼠胆道括约肌，促进胆汁分泌。牛磺酸对 CCl_4 所致的小鼠肝损伤有保护作用，还能预防脂肪肝。熊去氧胆酸可对抗乙炔雌二醇诱导的肝细胞损伤。牛黄主要成分胆汁酸盐能促进脂肪、类脂肪及脂溶性维生素的吸收，预防胆结石的形成。

（6）降压　牛黄具有显著而持久的降压作用。去氧胆酸、胆红素、牛磺酸等也有不同程度的降压作用。牛黄降压作用与扩张血管、抗肾上腺素有关。

（7）镇咳、祛痰、平喘　牛黄可使小鼠支气管酚红的分泌量增加，并对氨水刺激引起的小鼠咳嗽有抑制作用，具有止咳、化痰和平喘作用。牛黄中的胆酸也具有止咳、化痰和平喘作用。

2. 其他药理作用

（1）对免疫系统的影响　牛黄能增强机体免疫系统的功能。天然牛黄能提高 LPS 诱导的淋巴细胞转化及增强小鼠吞噬细胞的吞噬能力。熊去氧胆酸和鹅去氧胆酸也能增强机体特异性免疫和非特异性免疫功能。

（2）抗氧化　胆红素是牛黄抗氧化的主要物质基础。胆红素能清除自由基，抑制自由基生成和脂质过氧化，对生物大分子和细胞膜结构和功能有保护作用，是机体抵抗脂质过氧化、清除自由基的一种天然抗氧化剂。

（3）脑保护　牛磺酸是牛黄脑保护作用的主要物质基础。牛磺酸能对抗氧化应激和缺血再灌注损伤。牛磺酸作用于 ATP 依赖型 K^+ 通道，可减少患阿尔茨海默病的风险。

综上所述，与牛黄清心、解毒功效相关的药理作用是解热、镇痛、抗炎、抗病毒等；与息风、凉肝功效相关的药理作用是镇静、抗惊厥、降压、利胆、保肝；与豁痰、开窍功效相关的药理作用是镇咳、祛痰、平喘。牛磺酸、胆红素和胆汁酸是其主要的药效物质基础。

【体内过程】

牛磺酸在家兔体内的药动学特征符合二室模型，肌内注射吸收良好，维持时间较长，灌胃吸收不规则。

【毒理研究】

小鼠灌胃天然牛黄 LD_{50} 超过 15g/kg，腹腔注射 LD_{50} 为（675.8 ± 152.1）mg/kg。小鼠灌胃胆酸、去氧胆酸的 LD_{50} 分别为 1.52g/kg 和 1.06g/kg。

【现代应用】

1. 惊厥　以牛黄为主的复方制剂（如牛黄抱龙丸、万氏牛黄清心丸）可用于治疗小儿高热惊厥、急性感染性疾病高热惊厥、流行性乙型脑炎、肝性脑病及肺性脑病惊厥等。

2. 咽喉肿痛　以牛黄为主的复方制剂（如六神丸、牛黄解毒片）可治疗急性咽炎、扁桃体炎。

>>> **知识链接** ◦--

牛磺酸的药理作用

牛磺酸因最初从牛胆汁中分离而得名，属于非蛋白质氨基酸，没有遗传密码子，不参与蛋白质的合成，但广泛存在于动物体内，在脑、心脏和肌肉内含量较高。牛磺酸具有多种生物活性。越来越多的资料表明，牛磺酸是人和动物早期发育阶段的必需氨基酸，一旦缺乏，会造成儿童发育不良。牛磺酸还是脑内抑制性神经递质，在脑缺血损伤时对脑有保护作用。此外，牛磺酸具有抗心律失常、抗高血压、抗动脉粥样硬化、增强免疫、降血脂、降血糖、改善学习记忆能力、改善视觉信号传导等诸多作用。

地　龙

本品为钜蚓科动物参环毛蚓 *Pheretima aspergillum*（E. Perrier）、通俗环毛蚓 *Pheretima vulgaris* Chen、威廉环毛蚓 *Pheretima guillelmi*（Michaelsen）或栉盲环毛蚓 *Pheretima pectinifera* Michaelsen 的干燥体。前一种习称"广地龙"，主产于广东、广西、福建等地；后三种习称"沪地龙"，主产于上海一带。地龙味咸，性寒，归肝、脾、膀胱经。具有清热定惊、通络、平喘、利尿的功效，用于治疗高热神昏、惊痫抽搐、关节痹痛、肢体麻木、半身不遂、肺热咳喘、水肿尿少等证。

地龙主要含有多种蛋白质，如纤溶酶、蚓激酶、纤溶酶原激活物、钙调素结合蛋白等，占地龙干重的 60% 左右。还含有蚯蚓素、蚯蚓解热碱、琥珀酸、嘌呤和胆甾醇等多种活性成分。

【药理作用】

1. 与功能主治相关的药理作用

（1）镇静、抗惊厥　地龙的热浸液、乙醇提取液、乙酸乙酯提取物、三氯甲烷提取物均能显著减少小鼠自主活动，增加阈下剂量戊巴比妥钠引起的小鼠入睡率，延长阈上剂量戊巴比妥钠所致小鼠睡眠时间，并对戊四唑所致小鼠惊厥有保护作用。其抗惊厥的作用部位在脊髓以上的中枢神经。地龙抗惊厥作用与所含的具有中枢抑制作用的琥珀酸相关。

（2）解热、镇痛　地龙对大肠埃希菌、内毒素及化学刺激引起的发热家兔、大鼠均有解热作用。其解热有效成分为蚯蚓解热碱、琥珀酸及某些氨基酸。解热机制为调节体温中枢，使散热增加。地龙粉针有镇痛作用，但镇痛机制尚不清楚。

（3）抗血栓　地龙提取液可使血液黏度和血小板聚集性降低，红细胞变形能力增强、刚性指数降低。地龙中含有纤溶酶样物质，具有促进纤溶作用和激活纤维蛋白溶解酶原的作用，能直接溶解纤维蛋白和血凝块。从地龙提取液中已分离出多种纤溶酶和纤溶酶原激活物，如蚓激酶，具有溶栓作用。蚓激酶能降低纤溶酶原的含量，抑制纤维蛋白原生成纤维蛋白，并可直接降解纤维蛋白；还能间接激活纤溶酶原形成纤溶酶，起到纤溶酶原激活物的作用。蚓激酶可刺激血管内皮细胞释放纤溶酶原激活物，增强纤溶酶原激活物活性。地龙抗血栓作用与增强纤溶酶活性、抗凝活性，改善血液流变学相关。

（4）降血压　地龙对正常家兔和大鼠有缓慢而持久的降压作用，对肾性高血压或自发性高血压大鼠也有降压作用。从地龙中分离得到的类 PAF 物质是地龙中重要的降压成分。

（5）平喘　地龙醇提液可增加大鼠和家兔气管肺灌流量，并能对抗组胺和毛果芸香碱引起的支气管收缩，提高豚鼠对组胺反应的耐受力。其作用机制是通过阻滞组胺受体和抑制平滑肌肌动蛋白的表达而抑制气管重建。平喘的主要有效成分是琥珀酸、黄嘌呤和次黄嘌呤。不同炮制方法对地龙的平喘作用有影响，其平喘作用从强到弱依次为：蛤粉制广地龙 > 黄酒制广地龙 > 醋制广地龙 > 净制广地龙 > 白酒制广地龙。

2. 其他药理作用

（1）抗肿瘤　地龙提取物对多种肿瘤细胞有不同程度的抑制作用。

（2）增强机体免疫功能　地龙具有增强机体免疫功能的作用。地龙富含的多种氨基酸、矿物质和微量元素，是地龙提高免疫功能的重要成分。

综上所述，与地龙清热定惊相关的药理作用是镇静、抗惊厥、解热、镇痛等；与通络相关的药理作用是抗血栓、降血压。蛋白质、氨基酸类及琥珀酸是其主要的药效物质基础。

【毒理研究】

地龙毒性较低，小鼠腹腔注射广地龙注射液的 LD_{50} 为（105±10）g/kg，广地龙热浸液小鼠静脉注射 LD_{50} 为 3.85g/kg。

【现代应用】

1. 心血管疾病　以地龙为主的复方制剂（如补阳还五汤）常用于治疗冠心病、脑梗死和脑卒中恢复期。

2. 风湿性关节炎、类风湿关节炎　以地龙为主的复方制剂（如小活络丹、补阳还五汤）常用于治疗风湿性关节炎。

3. 慢性支气管炎和支气管哮喘　地龙单用或复方制剂（如清肺消炎丸等）可用于治疗支气管炎、哮喘、上呼吸道感染、肺气肿、肺源性心脏病和肺炎等。

此外，地龙还可用于治疗烧伤、跌打伤痛、乳痈、中耳炎、带状疱疹、慢性荨麻疹等。

【不良反应】

地龙有引起皮肤过敏反应的个案病例报告；另外，地龙具有子宫兴奋的作用，可引起痉挛性收缩，孕妇慎用。

羚羊角

本品为牛科羚羊属动物塞加羚羊 *Saiga tatarica* Linnaeus 的角。目前赛加羚羊主要分布在我国新疆、青海等地。捕后锯取其角，晒干。羚羊角味咸，性寒，归肝、心经。羚羊角有"惊狂抽搐专药"之称，具有平肝息风、清肝明目、清热解毒的功效。主治肝风内动、高热惊厥、惊痫抽搐、妊娠子痫、癫痫发狂、头痛眩晕、目赤翳障、温毒发斑、痈肿疮毒等。

羚羊角主要含有角蛋白、胆固醇、磷脂类等。其中角蛋白含量最多，磷脂类成分有卵磷脂、脑磷脂等。此外，羚羊角含丰富的无机元素如 Zn、K 、Mg 等。

【药理作用】

1. 与功能主治相关的药理作用

（1）镇静　羚羊角具有镇静作用，能减少小鼠的自发活动，增强中枢抑制药如戊巴比妥钠、硫喷妥钠、水合氯醛的催眠作用，延长小鼠睡眠时间。

（2）抗惊厥　羚羊角可对抗戊四氮、印防己毒素、电刺激所致小鼠惊厥，能降低咖啡因所致小鼠惊厥的发生率，同时加快惊厥小鼠恢复正常，并能明显降低其病死率。

（3）解热　羚羊角水煎液能明显降低伤寒、副伤寒疫苗所致家兔体温升高。给药后2小时体温开始下降，6小时恢复正常。灌胃羚羊角水煎液对啤酒酵母以及2,4－二硝基苯酚引起的大鼠体温升高亦有明显的解热作用。

（4）降压　羚羊角对实验动物均有快速明显的降压作用，切断两侧迷走神经后，降压作用有所减低。

（5）抗炎　以羚羊角为主要成分的解热抗炎颗粒，可显著抑制二甲苯所致小鼠耳廓肿胀，并且对蛋清所致大鼠足肿胀也有明显抑制作用。羚羊角粉对热板法和醋酸法刺激所致疼痛有明显的抑制作用。

2. 其他药理作用

（1）抑菌、抗病毒作用　羚羊角具有抗病毒、抑菌及促免疫功能，对金黄色葡萄球菌、白色葡萄球菌、大肠埃希菌、枯草杆菌等都具有较好的抑制作用。

（2）镇痛作用　羚羊角具有镇痛作用，热板法和扭体法试验中给药后可提高小鼠的痛阈。

综上所述，羚羊角的药理作用主要体现在镇静、抗惊厥、抗炎、解热、降压等方面。

【毒理研究】

急性毒理实验表明，给小鼠灌胃40g/kg的羚羊角口服液（相当于成人日剂量的400倍），未见异常现象。长期毒性实验亦未见明显的毒性反应。

【现代应用】

1. 高热、惊厥　与黄连、黄芩等合用，可用于高热神昏、烦躁谵语、惊厥抽搐等症，也可用于治疗流感、麻疹、小儿肺炎等兼有发热的患者。

2. 高血压　羚羊角用于原发性高血压。

3. 头痛　羚羊角可用于血管性头痛、偏头痛。

◈ 第二节　中成药

天麻钩藤颗粒

天麻钩藤颗粒源于天麻钩藤饮，天麻钩藤饮首载于《杂病证治新义》，由天麻、钩藤、石决明、栀子、黄芩、牛膝、盐杜仲、益母草、桑寄生、首乌藤和茯苓组成，经现代制剂工艺制备而成，为黄棕色至棕褐色的颗粒，味微苦、微甜或味苦（无蔗糖）。具有平肝息风、清热安神的功效，主治肝阳上亢所引起的头痛、眩晕、耳鸣、眼花、震颤、失眠，及高血压见上述证候者。

【药理作用】

1. 降血压　天麻钩藤颗粒有缓和、稳定和持久的降压作用，可治疗肝阳上亢引起的高血压、原发性高血压或者腹主动脉狭窄 – 高盐型高血压等。其降压机制包括调节肾素 – 血管紧张素系统，调节 NO、血管紧张素的分泌，阻滞血管平滑肌上 L 型钙离子通道开放，清除氧自由基等。

2. 镇静、镇痛　天麻钩藤颗粒协同戊巴比妥的中枢抑制作用，可减少小鼠自主活动，抗惊厥，抑制醋酸致小鼠扭体反应。

3. 抗脑缺血　天麻钩藤颗粒可增加脑缺血大鼠脑血流量、改善缺血区微循环，降低脑组织匀浆中的 MDA 含量，提高 SOD 活力，促进脑缺血后神经新生，改善脑缺血后大鼠的学习记忆能力。

【毒理作用】

天麻钩藤颗粒小鼠腹腔注射的 LD_{50} 为 58.04g/kg。小鼠灌胃给药的 MTD 为 537.8g/kg，为临床用药剂量的 208 倍。

【临床应用】

常用于高血压、头痛、眩晕、耳鸣、眼花、震颤、失眠等。

【用法用量】

开水冲服。一次 1 袋，一日 3 次，或遵医嘱。

◆ 目标检测 ◆

答案解析

一、选择题

（一）单选题

1. 天麻具有镇静、抗惊厥等中枢抑制作用。其原因是天麻苷元作用于（　　）

    A. 苯二氮䓬受体　　　　　B. DA 受体　　　　　　C. α 受体

    D. 5 – HT 受体　　　　　E. GABA 受体

2. 地龙抗惊厥的主要物质基础是 （　　）

  A. 纤溶酶   B. 琥珀酸   C. 蚓激酶

  D. 蚯蚓素   E. 纤溶酶原激活物

3. 牛黄镇静的主要物质基础是 （　　）

  A. 胆酸   B. 胆红素   C. 牛磺酸

  D. 鹅去氧胆酸   E. 牛去氧胆酸

4. 钩藤降压的特征是 （　　）

  A. 对正常动物无降压作用   B. 降压迅速   C. 有快速耐受现象

  D. 重复给药无快速耐受现象 E. 降压持续时间长

5. 下列关于羚羊角的叙述中，错误的是 （　　）

  A. 羚羊角有抗惊厥作用   B. 羚羊角有解热作用

  C. 羚羊角有抗炎作用   D. 羚羊角可增强中枢神经兴奋

  E. 羚羊角可增加物质代谢

（二）多选题

6. 钩藤降压作用的有效成分是 （　　）

  A. 毛钩藤碱   B. 华钩藤碱   C. 钩藤碱

  D. 异钩藤碱   E. 钩藤异碱

7. 下列哪些项是地龙的现代应用 （　　）

  A. 冠心病、脑卒中   B. 风湿性关节炎   C. 哮喘

  D. 肺源性心脏病   E. 脑出血

二、简答题

1. 简述平肝息风药的主要药理作用。

2. 简述天麻对中枢神经系统的药理作用。

3. 牛黄解热的物质基础和机制是什么？

书网融合……

   思政导航   本章小结   题库

第二十二章　开窍药

PPT

学习目标

知识目标

1. 掌握　开窍药的基本药理作用；与麝香和冰片功效相关的药理作用、作用机制和药效物质基础及临床应用。

2. 熟悉　石菖蒲的主要药理作用和药效物质基础；安宫牛黄丸的主要药理作用。

3. 了解　与苏合香的功效相关的药理作用；本类药物的其他药理作用和体内过程。

技能目标　通过本章的学习，能理解开窍药的研究思路和研究要点，培养逻辑思维能力、分析解决具体问题的能力和举一反三、自主学习的能力。

素质目标　通过本章的学习，能够灵活应用开窍药来解决临床用药问题和进行药物研究的基本设计，具备开展开窍药药效及物质基础研究的基本科研素质和能力。

凡以开窍醒神为主要作用的药物称为开窍药。本类药物多性温，味辛、芳香，归心经。开窍药多具开窍、醒神的功效，主要用于邪气壅盛、蒙蔽心窍所致的各种窍闭神昏证。部分药物还兼有活血、行气、止痛、解毒等功效，用于治疗湿浊中阻之腹满，血瘀气滞之闭经、痛经、癥瘕以及疮痈肿毒等证。

神志昏迷有虚实之分。实证即为闭证，虚证即为脱证。闭证由邪阻心窍所致，主要表现为牙关紧闭、握拳、脉实有力等证。窍闭证因其病因不同，又有寒闭、热闭之分。在应用开窍药时，除对证选药外，还应根据不同的病因，配伍用药。热闭治疗应以开窍药和清热解毒药伍用，称凉开法；寒闭宜温开宣闭，多伍用性温行气药；神昏兼肢冷脉微、冷汗淋漓的为脱证，不宜用开窍药，因本类药物多为芳香辛散走窜之品，久服易伤人之元气，故只可暂用，不可久服。

西医学认为窍闭神昏证多见于流行性脑膜炎、流行性乙型脑炎、化脓性感染所致败血病等严重感染性疾病引起的高热昏迷、谵语、惊厥、抽搐、休克等，以及脑血管意外、毒物中毒等引起的昏迷、神志不清。

现代药理研究表明，开窍药治疗窍闭神昏证的作用与下列药理作用有关。

1. 对中枢神经系统的影响　开窍药对中枢神经系统的作用多具有双向性，常因药物及其成分的不同，以及给药途径、动物种属及机体功能状态的不同而呈兴奋或抑制作用。麝香、石菖蒲、冰片、苏合香的作用特点是小剂量兴奋中枢，大剂量抑制中枢。

2. 抗脑缺血　麝香、冰片、苏合香等均对大鼠缺血再灌注损伤有保护作用。麝香与冰片配伍使用具有协同增效的作用。麝香、冰片、苏合香中的有效物质易透过血脑屏障，发挥抗脑缺血作用，其机制包括改善缺血脑组织的能量代谢、抗自由基损伤、抑制炎症、保护神经细胞等。

3. 抗心肌缺血　麝香、苏合香、冰片等单味药或者冠心苏合丸等复方可增加缺血心肌血流量，降低心肌耗氧量，还可扩张冠脉，增加冠脉血流量，有利于冠脉痉挛的防治，可减轻缺血所致的心肌损伤。

4. 抗炎　炎症是严重感染性疾病和毒物中毒所致窍闭神昏证的常见症状之一，也是贯穿窍闭神昏证的一个基本病理过程。麝香、冰片、蟾酥等具有抗炎作用。麝香对早、中、晚期及变态反应性炎症均有抑制作用，抗炎机制与兴奋下丘脑 – 垂体 – 肾上腺皮质系统有关。开窍药的抗炎作用是治疗疮疡肿毒的药理学基础之一。

综上所述，与开窍药开窍、醒神等功效相关的药理作用为调节中枢神经系统功能、抗脑缺血、抗心肌缺血、抗炎等。其作用的药效物质基础主要是挥发油和脂溶性成分。常用开窍药的主要药理作用见表 22 – 1。

表 22 – 1　开窍药主要药理作用总括表

药物	共性药理作用				其他药理作用
	对中枢神经系统的影响	抗脑缺血	抗心肌缺血	抗炎	
麝香	±	+	+	+	抑制血小板聚集、兴奋子宫、抗肿瘤、降血脂、镇痛、抗菌
苏合香	±	+	+		抑制血小板聚集、抗血栓
石菖蒲	±	+	+		改善学习记忆能力，抗抑郁，抗真菌，松弛肠胃、气管平滑肌，抗心律失常
冰片	±	+	+	+	抗菌、镇痛、促吸收、抗生育
蟾酥	+			+	局麻、镇痛、强心、升压、抑制血小板聚集、兴奋呼吸、抗休克、抗肿瘤

注：+ 中枢兴奋；– 中枢抑制。

第一节　单味药

麝　香

本品为鹿科动物林麝 *Moschus berezovskii* Flerov、马麝 *Moschus sifanicus* Przewalski 或原麝 *Moschus moschiferus* Linnaeus 成熟雄体香囊中的干燥分泌物。主产于四川、西藏、云南、陕西、甘肃、内蒙古等地。现已能人工合成，人工麝香与天然麝香的药理作用一致，在临床上可等同使用。麝香性辛、温，味苦，无毒，归心、脾经。具有开窍醒神、活血通经、消肿止痛之功效，用于治疗热病神昏、中风痰厥、气郁暴厥、中恶昏迷、闭经、癥瘕、难产死胎、胸痹心痛、心腹暴痛、跌扑伤痛、痹痛麻木、痈肿瘰疬、咽喉肿痛等证。

麝香主要含有大环酮类、含氮杂环类和甾体类化合物。大环酮类化合物中的主要有效成分为麝香酮，《中国药典》规定，按麝香干燥品计算，麝香酮含量不得少于 2.0%，现已能人工合成。其次为麝香醇、麝香吡啶等大环酮类化合物，此外还含有多种氨基酸、脂肪酸、无机化合物等。

【药理作用】

1. 与功能主治相关的药理作用

（1）对中枢神经系统的影响　麝香对中枢神经系统表现为兴奋和抑制的双向调节作用。小鼠腹腔注射麝香能缩短巴比妥类药物引起的睡眠时间，麝香对巴比妥麻醉的家兔具有唤醒作用。腹腔注射麝香还可抑制小鼠的自发性活动，灌胃麝香能明显抑制戊四唑引起的惊厥，麝香酮是其调节中枢神经系统作用的主要物质基础。麝香酮可迅速透过血脑屏障进入中枢发挥作用，此外，麝香酮还可激活肝微粒体转化酶，加速肝内戊巴比妥钠等物质的代谢而致失活。

⯈⯈⯈ 知识链接 ⚬--

麝香的药用历史及替代品

麝香，又名寸香、元寸、当门子、臭子、香脐子。始载于《神农本草经》，被列为上品。为林麝、马麝或原麝成熟雄体香囊中的干燥分泌物。两岁龄的雄麝鹿开始分泌麝香,十岁龄左右为最佳分泌期,每只麝鹿可分泌 50g 左右。此外,麝香鼠等其他有香动物也有类似麝香的分泌物。

麝香因其香味奇特、芳香浓郁、香味持久不散而居于四大动物香料(麝香、龙涎香、灵猫香、海狸香)之首,其临床应用已有 2000 余年的历史。由于天然麝香多通过杀麝取香的方法获得,鹿科动物数量急剧减少,为保护野生动物资源,国家林业和草原局于 2003 年 2 月发布通知,将鹿科所有种由国家二级保护野生动物调整为国家一级保护野生动物。因此,天然麝香因来源稀缺且价格十分昂贵而被限制使用,人工麝香多作为代用品用于中药生产,《中国药典》收载的含麝香及其代用品的中成药制剂共有 75 个品种,包括麝香风湿胶囊、麝香保心丸、麝香祛痛气雾剂、麝香脑脉康胶囊、麝香痔疮栓、五味麝香丸等。

(2)抗脑缺血　麝香能降低脑组织含水量、减轻脑水肿、缩小脑梗死体积、改善脑微循环、增加脑血流量、减轻脑组织病理损伤,麝香酮是其抗脑缺血作用的主要物质基础。麝香的抗脑缺血作用与以下机制相关:改善缺血区脑神经细胞能量代谢、抗自由基损伤、减轻谷氨酸等兴奋性氨基酸的毒性、抑制炎症因子产生、诱导神经元再生以及抑制 Ca^{2+} 超载引起的神经毒性等。

(3)抗炎、镇痛　麝香对炎症的早、中、晚三期均有抑制作用,尤其对早、中期作用较强。麝香水提物对多种炎症模型,包括巴豆油致小鼠耳廓肿胀、大鼠佐剂性关节炎、棉球肉芽组织增生、羧甲基纤维素引起的大鼠腹腔白细胞游走等均有抗炎作用。麝香多肽类物质是其抗炎的主要物质基础。麝香 – 1 对炎症早、中期有抑制作用,但炎症后期作用不明显,近年来从麝香中分离出的一种酸性糖蛋白(Mu – a – 1),也具有抗炎作用。麝香水溶物可提高外周血中皮质酮含量,切除肾上腺后其抗炎作用消失,但切除垂体后其抗炎作用依然存在,表明其抗炎机制可能与兴奋下丘脑 – 垂体 – 肾上腺皮质系统有关。此外,其抗炎作用还与抑制溶酶体酶释放、抑制白细胞趋化相关。麝香能减少化学刺激引起的小鼠扭体次数。

(4)抗心肌缺血　人工麝香有抗心肌缺血作用,能改善垂体后叶素所致大鼠缺血心肌心电图的变化,抑制心肌酶活性的升高。此外,麝香还有强心的作用,使心脏收缩力增强、心排出量增加,扩张冠脉血管。

(5)抑制血小板聚集　麝香酮抑制 ADP 诱导的血小板聚集率,还可影响血小板收缩蛋白功能,使血浆凝块不能正常收缩,明显延长家兔凝血时间。

2. 其他药理作用

(1)兴奋子宫　麝香对妊娠大鼠、家兔子宫均有兴奋作用,可使子宫的收缩力增强、频率加快,对妊娠后期的子宫作用更明显;人工合成的麝香酮可终止小鼠妊娠。故孕妇禁用麝香。

(2)兴奋呼吸中枢　麝香与麝香酮均具有兴奋呼吸的作用,可使呼吸频率和深度增加。

(3)抗肿瘤　麝香可降低移植瘤小鼠的瘤重,延长小鼠生存时间,还可提高机体的免疫功能。

(4)抗菌　麝香膏剂对阴道中的微生物生长具有抑制作用,尤其对金黄色葡萄球菌和枯草芽孢杆菌最敏感。

综上所述,与麝香开窍醒神功效相关的药理作用是调节中枢神经系统的功能及抗脑缺血;与麝香活血通经功效相关的药理作用是抑制血小板聚集和抗凝血酶原活性;与麝香消肿止痛功效相关的药理作用是抗炎和镇痛。麝香酮和多肽类物质是其主要的药效物质基础。

【体内过程】

麝香酮静脉注射在大鼠体内的代谢符合二室模型,在家兔和犬体内符合三室模型,大鼠灌胃给药也符合二室模型。麝香酮经口给药吸收快,能迅速通过血脑屏障进入中枢,血和脑中 $t_{1/2}$ 均为 1.5 小时;

静脉注射后麝香酮快速向各组织分布，5～15分钟后大脑、心、脾、肝、肾和肺浓度达峰值，肝中浓度最高。麝香酮主要从肝、肾以原形排出。

【毒理研究】

小鼠静脉注射麝香酮的 LD_{50} 为（162±10）mg/kg，腹腔注射的 LD_{50} 为（280±10）mg/kg；大剂量麝香连续腹腔注射，可使大鼠血常规发生变化。人工麝香能增强有毒物质的诱变性，但其本身的诱变性很小。

【现代应用】

1. 昏迷　以麝香为主的复方制剂（如安宫牛黄丸、苏合香丸等）常用于治疗流行性脊髓膜炎、流行性乙型脑炎、中风等多种原因引起的高热、神昏等。

2. 冠心病、心绞痛　以麝香为主的复方制剂（如牛黄清心丸、麝香保心丸等）常用于治疗冠心病、心绞痛等。

3. 关节炎　以麝香为主的复方制剂（如大活络丹、麝香壮骨膏等）常用于治疗风湿性关节炎、类风湿关节炎等。

4. 咽喉肿痛　以麝香为主的复方制剂（如六神丸等）常用于治疗咽喉肿痛。此外，麝香还可用于治疗外伤、白癜风、小儿麻痹症等。

【不良反应】

可出现头晕、头胀、恶心、食欲减退。有过量服用引起中毒的个案病例报告，表现为面色潮红、口腔及咽部黏膜溃烂充血、牙龈出血、鼻出血、瞳孔散大、抽搐、昏迷、呼吸困难，有死亡病例报告。

冰 片

本品为樟科植物樟 *Cinnamomum camphora*（L.）Presl 的新鲜枝、叶经提取加工制成，称"天然冰片（左旋龙脑）"；或以松节油、樟脑为原料，用化学方法合成的人工合成品，称"机制冰片或冰片（合成龙脑）"。由菊科植物艾纳香 *Blumea balsamifera*（L.）DC. 的新鲜叶经提取加工制成的结晶，称"艾片（左旋龙脑）"。樟主产于我国南方及西南各省区；艾纳香主产于广东、广西、云南、贵州等地。冰片味辛、苦，性微寒，归心、脾、肺经。具有开窍醒神、清热止痛的功效，用于治疗热病神昏、惊厥、中风痰厥、气郁暴厥、中恶昏迷、胸痹心痛、目赤、口疮、咽喉肿痛、耳道流脓。此外，冰片还具有"芳香走窜，引药上行"的特点，可作为多种中药复方的"药引"。

冰片主要含有龙脑。天然冰片主要成分为右旋龙脑，《中国药典》规定天然冰片含右旋龙脑不得少于96.0%；艾片主要成分为左旋龙脑，《中国药典》规定艾片含左旋龙脑以龙脑计，不得少于85.0%；机制冰片主要成分为龙脑和异龙脑，《中国药典》规定机制冰片含龙脑不得少于55.0%。还含有萜类成分，包括 β-榄香烯、石竹烯等倍半萜成分和齐墩果酸、积雪草酸、龙脑香二醇酮等三萜化合物。

【药理作用】

1. 与功能主治相关的药理作用

（1）抗脑缺血　冰片改善脑缺血区细胞能量代谢，抗自由基损伤，减轻炎症反应，从而使脑组织免受损伤。冰片注射液能升高缺血再灌注损伤小鼠脑内 Na^+，K^+-ATP 酶、Mg^{2+}-ATP 酶、Ca^{2+}-ATP 酶的活性，降低大鼠脑组织内 NO 含量，抑制 NOS 活性。

（2）中枢抑制　龙脑、异龙脑均能延长戊巴比妥引起的睡眠时间并与戊巴比妥产生协同作用，异龙脑作用尤为显著。

（3）促进其他药物透过血脑屏障　冰片能提高血脑屏障对顺铂、卡马西平、丙戊酸钠、磺胺嘧啶等药物的通透性，其作用机制是通过抑制细胞膜上 P – gp 活性，对其外排功能具有抑制作用，从而使进入血脑屏障的药物被排除的概率减小。

>>> 知识链接 •--

血脑屏障

血脑屏障（blood brain barrier，BBB）由中枢神经系统的血管内皮细胞之间的紧密连接、血管周围胶质细胞突起和基膜组成，是维持脑内环境稳定的一种重要结构。血脑屏障由脑毛细血管内皮细胞、基膜和神经胶质膜组成。血脑屏障可调节血液和脑组织之间的物质交换，阻止有害物质进入脑内，从而维持中枢神经系统内环境的稳定。冰片可增加血脑屏障通透性，促进某些药物透过血脑屏障进入脑组织。P – gp 是 BBB 的重要组成部分，具有 ATP 依赖性的药物外排泵功能。冰片抑制细胞膜上 P – gp 的活性，使进入 BBB 的药物被排除的概率减小。其次，冰片降低下丘脑内肾上腺素和 NA 的含量，升高 5 – HT 的含量。此外，冰片可使大鼠血脑屏障的超微结构发生可逆性改变，包括脑毛细血管内皮细胞之间的紧密连接变宽、间断。

--•

（4）促进吸收　冰片可促进药物在皮肤、小肠、黏膜和眼角膜的吸收。冰片可使小鼠皮肤角质细胞疏松、细胞间隙增大、毛囊口孔径加宽，进而促进药物透皮吸收。冰片可促进川芎嗪透过鼻黏膜吸收，促进葛根素、丹参素等通过角膜吸收，该作用与其改善角膜上皮细胞膜磷脂分子排列有关。冰片还可促进秋水仙碱、川芎嗪在小肠的吸收，提高生物利用度，该作用可能与其抑制肠上皮细胞 CYP3A 酶活性和 P – gp 的活性有关。

（5）抗炎、镇痛　龙脑与异龙脑均能抑制蛋清所致大鼠足跖肿胀，可拮抗 PGE_2 和抑制炎症介质释放；但对巴豆油所致的小鼠耳廓肿胀，两种成分的抑制作用并不完全相同，龙脑的作用不明显。冰片延长热刺激引起小鼠疼痛反应时间，减少化学刺激引起的小鼠扭体次数。对激光烧伤创面有抗炎、镇痛作用。

2. 其他药理作用

（1）抗菌　冰片、龙脑和异龙脑对金黄色葡萄球菌、链球菌、肺炎链球菌、大肠埃希菌等均有体外抗菌作用，其体内药效有待于进一步研究。

（2）抗血栓　冰片能抑制血栓形成，延长 PT 和凝血酶时间。抗血栓作用与其抑制血小板释放 5 – HT 和血小板聚集，抑制血小板胞质 Ca^{2+} 升高相关。

（3）抗生育　冰片对早期妊娠无引产作用，但对中晚期妊娠有引产作用。对小鼠中期妊娠的终止率达 100%，晚期妊娠的终止率为 91%。

综上所述，与冰片开窍醒神功效相关的药理作用是调节中枢神经系统的功能、抗脑缺血；与冰片清热止痛功效相关的药理作用是抗菌、抗炎、镇痛。冰片能促进其他药物透过血脑屏障和促进药物吸收是其辛香走窜、引药上行、开窍醒神的药理学基础。龙脑和异龙脑是其主要的药效物质基础。

【体内过程】

冰片在黏膜、胃肠道、皮下组织均易吸收，在体内可代谢成 4 种代谢产物，t_{max} 在 1 小时之内。小鼠灌胃可迅速吸收，易通过血脑屏障，不仅通过肝、肾排出，还可通过肺从呼吸道或其他途径排出，不易蓄积，主要以原形排出。

【毒理研究】

冰片的急性毒性试验结果不尽一致。小鼠灌胃冰片的 LD_{50} 为 2.71g/kg，大鼠为 4.02g/kg。小鼠灌胃合成冰片的 LD_{50} 为 2.98g/kg，大鼠为 4.37g/kg。大剂量合成冰片（相当于临床推荐剂量的 600 倍）可降低雄性大鼠生育率和体重。

【现代应用】

1. 冠心病、心绞痛 以冰片为主的复方制剂（如苏合香丸、复方丹参滴丸等）常用于治疗冠心病和心绞痛等。

2. 昏迷 以冰片为主的复方制剂（如安宫牛黄丸、苏合香丸等）常用于治疗流行性脑脊髓膜炎、流行性乙型脑炎、中风等多种原因引起的高热、神昏。

3. 咽喉肿痛、口腔溃疡 用冰硼散粉末少许吹敷患处，可消炎和镇痛，促进溃疡的愈合。

4. 化脓性中耳炎 含冰片的复方制剂黄冰滴耳剂滴耳可治疗化脓性中耳炎。

此外，应用冰片治疗外伤感染、蛲虫病、宫颈柱状上皮异位等均有一定疗效。

【不良反应】

局部应用，有轻微刺激性，外用偶致过敏反应；孕妇慎用。

石菖蒲

本品为天南星科植物石菖蒲 *Acorus tatarinowii* Schott 的干燥根茎。主要分布于四川、浙江、江苏等地。石菖蒲味辛、苦，性温，归心、胃经。具有开窍豁痰、醒神益智、化湿开胃的功效，用于治疗神昏癫痫、健忘失眠、耳鸣耳聋、脘痞不饥、噤口下痢等证。

石菖蒲主要含多种挥发油，含量为 $0.11\% \sim 0.42\%$，挥发油中的主要有效成分为 β - 细辛醚、α - 细辛醚、石竹烯、α - 葎草烯、石菖醚、细辛醚等。此外，还含有氨基酸、有机酸和糖类。

【药理作用】

1. 与功能主治相关的药理作用

（1）对中枢神经系统的影响 石菖蒲具有镇静、抗惊厥、抗癫痫和改善学习记忆的作用。石菖蒲提取物和挥发油对中枢神经系统均有镇静作用，可降低单胺类神经递质的含量。石菖蒲挥发油、水提液、醇提物有抗惊厥作用，挥发油中的 α - 细辛醚是其抗惊厥的主要物质基础。石菖蒲水溶性成分可调节癫痫大鼠脑内兴奋性与抑制性氨基酸的平衡。石菖蒲和 α - 细辛醚还可增强大脑神经元 $Bcl-2$ 的基因表达，抑制癫痫发作激发的海马神经元凋亡。石菖蒲总挥发油和 β - 细辛醚对各种类型记忆障碍模型均有不同程度的改善作用，提高学习记忆功能，该作用与保护神经元、降低兴奋性氨基酸的含量、改善胆碱能神经功能、抗自由基损伤、调节神经生长因子等相关。

（2）抗抑郁 石菖蒲水提液、水提醇沉液和醇提物等均具有抗抑郁作用，该作用与提高脑组织中的神经递质水平、促进神经营养因子表达、调控炎症因子等相关，挥发油中 β - 细辛醚、α - 细辛醚是其抗抑郁的主要物质基础。

（3）解痉 石菖蒲水提液、总挥发油、β - 细辛醚、α - 细辛醚对离体肠管自发性收缩幅度均有抑制作用，可拮抗 ACh 及 $BaCl_2$ 引起的肠管痉挛，且呈剂量依赖性，能增强肠管蠕动及肠道推进功能；对气管平滑肌具有解痉作用，总挥发油的作用最强，其次为 α - 细辛醚和 β - 细辛醚。

2. 其他药理作用

（1）对心血管系统的影响 石菖蒲具有抗心律失常、抗动脉粥样硬化、抗心肌缺血、抗血栓的作用。腹腔注射石菖蒲挥发油可抑制乌头碱、肾上腺素和 $BaCl_2$ 等诱发的心律失常；石菖蒲挥发油降低动脉粥样硬化动物的血脂，改善高黏血症实验动物的血液流变学，降低异丙肾上腺素致大鼠心肌缺血内皮素水平，提高 NO 含量，降低心肌组织损伤程度和坏死率；石菖蒲能抑制血小板聚集，增强红细胞变形能力。β - 细辛醚有抑制血栓形成和溶解血浆纤维蛋白的作用。

（2）抗菌 石菖蒲对常见致病菌如真菌、结核杆菌、葡萄球菌等有抑制作用。

（3）抗脑缺血 石菖蒲具有抗脑缺血损伤的作用，β-细辛醚、α-细辛醚通过抑制钙超载、减轻兴奋性氨基酸毒性、抗自由基损伤等减轻大鼠/小鼠脑缺血大脑神经元损伤。

综上所述，与石菖蒲开窍豁痰、醒神益智功效相关的药理作用是调节中枢神经系统的功能，包括镇静、抗惊厥、抗癫痫、改善学习记忆及抗抑郁；与化湿开胃功效相关的药理作用是解除胃肠平滑肌痉挛、促进胆汁分泌。挥发油是其主要的药效物质基础。

【体内过程】

石菖蒲口服后胃肠吸收迅速且完全，15 分钟血药浓度达到高峰，血浆蛋白结合率为 61%；主要分布在肝、肾、胆汁、心、脑、肺、脾等脏器；部分由胆汁排泄后经肝肠循环再吸收，小部分药物可被肝脏代谢，$t_{1/2}$ 为 3~4 小时，主要随尿液排出。β-细辛醚灌胃家兔的体内过程呈二室开放模型，灌胃给药在大鼠体内的 $t_{1/2}$ 为 54 分钟，t_{max} 为 12 分钟，易通过血脑屏障。

【毒理研究】

小鼠灌胃和腹腔注射石菖蒲挥发油的 LD_{50} 分别为 4.71ml/kg 和 0.23ml/kg；小鼠腹腔注射水煎剂的 LD_{50} 为 53g/kg；小鼠腹腔注射 α-细辛醚的 LD_{50} 为 388.5mg/kg。α-细辛醚具有致突变作用，临床上应避免长期使用。

【现代应用】

1. 昏迷 以石菖蒲为主的复方制剂（如涤痰汤、生铁落饮等）常用于治疗中风、癫痫、肺性脑病、乙型脑炎引起的昏迷。

2. 肠炎、痢疾 以石菖蒲为主的复方制剂（如连朴饮）用于治疗肠炎和痢疾。

3. 失眠 以石菖蒲为主的复方制剂（如不忘散、开心散、安神定志丸等）常用于治疗失眠、健忘。

此外，石菖蒲可用于治疗支气管哮喘、老年性痴呆、突发性耳聋、脑震荡等。

【不良反应】

有发热、头昏、恶心、呕吐及大剂量内服导致皮肤潮红、血尿和血压升高的个案病例报告。

苏合香

本品为金缕梅科植物苏合香树 *Liquidambar orientalis* Mill. 的树干渗出的香树脂经加工精制而成。主产于印度、索马里、叙利亚和土耳其等地区。我国广西、云南也有栽培。我国产苏合香与进口苏合香药材的作用基本相同，可替代使用。苏合香味辛，性温，归心、脾经。具有开窍、避秽、止痛的功效，用于治疗中风痰厥、猝然昏倒、胸痹心痛、胸腹冷痛、惊痫。

苏合香主要含有树脂（约 36%）和挥发油。其中树脂部分由树脂酯类及树脂酸类组成，前者为树脂醇类与芳香族酸（主要是肉桂酸、苯甲酸）结合而成的酯类，后者主要为齐墩果酮酸和 3-麦-齐墩果酮酸。挥发油由芳香族化合物和萜类化合物组成，包括 α-蒎烯、β-蒎烯、月桂烯、莰烯、柠檬烯、异松油烯、桂皮醛、桂皮酸等。

【药理作用】

1. 与功能主治相关的药理作用

（1）镇静、抗惊厥 苏合香能延长戊巴比妥钠诱导的睡眠时间，降低戊四氮诱发癫痫发作时间和死亡率。但也有研究报道，苏合香能缩短戊巴比妥钠所致小鼠睡眠时间，表现为既兴奋又抑制的双向调节作用。

（2）抗心肌缺血 苏合香的抗心肌缺血作用与其减慢心率、改善心肌氧代谢、扩张冠脉、抗自由基损伤等功效有关。

（3）抗血栓　苏合香能提高血小板内 cAMP 含量，使血栓形成长度缩短、重量减轻；抑制血栓素合成酶，使 TXA_2 合成减少，此外，苏合香还能明显延长血浆复钙时间、PT，降低纤维蛋白原含量和促进纤溶酶活性。桂皮酸是其抗血栓的主要物质基础。

（4）抗脑缺血　缩小脑梗死体积，降低脑内 MDA 含量，提高 SOD 活性，增加 Na^+,K^+ – ATP 酶 和 Ca^{2+},Mg^{2+} – ATP 酶的活力。

2. 其他药理作用　苏合香具有温和的刺激性祛痰作用，耐常压缺氧作用，可降低三氯甲烷诱导的心律失常发生率，缩短心律失常发生的时间。

综上所述，与苏合香开窍、避秽、止痛功效相关的药理作用是镇静、抗惊厥、抗心肌缺血、抗血栓和抗脑缺血。挥发油是其主要的药效物质基础。

【毒理研究】

苏合香对小鼠灌胃给药的 LD_{50} 为 2.70g/kg。

【现代应用】

1. 冠心病、心绞痛　以苏合香为主的复方制剂（如冠心苏合丸、苏冰滴丸等）常用于治疗冠心病、心绞痛。

2. 昏迷　以苏合香为主的复方制剂（如苏合香丸）常用于治疗脑血管意外、癫痫、脑震荡等所致闭证神昏。

>>> 知识链接 o -

开窍药与血脑屏障

中医认为芳香开窍中药麝香、冰片、石菖蒲、苏合香等具有芳香开窍、走窜、引药上行之性，可以循经入脑，经常用于头昏、头晕等头部疾病的治疗，具有较好的效果。血脑屏障调控血液和脑组织之间的物质交换，可维持脑内部环境的稳定，但同时也会阻碍许多药物进入脑内，使脑内药物的浓度难以达到有效浓度。现代药理学研究发现，芳香开窍中药由于自身脂溶性成分较易透过血脑屏障，可以调控血脑屏障通透性，保护中枢神经系统：麝香、冰片、石菖蒲能够抑制 P – gp 的外排作用，提升药物进入脑内的浓度，亦可抑制 Claudin – 5 蛋白表达，使血管内皮细胞紧密连接的缝隙变宽等，增加血脑屏障通透性；石菖蒲、冰片亦可增加 5 – HT 含量，提高受体结合率，促进内皮细胞收缩致紧密连接打开，增加血脑屏障通透性；苏合香通过影响 P – gp 的外排作用，增加血脑屏障通透性。在病理状态时，麝香、冰片、苏合香通过降低炎症因子的含量，减缓该因子对内皮细胞间紧密连接的破损，麝香亦可抑制基质金属蛋白酶的表达、减缓自由基引起的细胞损伤从而稳定血脑屏障的结构，以降低血脑屏障通透性；石菖蒲通过发挥抗自由基损伤作用，降低血脑屏障通透性。

- o

≫ 第二节　中成药

安宫牛黄丸

安宫牛黄丸源于《温病条辨》，由牛黄、水牛角浓缩粉、麝香（或人工麝香）、珍珠、朱砂、雄黄、黄连、黄芩、栀子、郁金和冰片组成，经现代制剂工艺制备而成，为黄橙色至红褐色的大蜜丸，或为包金衣的大蜜丸，除去金衣后显黄橙色至红褐色。气芳香浓郁，味微苦。具有清热解毒、镇惊开窍的功效，主治热病，邪入心包、高热惊厥、神昏谵语、中风昏迷及脑炎、脑膜炎、中毒性脑病、脑出血、败血症见上述证候者。

【药理作用】

1. 解热 安宫牛黄丸有解热作用，一次给药后可维持 5~6 小时或以上。安宫牛黄丸对细菌内毒素引起的家兔发热和啤酒酵母所致大鼠发热均有解热作用。

2. 镇静 灌胃或者腹腔注射安宫牛黄丸混悬液均有中枢镇静作用，可减少小鼠自发性活动，协同戊巴比妥钠的镇静作用。

3. 抗惊厥 安宫牛黄丸延长小鼠戊四氮阵挛发作，对抗戊四氮惊厥并降低致死率。

4. 抗脑缺血 安宫牛黄丸抑制脑卒中大鼠神经功能损伤，抑制脑水肿和兴奋性氨基酸毒性，抗自由基损伤，增加机体耐缺氧能力。此外，安宫牛黄丸能活化脑干、丘脑及皮质等部位的神经元，可激活脑干网状结构上行激活系统而发挥促进清醒的作用。

【毒理作用】

小鼠灌胃安宫牛黄丸 MTD 为 40g/kg，相当于临床用量（0.05g/kg）的 800 倍。有研究报道安宫牛黄丸可在大鼠的肝脏和肾脏蓄积。

【临床应用】

常用于流行性脑脊髓膜炎、乙型脑炎、中毒性肺炎等致高热烦躁、惊厥抽搐，也用于脑血管意外、颅脑损伤。此外，还可用于肺性脑病、肝炎及肝性脑病、癫痫、药物及一氧化碳中毒等。本品为热闭神昏所设，寒闭神昏不得使用。本品处方中含麝香，芳香走窜，有损胎气，孕妇慎用，本品处方中含朱砂、雄黄，不宜过量久服，肝肾功能不全者慎用。

【用法用量】

口服。一次 1 丸，一日一次；小儿 3 岁以内一次 1/4 丸，4~6 岁一次 1/2 丸，一日一次；或遵医嘱。

目标检测

答案解析

一、选择题

（一）单选题

1. 开窍药多性温，味（ ）、芳香
   A. 辛　　　　　　　　　B. 甘　　　　　　　　　C. 酸
   D. 苦　　　　　　　　　E. 咸

2. 麝香的大环酮类化合物中，主要有效成分是（ ）
   A. 麝香醇　　　　　　　B. 麝香酮　　　　　　　C. 麝香吡啶
   D. 降麝香酮　　　　　　E. 麝香吡喃

3. 来源于动物，具有明显的兴奋子宫作用，故孕妇禁用的是（ ）
   A. 石菖蒲　　　　　　　B. 苏合香　　　　　　　C. 麝香
   D. 冰片　　　　　　　　E. 蟾酥

4. 具有抑制中枢、促进吸收作用的是（ ）
   A. 石菖蒲　　　　　　　B. 苏合香　　　　　　　C. 麝香
   D. 冰片　　　　　　　　E. 安息香

5. 麝香抗炎机制可能与兴奋（　　）系统有关

   A. 下丘脑－垂体－甲状腺　　　　　　　B. 下丘脑－垂体－性腺

   C. 下丘脑－垂体－肾上腺皮质　　　　　D. 肾素－血管紧张素－醛固酮

   E. 血脑屏障

（二）多选题

6. 石菖蒲对中枢神经系统的影响包括（　　）

   A. 镇静　　　　　　B. 抗惊厥　　　　　C. 抗癫痫

   D. 改善学习记忆　　E. 解痉

7. 安宫牛黄丸的主要药理作用包括（　　）

   A. 解热　　　　　　B. 抗惊厥　　　　　C. 改善学习记忆

   D. 镇静　　　　　　E. 抗脑缺血

二、名词解释

开窍药

三、简答题

1. 麝香的现代应用有哪些？

2. 与开窍药开窍、醒神等功效相关的药理作用是什么？

书网融合……

思政导航　　　　本章小结　　　　题库

第二十三章　补虚药

学习目标

知识目标

1. 掌握　补虚方药重要代表药人参的主要有效成分、主要药理作用、增加学习记忆能力和延缓衰老的作用机制。

2. 熟悉　补虚方药及代表药黄芪、甘草、淫羊藿、冬虫夏草、何首乌、熟地黄、枸杞子的主要药理作用；甘草的不良反应。

3. 了解　该类药的中医药基础理论涵义和分类；常用配伍、常用方及常用成药的临床应用。

技能目标　通过本章的学习，提高对补虚药中医药理论的理解能力，以及对补虚药的应用能力。

素质目标　通过本章的学习，能够运用补虚药知识来解决临床用药需求问题，并能设计学习记忆能力检测实验，具备开展补虚药主要药效及物质基础实验的基本科研能力和素质。

凡能补充人体气血阴阳不足，增强机体抗病能力，改善脏腑功能，主治虚证的药物，称补虚药。中医学把人体物质组成及功能高度概括为气、血、阴、阳，虚证是机体功能低下或物质缺乏时的表现。虚证分为气虚、血虚、阴虚和阳虚四种，相应的补虚药也分为补气、补血、补阴和补阳药四类。补气药主治脾气虚、肺气虚等证，症见气虚乏力、食少便溏、中气下陷、表虚自汗等，人参、黄芪、甘草为代表药；补血药主治血虚证，症见血虚萎黄、眩晕心悸、月经不调、肠燥便秘等，当归、何首乌、熟地黄为代表药；补阴药主治阴虚证，症见肺燥干咳、津伤口渴、心烦失眠、内热消渴等，枸杞子、麦冬、沙参为代表药；补阳药主治阳虚证，症见阳痿宫冷、遗精滑精、筋骨痿软、腰膝酸痛等，淫羊藿、鹿茸、补骨脂为代表药。

人体元气耗损、功能失调、脏腑功能减退、抗病能力下降表现为气虚，主要分为脾气虚和肺气虚。脾气虚主要表现为神疲乏力、食欲不振、脘腹虚胀、大便溏薄、脱肛等，常见于西医学消化系统多种慢性病、脏器下垂等；肺气虚主要表现为少气懒言、语音低微，甚至喘促、易出虚汗等，常见于呼吸系统多种慢性疾病，免疫功能低下。

血液不足或血液濡养功能减退表现为血虚，主要症状有面色萎黄、指甲苍白、眩晕耳鸣、心悸、失眠、健忘，或月经量少色淡，甚至闭经，常见于西医学的贫血、白细胞减少症、血小板减少性紫癜、再生障碍性贫血等。

机体精、血、津液等物质亏耗，以致阴不制阳，阳相对亢盛，表现为阴虚，多见于西医学热病后期及多种慢性消耗性疾病。

机体阳气虚损，功能减退或衰弱，热量不足表现为阳虚，主要分为肾阳虚和脾阳虚。肾阳虚主要表现为畏寒肢冷、腰膝酸软、性欲低下、阳痿早泄、宫冷不孕、尿频遗尿、肾虚喘促等，常见于西医学中的性功能障碍、阳痿、慢性支气管哮喘、风湿性关节炎等。脾阳虚主要表现为食欲减退、腹胀、胃痛而喜温喜按、四肢不温、大便稀溏或四肢水肿、畏寒喜暖、小便清长或不利、妇女白带清稀而多等，多见于西医学泄泻、痢疾、水肿、鼓胀、慢性肠胃炎等疾病。

气血阴阳的不足，主要与西医学机体免疫功能、造血功能、心血管系统功能的低下，内分泌系统功能及物质代谢紊乱等多方面因素有关，而补虚药则表现出调节上述系统或器官功能的作用。如补气、补阴药多数具有增强机体免疫功能、延缓衰老的作用；补血药多具有促进骨髓造血功能的作用；补肾壮阳药多具有调节下丘脑－垂体－性腺轴功能、提高性激素水平等作用。因此，补虚药的现代研究主要围绕各种"虚证"的中医内涵，从免疫系统、内分泌系统、神经系统、造血系统、心血管系统、消化系统及物质代谢等方面展开。

现代药理研究表明，补虚药治疗各种"虚证"的作用主要与下列药理作用有关。

1. 调节免疫功能

（1）增强非特异性免疫功能　人参、黄芪等药物可增加幼年动物胸腺、脾脏的重量，增加外周循环血液中白细胞的数量，增强巨噬细胞的吞噬功能。某些药物还具有提高 NK 细胞的功能、诱生 IFN 及提高溶菌酶活性等作用。

（2）增强细胞免疫功能　人参、黄芪、山药等能提高外周血中 T 淋巴细胞比例和淋巴细胞数量；人参、黄芪、当归等可提高淋巴细胞转化率；黄芪具有升高 CD3$^+$ 细胞、CD4$^+$ 细胞数和 CD4$^+$/CD8$^+$ 比值的作用；黄芪、枸杞子可提高小鼠红细胞 C3b 受体（RBC－C3b）花环率和红细胞－免疫复合物（RBC－IC）花环形成率。

>>> **知识链接** o- -

淋巴细胞

淋巴细胞为具有特异性免疫功能的细胞，是体内体积最小的白细胞，由淋巴器官产生，具有免疫识别功能。淋巴细胞有 T 淋巴细胞和 B 淋巴细胞两种。T 细胞不产生抗体，而是直接起作用，因此其免疫作用称为细胞免疫；B 细胞是通过产生抗体而起作用，抗体存在于体液中，因此，其免疫作用称为体液免疫。多数情况下，癌症患者由于淋巴细胞的吞噬速度不如癌细胞的繁殖速度快，还要靠药物和手术来进行治疗。通过增加淋巴细胞的能力来大量杀死癌细胞已成为治愈癌症的一条有效途径，在医学上称为免疫疗法。

- o

（3）增强体液免疫功能　山药、淫羊藿等可使小鼠脾脏细胞抗体生成增加、溶血空斑形成细胞数（PFC）提高；人参、冬虫夏草、肉苁蓉等能促进抗体生成，不同程度地提高血清 IgG、IgA、IgM 水平；鳖甲、玄参、天冬等延长抗体活性时间。

（4）免疫调节作用　黄芪对免疫功能低下的患者可提高其免疫功能，而对免疫亢进者则呈抑制作用。补虚药调节免疫功能往往因机体原有功能状态不同而有所不同。

2. 对中枢神经系统的影响

（1）改善学习记忆能力　人参、何首乌、枸杞子等药物对记忆获得障碍、巩固障碍及重现障碍均有一定改善作用，作用环节涉及改善血液循环、促进能量代谢、影响神经递质合成及抗氧化等多种途径。

>>> **知识链接** o- -

学习记忆能力检测实验方法

常见的有水迷宫实验、跳台实验、避暗实验、穿梭箱实验方法。学习记忆障碍模型的建立方法如下。①东莨菪碱（M 胆碱受体阻滞剂）致学习记忆获得障碍动物模型。②亚硝酸钠（使血红蛋白变性、使脑组织缺血缺氧）致学习记忆巩固障碍动物模型。③乙醇（中枢抑制剂）致学习记忆再现障碍动物模型。④老年痴呆模型：A. 胆碱能损伤模型（鹅膏蕈氨酸注入基底核）；B. 将 Aβ1－40 注入海马区（模拟 Aβ 聚集或沉积）；C. *APP/PS1* 转基因小鼠；D. D－半乳糖＋AlCl₃ 混合水溶液腹腔注射。⑤衰老模型：SAMP（senescence accelerated mouse/prone）快速老化小鼠模型。⑥其他：剥夺睡眠、应激反应及电休克等也可产生记忆缺失。

（2）调节神经功能　人参、刺五加可使中枢神经系统兴奋与抑制过程达到平衡，改善神经活动、提高工作效率。人参皂苷 Rb₁、黄芪有效成分对缺血缺氧所致大脑神经元形态及功能损伤有保护作用。

3. 调节内分泌系统功能

（1）增强下丘脑－垂体－肾上腺功能　人参、党参、刺五加等可兴奋下丘脑、垂体，促进 ACTH 释放，具有兴奋皮质内分泌轴的作用。甘草本身即具有盐皮质激素样作用。

（2）调节下丘脑－垂体－甲状腺功能　部分温补肾阳药可促使甲状腺功能减退模型动物的甲状腺腺体增生，甲状腺激素合成及分泌增多；龟板等滋阴药则能拮抗甲状腺素所致的阴虚阳亢模型动物组织及功能改变。

（3）增强下丘脑－垂体－性腺功能　淫羊藿、补骨脂、菟丝子等药物可升高血中促性腺激素水平，增加性激素含量，加快性器官发育，增加性器官及附性器官重量；部分药物还可增加精子（或卵子）的数量及质量。

4. 对物质代谢的影响

（1）调节糖代谢　人参糖肽可降低多种实验性高血糖模型动物的血糖，也能纠正胰岛素引起的低血糖反应；麦冬、枸杞子、虫草多糖可对抗肾上腺素、四氧嘧啶等所致的小鼠血糖升高；枸杞子可缓解糖尿病并发症。

（2）调节脂质代谢　何首乌、女贞子等可降低高脂血症模型动物血中 TC 及 TG 含量，防止或减轻动脉粥样硬化斑块的形成。人参可降低高脂血症大鼠血清 TC、TG 和非酯化脂肪酸含量，升高血清 HDL－C 和磷脂含量，改善轻度脂肪肝。

（3）调节蛋白和核酸代谢　许多补虚药可促进蛋白质、核酸的合成，提高人血白蛋白、球蛋白的含量。部分药物对蛋白质和核酸代谢具有双向调节作用，而黄芪则能提高体内蛋白质更新速率。

（4）调节能量代谢　人参、黄芪可激活腺苷酸激酶（AK），促进 ATP 分解为高能磷酸键和 ADP，为组织细胞提供能量。

5. 延缓衰老　补虚药可通过提高机体免疫功能、抗氧化、调节内分泌系统及物质代谢等途径发挥延缓衰老作用。人参、黄芪可延长果蝇、家蚕的寿命；何首乌可延长老年鹌鹑的生存时间；人参皂苷可促进高龄人胚肺成纤维细胞的增殖；人参、黄芪、女贞子等可提高 SOD、CAT 活性，降低组织中 LPO、LF 的产生，延长动物和细胞寿命。此外，人参可降低脑内 MAO－B 活性，改善老年动物脑及肝的超微结构。

≫≫≫ 知识链接 ○

衰老机制学说

1. 遗传学说　与衰老有关的增殖基因、衰老基因、长寿基因和凋亡基因等。

2. 生物钟学说　已发现人体许多生理现象具有生物节律性，如体温变化、睡眠与觉醒的昼夜交替、激素分泌量的变化等。人体内生物钟调控生理生化活动而影响衰老进程。

3. 损伤学说　随着年龄老化，DNA 的自我修复能力下降，伤害加重以致促进衰老。

4. 自由基学说　生物体有氧代谢过程中会不断产生超氧自由基（活性氧），它有很强的氧化作用，会破坏生物膜（质膜、细胞器膜）。抗氧化保护系统动态平衡被打破时会导致衰老。

5. 交联学说　生物大分子胶原纤维、弹性纤维的交联导致衰老，还有蛋白质（包括酶）和 DNA 的交联也导致衰老。

6. 神经内分泌学说及免疫学说　下丘脑和垂体是调控衰老的中枢，属于内分泌系统，控制着很多生理功能。在衰老过程中，免疫功能明显降低。胸腺是产生免疫力的主要腺体，随年龄增长，T 淋巴细胞及 B 淋巴细胞功能逐渐减退，易感染疾病和发生肿瘤；另一方面则是由于体内自身抗体的增加，会发生自身免疫病。

>>> 知识链接

中药延缓衰老多维评价体系方法

可采用神经干细胞、神经元细胞、胶质细胞等原代细胞，以及 SAMP8 快速老化小鼠、15 月龄自然衰老小鼠、斑马鱼、秀丽线虫、果蝇等多种模式生物，针对寿命、脑认知功能、睡眠等生理功能，以及脑、骨、皮肤等组织器官的细胞形态学病理改变等，开展延缓衰老功效评价研究，揭示中药延缓衰老共性作用特征和器官特异性。

---

6. 增强某些器官和组织系统的功能　人参、黄芪、生脉散等具有正性肌力作用，可以强心、升压、抗休克；黄芪、刺五加、当归等具有扩血管、降血压作用；人参、刺五加、当归等具有一定抗心肌缺血作用，能够扩张冠脉、增加冠脉流量、改善心肌血氧供应；甘草、刺五加、当归等具有抗心律失常作用；当归、何首乌可对抗化学药物及放射线损伤造成的外周血细胞减少和骨髓抑制，提高外周血细胞及血红蛋白含量，升高粒 – 单系祖细胞的生成率；人参、党参、补中益气丸等具有调节胃肠道运动、抗溃疡作用。

7. 抗肿瘤　人参、黄芪、枸杞子等对动物肿瘤均有不同程度的抑制作用。如人参皂苷 Rh_2 能显著抑制人脑胶质瘤细胞的生长，人参皂苷 Rg_3 可抑制肿瘤生长，防止肿瘤转移，目前临床已用于多种癌症的治疗。

综上所述，补虚药的功能主治与增强免疫系统和心血管系统功能、调节内分泌系统和消化系统功能、调节物质代谢、改善学习记忆能力、延缓衰老、促进骨髓造血功能等药理作用有关。补虚药通过对多器官、多系统功能的调节，达到补充人体气血阴阳之不足、增强机体抗病能力的目的。因此，补虚药"扶正固体"的科学内涵主要与全面调节上述系统的功能有关。常用补虚药的主要药理作用见表 23 – 1。

表 23 – 1　补虚药主要药理作用总括表

类别	药物	非特异性免疫	特异性免疫	增强学习记忆能力	皮质内分泌轴	性腺内分泌轴	甲状腺分泌轴	蛋白质合成	降血糖	降血脂	清除自由基	扩张心脑血管	改善消化功能	促进造血功能	其他作用
补气药	人参	+	+	+	+	+	+	+	+	+	+	+	+	+	增强机体抗应激能力、抗肿瘤
	党参	+	+	+	+				+	+				+	抗炎
	黄芪	+	+	+	+	+		+			+	+		+	利尿、抗病原微生物
	白术	+	+	+				+	+	+		+		+	利尿、抗凝血、抗消化性溃疡
	甘草	+	+	+				+			+		+		抗炎、保肝、解毒、祛痰

续表

类别	药物	非特异性免疫	特异性免疫	增强学习记忆能力	皮质内分泌轴	性腺内分泌轴	甲状腺分泌轴	蛋白质合成	降血糖	降血脂	清除自由基	扩张心脑血管	改善消化功能	促进造血功能	其他作用
补血药	当归	+	+	+						+	+	+		+	对子宫平滑肌的双向作用、保肝利胆
	熟地黄	+				+		+		+			+	+	
	首乌	+	+	+	+					+	+	+	+	+	保肝、抗病原微生物
	白芍	+	+										+	+	
补阴药	沙参	+	+								+				解热
	麦冬	+								+		+	+		抗炎
	枸杞子	+	+					+	+						延缓衰老
	女贞子	+	+	+							+			+	保肝、抗炎
补阳药	鹿茸	+	+			+		+							
	淫羊藿	+	+			+		+			+			+	抗骨质疏松
	冬虫夏草	+	+	+	+	+		+		+	+	+		+	平喘、抗肿瘤、延缓衰老、保护肾功能

第一节 单味药

人 参

本品为五加科植物人参 *Panax ginseng* C. A. Mey. 的干燥根。主要分布于辽宁、吉林和黑龙江东部地区。人参味甘、微苦,性平,归脾、肺、心经。具有大补元气、复脉固脱、补脾益肺、生津安神等功效。主治体虚欲脱、肢冷脉微、脾虚食少、肺虚喘咳、津伤口渴、内热消渴、久病虚羸、惊悸失眠、阳痿宫冷等证。

人参主要有效成分为人参皂苷,按其苷元结构可分为人参二醇类皂苷、人参三醇类皂苷和齐墩果酸类皂苷三类。人参二醇类皂苷包括人参皂苷 $Ra_1 \sim Ra_3$、$Rb_1 \sim Rb_3$、Rc、Rd、Rg_3 等;人参三醇类皂苷包括人参皂苷 Re、Rf、Rg_1、Rg_2、Rh_1 等;人参皂苷 Ro 属齐墩果酸类皂苷。此外,人参中含有 21 种多糖、11 种单糖与寡糖;人参中还含有多肽类化合物、氨基酸、蛋白质、酶、有机酸、生物碱、倍半萜醇类、炔类、脂类化合物、挥发油、微量元素等。

【药理作用】

1. 与功能主治相关的药理作用

(1) 对中枢神经系统的作用

1) 改善学习记忆能力　人参可提高学习能力,改善多种化学因素造成的实验动物记忆获得、巩固及再现障碍,人参皂苷 Rg_1 和 Rb_1 作用最强。作用环节如下。①促进脑内物质代谢:人参可促进脑内 RNA、DNA 和蛋白质的合成。②提高脑内单胺类递质活性和胆碱能神经功能:人参可促进脑内合成单胺类递质的前体物质——苯丙酸透过血脑屏障,有利于 DA、NA 合成,人参皂苷 Rg_1、Rb_1 能增加脑内 ACh 的合成和释放,提高中枢 M 受体的密度。③促进脑神经细胞发育:人参皂苷 Rg_1、Rb_1 可增加动物脑重及皮层厚度,增加海马 CA_3 区锥体细胞的突触数目,提高海马神经元功能。

2）增加脑血流量、改善脑能量代谢　人参可增加兔脑对葡萄糖的摄取，减少乳酸、丙酮酸含量，降低乳酸/丙酮酸的比值，并可使葡萄糖的利用从无氧代谢转变为有氧代谢。人参皂苷静脉注射能抑制大鼠脑缺血再灌注过程中脑组织细胞 LDH 升高和 SOD 活性下降，降低 MDA 含量，同时能增加脑血流量，减少钙积累，延长双侧锁骨下和颈总动脉结扎后自主呼吸和脑电活动时间，阻止皮层脑电图发生严重抑制和脑水肿形成。

3）调节中枢神经的兴奋与抑制过程　人参可使大脑皮层的兴奋与抑制过程得到平衡，改善神经活动过程的灵活性，提高工作效率。其中，人参皂苷 Rg 类具有中枢兴奋作用，而 Rb 类则呈中枢抑制作用。

（2）增强机体免疫功能

1）提高非特异性免疫功能　人参可提高腹腔单核 - 巨噬细胞内黏多糖、糖原、酸性磷酸酶（ACP）、α - 醋酸萘酯酶和 ATP 的含量，从而增强其消化能力。人参总皂苷可提高巨噬细胞的吞噬功能，人参皂苷、人参多糖对多种动物网状内皮系统吞噬功能均有明显的促进作用。

2）提高特异性免疫功能　①促进体液免疫功能：人参可促进各种抗原刺激后动物抗体的产生，提高小鼠血清 IgG、IgA、IgM 水平和 SRBC 免疫小鼠血清中溶血素水平。②促进细胞免疫功能：人参皂苷皮下注射可提高正常小鼠经 LPS 和 ConA 诱导的淋巴细胞转化率。人参皂苷 Rd 可改善氢化可的松所致的小鼠免疫抑制状态。人参皂苷直接导入双侧海马，能增强大鼠脾脏和胸腺 T 淋巴细胞 ConA 增殖反应，促进 IL - 2 分泌。人参三醇皂苷可促进植物血凝素（PHA）活化人淋巴细胞分泌 IL - 4，也可促进 IL - 3 的基因表达，加速其合成，同时抑制 ACTH 和皮质酮的增加。

3）对荷瘤动物免疫功能的影响　人参能使荷瘤小鼠脾脏增生，降低荷瘤率和瘤重，提高 NK 细胞活性和增加 IFN - γ、IL - 2 的分泌。人参多糖对荷瘤致免疫功能低下的动物有较好的保护作用。人参皂苷能增强荷瘤小鼠 NK 细胞活性，瘤块重量与 NK 细胞活性呈负相关。

（3）对内分泌系统的作用

1）增强下丘脑 - 垂体 - 肾上腺功能　人参皂苷可促进肾上腺皮质激素的合成与分泌，降低肾上腺内维生素 C 含量，增加尿中 17 - 羟皮质类固醇含量。

2）增强下丘脑 - 垂体 - 性腺功能　人参能促进垂体分泌促性腺激素，加速小鼠、大鼠的性成熟过程，增加性腺重量，增加雄性动物的精子数目，提高精子活动力。

3）对甲状腺激素、胰岛素水平的影响　人参醇提物可增加兔垂体前叶 TSH 的释放，提高血中甲状腺激素水平。人参总皂苷可提高小鼠血中胰岛素水平，刺激大鼠离体胰腺释放胰岛素。

（4）对心血管系统的作用

1）强心　人参可增强心肌收缩力、减慢心率、增加心输出量和冠脉流量。其强心作用与抑制心肌细胞膜 Na^+,K^+ - ATP 酶活性、促进儿茶酚胺类释放有关。人参皂苷是其强心的主要成分，三醇型皂苷作用最强。

2）改善心肌缺血　人参可减少缺血心脏冠状窦中乳酸的含量。人参煎剂可增加心肌营养血流量。腹腔注射人参总皂苷能减少小鼠严重缺氧心肌的乳酸含量，改善组织缺氧时的能量代谢。人参皂苷可减轻心肌缺氧和缺血再灌注损伤的心电图 ST 段抬高，降低病理性 Q 波出现率，缩小梗死范围。低剂量人参总皂苷及其组分 Rb + Ro 即可对培养大鼠、乳鼠心肌细胞缺糖缺氧性损伤起保护作用。

3）对血管及血压的影响　人参可扩张冠状动脉、脑血管、椎动脉、肺动脉等，人参皂苷 Re、Rg_1、Rb_1、Rc 是其有效成分。人参可降低正常大鼠、原发性高血压大鼠、去氧皮质酮所致高血压大鼠和肾性高血压大鼠的血压，人参总皂苷、人参皂苷 Rb_1 和 Rg_1 是其有效成分，其中 Rb_1 降压作用相对持久。人参对血压的影响与机体的功能状态和使用剂量等因素有关，既可使高血压患者血压降低，又可回升低血压或休克患者的血压。

4）抗休克　人参皂苷可提高心源性休克家兔的存活率，延长烫伤性休克和过敏性休克动物的存活时间。静脉注射人参二醇皂苷可提高内毒素性休克大鼠的存活率，增强失血性休克动物的心肌收缩力，改善血流动力学。

（5）对造血和血液系统的影响　人参及其提取物可增强骨髓造血功能，增加正常和贫血动物外周血红细胞、白细胞和血红蛋白数量，骨髓造血功能受到抑制时此作用更为明显。促进骨髓 DNA、RNA、蛋白质和脂质合成，促进骨髓细胞的有丝分裂等是人参发挥增强骨髓造血功能的主要途径。人参皂苷 Rg_1、Re 有抑制血小板聚集作用，Rg_1、Rg_2 对 ADP 诱导的血小板聚集，Ro、Rg_1 对胶原诱导的血小板聚集，Rg_1 对花生四烯酸和 TXA_2 诱导的血小板聚集均表现抑制作用，其机制与抑制血小板内钙离子浓度上升有关；Rb_1 则有促进血小板聚集作用。人参不同部位皂苷的溶血活性存在差异，主根和侧根有溶血作用，全参和须根没有溶血活性，而 Rb_1、Rb_2、Rc 则具有抗溶血作用。

（6）对物质代谢的影响

1）调节血糖水平　人参对糖尿病小鼠模型具有降糖作用，而对注射胰岛素引起的动物低血糖反应则具有对抗作用，但其调节血糖作用温和、有限。

2）降血脂　人参皂苷可降低高脂血症大鼠及家兔血清 TC、TG 水平，升高血清 HDL－C 含量，减轻肝脂肪性病变。降血脂作用与其促进胆固醇合成、加速胆固醇随胆汁排出、提高脂蛋白酯酶和脂质代谢酶活性等作用有关。

3）促进核酸及蛋白质合成　人参总皂苷能促进蛋白质、DNA、RNA 的生物合成，增加细胞质核糖体，提高血清白蛋白浓度。人参皂苷促进 RNA 的合成与其激活 RNA 聚合酶的活性有关。Rb_1 促进肝细胞核 RNA 合成作用最强。Rb_1、Rb_2、Rd、Re、Rg_1、Rc 等均可促进 ^3H 亮氨酸掺入小鼠血清蛋白，Rd 作用最强。Rb_2、Rc、Rg_1 具有增加大鼠骨髓细胞 DNA、蛋白质合成的作用。

（7）延缓衰老　人参皂苷可促进高、低龄人胚肺成纤维细胞增殖，降低老龄大鼠海马 CA_3 区神经细胞内脂褐素含量，延缓神经细胞的老化。其延缓衰老作用与以下途径有关。①抗氧化、清除自由基：人参可提高 SOD 和 CAT 的活性，清除自由基，保护生物膜结构，也可抑制老龄动物脑干中 MAO－B 活性。②增强机体免疫功能：人参皂苷 Rg_1 可增强老龄大鼠的免疫功能，增强 T 淋巴细胞的增殖能力，降低 IL－1、IL－6、IL－8 水平。③降低细胞膜流动性：细胞膜流动性增强是神经细胞衰老的表现，人参皂苷 Rg_1 可降低细胞膜的流动性。④调节细胞周期调控因子、衰老基因的表达：人参皂苷可通过改变细胞周期调控因子的表达而发挥其延缓细胞衰老作用，也可能与端粒和端粒酶存在关联。

（8）抗应激　人参能增强机体对物理、化学和生物等各种有害刺激或损伤的非特异性抵抗力，提高机体的适应性，使紊乱的功能恢复正常，这一作用被称为"适应原样作用"。人参可降低小鼠在低温或高温条件下的死亡率，提高放射线照射小鼠及急性感染性中毒大鼠的存活率，延长小鼠游泳时间，对抗游泳大鼠肌糖原水平的降低，对应激状态下大鼠肾上腺皮质功能有保护作用。人参抗应激作用是通过对神经系统、内分泌系统、免疫系统功能及物质代谢等多方面的调节和影响而实现的，与兴奋动物下丘脑－垂体－肾上腺皮质系统的作用尤为密切。

（9）抗肿瘤　人参皂苷、多糖及其挥发油均有抗肿瘤作用，以人参皂苷作用最强。人参皂苷 Rg_3 作用于细胞增殖周期 G_2/M 期，可抑制新生血管形成，诱导肿瘤细胞凋亡，抑制肿瘤细胞黏附和浸润。人参多糖主要通过调整机体免疫功能、增强荷瘤宿主的抗肿瘤能力而发挥作用。人参挥发油则可抑制癌细胞的核酸代谢、糖代谢及能量代谢。

2. 其他药理作用

（1）保肝　人参皂苷 Ro 对 CCl_4 和 D－半乳糖胺所致的大鼠肝损伤均有治疗作用。

（2）抗溃疡　人参甲醇提取物可改善胃黏膜血流障碍，抑制大鼠多种实验性胃溃疡。人参多糖能抑制盐酸－乙醇诱发的小鼠胃黏膜损伤。

（3）抗利尿作用　动物用药后，可产生水钠潴留和排钾作用，使钠/钾比值升高。

综上所述，与人参复脉固脱功效相关的药理作用包括强心、抗休克、对血管及血压的影响、抗应激作用等。与人参安神益智功效相关的药理作用包括改善学习记忆能力、调节中枢神经系统、延缓衰老等。与人参大补元气功效相关的药理作用包括增强免疫功能、调节内分泌系统、影响物质代谢、增强造血功能等。皂苷及多糖是其主要物质基础。

【体内过程】

人参的药动学研究主要集中于人参皂苷 Rb_1 和 Rg_1。Rb_1 口服吸收较差，静脉注射后在心、肺、肝、肾中分布浓度较高，在血清和组织中维持时间较长，主要通过肾脏缓慢排泄，5 日内累积排泄量占总给药量的 44.4%。人参皂苷 Rg_1 口服吸收迅速，在体内分布广泛，在肝、肾中浓度最高。静脉注射的半衰期为 16.3 分钟，12 小时经肾脏累积排泄量为给药量的 23.5%，另有一部分通过胆汁排泄，4 小时累积排泄量为给药量的 57.2%。

【毒理研究】

人参粉小鼠灌胃的 LD_{50} 大于 5g/kg。人参提取物或人参皂苷腹腔注射的 LD_{50} 在 300～700mg/kg 之间。各单体小鼠腹腔注射的 LD_{50} 分别为：Rb_1，1110mg/kg；Rb_2，305mg/kg；Rc，410mg/kg；Rd，325mg/kg；Re，465mg/kg；Rf_1，340mg/kg；Rg_1，1258mg/kg；Ro >1000mg/kg。人参多肽小鼠静脉注射的 LD_{50} 为 1620mg。

【现代应用】

1. 冠心病　以人参为主的复方制剂（人参注射液、生脉注射液等）常用于治疗冠心病、急性心肌梗死等。

2. 休克　单味人参及以人参为主的复方制剂（参附汤、参附青注射液等）常用于治疗心力衰竭所致的心源性休克、急性心肌梗死合并休克、感染性休克等。

3. 心律失常　人参皂苷制剂、独参注射液常用于房性、室性期前收缩，红参片常用于治疗老年性病窦综合征。

4. 贫血　人参总皂苷常用于治疗贫血，改善患者全身相关症状。

5. 白细胞减少症　以人参为主的复方制剂（人参注射液、人参片）常用于治疗白细胞减少症。

6. 糖尿病　人参常用于糖尿病辅助治疗，在调节血糖的同时减轻并发症。

7. 高脂血症　红参粉常用于降低血脂，降低动脉硬化指数。

8. 慢性阻塞性肺病　以人参为主的复方制剂（人参蛤蚧散、丸等）常用于治疗慢性阻塞性肺病。

9. 肿瘤　以人参为主的复方制剂（参一胶囊等）常用于治疗胃癌、肠癌、肺癌等。

10. 其他　人参常用于治疗神经衰弱引起的阳痿、早泄；人参汤常用于治疗 HIV 感染者免疫功能低下；人参皂苷片常用于抗衰老等。

>>> 知识链接 o- -

益智温胆颗粒的研发

在国家科技部"重大新药创制"科技重大专项项目"抗老年性痴呆创新药物温胆汤改良方"的支持下，湖北中医药大学开展了传统名方温胆汤的临床改良方剂"益智温胆颗粒"的临床前研究，包括药学研究、促进学习记忆作用的药理试验和毒性试验。该方由人参（补气药）为君药组成，具有豁痰开窍、补益肝肾功效，临床用于治疗轻度认知障碍，疗效确切。通过了解益智温胆颗粒的科研实践，可培养对于中药新产品开发的创新意识。

【不良反应】

人参服用过量，可出现体温升高、出血、全身瘙痒、玫瑰疹、头痛、眩晕等。出血，如鼻出血，是人参急性中毒的特征。人参也可诱发中枢神经系统兴奋的症状，如欣快、失眠等。儿童使用人参，可产生性激素样作用，引起性早熟。

黄 芪

本品为豆科植物蒙古黄芪 *Astragalus membranaceus*（Fisch.）Bge. var. *mongholicus*（Bge.） Hsiao 或膜荚黄芪 *Astragalus membranaceus*（Fisch.）Bge. 的干燥根。主要分布于内蒙古、山西、甘肃等地。黄芪味甘，性温，归肺、脾、肝、肾经。具有补气升阳、益卫固表、利尿托毒、敛疮生肌的功效，主治气虚乏力、食少便溏、中气下陷、久泻脱肛、便血崩漏、表虚自汗、痈疽难溃、久溃不敛、血虚萎黄、内热消渴等证。

黄芪主要含多糖和皂苷类成分。多糖主要有葡聚糖 AG-1、AG-2，杂多糖 AH-1、AH-2；黄酮类化合物有 7,3-二羟基-4,1-甲氧基异黄酮、3R-2,3-二羟基-7,4-二甲氧基异黄酮、毛蕊异黄酮、熊竹素、芒柄花素；黄芪中尚含有 4 种三萜黄芪苷，大豆皂苷；从膜荚黄芪中还分离到 β-谷甾醇、羽扇豆醇、正十六醇、棕榈酸、胡萝卜苷；黄芪中含有多种微量元素，如 Sc、Cr、Mn、Fe、Co、Zn、Se、Rb、Mo、Cs、La、Ce、Sm 等。

【药理作用】

1. 与功能主治相关的药理作用

（1）增强机体免疫功能

1）增强非特异性免疫功能 黄芪能增加外周血中白细胞数目，提高网状内皮系统功能，增强巨噬细胞吞噬能力。促进外周血淋巴细胞增殖及辅助性 T 细胞功能，诱导 IL 的产生，增强 NK 细胞活性，且增强 NK 细胞活性作用与其诱导的抗病毒活性相平行。黄芪提取物可提高免疫抑制小鼠产生 IFN-γ 的能力，体外与小鼠脾脏细胞一起培养，也能诱生 IFN-γ。黄芪多糖可协同 LPS 使正常和脾虚模型小鼠 IL-1、IL-2 等活性增高。黄芪注射液可直接活化小鼠中性粒细胞，改善老龄小鼠胸腺超微结构的改变。

2）增强细胞免疫 黄芪可促进正常人、慢性气管炎及慢性肝炎患者淋巴母细胞转化，修复损伤脱落的 T 细胞 E 受体，并促进小鼠淋巴细胞对羊红细胞的免疫特异玫瑰花环的形成，促进 B 细胞增殖。黄芪注射液可降低患者 CD8$^+$T 细胞亚群，升高 CD4$^+$/CD8$^+$T 细胞亚群比例，使免疫功能恢复正常，提高抑制病毒扩散或清除病毒的能力。黄芪多糖可拮抗环磷酰胺或泼尼松所致的细胞免疫功能低下。

3）提高体液免疫 黄芪可促进免疫反应早期的脾脏抗原结合细胞增生，并增加 SRBC 免疫后的小鼠 IgG 抗体产生，增加或调节脾溶血空斑数；对正常人及易感冒患者可增加 IgA、IgM、IgE、IgG，明显提高老年人的补体水平。膜荚黄芪、黄芪多糖能使可的松所致动物的免疫功能低下逆转，提高细胞体液免疫、补体水平及补体介导的免疫复合物溶解活性，使免疫器官组织超微结构恢复正常。黄芪多糖可增加小鼠胸腺和脾脏内 T 细胞数量，对经眼镜蛇毒因子处理后的补体及吞噬率下降的豚鼠有促进补体恢复、提高中性粒细胞吞噬功能的作用。

4）增强红细胞免疫功能 口服黄芪可提高老年人红细胞免疫功能。对严重烧伤患者，黄芪可调节其红细胞免疫功能，使红细胞 C3b 受体花环率明显提高。黄芪还可提高病毒性心肌炎患儿红细胞的免疫功能。黄芪注射液可增强荷瘤小鼠红细胞免疫和 SOD 活性。

（2）对心血管系统的作用

1）对心脏的作用 黄芪可增强心肌收缩力，增加心输出量，改善中毒或衰竭心脏的功能。黄芪皂苷与多糖能改善心肌梗死犬的心肌收缩能力，增加冠脉流量，缩小梗死面积，减轻心肌损伤。黄芪皂苷主要是通过减慢心肌细胞搏动，减轻缺血心肌细胞内钙超载，稳定缺血缺糖心肌细胞膜，保护线粒体及溶酶体而发挥保护心肌作用。黄芪多糖对垂体后叶素引起的动物急性心肌缺血有保护作用，并能对抗$BaCl_2$诱发的心律失常。

>>> 知识链接

左室重构

左室重构是急性心肌梗死后的一种普遍现象，与预后密切相关。左室重构时，局部心肌 Ang Ⅱ 含量显著增加，胶原增生 Hyp 含量也增加。黄芪可抑制左室肥厚，使心肌 Ang Ⅱ 含量明显下降，梗死区 Hyp 含量也略有下降。黄芪注射液能改善大鼠心肌梗死后左室重构，并下调凋亡基因 *Caspase - 3* 表达，抑制心肌细胞凋亡。

2）对血管和血压的影响　黄芪注射液可使麻醉犬、猫下肢血管及冠状动脉扩张，外周血管阻力降低。黄芪可通过扩张血管作用对多种动物产生降压作用，其有效成分为 GABA 和黄芪皂苷甲。动物血压降至休克水平时，黄芪可使血压稍上升且保持稳定。

3）抗病毒性心肌炎　黄芪可通过增强免疫功能而抑制病毒性心肌炎，其对大鼠心肌细胞柯萨奇病毒无直接杀灭作用，但经黄芪预处理的心肌细胞对病毒的敏感性下降。黄芪可提高病毒性心肌炎患者 NK 细胞活性，促使心肌细胞诱生 IFN。

（3）对血液及造血系统的作用

1）对血液系统的作用　黄芪能降低血浆纤维蛋白原含量，抑制红细胞聚集，增加人红细胞膜脂流动性，增加膜蛋白 α - 螺旋的含量，从而保护红细胞膜使其免受自由基的攻击。黄芪口服液能降低血浆和全血黏度，降低血小板黏附性，抑制体内外血栓形成。

2）提高骨髓造血功能　黄芪煎剂能促进骨髓造血细胞 DNA 合成，促进放射线损伤动物造血干细胞的增殖和向红系与粒系细胞分化，增加多种贫血模型动物外周血红细胞数、血红蛋白含量以及白细胞数和骨髓有核细胞数，促进各类血细胞的形成、发育及成熟过程。黄芪注射液腹腔注射能对抗环磷酰胺所致的骨髓损伤，升高动物骨髓单 - 粒系祖细胞数量。

（4）对消化系统的作用

1）抗溃疡　黄芪对多种实验性胃溃疡动物模型有保护作用，可减小溃疡面积，降低损伤指数，协同西咪替丁对胃黏膜起保护作用。正常犬灌胃黄芪煎剂，小肠运动和平滑肌张力增强，收缩幅度提高，小肠血流量和耗氧量增加。

2）保肝　黄芪可对抗 CCl_4 等引起的肝损伤，提高血清中总蛋白及白蛋白水平，防止肝糖原减少，保护细胞膜，降低转氨酶水平，也能减轻免疫性肝损伤模型动物的肝纤维化程度，减少肝脏内总胶原及Ⅰ、Ⅲ、Ⅴ型胶原的沉积。

（5）对物质代谢的影响　黄芪水煎液能提高^{3}H - 亮氨酸渗入小鼠血清和肝脏蛋白质的速率，促进血清和肝脏蛋白质的合成，促进体外培养肝细胞蛋白质和 RNA 合成。黄芪对胰岛素性低血糖动物有升高血糖水平的趋势。黄芪多糖可使葡萄糖负荷动物血糖水平降低，并对抗肾上腺素引发的血糖升高，对抗苯乙双胍引起的动物实验性低血糖，表现出双向调节作用。

（6）抗自由基、延缓衰老　黄芪皂苷能升高实验动物红细胞内 SOD 活性，降低血浆 LPO 含量、肝内 MDA 含量，升高 GSH 水平，并减少脾脏 LPF 颗粒分布和聚集率。黄芪总黄酮和总皂苷可清除肝组织中 LPO；总多糖可部分清除氧自由基。黄芪能延长家蚕和果蝇的平均寿命，延长体外培养人胎肺二倍体细胞的寿命。黄芪可加强小鼠学习记忆和记忆巩固能力，修复海马缺血性损伤。黄芪水提物可上调老龄

动物脑内 β 受体水平。

（7）利尿及肾脏保护 黄芪可增加尿量、促进氯化物的排泄，对人有中等利尿作用。给动物灌胃有利尿作用，但大剂量反而减少尿量。黄芪可减轻血清性肾炎大鼠的肾脏病变，可改善部分肾切除所致肾衰竭模型动物的肾功能，增加肾病综合征大鼠肌蛋白储备，改善蛋白质代谢紊乱。黄芪还可抑制糖尿病大鼠肾脏肥大，预防蛋白尿的发生。

（8）抗病原微生物 黄芪可抑制滤泡性口腔炎病毒在细胞内繁殖，降低其致病性。黄芪对小鼠Ⅰ型副流感病毒感染有保护作用，与阿昔洛韦联合应用对Ⅰ型单纯疱疹病毒有效。

2. 其他药理作用 黄芪中多种成分可延长 S180 肉瘤动物的生存期，降低死亡率。黄芪多糖可增强艾滋病患者淋巴因子激活杀伤细胞（LAK）的细胞毒作用，促进肿瘤患者外周血单核细胞分泌 TNF。黄芪可减少类固醇性骨质疏松动物模型的骨吸收，增加骨形成率。黄芪注射液有雌激素样效应，对大鼠离体子宫有收缩作用。黄芪、黄芪多糖有抗疲劳、抗寒冷作用。黄芪提取物可延长乐果中毒豚鼠的存活时间。

综上所述，与黄芪补气固表功效相关的药理作用有增强机体免疫功能、促进骨髓造血功能、影响物质代谢、对心血管系统及消化系统的作用、抗自由基及延缓衰老等。与黄芪利尿托毒、敛疮生肌功效相关的药理作用包括利尿及肾脏保护、保肝及抗溃疡、抗病原微生物等。多糖和皂苷是其主要物质基础。

【现代应用】

1. 冠心病 以黄芪为主的复方制剂（黄芪注射液）常用于治疗冠心病心绞痛。

2. 病毒性疾病 黄芪水煎液常用于预防感冒；以黄芪为主的复方制剂（黄芪注射液、黄芪冲剂）常用于治疗病毒性心肌炎、病毒性肠炎等。

3. 心力衰竭 黄芪常用于改善老年性慢性心力衰竭患者的心脏功能。

4. 消化系统疾病 以黄芪为主的复方制剂（黄芪口服液）常用于治疗消化性溃疡、慢性胃炎、慢性结肠炎。黄芪注射液常用于治疗慢性乙肝、迁延性肝炎等。

此外，黄芪还常用于治疗糖尿病、糖尿病肾病、银屑病、慢性肾炎等。

甘 草

本品为豆科植物乌拉尔甘草 *Glycyrrhiza uralensis* Fisch.、胀果甘草 *Glycyrrhiza inflata* Bat. 或光果甘草 *Glycyrrhiza glabra* L. 的干燥根及根茎。主要分布于新疆、内蒙古、甘肃等地。甘草味甘，性平，归心、肺、脾、胃经。具有补脾益气、清热解毒、祛痰止咳、缓急止痛、缓和药性的功效，主治脾胃虚弱、倦怠乏力、心悸气短、咳嗽痰多、脘腹及四肢挛急疼痛、痈肿疮毒等证。

甘草主要含三萜皂苷类和黄酮类成分。三萜皂苷类主要包括甘草甜素、甘草次酸。黄酮类包括甘草苷、异甘草苷、新甘草苷、甘草素和异甘草素等，另外，甘草还含有异黄酮类的 FM100、甘草酸单胺、甘草利酮、甘草黄酮、阿魏酸、多种氨基酸、糖类及微量元素。

【药理作用】

1. 与功能主治相关的药理作用

（1）肾上腺皮质激素样作用 甘草粉、甘草浸膏等能减少多种实验动物的尿量及 Na^+ 排出，增加 K^+ 排出，具有去氧皮质酮或类醛固酮样作用。甘草甜素和甘草次酸可促使健康人和动物水钠潴留，长期应用可致血压增高和水肿。甘草、甘草甜素和一定量的甘草次酸能增强氢化可的松的作用，使大鼠胸腺萎缩、肾上腺重量增加。甘草甜素可抑制氢化可的松、泼尼松、去氧皮质酮和醛固酮的代谢速度。甘草的皮质激素样作用与以下环节有关：促进皮质激素合成；甘草次酸与皮质激素在结构上相似，可直接产生皮质激素样作用；甘草次酸可竞争性抑制肝脏对皮质激素的灭活，间接提高皮质激素的水平。

（2）对消化系统的作用

1）解痉　甘草煎液、甘草流浸膏等可抑制 ACh、BaCl$_2$、组胺引起的肠管痉挛性收缩，对胃肠平滑肌有解痉作用。甘草素、异甘草素等对离体动物肠管痉挛具有抑制作用。

2）抗溃疡　甘草浸膏、甘草甜素、甘草次酸衍生物等都具有抗溃疡作用。甘草次酸的琥珀酸半酯二钠盐能促进胃溃疡表面愈合，增强胃黏膜抵抗力。甘草抗溃疡作用与以下环节有关：吸附胃酸，降低胃液酸度；抑制胃酸分泌及胃液生成；刺激内源性 PG 合成和释放；促进消化道上皮细胞再生，促进溃疡面愈合。

3）保肝　甘草浸膏对 CCl$_4$、扑热息痛等所致动物肝损伤具有保护作用，可恢复肝糖原水平、降低血清 ALT 水平，减少肝内 MDA 含量，减轻肝脏变性坏死程度，也可抑制乙醇引起的小鼠肝脏 MDA 含量增加和还原性谷胱甘肽的耗竭。甘草酸对 HBV 有抑制作用，可促使 HBsAg 转阴。

（3）对免疫系统的作用　甘草提取物、甘草甜素有抗过敏作用，能降低豚鼠过敏性休克的发生率。甘草甜素能提高小鼠炭粒廓清指数，增强巨噬细胞的吞噬功能，甘草甜素可提高 ConA 诱导人脾细胞 IFN-γ 的水平，增强 ConA 诱导淋巴细胞分泌 IL-2 的能力。甘草酸铵可使小鼠 NK 细胞活性增强。一定浓度的甘草酸能使抗体增多。甘草酸铵则抑制抗体的产生，还可抑制肺和肾 PGE$_2$、PGF$_2$ 的合成，使小鼠 NK 细胞活性增强。甘草葡聚糖可促进小鼠脾脏淋巴细胞激活与增殖，协同 ConA 的作用。甘草酸可增强非特异性免疫及细胞免疫，但对体液免疫有抑制作用。

（4）解毒　甘草对药物、食物、体内代谢产物及细菌毒素所致中毒均有解毒作用。甘草煎剂能防治汽油中毒，有效降低敌敌畏（DDV）的毒性，对喜树碱、农吉利碱等具有解毒增效作用。甘草浸膏对水合氯醛、士的宁、乌拉坦、可卡因、苯、砷、汞等具有解毒作用，主要成分为甘草甜素及其体内分解代谢产物——甘草次酸和葡萄糖醛酸。甘草解毒作用与以下环节有关：通过物理、化学方式沉淀或吸附毒物以减少吸收；甘草次酸和葡萄糖醛酸可以与毒物的羧基、羟基结合，减少毒物的吸收；甘草次酸具有皮质激素样抗应激作用，可提高机体耐受毒物的能力；诱导肝药酶，加速毒物代谢。

（5）镇咳祛痰　甘草可促进咽喉和支气管黏膜分泌，使痰易于咳出，呈现祛痰作用。甘草浸膏有止咳化痰作用，18β-甘草次酸及其乙醇铵盐等为其有效成分。甘草浸膏片口内含化后能覆盖在发炎的咽部黏膜上，缓和炎症刺激，达到镇咳作用。甘草酸单铵可预防内毒素诱发的支气管高反应性收缩。甘草次酸、甘草黄酮、甘草流浸膏对氨水和二氧化硫引起的小鼠咳嗽均有镇咳作用，并有祛痰作用。甘草次酸胆碱盐对豚鼠吸入氨水和电刺激猫喉上神经引起的咳嗽均有镇咳作用。

（6）抗心律失常　炙甘草提取液腹腔注射对三氯甲烷诱发的小鼠心室纤颤、乌头碱诱发的大鼠心律失常、BaCl$_2$ 和毒毛花苷 K 诱发的豚鼠心律失常、肾上腺素诱发的家兔心律失常均有抑制作用，并能减慢心率。甘草总黄酮可拮抗哇巴因诱发的豚鼠室性期前收缩、心室纤颤和室性心动过速。18β-甘草次酸钠可对抗多种过速性心律失常。

（7）抗炎　甘草对巴豆油致小鼠耳廓肿胀、醋酸致腹腔毛细血管通透性增加、大鼠棉球肉芽肿、甲醛性大鼠足跖肿胀、角叉菜胶性大鼠关节炎均有抑制作用。抗炎主要成分为甘草酸单铵盐和甘草次酸，甘草黄酮、甘草锌等也有一定抗炎作用。

（8）抗病原微生物　甘草甜素、甘草皂苷、甘草黄酮等均有不同程度的抗 HIV 作用，黄酮类成分最为明显。甘草酸、甘草次酸、甘草多糖、甘草甜素对水疱性口腔病毒、牛痘病毒、带状疱疹病毒、腺病毒、单纯疱疹病毒、甲型流感病毒等均有抑制作用。甘草次酸钠、甘草次酸等对结核杆菌、大肠埃希菌、金黄色葡萄球菌、阿米巴原虫及阴道滴虫等有抑制作用。

>>> 知识链接 ◇ -

甘草保肝的有效成分

甘草保肝有效成分包括甘草酸、甘草次酸，甘草黄酮类。其中，18β – 甘草次酸有较好的肝组织分布特性；甘草酸二铵有抗炎、保护肝细胞膜和改善肝功能的作用；18α – 甘草酸（甘草酸二铵）优于 18β – 甘草酸（甘草酸单铵）。

- ●

2. 其他药理作用

（1）**抗肿瘤**　甘草对小鼠艾氏腹水癌及肉瘤、大鼠肝癌等均有抑制作用，甘草酸、甘草次酸及甘草甜素为其有效成分。

（2）**降血脂、抗动脉粥样硬化**　甘草次酸可降低大鼠或家兔动脉粥样硬化模型的血清 TC、TG 及 β – 脂蛋白的水平，甘草酸对大鼠、小鼠血脂增高也有抑制作用。

（3）**清除自由基、抗氧化**　甘草黄酮可抑制小鼠肝脏 MDA 升高，对氧自由基和羟自由基（·OH）有清除作用。胀果甘草香豆素对超氧阴离子（O_2^-）的清除效果最显著，光甘草酮和甘草查耳酮 A 对 H_2O_2 溶血的抑制效果最明显。甘草查尔酮 A 和 4 – 甲氧基 –4 羟基查尔酮对·OH 的清除作用最显著。

综上所述，与甘草补脾益气功效相关的药理作用为增强免疫功能、抗溃疡、保肝等；与其祛痰止咳功效相关的药理作用为镇咳祛痰、抗炎及抗病原微生物等；缓急止痛功效则与解痉、抗炎等药理作用相关；与甘草解毒、缓和药性功效相关的药理作用包括肾上腺皮质激素样作用及解毒作用等。甘草甜素、甘草次酸、黄酮类及异黄酮类是其主要物质基础。

【毒理研究】

小鼠腹腔注射甘草次酸的 LD_{50} 为 308mg/kg。小鼠腹腔注射甘草次酸琥珀酸半酯的 LD_{50} 为 100mg/kg，静脉注射的 LD_{50} 为 3mg/kg。大剂量甘草次酸可使小鼠呼吸抑制、体重下降，还可抑制豚鼠甲状腺功能，降低基础代谢水平。

【现代应用】

1. 咳嗽痰多　以甘草为主的复方制剂（甘草流浸膏、复方甘草片等）常用于治疗急慢性支气管炎、咽喉炎等引起的咳嗽痰多。

2. 消化性溃疡　甘草流浸膏常用于治疗胃及十二指肠溃疡等。

3. 肝炎　甘草煎剂、甘草甜素片或胶囊常用于治疗急、慢性肝炎。

4. 心律失常　以炙甘草为主的复方制剂（复方炙甘草汤）常用于治疗心律失常。

5. 食物中毒　甘草浓煎口服常用于饮食不洁、误食毒蕈等中毒及皮肤过敏的治疗。

6. 肾上腺皮质功能低下症　甘草流浸膏、甘草粉常用于肾上腺皮质功能低下症患者轻症和初期治疗。

【不良反应】

患者长期较大剂量服用甘草可出现类肾上腺皮质功能亢进症状，血压升高、水肿、血容量增多、血钾降低等，还可出现头痛、眩晕、心悸等。甘草甜素每日剂量超过 500mg，连续给药 1 个月，可出现类醛固酮增多症，停药后症状可改善或消失。

>>> 知识链接 ◇ -

类醛固酮增多症的机制

类醛固酮增多症机制的如下：18β – 甘草次酸在肝脏可非选择性地抑制氢化可的松的代谢酶——

11β – 羟基类固醇脱氢酶（11β – HSD – Ⅰ、11β – HSD – Ⅱ）活性，特别是后者，导致血中氢化可的松升高，引发类醛固酮增多症。

淫羊藿

本品为小檗科植物淫羊藿 *Epimedium brevicornu* Maxim.、箭叶淫羊藿 *Epimedium sagittatum*（Sieb. et Zucc.）Maxim.、柔毛淫羊藿 *Epimedium pubescens* Maxim. 或朝鲜淫羊藿 *Epimedium koreanum* Nakai 的干燥地上部分。主要分布于内蒙古、北京、河北等地。淫羊藿味辛、甘，性温，归肝、肾经。具有补肾阳、强筋骨、祛风湿的功效，主治阳痿遗精、筋骨痿软、风湿痹痛、麻木拘挛等。

淫羊藿主要成分包括淫羊藿苷、淫羊藿新苷 A，β – 去氢甲基淫羊藿素，此外还含有木兰素、异槲皮素、金丝桃苷、淫羊藿多糖等。

【药理作用】

1. 与功能主治相关的药理作用

（1）增强性腺功能　淫羊藿流浸膏可促进犬精液的分泌，以叶及根部作用最强。淫羊藿水煎液可升高雄性小鼠血浆睾酮（TS）的含量，增加前列腺、精囊腺、提肛肌的重量；能有效修复大鼠睾丸间质细胞的损伤，支持睾丸曲精管上皮正常生精。淫羊藿苷能促进离体培养的大鼠睾丸间质细胞 TS 基础分泌，促进幼小动物附睾及精囊腺的发育，促进成年动物 TS 的基础分泌并升高 cAMP 水平。淫羊藿多糖对脑垂体内分泌功能有影响，能提高性激素的水平。

淫羊藿水提液还能提高雌性动物垂体对促性腺激素释放激素的反应性，提高卵巢对 LH 的反应性，刺激小鼠卵巢、子宫发育，促进小鼠体重增长，提高血清中雌二醇、LH、卵泡刺激素（FSH）的水平。淫羊藿苷对培养的卵泡颗粒细胞分泌雌二醇有直接刺激作用，在较高浓度时也可促进肾上腺皮质细胞分泌皮质酮。

（2）促进骨生长　淫羊藿水煎液可促进骨髓细胞 DNA 合成，预防羟基脲引起的动物骨质疏松，降低骨吸收。淫羊藿提取物及含淫羊藿的复方制剂可拮抗长期应用肾上腺皮质激素所引起的骨质疏松，提高成骨细胞数量和活性，增加骨小梁面积及骨密度。去睾丸动物灌胃淫羊藿提取物，可增加骨形成率和矿化沉积率。淫羊藿黄酮类化合物可抑制破骨前体细胞株的增殖，进而抑制破骨前体细胞分化形成破骨细胞。淫羊藿苷可逆转地塞米松对大鼠成骨细胞分化的抑制。淫羊藿总黄酮可促进大鼠骨 Ⅰ 型胶原蛋白合成、抑制其水解吸收，提高大鼠骨密度、改善骨质量，发挥抗骨质疏松作用。

（3）增强机体免疫功能　淫羊藿可提高肾虚患者 T 细胞数量、淋巴细胞转化率、抗体、抗原及网状内皮系统功能，维持血液透析患者的生存质量，增强其细胞免疫功能，可使血清 IgG、IgA 含量增加。淫羊藿总黄酮可使阳虚小鼠抗体形成细胞功能及抗体滴度趋于正常，促进淋巴细胞刺激指数，提高血清溶血素水平，增加脾脏抗体生成细胞数，促进 PHA 刺激的淋巴细胞转化反应。连续服用淫羊藿总黄酮可改善老年人总玫瑰花环、活性玫瑰花环、T 淋巴细胞转化率较低的情况。淫羊藿多糖有促进体液免疫应答作用，还可增强免疫记忆功能。淫羊藿苷可减少抑制性 T 细胞的产生。淫羊藿多糖通过增加脾脏抗体生成细胞数，促进浆细胞产生抗体。淫羊藿苷 Ⅳ 可增强巨噬细胞的功能，促进 IL – 1、IL – 2 的生成和 T、B 细胞增殖。淫羊藿总苷能增强免疫抑制小鼠淋巴细胞转化。

（4）对物质代谢的影响　淫羊藿可促进阳虚动物 DNA、蛋白质的合成，淫羊藿煎剂可拮抗核苷酸还原酶抑制剂——羟基脲所致的动物萎缩、少动、脱毛、畏寒等，提高动物耐寒能力，促进 DNA 合成。

2. 其他药理作用

（1）对心血管系统的作用　淫羊藿提取物可减小结扎冠状动脉造成的犬急性心肌缺血模型的缺血区面积，降低血清中 CK、LDH 水平及游离脂肪酸、LPO 含量，提高 SOD、GSH – Px 活性。淫羊藿总皂苷可对抗异丙肾上腺素、垂体后叶素所致急性心肌缺血模型大鼠的心电图改变，降低血清 CK 和 LDH 水平。淫羊藿苷对异丙肾上腺素诱导的原代培养乳鼠心肌细胞损伤具有保护作用，可提高心肌细胞存活率，改善线粒体的膜电位，降低心肌细胞凋亡率。淫羊藿水提液、醇浸出液可增强离体蟾蜍和戊巴比妥钠致心衰模型动物的心肌收缩力。腹腔注射淫羊藿黄酮苷可降低自发性高血压大鼠的血压，其降压作用与扩张外周血管、降低外周阻力有关。淫羊藿提取物可部分抑制毒毛花苷 K 及肾上腺素诱发的豚鼠心律不齐，明显缩短其持续时间，减少室性期前收缩和室性心动过速。淫羊藿能明显抑制健康人血小板聚集，有促进解聚作用。淫羊藿总黄酮在体外可抑制血小板聚集和延长 PT，并可抑制血栓形成。淫羊藿可通过降低血小板、红细胞聚集性及降低血液黏度而发挥抗血栓作用。

（2）降血糖、降血脂　淫羊藿提取物能降低高血糖模型动物的血糖及高脂血症家兔 TC、TG 水平。

综上所述，与淫羊藿补肾阳、强筋骨功效相关的药理作用为增强性腺功能和机体免疫功能、促进骨生长等。而强心、降压、抗心肌缺血、抑制血小板聚集、抗血栓形成、降血糖、降血脂等药理作用则是其现代研究进展。黄酮类和多糖类成分是其主要物质基础。

【现代应用】

1. 性功能减退　淫羊藿研末或淫羊藿复方制剂常用于治疗性功能减退。

2. 更年期综合征、神经衰弱　以淫羊藿为主的制剂（淫羊藿浸膏片、淫羊藿总黄酮片、淫羊藿苷制剂或淫羊藿复方制剂）常用于治疗更年期综合征、神经衰弱等。

3. 冠心病　淫羊藿片、淫羊藿浸膏常用于治疗冠心病。

冬虫夏草

本品为麦角菌科真菌冬虫夏草菌 *Cordyceps sinensis*（Berk.）Sacc. 寄生在蝙蝠蛾科昆虫幼虫上的子座及幼虫尸体的复合体。主要分布于西藏、四川、甘肃等地。冬虫夏草味甘，性平，归肺、肾经。具有补肺益肾、止血、化痰的功效，主治久咳虚喘、劳嗽咯血、阳痿遗精、腰膝酸痛。

冬虫夏草含有虫草酸、冬虫草素、虫草多糖等。还含有粗蛋白、脂肪、D - 甘露醇、碳水化合物、灰分及多种氨基酸和维生素。

【药理作用】

1. 与功能主治相关的药理作用

（1）对内分泌系统的作用　冬虫夏草可增加家兔睾丸重量指数及精子数。冬虫夏草或人工培养的蚕蛹虫草可增加雄性大鼠血浆睾酮含量以及包皮腺、精囊腺和前列腺的重量。雌性大鼠灌胃冬虫夏草可增加受孕百分率和产子数。小鼠灌胃冬虫夏草或注射虫草菌丝液均可使肾上腺重量、血浆皮质醇、血浆醛固酮及肾上腺内胆固醇含量增加，呈增强肾上腺皮质功能的作用。

（2）对免疫系统的作用　冬虫夏草水煎液、虫草菌浸液可增加小鼠脾脏重量，对抗泼尼松龙、环磷酰胺所致的小鼠脾脏重量减轻。水煎液可提高小鼠抗体形成细胞数和血清溶血素 IgM 水平，并可对抗环磷酰胺的免疫抑制作用。虫草多糖能提高小鼠腹腔巨噬细胞的吞噬百分率及吞噬指数，对抗可的松引起的吞噬功能下降。高浓度几乎完全抑制 PHA 诱导的健康人外周血淋巴细胞产生 IL - 2 和 INF - γ，可剂量依赖性地促进 ConA 或 LPS 诱导的小鼠脾脏淋巴细胞转化，促进 ConA 诱导 IL - 2 生成。冬虫夏草或虫草菌可升高 PHA 刺激的家兔淋巴细胞转化率。小鼠腹腔注射冬虫夏草醇提物可增强脾脏 NK 细胞活性，并可拮抗环磷酰胺对 NK 细胞活性的抑制作用，但冬虫夏草水煎液能抑制 BALB/c 纯系小鼠脾细胞经 ConA 或 LPS 诱导的淋巴细胞增殖，抑制 IL - 1 和 IL - 2 的产生。虫草菌粉能延长小鼠同种异体皮肤移植的皮片存活时间及皮片开始排斥到结痂的时间，作用类似于环孢素 A。虫草菌丝口服液还可延长异体心脏移植大鼠的存活时间。

（3）增强骨髓造血功能　冬虫夏草结晶制剂对造血干细胞、骨髓红系祖细胞、成纤维祖细胞和粒-单系祖细胞的增殖有促进作用，可对抗三尖杉对造血功能的损害。

（4）保护肾脏功能　冬虫夏草能降低肾脏大部分切除所致慢性肾功能不全大鼠的死亡率，改善贫血状况，降低血清 Crea 和 BUN 水平，促进 IL-2 产生，增加脾淋巴细胞转化率，延缓肾功能不全的进展。能促进庆大霉素和环孢素 A 引起急性肾损伤大鼠的肾小管修复。其主要作用环节为：稳定肾小管上皮细胞溶酶体膜，防止溶酶体破裂；促进肾小管内皮细胞生长因子的合成释放，加速肾小管组织修复；降低 LDH 活性，保护细胞膜 Na^+,K^+-ATP 酶功能等。

（5）延缓衰老　冬虫夏草可抑制邻苯三酚自氧化产生超氧阴离子，降低心肌及肝脏中 LPO 的含量，提高小鼠肝组织 SOD 活性，冬虫夏草菌丝体对大鼠、小鼠脑内 MAO-B 活性具有抑制作用。

2. 其他药理作用

（1）抗肿瘤　冬虫夏草可抑制小鼠淋巴瘤、Lewis 肺癌的原发灶和自发性肺转移。冬虫夏草、虫草菌水煎液、虫草多糖能抑制小鼠 S_{180} 肉瘤，虫草酸能抑制小鼠艾氏腹水癌、鼻咽癌。虫草与抗癌药环磷酰胺、长春新碱、6-疏基嘌呤等联合应用可提高其抗癌活性并降低毒副作用。虫草酸和虫草多糖是冬虫夏草抗肿瘤作用的有效成分。

（2）降血糖　虫草多糖、人工虫草碱提取物可降低正常小鼠、四氧嘧啶及 STZ 诱发的糖尿病小鼠的血糖，而且虫草多糖腹腔注射降血糖效果显著。

综上所述，冬虫夏草补肺益肾功效主要与性激素样作用、增强肾上腺皮质功能、调节机体免疫功能、延缓衰老、平喘、保护肾脏、增强骨髓造血功能等药理作用有关。此外，冬虫夏草还具有降血糖、抗肿瘤等作用。虫草酸和虫草多糖是其主要物质基础。

【毒理研究】

冬虫夏草小鼠腹腔注射 LD_{50} 为（19.46±1.21）g/kg。大鼠长期毒性试验，动物心率、体温、食量、血液学、外周血淋巴细胞微核率、外周血淋巴细胞姐妹染色单体互换、ALT、BUN 均无明显变化。病理学检查显示，冬虫夏草有增高睾丸指数和生精作用，对心、肝、脾、肺、肾、脑垂体等组织未见病理形态学损伤。冬虫夏草无明显的胚胎毒性及致畸胎作用。

【现代应用】

1. 性功能低下症　冬虫夏草常用于性功能低下的治疗。

2. 肾功能衰竭　冬虫夏草常用于慢性肾功能衰竭的治疗。

3. 慢性乙型病毒性肝炎　以冬虫夏草为主的制剂（心肝宝胶囊）常用于慢性迁延性肝炎和慢性活动性肝炎等的治疗。

4. 心律失常　以冬虫夏草为主的制剂（心肝宝胶囊）常用于室性期前收缩和房性期前收缩的治疗。

当 归

本品为伞形科植物当归 *Angelica sinensis* (Oliv.) Diels 的干燥根。主要分布于甘肃、云南、四川等地。当归味甘、辛，性温，归肝、心、脾经。具有补血活血、调经止痛、润肠通便的功效，主治血虚萎黄、眩晕心悸、月经不调、经闭痛经、虚寒腹痛、肠燥便秘、风湿痹痛、跌打损伤、痈疽疮疡等证。

当归含挥发油及水溶性成分。挥发油中含 30 余种成分，主要为藁本内酯，此外还有正丁烯酰内酯、当归酮、月桂烯等；水溶性成分中含有阿魏酸、琥珀酸等，另含多糖、多种氨基酸、维生素及无机元素等。

【药理作用】

1. 与功能主治相关的药理作用

（1）对血液系统的作用

1）促进骨髓造血功能　当归能升高外周血红细胞、白细胞数量和血红蛋白含量，能对抗化疗药物、放射线照射引起的骨髓造血功能抑制,当外周血细胞减少和骨髓受到抑制时此作用尤为明显。当归多糖能促进^{60}Co γ射线照射引起的贫血小鼠造血功能恢复,2周后骨髓造血干细胞恢复到照射前水平。当归多糖皮下注射可升高模型动物粒–单系祖细胞和晚期红系祖细胞的生成率。对免疫诱导小鼠的再生障碍性贫血,当归注射液能改善骨髓增生程度,修复骨髓微环境,增加骨髓单个核细胞数。当归多糖是其促进造血功能的主要有效成分。

2)抑制血小板聚集、抗血栓 当归水煎液能延长大鼠血浆凝血酶时间及凝血活酶时间,改善血液流变学特性,降低血液黏度和血浆纤维蛋白原含量,缩短红细胞及血小板电泳时间。静脉注射阿魏酸钠可抑制ADP、胶原及凝血酶诱导的血小板聚集。阿魏酸钠抑制血小板聚集作用与其抑制血小板释放反应、升高血小板内cAMP/cGMP比值及抑制血小板膜磷脂酰肌醇磷酸化过程等环节有关。静脉注射阿魏酸钠能抑制大鼠动静脉旁路血栓的形成,减轻血栓重量。抑制血小板聚集、抗凝血、增加纤溶酶活性等是当归抗血栓作用的主要途径。

3)降血脂、抗动脉粥样硬化 当归注射液可降低高脂饲料喂养的家兔血中TG水平,减少主动脉斑块面积和血清MDA含量。当归降血脂的有效成分是阿魏酸,经阿魏酸喂饲的高脂血症大鼠,其血清TC升高得到明显抑制,但对TG和磷脂水平无明显影响。其作用机制为抑制肝脏合成胆固醇的限速酶——甲羟戊酸–5–焦磷酸脱羧酶,减少了肝脏内胆固醇的合成,进而使血浆TC含量下降。此外,当归及阿魏酸可增强SOD活性,降低脂质过氧化水平,保护血管壁内膜,进而抗动脉粥样硬化。

(2)对心血管系统的作用 当归水提物和阿魏酸能对抗垂体后叶素引起的急性心肌缺血,增加小鼠心肌营养性血流量。静脉滴注当归注射液,可缩小结扎冠状动脉左前降支引起的犬急性心肌梗死的梗死面积,改善缺血性心电图。当归及阿魏酸钠可减少离体大鼠心肌缺血再灌注心肌细胞内Na$^+$、Ca^{2+}蓄积,减少LDH、CK、AST的释放及脂质过氧化产物MDA生成,改善心功能及心肌超微结构改变。当归注射液可抑制巨噬细胞在非梗死区的浸润,下调TGF–β1表达,阻断促纤维化发生环节,减轻结扎冠状动脉前降支的大鼠心肌梗死后非梗死区反应性胶原的过度沉积,防止心肌梗死后心肌纤维化,从而改善心脏功能。

当归水提物、乙醇提取物可对抗强心苷、肾上腺素和BaCl$_2$等诱发的动物心律失常。当归醇提液静脉注射可预防乌头碱诱发的大鼠心律失常。当归注射液腹腔注射对大鼠心肌缺血再灌注引发的心律失常有保护作用。当归总酸对三氯甲烷–肾上腺素、乌头碱、BaCl$_2$等诱发的动物心律失常有保护作用。

当归能扩张外周血管,降低血管阻力,增加血流量。其对冠状血管、脑血管、肺血管及外周血管均有扩张作用。静脉注射当归注射液可使清醒高血压犬的血压出现先升后降的一过性改变。

(3)对子宫平滑肌的作用 当归中的挥发油类成分可抑制多种动物的离体子宫收缩,对抗肾上腺素、垂体后叶素或组胺引起的子宫平滑肌收缩。而当归的水溶性或醇溶性成分则对多种动物的在体子宫平滑肌产生兴奋作用。此外,当归的作用与子宫所处状态有关。当归可通过对子宫平滑肌的抑制作用而缓解痛经,而其兴奋子宫平滑肌作用则主要改善崩漏等伴有子宫收缩不全的病理状态。

(4)增强机体免疫功能 当归水煎液能促进小鼠SRBC抗体溶血素IgM的产生和提高血清中的抗体效价。当归多糖能增强单核–巨噬细胞的吞噬功能,对抗环磷酰胺对小鼠腹腔巨噬细胞功能的抑制。当归多糖腹腔注射可对抗皮质激素所致的小鼠免疫抑制,增加胸腺和脾脏重量,对抗外周血中白细胞数量下降,且能增加溶血空斑形成细胞数,显著增加IgM。小鼠皮下注射当归多糖可提高E花环形成率及α–醋酸萘酯酶染色阳性率。当归多糖能促进ConA活化的小鼠胸腺细胞增殖,直接激活参与抗体反应的T淋巴细胞,明显促进牛血清蛋白诱导小鼠产生迟发型超敏反应。当归注射液还可明显促进IL–2等细胞因子的生成。

2. 其他药理作用

（1）保肝　当归对 D - 氨基半乳糖、CCl_4 造成的小鼠及大鼠肝损伤有保护作用，可降低血清转氨酶水平，减轻炎症反应，保护细胞 ATP 酶、G - 6 - PD、5 - 核苷酸酶等的活性，并可使肝细胞超微结构得到改善。

（2）抗损伤　当归通过改善肌肉血液循环，促进软骨细胞 DNA、蛋白多糖及胶原的合成等途径，对神经损伤、肌肉萎缩及关节软骨损伤等产生保护作用。此外，当归注射液还能减轻气管内灌注博来霉素造成的急性肺损伤大鼠的肺泡炎症程度。

综上所述，当归补血活血的功效与促进骨髓造血功能、抑制血小板聚集、抗血栓、降血脂、抗动脉粥样硬化、抗心肌缺血、抗心律失常、扩张血管、降血压、增强机体免疫功能等作用有关；调节子宫平滑肌功能是其调经止痛功效相关的药理作用。挥发油、多糖、阿魏酸及藁本内酯是当归的主要药效物质基础。

【毒理研究】

当归挥发油小鼠皮下注射和灌胃的 LD_{50} 分别为 298mg/kg 和 960mg/kg，藁本内酯小鼠腹腔注射的 LD_{50} 为 520mg/kg，阿魏酸钠小鼠静脉注射和灌胃的 LD_{50} 分别为 1.7g/kg 和 3.6g/kg。

【现代应用】

1. 贫血　当归及以其为主的复方制剂（当归补血丸、四物汤等）常用于多种病因引起的血红蛋白、红细胞、白细胞减少等的治疗。

2. 血栓闭塞性脉管炎　当归注射液常用于血栓闭塞性脉管炎的治疗。

3. 妇科病　以当归为主的复方制剂（当归片、复方当归注射液等）常用于痛经、月经不调、慢性盆腔炎等的治疗。

此外，当归还常用于迁延性或慢性肝炎、腰腿痛、肩周炎、心律失常、心和脑组织供血不足等的治疗。

>>> 知识链接 ⊶--

当归补血食疗

当归搭配其他中药或食材对于气血两虚有很好的食疗缓解功效，如当归黄芪鸡汤是一道经典的传统药膳，具体食疗方法如下。

【做法】当归15g，黄芪15g，红枣6粒，枸杞子5g，鸡1只。将鸡肉洗净切块，与当归、黄芪、红枣同放锅内，加清水适量煮至鸡肉烂熟时，最后5分钟放入枸杞，出锅前放入生姜、葱花、食盐调味。

【功效】气血双补，固肾调精。适用于月经病气血不足、肾虚者，症见经期不准，经量少而色淡，神疲气短，多梦失眠，头昏腰酸，面色苍白等。

此外，当归泡水饮用可改善肺部通气功能，提高身体免疫力，美容养颜。

当归还可与黄芪同泡，具体方法如下。

【做法】当归10g，黄芪60g。煎水饮。亦可将用量增加，煎成膏滋食。

【功效】源于《内外伤辨惑论》。本法重用黄芪，次为当归，意在补气而益血。用于失血后气血耗伤，或气虚血亏，体倦乏力，头昏。

通过学习当归的食疗应用，可增强中医养生保健意识和能力。

--●

【不良反应】

口服当归不良反应少。当归注射液静脉滴注可引起过敏反应。

何首乌

本品为蓼科植物何首乌 *Polygonum multiflorum* Thunb. 的干燥块根。主要产于陕西南部、甘肃南部、华东、华中、华南等地。何首乌味苦、甘、涩，性温，归肝、心、肾经。生首乌具有解毒、消痈、润肠通便的功效，主治瘰疬疮痈、风疹瘙痒、肠燥便秘等证。制首乌具有补肝肾、益精血、乌须发的功效，主治血虚萎黄、眩晕耳鸣、须发早白、腰膝酸软、肢体麻木、崩漏带下、久疟体虚等证。

何首乌中主要含有卵磷脂、蒽醌及葡萄糖苷类等。磷脂中以卵磷脂为主。蒽醌类主要有大黄酚、大黄素、大黄素甲醚、大黄酸等，其中大黄酚和大黄素含量最多。葡萄糖苷主要为二苯乙烯苷。何首乌中还含有 β - 谷甾醇、胡萝卜素、没食子酸及多种微量元素等。

【药理作用】

与功能主治相关的药理作用

（1）延缓衰老　何首乌能延长老年鹌鹑半数死亡时间；延长果蝇二倍体细胞的生长周期，使细胞生长旺盛，从而延长果蝇寿命；还可以改善老年大鼠、小鼠中枢神经系统功能，增强脑和肝组织中 SOD 活性，降低 MDA 含量，增加脑内单胺类神经递质的水平，降低 MAO - B 活性，提高脑组织中 5 - HT、NA、DA 的含量。其水煎液可增加老年或青年小鼠脑和肝中蛋白质含量，提高机体 DNA 修复能力，其醇提物及水提物还能增加老年大鼠胸腺胞质蛋白和核酸含量。

（2）降血脂、抗动脉粥样硬化　何首乌能降低高脂血症大鼠血清 TC、TG 水平，提高 HDL/TC 比值，减少高脂血症模型家兔动脉粥样硬化斑块的形成。蒽醌类、二苯烯化合物及卵磷脂等是其降血脂的有效成分，此作用与以下途径有关：①蒽醌类成分可抑制脂质吸收，加速胆汁酸从肠道排出；②影响肝脏 HMG - CoA - 还原酶和 7α - 羟化酶活性，抑制内源性胆固醇合成并促进胆固醇转变成胆汁酸。制首乌中的 2,3,5,4 - 四羟基二苯乙烯 - 2 - O - β - D - 葡糖苷可抑制溶血磷脂酰胆碱诱导人脐静脉内皮细胞表达 VEGF，并通过降低血管通透性，抑制斑块内血管生成，抑制血管内皮细胞、平滑肌细胞、泡沫细胞分泌炎症因子和黏附分子等途径，发挥抗动脉粥样硬化作用。

（3）增强机体免疫功能　何首乌煎剂能增加小鼠胸腺重量，对抗免疫抑制剂泼尼松龙和环磷酰胺引起的老年小鼠脾脏、胸腺萎缩，提高脾巨噬细胞的吞噬率和吞噬指数。何首乌水煎醇提物能增强小鼠 T、B 淋巴细胞免疫功能，前者更为显著，还可提高正常小鼠由 ConA 诱导的胸腺和脾脏 T 淋巴细胞增殖反应，增加小鼠脾脏抗体形成细胞数。

（4）对消化系统的作用　何首乌所含的二苯乙烯苷成分可对抗过氧化玉米油所致大鼠脂肪肝和肝功能损害，降低血清 ALT、AST、游离脂肪酸及肝脏 LPO 水平。在体外实验中，还能抑制由 ADP 及还原型辅酶 II 所致的大鼠肝微粒体脂质过氧化，减轻肝细胞损害。何首乌中所含的卵磷脂利于其保护肝脏。生首乌中的结合型蒽醌是其发挥润肠通便作用的有效成分，经炮制后结合型蒽醌转变为游离型蒽醌，泻下作用减弱而补益作用增强。

（5）促进骨髓造血功能　小鼠腹腔注射何首乌提取液，可增加骨髓造血干细胞及外周血网织红细胞数目，提高粒 - 单系祖细胞产生率。

（6）对内分泌系统的作用　何首乌具有肾上腺皮质激素样作用，可使摘除双侧肾上腺小鼠的抗应激能力提高。何首乌水煎液长期灌胃可使小鼠肾上腺重量增加，并增加老年雄性大鼠血中 T_4 含量。

综上所述，与制首乌补肝肾、益精血、乌须发功效相关的药理作用包括延缓衰老、增强机体免疫功能、降血脂、抗动脉粥样硬化、促进骨髓造血功能、增强内分泌系统功能等。生首乌润肠通便则与泻下作用相关。磷脂、蒽醌类、葡萄糖苷类是何首乌的主要药效物质基础。

【体内过程】

家兔一次静脉注射或灌胃给予二苯乙烯苷，其血浆药 - 时曲线均呈二室模型。静脉注射给药时，体内分布及消除均较快，$t_{1/2\alpha}$为 4.1 分钟，$t_{1/2\beta}$为 1.28 小时。灌胃给药时，分布和消除较慢，$t_{1/2\alpha}$为 2.15 小时，$t_{1/2\beta}$为 9.70 小时。口服生物利用度为 29.1%。

【毒理研究】

何首乌毒性大小与炮制关系密切，生首乌毒性较大，小鼠一次灌胃 LD_{50} 为 50g/kg；制首乌毒性较小，用量达 1000g/kg 仍未有死亡。经 120℃炮制的何首乌水提液每日 8g/kg、32g/kg、80g/kg 给大鼠灌胃，连续 1 个月，均对大鼠无明显毒性。

【现代应用】

1. 高脂血症　口服首乌片治疗高胆固醇血症效果较好。

2. 失眠　何首乌注射液肌内注射治疗失眠疗效可靠。

3. 白发　制首乌与熟地黄、当归配伍治疗白发效果较好。

何首乌还可治疗多种皮肤病，如皮肤赘疣、女性白斑病变等。生首乌与生黄精合用治疗手足癣。

【不良反应】

临床上何首乌的主要不良反应以消化道症状为主，部分患者出现大便稀薄或伴有腹痛、恶心呕吐等。个别患者服用大量何首乌后出现肢体麻木感、皮疹等。有报道称，患者每日服用何首乌粉约 10g，连续 3 个月，致急性肝炎伴黄疸症状，其机制与蒽醌类衍生物肾上腺皮质激素样作用有关，炮制后其毒性降低。

熟地黄

本品为玄参科植物地黄 *Rehmannia glutinosa* Libosch. 的干燥块根经炮制而成。熟地黄味甘，性微温，归肝、肾经。具有滋阴补血、益精填髓之功效，主治肝肾阴虚、腰膝酸软、骨蒸潮热、盗汗遗精、内热消渴、血虚萎黄、心悸怔忡、月经不调、崩漏下血、眩晕、耳鸣、须发早白等证。

熟地黄主要含梓醇，地黄素，桃叶珊瑚苷，地黄苷 A、B、C、D，益母草苷等，此外还含多种糖类、氨基酸及微量元素。与生地黄比较，熟地黄所含单糖量增加，而梓醇含量减少。

【药理作用】

1. 与功能主治相关的药理作用

（1）增强免疫功能　熟地黄可增强猕猴细胞免疫功能。熟地黄醚提物能对抗氢化可的松引起的小鼠血中 T 淋巴细胞减少。地黄提取液能诱生人 IFN。熟地黄主要有效成分为地黄多糖，在体内外实验中均能提高正常小鼠 T 淋巴细胞增殖能力，促进 IL-2 分泌，呈免疫增强作用。

（2）降血糖　地黄低聚糖腹腔注射可降低四氧嘧啶性糖尿病大鼠血糖水平，增加肝糖原含量，对正常大鼠血糖无明显影响，但可部分预防葡萄糖及肾上腺素引起的高血糖，可调节生理性高血糖状态。

（3）促凝血与促造血功能　熟地黄能缩短凝血时间，有促凝血作用。地黄多糖腹腔注射可促进正常小鼠骨髓造血干细胞增殖，腹腔注射可促进粒-单系祖细胞和早、晚期红系祖细胞的增殖分化。

（4）抗甲状腺　熟地黄水煎剂可使 T_3 所致甲亢型阴虚模型大鼠血浆中 T_3 降低，饮水量及尿量明显减少，体重减轻缓解。

（5）抗氧化　熟地黄水煎液可增强小鼠血清中 GSH-Px 的活性，降低 LPO 含量，但对 SOD 活性无显著的影响。熟地黄三氯甲烷提取液、乙醇提取液和水提取液均可提高 D-半乳糖亚急性衰老模型小鼠脑组织 SOD 活力。三氯甲烷提取液还能显著降低小鼠脑 MDA 含量，有延缓脑衰老作用。水提液能提高小鼠红细胞膜 Na^+,K^+-ATP 酶活性，降低心肌 LPO 含量，提高 GSH-Px 的活性。

（6）降血压　熟地黄（酒、蒸）有降压作用，能改善高血压引起的失眠、头痛、头晕、手足麻木等症状，并使心率减慢，对高血压引起的心肌劳损、左室高压及心肌供血不足均有改善作用。

2. 其他药理作用

（1）抗溃疡　熟地黄十二指肠给药，能降低大鼠幽门结扎型胃溃疡发生率和溃疡指数，抑制胃液和总酸排出量，且呈量效关系。熟地黄的抑酸作用强于干地黄。

（2）抑制上皮细胞增生　熟地黄口服具有抑制上皮细胞有丝分裂的作用。

综上所述，与熟地黄滋阴补血、益精填髓功效相关的药理作用有增强机体免疫功能、抗甲状腺、降血糖、促凝血和造血功能、抗氧化、降血压等。地黄多糖是熟地黄的有效成分之一。

【现代应用】

1. 银屑病　熟地黄注射液肌内注射对银屑病有一定疗效。

2. 糖尿病　以熟地黄为主的复方制剂（黄连地黄汤、六味地黄丸等）常用于非胰岛素依赖型糖尿病。

枸杞子

本品为茄科植物宁夏枸杞 *Lycium barbarum* L. 的干燥成熟果实。主要分布于内蒙古、甘肃、宁夏等地。枸杞子味甘，性平，归肝、肾经。具有滋补肝肾、益精明目、润肺的功效，主治虚劳精亏、腰膝酸痛、眩晕耳鸣、内热消渴、血虚萎黄、目昏不明等证。

枸杞子主要含甜菜碱、枸杞多糖、莨菪亭、氨基酸、维生素和胡萝卜素及多种微量元素等。

【药理作用】

1. 与功能主治相关的药理作用

（1）增强机体免疫功能　枸杞子水煎液能增强大鼠中性粒细胞吞噬功能，枸杞多糖（LBP）可对抗环磷酰胺及^{60}Co γ 照射所致的小鼠白细胞数目减少。LBP 腹腔注射能增加小鼠外周血 T 淋巴细胞数量。枸杞子可促进 ConA 活化的脾淋巴细胞 DNA 和蛋白质合成，提高人外周血淋巴细胞 IL-2 的受体表达，并拮抗环磷酰胺对小鼠脾脏 T 细胞、NK 细胞的抑制作用。枸杞子还能增强小鼠 B 细胞活性，促进 B 细胞增殖分化，可增加小鼠血清 IgG、IgM 及补体 C4 含量。LBP 能拮抗环磷酰胺的抑制抗体形成作用。

（2）延缓衰老　枸杞子乙醇提取物、LBP 能提高 D-半乳糖致衰老小鼠的学习记忆能力，减少心、肝、脑组织脂褐质含量，增强 SOD 和 GSH-Px 活性。在体外试验中，LBP 也表现出直接清除羟自由基的作用，能抑制自发或由羟自由基引发的脂质过氧化反应。LBP 还可提高老年和 D-半乳糖致衰老小鼠脑内 NOS 活性和 NO 含量，抑制骨髓中 *c-myc* 基因表达，抑制细胞凋亡。此外，枸杞子还可以增强人 DNA 修复能力。其延缓衰老作用主要通过抗氧化、提高机体免疫功能、提高 DNA 修复能力、抑制细胞凋亡等多种途径实现。

（3）降血糖、抗糖尿病慢性并发症　枸杞子提取物可降低大鼠血糖，提高糖耐量。LBP 可降低正常小鼠和糖尿病小鼠的血糖水平，促进四氧嘧啶糖尿病小鼠的免疫功能恢复，减少饮水量，缓解症状，对 STZ 造成的糖尿病小鼠胰岛 β 细胞损伤有保护作用。枸杞子可使糖尿病大鼠视网膜组织中维生素 C、SOD 及 LPO 恢复至接近正常水平，具有抗氧化损伤作用。LBP 对 2 型糖尿病有免疫调节作用，可下调患者 CD8$^+$T 淋巴细胞和血浆 IL-6 水平，同时提高 IL-2 水平。

（4）保肝　枸杞子水浸液对 CCl$_4$ 肝损伤小鼠具有保护作用，能抑制脂肪在肝细胞内沉积，促进肝细胞再生。甜菜碱是枸杞子保肝的主要成分，在体内起到甲基供应体的作用。此外，LBP 也可对抗 CCl$_4$ 造成的小鼠肝损伤，通过阻止内质网损伤、促进蛋白质合成等途径恢复肝细胞功能并促进肝细胞的再生，具有一定的保肝作用。

2. 其他药理作用　LBP 能显著抑制人胃腺癌 MGC-803 细胞和人宫颈瘤 Hela 细胞的生长。腹腔注射 LBP 可增加 S$_{180}$ 肉瘤小鼠脾脏重量，增加脾有核细胞数目，提高 NK 细胞活性及脾细胞产生 IL - 2 的能力。LBP 可提高荷瘤小鼠胸腺指数、巨噬细胞吞噬功能、脾细胞抗体形成、淋巴细胞转化反应、T 淋巴细胞杀伤能力，并降低脂质过氧化水平，表现出抗肿瘤活性。LBP 可对抗环磷酰胺引起的白细胞减少，与环磷酰胺合用具有协同作用。枸杞子及 LBP 的抑制肿瘤生长作用与增强荷瘤小鼠机体免疫功能密切相关。

综上所述，与枸杞子滋补肝肾、益精明目功效相关的药理作用有增强免疫功能、延缓衰老、保肝、降血糖等。枸杞多糖和甜菜碱是其主要药效物质基础。

【现代应用】

1. 老年保健　枸杞子或其提取物常用于 60 岁以上老人提高免疫功能、降低胆固醇、改善睡眠及食欲。

2. 肿瘤　枸杞多糖常用于减轻化疗对原发性肝癌患者造成的造血系统抑制、胃肠道反应和免疫功能低下状态。

3. 老年高脂血症　枸杞液常用于治疗高脂血症。

4. 糖尿病　枸杞子常用于治疗糖尿病视网膜病变。

5. 男性不育症　枸杞子常用于治疗精液异常不能生育者。

◈ 第二节　中成药

补中益气丸（口服液、合剂）

补中益气丸出自金元名医李东垣的《脾胃论·饮食劳倦所伤始为热中论》，由黄芪、炙甘草、人参、当归、橘皮、升麻、柴胡、白术共八味草药加工而成，是传统中成药，该成药为棕色的水丸，或为棕褐色至黑褐色的小蜜丸或大蜜丸；味微甜，具有补中益气、升阳举陷的功效。主治脾胃虚弱、中气下陷证，症见体倦乏力、食少腹胀、便溏久泻、脱肛、阴挺等。

【药理作用】

1. 对免疫系统功能的影响　补中益气丸能提高对胸腺嘧啶脱氧核苷酸（dTMP）的摄取，对抗可的松所致的胸腺萎缩，促进脾虚小鼠脾脏、胸腺指数的恢复，调节脾虚小鼠红细胞免疫功能以及 T 淋巴细胞、NK 细胞和腹腔巨噬细胞分泌 TNF 的能力。拮抗小鼠手术应激所致的红细胞 C3b 受体花环率、红细胞免疫复合物花环率以及 NK 细胞活性降低。对病原微生物感染的动物模型也具有一定的免疫调节作用。补中益气丸可增加小鼠 T 细胞中的辅助性细胞（Th）亚群，降低抑制性细胞亚群（Ts）的百分率，升高 Th/Ts 比值；可提高脾虚模型小鼠 IFN - γ、IL - 2 的分泌。拆方研究显示，甘草可增强其他药物调节 NK 细胞活性、增强红细胞免疫功能等作用，在全方中起协同作用。配伍研究表明，人参和黄芪对体液及细胞免疫功能影响最为显著，而最佳配伍是黄芪与当归，其他药物如柴胡、升麻等对免疫功能的影响较小。

2. 对消化系统的作用

（1）调节胃肠运动　补中益气丸对胃肠运动的影响随机体原有的功能状态的不同而不同。可抑制正常小鼠的小肠运动，并可对抗新斯的明引起的小肠推进亢进及吗啡引起的小肠推进抑制作用。

（2）对消化液分泌的影响　补中益气丸可对抗 ACh、胃泌素及组胺对胃酸分泌的促进作用，同时促进胰液、胰蛋白酶的分泌。

（3）保护胃黏膜、抗胃溃疡　补中益气丸可通过降低胃壁细胞胃泌素受体亲和力、增加受体结合位点数等途径产生胃黏膜保护作用；还可促使脾虚大鼠胃黏膜组织中降低的 NO 水平恢复。补中益气丸对多种溃疡模型动物均有保护作用，表现为降低溃疡发生率及溃疡指数。作用机制主要是降低基础胃酸分泌量，增加胃壁胃黏液分泌，维持胃黏膜有效血流量以及促进胃组织蛋白质合成。

3. 对物质代谢的影响　补中益气丸可促进小鼠肝、胃组织中的 RNA、DNA 及蛋白质合成，提高阳虚小鼠肝脏中谷氨酸脱氢酶（GLDH）、G6PD、MAO、LDH、ACP 等的活性，增强脾虚大鼠饥饿时的血糖调节能力，改善能量代谢调节的适应能力，减少动物运动后血液乳酸、BUN 的积聚，有利于运动后体力恢复。

4. 兴奋子宫平滑肌　补中益气丸对家兔在体和离体子宫均有直接兴奋作用，可促进子宫平滑肌节律性收缩，阿托品不能对抗该作用。

5. 抗肿瘤　补中益气丸可延长荷瘤小鼠（宫颈癌、艾氏腹水癌）的生存期，缩小瘤体，同时增加脾脏、胸腺组织的重量和淋巴细胞、巨噬细胞的数量，还可提高环磷酰胺的抗癌活性，二者合用对小鼠 S180、L615、Lewis 肿瘤均有不同程度的协同抑制作用。本方能对抗环磷酰胺所致染色体畸变，升高白细胞总数，可作为肿瘤化疗的辅助用药。

6. 其他　补中益气丸具有一定的强心、减慢心率和升压作用，可提高小鼠常压耐缺氧能力，延长亚硝酸钠中毒小鼠的存活时间。对利血平辅以伤寒、副伤寒三联菌苗造成的家兔脾虚发热模型，补中益气丸可抑制体温升高，并降低脑脊液中 PGE_2 和丘脑下部 – 视前区组织中 cAMP 的含量。

【临床应用】

临床上本方主要治疗胃下垂、小儿腹泻、脱肛、消化性溃疡、子宫脱垂、崩漏、前置胎盘、男性不育、白细胞减少症、再生障碍性贫血、失眠、头痛、癫痫（大发作）、神经衰弱、耳鸣、坐骨神经痛、眩晕症、低血压、脑动脉硬化、心律失常、心绞痛等。

【用法用量】

丸剂：大蜜丸，一次 1 丸，一日 2～3 次。

口服液：一次 1 支，一日 2～3 次。

合剂：一次 10～15ml，一日 3 次。

当归补血丸（颗粒、口服液）

当归补血丸出自李东垣的《内外伤辨惑论》，由黄芪、当归组成。为棕黄色大蜜丸或水蜜丸；味甜、微辛。具有补血生血的功效，主治劳倦内伤、血虚发热、肌热面赤、烦渴欲饮、脉洪大而虚，以及妇女经期、产后血虚发热头痛或疮疡溃后久不愈合者。

【药理作用】

1. 促进骨髓造血功能　当归补血丸能使正常小鼠红细胞数和血红蛋白浓度增加，可增加失血性贫血和乙酰苯肼所致溶血性贫血的红细胞和血红蛋白数量，可提高脾脏红髓中 RNA 含量，可增强 ACP、G6PD、MPO 等的活性，也可对抗环磷酰胺所致的小鼠白细胞和血小板减少，增加网织红细胞和骨髓有核细胞数。当归补血丸可通过刺激内皮细胞分泌造血因子和促进黏附分子的表达而促进骨髓造血功能。拆方研究发现，多糖类成分是本方促进骨髓造血功能的主要有效成分，其中当归多糖对血细胞生成的影响较明显，而非多糖部分中，阿魏酸的促进造血功能作用最为显著。

2. 增强机体免疫功能　当归补血丸对小鼠腹腔巨噬细胞吞噬功能、B 淋巴细胞和 T 淋巴细胞免疫反应均有促进作用；可改善环磷酰胺所致小鼠胸腺细胞超微结构的改变，提高血虚小鼠脾淋巴细胞生成 IL–2 的水平；可提高放射线损伤小鼠的 C3b 受体和玫瑰花环率；显著提高小鼠外周血 T 淋巴细胞数、玫瑰花环形成细胞数和血清抗体效价，并促进免疫抑制小鼠迟发型超敏反应和脾脏抗体分泌细胞形成。

多糖类成分是当归补血丸中主要的免疫活性成分。

3. 抗心肌缺血 当归补血丸能升高缺血再灌注损伤大鼠的收缩压和舒张压，抑制 Na^+，K^+ – ATP 酶活性，减少心肌中 MDA 含量，增加 cAMP 含量；降低心肌耗氧量，减轻心肌缺氧所致细胞 LDH 的释放，保护亚细胞结构。

4. 其他 当归补血丸可抑制 ADP 诱导的血小板聚集，降低血液黏度，预防血栓形成；对小鼠醋酸扭体法、热板法疼痛模型均有一定的镇痛作用，并可对抗甲醛引起的炎性疼痛反应；可降低 CCl_4 所致肝损伤动物模型的血清 ALT 水平，改善氢化可的松所致肝损伤大鼠的一般体征及肝细胞核、线粒体、内质网等超微结构的异常；还可延长小鼠常压耐缺氧存活时间。

【临床应用】

临床上本方主要用于治疗放化疗、营养不良或原因不明的白细胞减少、红细胞减少、血红蛋白低下等症，也用于治疗放化疗引起的骨髓抑制、慢性原发性血小板减少性紫癜、功能性子宫出血、子宫发育不良性闭经、产后非感染性发热、痛经、男性不育症等。

【用法用量】

丸剂：口服，一次 1 丸，一日 2 次。

颗粒剂：口服，一次 10g，一日 2~3 次。

口服液：口服，每次 10ml，每日 2 次。

六味地黄丸（片、颗粒、口服液、胶囊、软胶囊）

六味地黄丸出自钱乙的《小儿药证直诀》，由熟地黄、山茱萸、山药、泽泻、牡丹皮、茯苓组成，为棕黄色大蜜丸或水蜜丸。味甜而带酸苦，具有滋阴补肾功效，主治肾阴亏损、头晕耳鸣、腰膝酸软、骨蒸潮热、盗汗遗精、消渴等证。

【药理作用】

1. 增强机体免疫功能 六味地黄丸对正常小鼠抗体生成无明显影响，但对环磷酰胺处理和慢性悬吊应激等所致免疫力低下小鼠有改善作用，可对抗环磷酰胺所致动物胸腺、脾脏重量减轻，使淋巴细胞转化功能恢复正常；能增强巨噬细胞吞噬功能，增加巨噬细胞 C3b 受体活性，促进人扁桃体细胞诱生 IFN 的能力，提高淋巴细胞转化率，提高活性花斑形成率。本方还能对抗地塞米松所致的小鼠腹腔巨噬细胞吞噬功能降低，提高血中淋巴细胞酸性酯酶阳性淋巴细胞率。灌胃给予六味地黄丸可减轻佐剂性关节炎大鼠关节肿胀，其机制与调节模型大鼠 Th_1 及 Th_2 亚群平衡有关。本方还可降低空肠弯曲杆菌致敏小鼠的血清自身抗体水平，纠正其免疫功能紊乱。

2. 改善学习记忆能力 六味地黄丸可改善快速老化模型小鼠、慢性悬吊应激及氢化可的松处理小鼠的学习记忆功能衰退，其机制与调节中枢单胺类神经递质介导的生理反应、调节或恢复下丘脑 – 垂体 – 肾上腺轴（HPA）的平衡，改善海马能量代谢状态、调节与学习记忆功能相关的基因表达、促进海马长时程增强效应（LTP）等作用有关。

3. 对内分泌系统功能的影响 六味地黄丸可降低肾上腺内维生素 C 的含量，对抗氢化可的松所致的动物肾上腺萎缩；对甲状腺功能亢进的阴虚模型动物，可降低其血清 T_3、T_4 水平，且能明显抑制甲状腺素引起的心肌肥厚；促进快速老化小鼠、悬吊应激小鼠的睾丸间质细胞分泌 TS，也使体外培养的 SAMP8 睾丸间质细胞上清中的 TS 水平升高，该作用与其降低血浆皮质酮水平，对抗其抑制性腺功能作用有关；给动物连续饲喂本方可增强其交配能力。女性更年期综合征及男性不育症患者连续服用，可分别升高血浆雌二醇或 TS，增加精子数量和改善精子活动率。此外，本方可纠正悬吊应激及可的松处理所致的下丘脑 – 垂体 – 卵巢轴功能紊乱。

>> 知识链接 ○--

肾的内涵与六味地黄丸的调控作用

中医肾的功能与西医学神经－内分泌－免疫调节（neuroendocrine immunomodulation，NIM）网络的功能十分相似。近30年来的研究进展表明，NIM网络功能平衡是维持机体整体生理功能平衡和内环境平衡与稳定的重要基础；肾虚与NIM网络平衡失调具有相似的病理生理学基础；六味地黄汤补肾作用可能在于调节并恢复疾病所导致的NIM网络功能平衡失调。因此，从西医学的角度进行分析，六味地黄汤"滋阴补肾"的功效与调节NIM网络的功能平衡具有密切的关系。在这一学术观点的指导下，通过对六味地黄汤作用、作用机制、药效物质基础、组方原理的系统研究，提出了"肾虚"的病理生理学基础是NIM网络平衡失调，而六味地黄汤"滋补肾阴"和"异病同治"的现代药理学基础是调节NIM网络平衡的学术观点。

----

4. 对物质代谢的影响 六味地黄丸具有较弱的降血糖作用，可降低正常及阴虚动物的血糖；对糖尿病模型动物，可降低其血糖、BUN和TG，增加肝糖原含量；对高脂模型动物，可降低其血清TC、TG，升高HDL－C水平。本方还具有减少心脏胶原沉着及主动脉壁脂质沉着的作用；能降低心脏磷脂和主动脉壁钙含量；可提高阴虚动物肝脏和血液中Fe含量，升高血液、肝脏、睾丸组织中Zn/Cu比例。

5. 对心血管系统的作用 六味地黄丸动物灌胃可明显缩小冠状动脉结扎所致的心肌梗死面积，作用环节在于减少梗死区自由基产生。对高血压动物具有一定降血压作用，但对心肌收缩力、心率无明显影响，作用环节主要为扩张外周血管，升高下丘脑、脑干的脑啡肽含量，抑制交感活性。连续给动物灌胃本方可对抗心脏缺血再灌注所致的心律失常，降低室颤发生率。

6. 抗肿瘤、抗突变 六味地黄丸可对抗多种化学诱变引发的肿瘤。小鼠灌胃六味地黄水煎液，可降低 N －亚硝基氨酸乙酯引起的前胃鳞癌及氨基甲酸乙酯所致肺腺瘤的诱发率，机制为阻断瘤细胞周期 G_2 期（合成后期）和M期（有丝分裂期），增强淋巴细胞对瘤细胞的杀伤力。对接触化学致癌物的动物，可促进其骨髓干细胞和淋巴组织增生，增强单核－巨噬细胞的吞噬活性，升高癌细胞内cAMP含量，抑制癌细胞增殖；可对抗多种化疗药物的毒副作用，保护红细胞、白细胞、血小板以及NK细胞活性，防止心、肝、肾功能的损伤；可降低正常和化学诱变剂所致动物骨髓多染细胞微核出现率，减少染色体损伤。方中所含微量元素硒和硒化合物亚硒酸钠能抑制大鼠诱发性肝癌和肠癌的发病率。

7. 其他 六味地黄丸能延长小鼠常压耐缺氧存活时间，可增强动物体力，延长动物游泳时间；对低温环境下的动物具有保护作用，呈现抗低温效应。老龄动物连续灌胃本药可降低血清过氧化脂质以及肝脏脂褐质含量。给果蝇饲喂本药，可提高SOD活性，降低脂褐质含量。本药对多种药物引起的血清ALT升高有抑制作用，呈现保肝效应。对甲状腺功能亢进模型阴虚动物的牙周组织有保护作用，且可修复牙周组织损伤。对实验性肾炎动物，可降低其血清BUN含量。

【临床应用】

临床上对糖尿病、甲状腺功能亢进有辅助治疗作用，也用于治疗慢性肾炎、慢性前列腺炎、老年性前列腺肥大、遗尿症，对功能性子宫出血、子宫内膜增殖症、外阴白斑、更年期综合征、男性乳房发育、男性性功能障碍等有一定疗效，辅助用于冠心病、室性期前收缩、高血压、恶性肿瘤、神经衰弱、中心性视网膜炎等的治疗。

【用法用量】

丸剂：口服，大蜜丸一次1丸，一日2次。

颗粒剂：开水冲服，一次5g，一日2次。

口服液：口服，一次 1 支，一日 2 次。

胶囊：口服，每粒装 0.5g，一次 2 粒，一日 2 次。

软胶囊：口服，每粒装 0.38g，一次 3 粒，一日 2 次。

目标检测

答案解析

一、选择题

（一）单选题

1. 下列不属于补血药的是（ ）

    A. 当归   B. 白芍   C. 何首乌

    D. 熟地黄   E. 枸杞子

2. 具有糖皮质激素样作用的补虚药是（ ）

    A. 白术   B. 淫羊藿   C. 黄芪

    D. 甘草   E. 当归

3. 具有增强性腺功能的补虚药是（ ）

    A. 淫羊藿   B. 白芍   C. 何首乌

    D. 熟地黄   E. 甘草

4. 具有性激素样作用的补阳药是（ ）

    A. 冬虫夏草   B. 人参   C. 何首乌

    D. 当归   E. 甘草

5. 长期服用人参可出现的不良反应是（ ）

    A. 糖皮质激素样症状   B. 盐皮质激素样症状   C. 雌激素样作用

    D. 性早熟   E. 以上都是

（二）多选题

6. 人参的主要有效成分有（ ）

    A. 人参二醇类   B. 人参三醇类   C. 齐墩果酸类皂苷

    D. 多糖   E. 氨基酸

7. 下列属于补气药的是（ ）

    A. 党参   B. 黄芪   C. 何首乌

    D. 熟地黄   E. 枸杞子

8. 下列属于补阳药的是（ ）

    A. 肉苁蓉   B. 补骨脂   C. 冬虫夏草

    D. 鹿茸   E. 淫羊藿

9. 下列属于补阴药的是（ ）

    A. 枸杞子   B. 麦冬   C. 女贞子

    D. 鹿茸   E. 淫羊藿

二、简答题

1. 简述补虚方药治疗虚证涉及的药理作用。

2. 简述与人参功效相关的主要药理作用。

3. 简述人参增强学习记忆能力的机制。

4. 简述人参延缓衰老的机制。

5. 简述甘草的不良反应。

6. 简述甘草产生皮质激素样作用的机制。

书网融合……

思政导航　　　本章小结　　　题库

第二十四章 收涩药

学习目标

知识目标

1. **掌握** 收涩药的基本药理作用；与五味子、山茱萸功效相关的药理作用、作用机制和药效物质基础。

2. **熟悉** 乌梅、肉豆蔻的主要药理作用和药效物质基础；四神丸的主要药理作用。

3. **了解** 五味子、山茱萸的药动学特点；五味子、山茱萸、肉豆蔻的毒理作用和临床应用。

技能目标 通过本章的学习，提升开展中药抗菌、抗炎试验的能力，初步获得中药收敛、止泻、抗溃疡实验研究的技能。

素质目标 通过本章的学习，增强对收涩药药理作用特点和相关药物的药效物质基础的理解，有助于进行收涩药的药物研究设计和给出临床应用建议，具备开展收涩药药理学研究的基本思维。

凡以收敛固涩、治疗滑脱证为主要功效的药物称为收涩药，又称固涩药。本类药物多味酸涩，性温或平，主归肺、脾、肾、大肠经。收涩药一般具有敛汗、止泻、固精、缩尿、止血、止带和止咳等功效，可用于气血精津滑脱耗散之证。

气血精津是营养人体的重要物质，既不断被消耗，又不断得到补充，维持相对平衡，以保持人体功能正常。气血精津一旦消耗过度，正气虚亏，则每致滑脱不禁，甚至可以危及生命。滑脱证候的产生，中医认为是由久病或体虚使得正气不固、脏腑功能衰退所致。

西医学认为滑脱证产生是由机体各个系统、器官的功能衰退所致，临床可见多汗、腹泻、痢疾、遗精、遗尿、尿频、宫血、咳喘等。与自主神经功能紊乱、慢性结肠炎、肠易激综合征、克罗恩病、结肠癌、肠结核、脂肪泻、糖尿病性腹泻、痢疾、遗尿症、尿崩症、尿道综合征、功能性子宫出血、哮喘等症状表现相似。

现代药理研究表明，收涩药治疗滑脱证与下列药理作用有关。

1. 收敛 收涩药均有不同程度的收敛作用。收涩药中多数药物含有大量鞣质，与创面、黏膜、溃疡面等部位接触后，可沉淀或凝固局部蛋白质，在组织表面形成致密的保护层，以减少体液和血浆损失及减轻创面刺激，预防感染，并促进其愈合。药物的覆盖保护作用也可减轻溃疡的形成，提高黏膜屏障对攻击因子的防御功能从而促进溃疡愈合。鞣质可使血液中的蛋白质凝固，堵塞小血管，有助于局部止血。鞣质与汗腺、消化腺、生殖器官等分泌细胞中的蛋白质结合，使腺体表面细胞蛋白质变性或凝固，从而改变细胞功能，使腺体分泌减少，保持黏膜干燥。

2. 止泻 收涩药大多有不同程度的止泻作用。收涩药的止泻作用涉及多个环节，如鞣质与蛋白质结合在肠黏膜表面形成的保护层，可减轻肠内容物对神经丛的刺激；部分药物提高胃肠道及其括约肌张力，减少消化液分泌，抑制排便反射；部分药物口服后能吸附于胃肠黏膜起保护作用，还能吸附细菌、毒素及其代谢产物，减轻其对肠黏膜的刺激；部分药物对多种肠道致病菌有抑制作用，能消除肠道感染病因，缓解症状。

溃疡性结肠炎

溃疡性结肠炎（UC）是一种原因不明的结肠慢性非特异性炎症性疾病，目前尚未证实某种微生物与该病有关，但大量的研究发现肠道的细菌感染、病毒感染与肠道炎症的发生有关。有报道称根据 UC 患者的肠内黏膜、粪便的检查发现，UC 的发病、加重与类杆菌和梭状芽孢杆菌关系密切，在活动期两菌群明显增多。许多收涩药对多种肠道致病细菌（伤寒沙门菌、志贺菌等）或部分寄生虫等有抑制作用，对肠道感染性疾病（肠炎、细菌性痢疾等）能消除其病因从而止泻。

3. 抗菌 收涩药所含的鞣质及有机酸均具有抗菌活性，对金黄色葡萄球菌、链球菌、伤寒沙门菌、志贺菌、铜绿假单胞菌、真菌和部分寄生虫等有抑制作用。

综上所述，收涩药敛汗、止泻、止血、固精、止带等功效与其收敛、止泻、抗菌等药理作用有关，其药效物质基础主要是鞣质和有机酸。常用收涩药的主要药理作用见表24-1。

表24-1 收涩药主要药理作用总括表

| 药物 | 共性药理作用 | | | 其他药理作用 |
	收敛	止泻	抗菌	
五味子	+	+	+	保护脑组织、镇静、抗惊厥、改善学习记忆、保肝、抗溃疡、改善心功能、抗氧化、延缓衰老、增强免疫、兴奋呼吸、祛痰、抗炎、抗肿瘤
山茱萸	+		+	强心、抗休克、抗心律失常、抑制血小板聚集、增加血红蛋白含量、抗疲劳、耐缺氧、延缓衰老、改善学习记忆、调节免疫、降血脂、降血糖、抗炎
乌梅	+	+	+	抗过敏、收缩胆囊、驱虫、抗肿瘤、抗氧化、抗疲劳
肉豆蔻	+	+	+	促进胃肠功能、抗氧化、抗炎、镇静、抗惊厥
五倍子	+	+	+	抗氧化、止血、降血糖、抗病毒、抑制胃酸分泌
罂粟壳	+	+		抑制腺体分泌、镇痛、镇静、镇咳、抑制呼吸
诃子	+	+	+	抗动脉硬化、强心、抗氧化、保肝、利胆、抗溃疡
金樱子	+	+	+	抗炎、抗氧化、降血糖、降血脂、抗病毒、调节免疫
石榴皮	+	+	+	抗病毒、抗肿瘤、调节免疫、降血脂、抑制胃酸分泌、驱虫
赤石脂	+	+		抗血栓形成、吸附
禹余粮	+	+	+	抗肿瘤、抗氧化、促红细胞生成、促凝血、吸附
覆盆子	+	+	+	抗诱变、改善学习记忆、延缓衰老、增强免疫
海螵蛸	+	+		促进骨修复、抗辐射、抗胃溃疡

第一节 单味药

五味子

本品为木兰科植物五味子 *Schisandra chinensis*（Turcz.）Baill. 的干燥成熟果实。习称"北五味子"。主要分布于黑龙江、辽宁、吉林、河北等地。五味子味酸、甘，性温，归肺、心、肾经。具有收敛固涩、益气生津、补肾宁心的功效，用于治疗久咳虚喘、梦遗滑精、遗尿尿频、久泻不止、自汗盗汗、津伤口渴、内热消渴、心悸失眠等证。

五味子主要含木脂素（18.1%~19.2%）、挥发油（约3%）和多糖（59.9%）。木脂素中主要有效成分为五味子素、五味子甲素（去氧五味子素）、五味子乙素（γ-五味子素）、五味子丙素、五味子醇甲、五味子醇乙、五味子酯甲、五味子酯乙及戈米辛 A 等。此外，还含有机酸、维生素、脂肪油和鞣质等。

【药理作用】

1. 与功能主治相关的药理作用

（1）对中枢神经系统的影响

1）镇静、抗惊厥　五味子乙醇提取液、五味子水提物均可使小鼠自主活动减少，并可增强中枢抑制药氯丙嗪及利血平对自主活动的下调作用，也可对抗中枢兴奋药苯丙胺对自主活动的上调作用。五味子超微粉水煎液、五味子水煎液、五味子水提物及其有效成分五味子甲素、丙素、醇乙、酯乙等均可增加阈下催眠剂量戊巴比妥钠致小鼠睡眠的只数，延长阈上催眠剂量戊巴比妥钠致小鼠睡眠时间。五味子醇甲抑制小鼠由电刺激或长期单居引起的激怒行为，对大鼠回避性条件反射有选择性抑制作用，大剂量可使小鼠产生木僵，显示具有安定药的作用特点。五味子醇甲还能对抗小鼠电休克及戊四唑、烟碱、北美黄连碱所致的强直性惊厥。

2）保护脑神经　五味子醇提物对衰老小鼠脑神经细胞具有保护作用，其作用与提高 SOD 活性、降低 MDA 含量、促进神经细胞 DNA 修复、抑制细胞凋亡有关。

3）增强学习记忆能力　五味子可使小鼠跳台反应的错误次数减少。五味子及五味子素能改善人的智力活动，提高工作效率，改善注意力和精细协调能力。

（2）对消化系统的影响

1）保肝　五味子及其五味子仁乙醇提取物、五味子乙素等对化学毒物所致动物急慢性肝损伤有保护作用，能降低血清 ALT 活性，减轻肝细胞坏死，防止脂肪变性，抗纤维化；人工合成五味子丙素的中间产物联苯双酯已被临床用于治疗肝炎，具有降酶和改善肝功能作用。木脂素是其保肝的主要物质基础。五味子保肝作用机制可能有以下环节：促进肝细胞蛋白质、糖原的生物合成，加速肝细胞的修复与再生；五味子甲素、乙素、丙素等多种成分可使肝细胞微粒体细胞色素 P450 含量增加，促进肝药酶的合成和增强肝药酶的活性，从而增强肝脏的解毒能力；五味子可提高肝细胞 SOD 和 CAT 活性，提高肝脏谷胱甘肽抗氧化系统作用，减轻氧自由基对肝细胞的损害，抑制 CCl_4 引起的肝微粒体脂质过氧化，减少肝内 MDA 的生成，提高肝细胞的存活率；五味子乙素能维持大鼠肝细胞膜在氧化性损伤状态下的稳定性，保护细胞膜结构完整和功能正常；增强肾上腺皮质功能，使肝细胞炎症反应减轻。

2）抗溃疡　五味子提取物有较好的抑制胃溃疡作用。五味子甲素可抑制水浸法应激性、幽门结扎型及阿司匹林、组胺等所致胃溃疡模型的胃液分泌，降低胃液酸度，促进溃疡愈合。五味子有效成分戈米辛 A 可抑制大鼠应激性溃疡。

（3）对心血管系统的影响　五味子可抑制心脏收缩、减慢心率、降低心肌耗氧量；五味子粉能增强家兔心血管功能，扩张血管，降低血压，增加心肌细胞内 RNA 含量，提高 ATP、ALP 活性，从而加强心肌细胞的能量代谢，改善心肌的营养和功能；五味子素能增加豚鼠离体心脏及麻醉犬冠脉流量。五味子提取液对动物缺氧及急性心肌缺血损伤有较强的保护作用。

（4）对呼吸系统的影响　五味子水煎液具有祛痰和镇咳作用。五味子乙醇提取物能提高慢性支气管炎小鼠支气管上皮细胞内 RNA 含量，增强支气管上皮细胞功能；五味子素能增强家兔和大鼠的呼吸功能，并能对抗吗啡的呼吸抑制作用。

（5）对免疫系统的影响　五味子粗多糖能对抗环磷酰胺所致小鼠外周血白细胞的减少，增加正常小鼠胸腺和脾脏重量，提高腹腔巨噬细胞的吞噬百分率和吞噬指数，促进溶血素及溶血空斑形成，促进淋巴细胞转化；五味子油乳剂可促进淋巴细胞 DNA 合成，使淋巴母细胞生成增多；五味子醇能增强肾上腺皮质激素的免疫抑制作用，能对抗同种异体组织移植排斥反应。

（6）延缓衰老　五味子多糖能降低老年大鼠血清 LPO 含量，提高血清 SOD 活性，增强机体对自由基损伤的防御功能，发挥抗衰老作用；五味子多糖可促进衰老小鼠脑神经细胞胞体增大，恢复已发生退行性病变的脑神经细胞功能。

（7）抗菌　五味子乙醇浸出液对金黄色葡萄球菌、志贺菌、铜绿假单胞菌、伤寒沙门菌等具有抑制作用。五味子对多种真菌也有抑制和杀灭作用。

2. 其他药理作用

（1）抗肿瘤　五味子多糖能抑制 S_{180} 荷瘤的增长，与诱导细胞凋亡及活化免疫细胞有关。

（2）促进性功能　五味子醇提物对性功能有促进作用，可以使睾丸重量和睾丸指数增加。

综上所述，与五味子收敛固涩功效相关的药理作用是镇咳、祛痰、保肝、抗溃疡、抗菌、增强免疫等；与益气生津、补肾宁心功效相关的药理作用是抑制心脏收缩、减慢心率、扩张血管、降低血压、抗心肌缺血、镇静、抗惊厥、保护脑神经、调节免疫、延缓衰老、增强学习记忆能力等。木脂素和多糖是其主要的药效物质基础。

【体内过程】

五味子醇甲胃肠道吸收快而完全，组织分布广，肺浓度最高，其次为肝、心、脑、肾、肠、脾，脑内分布以下丘脑、纹状体、海马体浓度最高，代谢与排泄均较快，静脉给药的药-时曲线亦呈二室模型。五味子酯甲小鼠灌胃吸收差，生物利用度低。静脉给药分布迅速，主要分布在肝、胆、脾；主要在肝脏代谢，形成大量脂溶性代谢产物，排泄缓慢，药-时曲线呈二室模型。

【毒理研究】

五味子干燥果实 80% 乙醇粗提取物小鼠灌胃的 LD_{50}，雄性为 14.67g/kg，雌性为 19.96g/kg。五味子油小鼠灌胃的 LD_{50} 为 3.82g/kg，相当于药材 LD_{50} 为 146.92g/kg；小鼠灌胃五味子仁醇提物的 LD_{50} 为 5.1g/kg。五味子油小鼠灌胃约 2 小时后，活动逐渐减少，精神开始困顿，几日内大部分小鼠精神萎靡，毛发松散，5 日内均有死亡。五味子乙醇粗提物 10.0g/kg 灌胃大鼠 45 日、90 日，可使大鼠体重、外周血血红蛋白降低和血清 BUN 升高。

【现代应用】

1. 多汗　以五味子为主的复方制剂（如参芪五味子片）常用于治疗自汗和盗汗。

2. 肝炎　以五味子及其成分制成的制剂（如五味子胶囊、五味子蜜丸、五味子仁醇提物片剂和胶囊剂，以及联苯双酯）常用于治疗慢性活动性肝炎、迁延性肝炎、急性无黄疸型肝炎等。

3. 儿童遗尿症　五味子、乌药等量研末，用乙醇调糊敷脐部，对治疗儿童遗尿症有一定疗效。

4. 腹泻　山药五味子粉（按 4:1 磨粉）冲服，对治疗婴幼儿腹泻有一定疗效。

5. 心血管疾病　以五味子为主的复方制剂（如生脉散、生脉饮、参麦注射液等）用于治疗冠心病、病毒性心肌炎、肺源性心脏病、心力衰竭、病窦综合征、心律失常、高血压等。

6. 梅尼埃综合征　五味子及其复方制剂（如五味子散、五味子糖浆、五味子汤、五味灵珍汤、五味子冲剂、参芪五味子片等）用于治疗失眠、神经衰弱、梅尼埃综合征等。

【不良反应】

口服五味子乙醚提取物后胃部有烧灼感、泛酸及胃痛，并有打嗝、困倦、肠鸣等不良反应。五味子酸偶有过敏反应。

山茱萸

本品为山茱萸科植物山茱萸 *Cornus officinalis* Sieb. et Zucc. 的干燥成熟果肉。主要分布于浙江、陕西和河南等地。山茱萸味酸、涩，性微温，归肝、肾经。具有补益肝肾、涩精固脱的功效，用于治疗眩晕耳鸣、腰膝酸痛、阳痿遗精、遗尿尿频、崩漏带下、大汗虚脱、内热消渴等证。

山茱萸主要含苷类、有机酸和挥发油。苷类中的主要有效成分为山茱萸苷、莫诺苷、马钱素（番木鳖苷）、獐牙菜苷、山茱萸新苷等。有机酸中含熊果酸、没食子酸、苹果酸、酒石酸、齐墩果酸等。此外，还含有鞣质、多糖及维生素等。

【药理作用】

1. 与功能主治相关的药理作用

（1）抗炎、镇痛　山茱萸水提物能抑制二甲苯所致的小鼠耳廓肿胀和蛋清所致大鼠足跖肿胀，也能抑制醋酸诱发的小鼠腹腔毛细血管通透性增高和大鼠棉球肉芽组织的增生。山茱萸抗炎作用与增强垂体 - 肾上腺皮质功能有关，也与抑制 PGE_2 的合成有关。山茱萸水提物能减轻乙酸所致的小鼠扭体反应。

（2）抗菌　山茱萸对表皮葡萄球菌有较强的抑制作用，对肠球菌、金黄色葡萄球菌、志贺菌、某些皮肤真菌也有抑制作用。熊果酸是其抑菌的主要物质基础。

（3）抗应激、抗氧化　山茱萸能增强机体的抗应激能力，能提高小鼠耐缺氧和抗疲劳能力；山茱萸能提高红细胞中 SOD 活性，对抗脂质过氧化。

（4）降血脂　山茱萸醇提物还有降血脂作用，可降低血清 TC、TG 含量，还有抗 AS 作用。

（5）降血糖　山茱萸醇提物对肾上腺素、四氧嘧啶、柳氮磺胺及 STZ 诱发的大鼠糖尿病模型均有降血糖作用。山茱萸环烯醚萜总苷能抑制糖尿病大鼠肾皮质晚期糖基化终产物的形成，使其受体 mRNA 表达水平下降，减轻糖尿病肾病病变，也能降低糖尿病大鼠的血管并发症。山茱萸环烯醚萜总苷、熊果酸和齐墩果酸是其降血糖的主要物质基础。山茱萸降血糖作用与提高大鼠糖耐量、保护胰岛 β 细胞或促进受损胰岛 β 细胞的修复、增加肝糖原合成有关。

（6）调节免疫功能　山茱萸不同提取物对免疫系统的影响不同。山茱萸多糖可提高小鼠腹腔巨噬细胞吞噬百分率和吞噬指数，促进小鼠溶血素的形成和小鼠淋巴细胞的转化；而山茱萸总苷能抑制体内、体外的淋巴细胞转化，抑制 LAK 增殖和 IL - 2 产生。

（7）强心、抗休克　山茱萸有强心作用。山茱萸注射液静脉给药可改善心功能，增加心肌收缩力和心输出量，提高心脏工作效率。犬注射后，动脉收缩压及平均血压、左心室内压均升高。山茱萸注射液能对抗家兔、大鼠晚期失血性休克，使休克动物血压升高，肾血流量增加，延长动物存活时间。

2. 其他药理作用

（1）抑制血小板聚集　山茱萸注射液可抑制 ADP、胶原或花生四烯酸诱导的血小板聚集，并对因血小板聚集而诱发的肺栓塞有对抗作用。

（2）抗肿瘤　山茱萸的有效成分熊果酸、齐墩果酸、没食子酸均具有抗癌作用，其中，齐墩果酸能抑制肿瘤的生成并诱导细胞分化，能有效地抑制肿瘤血管生成、肿瘤细胞的侵袭和转移。

综上所述，与山茱萸补益肝肾、涩精固脱功效相关的药理作用是强心、抗休克、调节免疫功能、抗炎、抗菌、抗应激、抗氧化、降血脂、降血糖等。山茱萸苷、熊果酸和多糖是其主要的药效物质基础。

【体内过程】

小鼠灌胃山茱萸提取液，胃肠道吸收不规则，血药浓度较低，药动学曲线经拟合后出现 3 个吸收峰。小鼠静脉注射山茱萸注射液后，药动学符合二室模型。山茱萸中的莫诺苷在大鼠体内吸收和消除均较快，在 $10 \sim 40mg/kg$ 范围内呈线性动力学，生物利用度不高；莫诺苷主要分布在小肠、肾和胃等组织，难以通过血脑屏障进入脑组织。

【毒理研究】

山茱萸果肉、果核水煎剂小鼠灌胃的 LD_{50} 分别为 53.5g 生药/kg、90.8g 生药/kg。

【现代应用】

1. 糖尿病 以山茱萸为主的复方制剂（如胜甘汤）常用于治疗糖尿病。

2. 功能性子宫出血或月经过多 以山茱萸为主配伍熟地黄、山药、丹皮、茯苓、泽泻、阿胶、仙鹤草等药，对治疗功能性子宫出血或月经过多有较好疗效。

3. 复发性口疮 以山茱萸研末，陈醋调糊敷贴双足涌泉穴，对治疗单纯性口腔溃疡有一定疗效。

乌 梅

本品为蔷薇科植物梅 *Prunus mume*（Sieb.）et Zucc. 的干燥近成熟果实。主要分布于浙江、福建、云南等地。乌梅味酸、涩，性平，归肝、脾、肺、大肠经。具有敛肺、涩肠、生津、安蛔的功效，用于治疗肺虚久咳、久泻久痢、虚热消渴、蛔厥呕吐腹痛等证。

乌梅主要含有机酸和鞣质。有机酸中的主要有效成分为柠檬酸、苹果酸、琥珀酸、酒石酸、齐墩果酸等。此外，还含有氨基酸、多糖和挥发油等。

【药理作用】

1. 与功能主治相关的药理作用

（1）收敛 乌梅具有收敛作用，所含鞣质与烧伤表面、胃肠黏膜、溃疡面等部位接触后，能使表层蛋白质沉淀和凝固，从而形成保护层，减轻创面和黏膜的刺激，并能促进创面愈合。

（2）止泻 乌梅含有大量鞣质，鞣质的收敛作用使肠黏膜的蛋白质沉淀凝固在肠黏膜表面形成保护层，使其对肠内有害物质的刺激不敏感而呈止泻作用。此外，乌梅对多种肠道致病菌有抑制作用，对肠道感染疾病能消除其病因，使症状缓解而止泻。

（3）抑菌 乌梅及其制剂在体外对金黄色葡萄球菌、枯草杆菌、大肠埃希菌、伤寒沙门菌等均有抑制作用，而且对多种致病真菌也有一定的抑制作用。

（4）镇咳 乌梅及其种仁、核壳均具有镇咳作用。乌梅不同部位镇咳作用强弱有差异，核壳和种仁的镇咳作用均强于净乌梅，而果肉无镇咳作用。

2. 其他药理作用

（1）抗肿瘤 体外抗肿瘤及体内免疫调节试验结果表明，乌梅具有抑制人原始巨核白血病细胞和人早幼粒白血病细胞生长的作用。

（2）抗过敏 乌梅对豚鼠的蛋白质过敏性及组胺所致休克具有对抗作用，但对组胺所致哮喘无对抗作用。

（3）抗氧化 乌梅对邻苯三酚及肾上腺素氧化系统产生的氧自由基有很强的清除能力，并在垂直凝胶电泳中表现出抑制氮蓝四唑光化还原的能力。

（4）抗生育 乌梅可增强未孕及早孕大鼠的子宫肌电活动，进而起到抗着床和抗早孕的作用。

综上所述，与乌梅敛肺、涩肠、生津功效相关的药理作用是收敛、止泻、抑菌、镇咳等。有机酸和鞣质是其主要的药效物质基础。

【现代应用】

1. 细菌性痢疾 以乌梅为主，合用香附常用于治疗细菌性痢疾等。

2. 牛皮癣 乌梅浸膏治疗牛皮癣有一定疗效。

3. 胆道蛔虫症 以乌梅为主的复方制剂（如乌梅丸）常用于治疗胆道蛔虫症。

肉豆蔻

本品为肉豆蔻科植物肉豆蔻 *Myristica fragrans* Houtt. 的干燥种仁。主要分布于马来西亚、印度尼西亚、斯里兰卡等国，我国台湾、广东、广西、云南等地均有栽培。肉豆蔻味辛，性温，归脾、胃、大肠经。具有温中行气、涩肠止泻的功效，用于脾胃虚寒、久泻不止、脘腹胀痛、食少呕吐等证。

肉豆蔻主要含多种挥发油和脂肪油，挥发油中的主要有效成分为萜烯类，脂肪油中含有大量肉豆蔻酸，并含有毒物质肉豆蔻醚。

【药理作用】

1. 与功能主治相关的药理作用

（1）对消化系统的影响

1）止泻　肉豆蔻经煨制后可对抗番泻叶及蓖麻油的致泻作用，且肉豆蔻的炮制品与生品比较，前者能抑制小鼠小肠推进运动，并能抑制新斯的明引起的小肠推进功能亢进。肉豆蔻挥发油是其止泻的主要物质基础，肉豆蔻经炮制后，挥发油的主要成分不变，但其毒性成分肉豆蔻醚和黄樟醚降低，止泻效果则增强。肉豆蔻止泻作用与阻断 M 受体有关，作用部位主要在小肠。

2）促进胃肠运动　肉豆蔻水煎液对兔离体回肠有轻度兴奋作用，少量能促进胃液分泌和刺激胃肠蠕动。

（2）抗炎　肉豆蔻甲醇提取物对角叉菜胶诱发的大鼠足跖肿胀和醋酸引起的小鼠血管渗出性炎症有抑制作用。

（3）抗病原微生物　肉豆蔻挥发油中的萜类成分有抗菌作用，甲基异丁香酚对金黄色葡萄球菌、肺炎链球菌有抑菌作用，马拉巴酮 B 对金黄色葡萄球菌、枯草杆菌有抑菌作用。

2. 其他药理作用

（1）中枢抑制　肉豆蔻挥发油具有中枢抑制作用。肉豆蔻挥发油可延长雏鸡乙醇腹腔注射引起的睡眠时间，特别能延长深睡眠时间，与阈下剂量戊巴比妥钠诱导的小鼠睡眠有协同作用，且具有剂量依赖性。挥发油中的甲基丁香酚和榄香脂素对小鼠、兔、猫和犬静脉给药后有麻醉作用。

（2）抗肿瘤　肉豆蔻对 3－甲基胆蒽烯诱发的小鼠子宫癌有一定抑制作用，对二甲基苯并蒽诱发的小鼠皮肤乳头状瘤亦有抑制作用。

综上所述，与肉豆蔻温中行气、涩肠止泻功效相关的药理作用是止泻、促进胃肠运动、抗炎、抗病原微生物等。挥发油是其主要的药效物质基础。

【毒理研究】

猫灌胃肉豆蔻粉 1.9g/kg 可引起半昏睡状态，并于 24 小时内死亡。肉豆蔻醚是一种弱 MAO 抑制剂，在胃肠道的吸收不完全，小鼠灌胃给予肉豆蔻挥发油的 LD_{50} 为 7.67g 生药/kg（95% CL: 6.34 ~ 9.00g 生药/kg）。大多数中毒小鼠做环形运动，呼吸急促，步态蹒跚。死亡大多发生于给药后 4 小时内，雌性和雄性小鼠死亡率无明显差异。此外，肉豆蔻醚有致畸作用，黄樟醚有致癌作用。

【现代应用】

1. 肠炎　以肉豆蔻为主的复方（如四神丸、真人养脏汤）常用于治疗溃疡性结肠炎、慢性肠炎等。

2. 消化不良、胃炎　以肉豆蔻为主的复方（如肉豆蔻丸、肉豆蔻散）常用于治疗功能性消化不良、浅表性胃炎等。

【不良反应】

肉豆蔻醚和榄香脂素对正常人有致幻作用。中毒时，轻者出现幻觉，恶心、眩晕；重者则谵语、昏迷、瞳孔散大、呼吸变慢、反射消失，甚至死亡。

第二节　中成药

四神丸

四神丸源于《证治准绳》，由肉豆蔻（煨）、补骨脂（盐炒）、五味子（醋制）、吴茱萸（制）和大枣（去核）组成，经现代制剂工艺制备而成，为浅褐色至褐色的水丸，气微香，味苦、咸而带酸、辛。具有温肾散寒、涩肠止泻的功效，主治肾阳不足所致的泄泻，症见肠鸣腹胀、五更溏泻、食少不化、久泻不止、面黄肢冷。

【药理作用】

1. 与功能主治相关的药理作用　四神丸可抑制胃肠道平滑肌运动，使肠管紧张性下降，收缩幅度减小，频率减慢；四神丸可拮抗 ACh 所致的回肠痉挛性收缩和 $BaCl_2$ 所致的肠管痉挛，抑制副交感神经过度兴奋；四神丸也可直接松弛胃肠道平滑肌，抑制肠蠕动亢进；四神丸可降低大黄、蓖麻油所致腹泻小鼠的腹泻率与稀便率，减轻小鼠的腹泻程度；四神丸可拮抗溴吡斯的明所致小鼠小肠推进功能亢进，对正常小鼠的小肠推进功能有抑制作用。

2. 其他药理作用　四神丸可增强机体免疫功能，促进胆汁分泌，调节糖代谢，抑制多种病原微生物，还具有收敛和镇静作用。

【临床应用】

常用于慢性结肠炎、过敏性结肠炎、肠结核之久泻或五更泄泻属于脾肾虚寒（尤以肾阳虚为著）者的治疗。

【用法用量】

口服，一次9g，一日1~2次。

目标检测

答案解析

选择题

（一）单选题

1. 生用生津安蛔、炒炭止泻止血的是（　　）

　　A. 五味子　　　　　　　　B. 椿皮　　　　　　　　C. 乌梅

　　D. 诃子　　　　　　　　　E. 肉豆蔻

2. 内服涩肠止泻、外用收湿敛疮的是（　　）

　　A. 赤石脂　　　　　　　　B. 石榴皮　　　　　　　C. 椿皮

　　D. 金樱子　　　　　　　　E. 肉豆蔻

3. 患者，女，28岁。白带绵绵不止，量多质清稀，宜选用的药物是（　　）

　　A. 当归　　　　　　　　　B. 麦冬　　　　　　　　C. 白芍

　　D. 龟甲　　　　　　　　　E. 莲子肉

4. 外用治外伤出血的是（　　）

　　A. 芡实　　　　　　　　　B. 椿皮　　　　　　　　C. 赤石脂

D. 山茱萸   E. 覆盆子

5. 内服治湿热泻痢的是（ ）

    A. 芡实   B. 椿皮   C. 赤石脂

    D. 山茱萸   E. 覆盆子

6. 内服治虚汗不止的是（ ）

    A. 芡实   B. 椿皮   C. 赤石脂

    D. 山茱萸   E. 覆盆子

7. 能敛肺、涩肠、止痛的是（ ）

    A. 诃子   B. 罂粟壳   C. 五倍子

    D. 五味子   E. 乌梅

8. 能敛肺、涩肠、敛疮的是（ ）

    A. 诃子   B. 罂粟壳   C. 五倍子

    D. 五味子   E. 乌梅

9. 能敛肺、涩肠、安蛔的是（ ）

    A. 诃子   B. 罂粟壳   C. 五倍子

    D. 五味子   E. 乌梅

（二）多选题

10. 山茱萸的药理作用有（ ）

    A. 抗菌   B. 升高白细胞   C. 调节免疫功能

    D. 降血糖   E. 降血压

书网融合……

思政导航   本章小结   题库

第二十五章　攻毒杀虫止痒药

◎ **学习目标**

　　知识目标

　　1. 掌握　攻毒杀虫止痒药的常见基本药理作用；雄黄、蛇床子、蜂房的功效相关药理作用、作用机制和药效物质基础。

　　2. 熟悉　蛇床子、硫黄与功效相关的药理作用和药效物质基础。

　　3. 了解　雄黄、蛇床子、硫黄的药动学特点、毒理作用和临床应用；癣湿药水（搽剂）的药理作用和临床应用。

　　技能目标　通过本章的学习，能够理解攻毒杀虫止痒药的研究思路和研究要点，了解相关药理作用的研究方法。

　　素质目标　通过本章的学习，增强对攻毒杀虫止痒药"攻毒杀虫止痒"的药理作用特点和相关药物的药效物质基础的理解，有助于进行攻毒杀虫止痒药的药物研究设计和临床应用指导，具备开展攻毒杀虫止痒药药理学研究的基本思维。

　　凡以攻毒疗疮、杀虫止痒为主要作用的药物，分别称为攻毒药、杀虫止痒药。本类药物以外用为主，部分兼可内服。主要适用于某些外科、皮肤科及五官科病证，如疮痈疔毒、疥癣、湿疹、聤耳、梅毒及虫蛇咬伤、癌肿等。

　　本类药物多数具有攻毒功效。"毒"有多种含义，本章所述药物所攻之毒，主要指疮毒，其次，有的药可攻蛇、虫毒；部分药物具有杀虫功效，主要是指外用药对疥虫等体表寄生虫的毒杀作用；部分药物具有去腐功效，即外用药能促使溃疡内腐败组织与健康组织分离脱落；部分药物还具有敛疮功效，即外用药能促进溃疡内新肉生长、疮口愈合。

　　本类药物大都具有杀菌、杀虫、消炎作用，可杀灭细菌、真菌、疥虫、螨虫、滴虫等，且于局部外用能形成薄膜以保护创面，减轻炎症反应与刺激；部分药物有收敛作用，能凝固表面蛋白质，收缩局部血管，减少充血与渗出，促进伤口愈合。

　　现代药理研究表明，攻毒杀虫止痒药攻毒、杀虫、止痒的功效与下列药理作用有关。

　　1. 抗菌、抗病毒　攻毒杀虫止痒药大多具有不同程度的抑菌作用，抗菌谱广，对金黄色葡萄球菌、链球菌、白色念珠菌、志贺菌、结核杆菌等20余种细菌和多种真菌有抗菌作用。此外，对疱疹病毒有杀灭作用。

　　2. 抗炎　攻毒杀虫止痒药大多具有不同程度的抗炎作用，对某些急性和慢性炎症（如肉芽组织增生的慢性炎症、甲醛性关节炎等）有较强的抑制作用。

　　3. 抗虫　攻毒杀虫止痒药大多具有不同程度的抗虫作用，有抑制疟原虫、抗日本血吸虫的作用。此外，对疥虫、滴虫也有杀灭作用。

　　综上所述，攻毒杀虫止痒药攻毒杀虫功效与其抗菌、抗病毒、抗炎、抗虫等药理作用有关，其中雄黄主要的药效物质基础为硫化砷类化合物，蛇床子主要的药效物质基础为香豆素类和挥发油，硫黄主要的药效物质基础是自然硫，蜂房主要的药效物质基础是蜂胶。常用攻毒杀虫止痒药的主要药理作用见表25-1。

表 25-1 攻毒杀虫止痒药主要药理作用总括表

药物	共性药理作用					其他药理作用
	抗菌	抗病毒	抗炎	抗虫	止痒	
雄黄	+	+	+	+		抗肿瘤
蛇床子			+		+	抗氧化、扩张血管、抗心律失常
硫黄	+	+		+		抑制中枢、致泻、镇咳、祛痰
蜂房	+	+	+			抗溃疡、促进胃肠平滑肌蠕动

第一节　单味药

雄　黄

本品为硫化物类矿物雄黄族雄黄，主含二硫化二砷（As_2S_2）。采挖后，除去杂质即得。雄黄味辛，性温，有毒，归肝、大肠经。有解毒杀虫、燥湿祛痰、截疟的功效，用于痈肿疔疮、蛇虫咬伤、虫积腹痛、惊痫、疟疾等证。

雄黄的主要化学成分是 As_4S_4 或 As_2S_2，另外还含有少量 S_2O_3 和 S_2O_5。

【药理作用】

1. 与功能主治相关的药理作用

（1）抗菌、抗病毒　雄黄抗菌谱广，对金黄色葡萄球菌、链球菌、白色念珠菌、志贺菌、结核杆菌等有较强的抗菌作用。同时，雄黄能增强内皮系统的吞噬能力，但不影响白细胞总数及分类，增强机体非特异性免疫功能。雄黄及含雄黄的复方能治疗带状疱疹等病毒性皮肤感染与其能解疫毒、燥湿祛风等作用有关。

（2）抗疟原虫、抗血吸虫　雄黄具有抑制疟原虫、抗日本血吸虫的作用。

2. 其他药理作用　抗肿瘤：雄黄可促进肿瘤细胞成熟、分化，诱导肿瘤细胞凋亡，并具有抑制肿瘤细胞核酸合成、抑制血管内皮细胞增殖及直接杀瘤作用。采用现代制剂工艺制备的纳米雄黄有良好的抗肿瘤作用。

综上所述，与雄黄解毒杀虫、燥湿祛痰、截疟功效相关的药理作用是抗菌、抗病毒、抗肿瘤、抗疟原虫、抗血吸虫等。硫化砷类化合物是其主要的药效物质基础。

【体内过程】

口服后砷在体内分布广泛，主要分布在体脂、毛、皮、肝、肾、脾、脑和子宫，消除半衰期较长（9~12 小时），主要经粪、尿排出。

【毒理研究】

雄黄并无明显的急性毒性，LD_{50} 大于 $10g/kg$，但长时间连续服用可致肾脏蓄积引起毒性，表现为体重下降、血清 BUN 含量升高、肾间质充血和炎细胞浸润，停药后有一定程度的恢复。

>>> 知识链接 ◦--

雄黄中的砷及其毒性

雄黄中砷元素以形态砷和价态砷形式存在；其主要有效成分形态砷 As_4S_4 存在两种异构体，其口服吸收有限，多经粪便排出，故毒性不大。雄黄进入人体后经还原、生物甲基化、生物合成等产生多种形态砷，如无机砷亚砷酸盐（AsO_3^{3-}，Ⅲ）、砷酸盐（AsO_4^{3-}，Ⅴ）等，有机砷如一甲基砷酸（MMA）、二甲基砷酸（DMA）、三甲基氧化砷（TMAO）、四甲基砷离子（$TMAs^+$），以及含砷有机化合物。雄黄导致毒性多是其经机体生物转化后形成的这些砷类物质所致。研究发现，无机砷的毒性大于有机砷，而价态中砷（Ⅲ）毒性大于砷（Ⅴ）。如采用基于 CHL 细胞的染色体畸变实验、微核实验和单细胞凝胶电泳实验研究比较雄黄水浸液与 4 种甲基化代谢物（$MMA^{Ⅲ}$、$DMA^{Ⅲ}$、$MMA^{Ⅴ}$、$DMA^{Ⅴ}$）的遗传毒性，结果显示 $MMA^{Ⅲ}$、$DMA^{Ⅲ}$ 的遗传毒性强于雄黄浸出液，而 $MMA^{Ⅴ}$、$DMA^{Ⅴ}$ 的遗传毒性与雄黄浸出液无明显差异。形态砷在体内转化为形态砷而在多种器官中蓄积，产生蓄积毒性。

【现代应用】

1. 银屑病　以雄黄为主的复方制剂（如麝香雄黄散）常用于治疗银屑病。

2. 带状疱疹　以雄黄为主的复方制剂（如雄黄醇搽剂）常用于治疗带状疱疹。

【不良反应】

常见不良反应为过敏反应，长期大量服用可引起慢性砷中毒，主要表现为皮肤及其附属器官、消化系统、血液系统和中枢神经系统损害。

蛇床子

本品为伞形科植物蛇床 *Cnidium monnieri*（L.）Cuss. 的干燥成熟果实。夏、秋二季果实成熟时采收，除去杂质，晒干。气香，味辛、苦，有麻舌感，性温，有小毒，归肾经。主要功效为燥湿祛风、杀虫止痒、温肾壮阳。用于阴痒带下、湿疹瘙痒、湿痹腰痛、肾虚阳痿、宫冷不孕等证。

蛇床子有效成分主要为香豆素类，从蛇床子总香豆素中分离得到 6 个单体，包括蛇床子素、佛手苷内酯、异虎耳草素、花椒毒酚、花椒毒素、欧前胡素。其中蛇床子素含量最高，约占总香豆素的 60%。

【药理作用】

1. 与功能主治相关的药理作用

（1）止痒　蛇床子可抑制 P 物质及磷酸组胺所致皮肤瘙痒。蛇床子所含的各成分中，极性较小的挥发油、石油醚提取物和三氯甲烷提取物为蛇床子止痒的主要有效部位。三氯甲烷提取物中主要含有花椒毒素、异虎耳草素、佛手苷内酯、欧前胡素和蛇床子素。蛇床子挥发油对组胺引起的离体回肠平滑肌收缩和致敏大鼠腹腔肥大细胞脱颗粒有明显抑制作用，表明其止痒作用与拮抗组胺和抑制肥大细胞脱颗粒作用有关。

（2）抗炎　蛇床子素可抑制急性和慢性炎症。能减轻二甲苯引起的小鼠耳廓肿胀及醋酸引起的小鼠腹腔毛细血管通透性增高，抑制琼脂引起的小鼠肉芽肿，对角叉菜胶和切除双侧肾上腺诱发的大鼠足跖肿胀均有抑制作用，但不影响大鼠足爪炎症组织内 PG 含量，表明其抗炎机制与 PG 的合成无关。

（3）抗菌　蛇床子具有广谱抗细菌和真菌作用。对金黄色葡萄球菌、白色葡萄球菌、铜绿假单胞菌、大肠埃希菌、变形杆菌、乙型副伤寒沙门菌等有杀菌或抑菌效果，并能减弱金黄色葡萄球菌残余株的致病力；蛇床子甲醇提取物对须发癣菌、乙醇提物在体外对真菌申克孢子丝菌均有良好的抗菌活性；花椒毒酚和蛇床子素是抗菌的有效物质基础，花椒毒酚还有抗霉菌作用。

2. 其他药理作用

（1）抗氧化　蛇床子水煎剂能显著提高红细胞中 SOD 活力、脑组织中 Na^+,K^+ - ATP 酶活力、脑和肝脏中的 GSH - Px 活力、睾丸线粒体中 Ca^{2+} - ATP 酶活性和脑组织中 NO 含量，明显降低 MDA 的含量，提高机体体内抗氧化能力，保护细胞膜的完整性和功能的正常发挥，延缓衰老。

（2）心血管保护作用　蛇床子素可选择性抑制细胞膜电压依赖性通道，抑制细胞外 Ca^{2+} 的内流和

细胞内钙贮库中 Ca^{2+} 的释放，发挥钙拮抗作用，其抑制心脏、扩张血管、抗心律失常的作用与其钙拮抗作用有关。

综上所述，与蛇床子燥湿祛风、杀虫止痒功效相关的药理作用是抗炎、止痒。香豆素类和挥发油是其主要的药效物质基础。

【体内过程】

兔静脉注射蛇床子素为二室模型，在兔体内分布较快，以消除过程为主，且消除过程也较快，从中央室向外周室的转运速率大于从外周室向中央室的转运速率，V_d 为 1.76L/kg，药物主要分布在体循环和血流丰富的组织。

【毒理研究】

蛇床子总香豆素豚鼠灌胃 LD_{50} 为 2.44g/kg，蛇床子素小鼠静脉注射 LD_{50} 为 65.2mg/kg。小鼠腹腔注射蛇床子提取液 20g/kg，30 分钟内小鼠活动减少，48 小时未见死亡。蛇床子水提物灌胃小鼠的 LD_{50} 大于 80g/kg。蛇床子醇提物及挥发油外用无明显皮肤刺激性和致敏作用。

【现代应用】

1. 念珠菌性甲病、脚癣病 以蛇床子为主的复方制剂（如蛇床子汤、蛇床子散等）常用于治疗念珠菌性甲病和脚癣病等。

2. 湿疹 以蛇床子为主的复方制剂（如复方蛇床子洗液、中药蛇床子散等）用于治疗湿疹，疗效确切。

3. 阴道炎 以蛇床子为主的复方制剂（如妇炎洁洗剂、蛇床子洗剂、蛇床子栓等）在治疗阴道炎方面效果良好。

【不良反应】

蛇床子水煎醇沉液有局麻作用。

硫　黄

本品为自然元素类矿物硫族自然硫，采挖后，加热熔化，除去杂质；或用含硫矿物经加工制得。味酸，性温，有毒，归肾、大肠经。主要功效有外用解毒杀虫疗疮，内服补火助阳通便。外治用于疥癣、秃疮、阴疽恶疮；内服用于阳痿足冷、虚喘冷哮、虚寒便秘。硫黄主含硫，还含有微量的硒、碲、砷等。

【药理作用】

1. 与功能主治相关的药理作用

（1）抗炎、抗菌　硫黄及升华硫（硫黄经过高温升华之后析出的结晶）在合适的剂量和疗程时，对甲醛性关节炎呈现较好的治疗效果，还能降低毛细血管因注射蛋清而产生的通透性增高。此外，其与皮肤分泌液接触，可形成硫化氢及五硫黄酸，具有杀灭真菌及疥虫的作用。

（2）溶解角质、脱毛　以硫化钡为主的硫化物还有溶解角质及脱毛作用，可用于皮肤病的治疗。

2. 其他药理作用

（1）中枢抑制　硫黄对氯丙嗪和硫喷妥钠的中枢抑制作用具有明显的加强作用，对脑干也有抑制作用。

（2）致泻　硫黄内服后在体内转变为硫化氢，其在碱性环境下，能刺激胃肠黏膜，使胃肠兴奋、蠕动而导致下泻，但硫化氢在肠内产生极慢，故其致泻作用不强，且与用量大小无关。

（3）镇咳、祛痰　硫黄有一定的镇咳祛痰作用，可使支气管慢性炎症细胞浸润减轻，同时能使支气管黏膜的杯状细胞数有不同程度的减少。

综上所述，与硫黄解毒杀虫疗疮功效相关的药理作用是抗炎、抗菌、溶解角质、脱毛等。自然硫是其主要的药效物质基础。

【毒理研究】

升华硫与西黄芪胶混悬液给小鼠灌胃的 LD_{50} 为 $0.266g/kg$，中毒表现为拒食、肝大。

【现代应用】

1. 脂溢性皮炎、痤疮 以硫黄为主的复方制剂（如硫黄洗剂、硫黄治癣合剂等）常用于治疗脂溢性皮炎、痤疮、酒渣鼻等。

2. 内痔出血 以硫黄为主的复方制剂（如枣炭散）常用于治疗内痔出血。

【不良反应】

常见的有局部刺激作用，外用局部有烧灼感、刺痛等。其次是过敏反应，外用局部可发生接触性皮炎，出现边界清晰的皮肤潮红、丘疹、水疱渗出，自觉瘙痒等症状。未经炮制的天然硫黄含砷量较多，不宜内服，内服需用炮制过的硫黄，且不宜过量或久服，以免引起砷中毒。

蜂 房

蜂房为胡蜂科昆虫果马蜂 *Polistes olivaceous*（DeGeer）、日本长脚胡蜂 *Polistes japonicus* Saussure 或异腹胡蜂 *Parapolybia varia* Fabricius 的巢。秋、冬二季采收，晒干或略蒸，除去死蜂死蛹，晒干。本品味甘，性平，归胃经。主要功效为攻毒杀虫、祛风止痛。可用于疮疡肿毒、乳痈、瘰疬、皮肤顽癣、鹅掌风、牙痛、风湿痹痛等证的治疗。

蜂房主要含蜂蜡、蜂胶和蜂房油三种物质，以及一些微量元素、植物纤维等。其中，蜂蜡以成分多样的脂肪性有机化合物为主，蜂胶中以类黄酮、酚酸、萜烯类等成分为主，蜂房油中主要含挥发油、软脂酸等，此三者是蜂房的主要有效物质。

【药理作用】

与功能主治相关的药理作用

（1）抗菌 蜂胶有较强的抑菌、防腐作用。其对金黄色葡萄球菌、链球菌、沙门菌等20多种细菌都有抗菌作用，对牙周致病菌亦有抑制作用，尤其对主要致病菌——产黑色素杆菌的抑菌作用较强。蜂胶抗菌的机制有抑制核酸合成、抑制细菌能量代谢和生物膜形成等。此外，蜂胶还有抗真菌作用。

（2）抗病毒 蜂胶体外抗病毒实验证明蜂胶对单纯性疱疹病毒有杀灭作用。此外，蜂胶对脊髓灰质炎病毒的繁殖有较强的抑制作用。

（3）抗炎 蜂房水提能明显抑制豆油诱发的小鼠耳急性渗出性炎症，对大鼠足跖皮内注射蛋清诱发的急性炎症水肿也有抑制作用，且具有与氢化可的松相似的作用，能显著抑制大鼠、小鼠棉球肉芽组织增生的慢性炎症。

（4）抗溃疡 蜂胶石油醚萃取物对醋酸性、应激性溃疡有明显对抗作用，对幽门结扎型溃疡有一定的对抗作用。其抗溃疡作用可能与改善局部血液循环、促进组织再生修复、增加胃内黏液 PEG_2 含量、抑制胃酸分泌、影响交感–肾上腺髓质系统等因素有关。

综上所述，与蜂房攻毒杀虫、祛风止痛功效相关的药理作用是抗菌、抗病毒、抗炎、抗溃疡等。蜂胶是其主要的药效物质基础。

【毒理研究】

序贯法测得小鼠静脉注射蜂房提取物的 LD_{50} 为 $10.00g/kg$，皮下注射 LD_{50} 为 $32.33g/kg$。蜂房小鼠

灌胃的 LD_{50} 为 6.3g/kg，相当于成人每日口服量的 175 倍。

【现代应用】

1. 银屑病　以蜂房为主的复方制剂（如蜂房消银汤、扫疣荣肤汤、蜂房蝉白汤等）常用于治疗银屑病、脓疱疮等。

2. 顽固性感染　以蜂房为主的复方制剂（如巴豆蜂房方、蜂房粉调香油等）常用于治疗顽固性外伤感染、流行性腮腺炎等。

【不良反应】

在常规剂量内，水煎服可致胃部不适，不宜长期服用。个别患者可出现过敏性休克。

◎ 第二节　中成药

癣湿药水（搽剂）

癣湿药水搽剂源于民间验方，为鹅掌风的特效药。由土荆皮、蛇床子、大风子仁、百部、防风、当归、凤仙透骨草、侧柏叶、吴茱萸、花椒、蝉蜕、斑蝥组成。全方按照流浸膏剂与浸膏剂项下的渗漉法制备而成，为暗黄绿色的澄清液体，具醋酸臭味。主要功效是祛风除湿、杀虫止痒。主要用于鹅掌风、灰指甲、湿癣、脚癣等证。

【药理作用】

1. 抗菌　土荆皮醇浸出物对奥杜盎氏小芽孢菌、铁锈色小芽孢菌、红色癣菌等真菌均有不同程度的抗菌作用。

2. 抗炎　土荆皮、蛇床子、百部、大枫子仁、花椒等具有抗炎作用。

3. 止痒　凤仙透骨草、吴茱萸、防风、蝉蜕、侧柏叶、斑蝥具有止痒作用。

【临床应用】

本药对于足癣、体癣、股癣有良好疗效且见效快。手足癣用药后，瘙痒能迅速减轻至消失，用药 2 周后鳞屑明显减少，此时查菌大多仍为阳性，因此需连续用药 1 个月以上鳞屑方能全部脱落，自觉症状消失，查菌转阴，为减少复发，此时宜继续用药 2 周，巩固其疗效。

【用法用量】

外用，擦于洗净的患处，一日 3~4 次；治疗灰指甲应先除去空松部分，使药易渗入。

◁ 目标检测 ▷

答案解析

一、选择题

（一）单选题

1. 与雄黄用于治疗痈肿疔疮最相关的药理作用基础是（　）
　　A. 抗肿瘤　　　　　　　　B. 抗炎　　　　　　　　C. 抗菌、抗病毒、抗炎
　　D. 杀虫　　　　　　　　　E. 抗菌

2. 具有溶解角质、脱毛作用的中药是（　）
　　A. 雄黄　　　　　　　　　B. 朱砂　　　　　　　　C. 蛇床子

    D. 硫黄　　　　　　　　　　E. 斑蝥

3. 蜂房具有抗菌、抗病毒作用的药效物质基础是（　　）

    A. 蜂胶　　　　　　　　B. 蜂房　　　　　　　　C. 房油

    D. 蜂巢　　　　　　　　E. 锌、硅等微量元素

（二）多选题

4. 攻毒杀虫止痒药的常见药理作用有（　　）

    A. 抗菌　　　　　　　　B. 抗病毒　　　　　　　C. 止痒

    D. 抗炎　　　　　　　　E. 杀虫

二、简答题

如何理解攻毒杀虫止痒药的药理作用与现代临床应用？

书网融合……

思政导航　　　　　本章小结　　　　　题库

实 验

实验一 麻黄配伍桂枝对大鼠足跖汗液分泌的影响 （着色法）

【目的】学习用定性的方法观察辛温解表药对汗液分泌的影响；比较麻黄与麻黄配桂枝发汗作用的异同。

【原理】该法于1986年由沈映君教授首创。大鼠足跖部肉垫上有汗腺分布，可利用碘与淀粉遇汗液产生紫色反应的机制，观察和测定药物对大鼠汗液分泌的影响。

【器材】大鼠固定器、大鼠灌胃器、固定架、医用胶布、注射器（2.5ml）、放大镜、秒表、棉签、记号笔。

【药品】麻黄水煎液（1g/ml）、麻桂水煎液（1g/ml）、毛果芸香碱溶液（1mg/ml）、苦味酸液、蒸馏水、无水乙醇、和田－高垣氏液。

【动物】大鼠，雌雄各半，体重180~200g。

【方法】

1. 药液的制备

（1）麻桂水煎液 取麻黄30g、桂枝20g，加10倍量水浸泡30分钟后，武火煮沸，改文火煎煮30分钟，倒出药液，再加8倍量水同法煎煮，获得药液，合并两次药液，浓缩成1g/ml的溶液。

（2）麻黄水煎液 取麻黄30g，同上法制备水煎液，浓缩成1g/ml的溶液。

（3）毛果芸香碱溶液 精密称取毛果芸香碱70mg，用10ml蒸馏水配成0.7%药液。

（4）和田－高垣氏液 A液——取碘2g溶于100ml无水乙醇，振荡混匀即可；B液——取可溶性淀粉50g，蓖麻油100ml，两者混匀即可。

2. 分组 取健康成年大鼠8只，雌雄各半，称重，用记号笔标记，随机分为4组，每组2只。

3. 给药 用棉签蘸无水乙醇擦干净大鼠足底部后，甲组大鼠灌胃蒸馏水（1ml/100g），乙组大鼠皮下注射毛果芸香碱溶液（3.5mg/100g），丙组大鼠灌胃麻黄水煎液（1ml/100g），丁组大鼠灌胃麻桂水煎液（1ml/100g），给药后分别将大鼠固定于大鼠固定器中，暴露双后肢，并用医用胶布轻轻缚住，防止大鼠活动时后肢回缩到固定器中，用蘸有无水乙醇的棉签擦拭清洁双后肢脚底部。

4. 检测 给药后30分钟以棉签拭干大鼠足跖部原有汗液，然后在大鼠足跖部皮肤涂上和田－高垣氏试剂A液，待干燥后，再薄薄涂上B液，然后用放大镜观察足趾部位深紫色着色点（即汗点），开始出现的时间为汗点出现时间，每隔1分钟观察1次；待汗点出现后，每5分钟观察1次。

【结果】按实验表1记录数据。

实验表1 麻黄、麻黄配伍桂枝水煎液对大鼠足跖部汗液分泌的影响

组别	剂量（g/kg）	动物（只）	给药途径	汗点出现时间（分钟）	给药后1小时汗点数
甲组					
乙组					
丙组					
丁组					

【注意事项】

1. 固定大鼠时，操作应轻柔，尽量避免大鼠因挣扎出汗而影响药效评价。

2. 为保证实验结果的准确性，观察大鼠足跖部汗点出现时间，在同一批实验中务必一致。

3. 对于发汗作用较弱的中药，可于第一次给药 1 小时后适量加强给药一次。

4. 实验室温度控制在 26℃ ±1℃，实验室湿度控制在 65% ±5%。

实验二 黄连解毒汤的解热作用

【目的】学习人工发热动物造模方法；观察清热方药的解热作用。

【原理】啤酒酵母作为外源性致热原作用于机体生成及释放内源性致热原，导致体温调定点上移而使体温升高，大鼠皮下注射后可复制发热动物模型。黄连解毒汤有解热、抗菌、抗炎等作用，灌胃给予发热大鼠模型后，可有效抑制大鼠体温的升高。

【器材】注射器、肛温计、灌胃针、电子秤、烧杯、量筒、容量瓶、吸管等。

【药品】黄连解毒汤水煎液（1g/ml）、阿司匹林（0.01g/ml）、15% 啤酒酵母混悬液、凡士林。

【动物】健康雄性大鼠 24 只，体重 180～220g。

【方法】

1. 药液的制备

（1）黄连解毒汤 黄连、黄柏、黄芩、栀子按照 3∶2∶2∶3 的质量比混合后煎煮两次，第 1 次 60 分钟，第 2 次 30 分钟，每次煎煮后过滤，合并两次滤液，浓缩至 1 g/ml，备用。

（2）阿司匹林水溶液 取适量阿司匹林片剂研磨成细粉，加入适量蒸馏水配制成 0.01g/ml 的混悬液，并超声混匀。

（3）15% 啤酒酵母混悬液 取适量啤酒酵母研磨成细粉，加入适量蒸馏水配制成 15% 啤酒酵母混悬液，并超声混匀。

2. 分组 取肛温 37℃ ±1℃大鼠 24 只，称重，用苦味酸液标记，按体重随机分为 4 组，每组 6 只，分别为黄连解毒汤组（10g/kg）、阿司匹林组（0.1g/kg）、对照组和模型组（等体积生理盐水）。

3. 造模与给药 除对照组外，各组大鼠均皮下注射新配制的 15% 啤酒酵母混悬液 10ml/kg 进行造模。造模 2 小时后，分别给予生理盐水、黄连解毒汤和阿司匹林水溶液，1ml/100g。

4. 检测 给药半小时后检测肛温，之后每隔 1 小时测 1 次肛温，连续 8 次。

【结果】按实验表 2 记录数据。

实验表 2 黄连解毒汤对大鼠啤酒酵母致热的降温作用

组别	剂量（g/kg）	动物数（只）	基础体温	给药后直肠内温度（℃）							
				2.5 小时	3.5 小时	4.5 小时	5.5 小时	6.5 小时	7.5 小时	8.5 小时	9.5 小时
对照组											
模型组											
黄连解毒汤组											
阿司匹林组											

【注意事项】

1. 啤酒酵母混悬液宜新鲜配制。

2. 肛温表插入动物肛门前宜先涂少许凡士林或液状石蜡，插入肛门约 2cm 为宜。

3. 致热后动物体温上升不足 0.8℃者宜剔除。

实验三　生大黄、制大黄对离体肠平滑肌的作用

视频

【目的】 学习离体肠平滑肌的制备方法；观察药物对家兔离体肠平滑肌的影响。

【原理】 多种动物的离体肠平滑肌在适宜的存活环境中可保持自发性运动功能。大黄具有泻热通便功效，能增加肠蠕动，抑制肠内水分吸收，促进排便，用于胃肠实热积滞、大便秘结、腹部胀满等证。肠平滑肌上存在 M 胆碱受体，若向营养液中加入其激动剂或阻断剂，可引起肠肌收缩或松弛。

【器材】 BL-420 生物机能实验分析系统、恒温平滑肌槽、手术剪、眼科剪、眼科镊、张力换能器、双凹夹、培养皿、1ml 注射器、移液枪、丝线。

【药品】 生大黄水煎液 1g/ml、制大黄水煎液 1g/ml、2% 硫酸阿托品溶液、台氏液等。

【动物】 家兔，2~2.5kg。

【方法】

1. 药液的制备　大黄水煎液：取生大黄、制大黄各 50g，常规制备，浓缩成 1g/ml 的溶液。

2. 仪器的安装

（1）安装恒温平滑肌槽　在恒温平滑肌槽的水浴槽中加蒸馏水至刻度线，在营养液槽和麦氏浴槽内加入台氏液。接通电源，将温度设置为 38℃±0.5℃，打开通气开关，使排出气泡 1 个/秒。

（2）调试 BL-420 生物机能实验分析系统　双击电脑桌面上 BL-420 生物机能实验分析系统图标，进入 BL-420 生物机能实验分析系统，从实验栏目中选择消化实验类中的"消化道平滑肌生理特征"实验模块，使之处于备用状态。

（3）张力换能器的连接　将张力换能器连入 1 通道，再用双凹夹将张力换能器固定在恒温平滑肌槽的金属杆上。

3. 标本的制备　取家兔 1 只，以左手提其髂骨上部，右手执木棒击其头枕部使其昏迷后，迅速剖开腹腔剪取一段空、回肠段置于预冷的台氏液中，沿肠壁剔去肠系膜，将肠内容物冲净，剪成 2cm 左右的肠管备用。肠管标本两端对角各穿一线，一端打一空结（约 1cm 小套），另一端留长线打结。用眼科镊钳住空结固定于麦氏浴槽通气钩上，另一端长线的近端打一空结，挂在张力换能器的感应片上，调节连线的张力，向麦氏浴槽中加入预热（37℃）的台氏液 20ml。

4. 检测　鼠标点击启动键开始实验，待肠肌活动稳定并描记一段正常收缩曲线后，用移液枪依次向槽内加入实验药物，并记录曲线变化。每次更换药液时，均应用温度为 38℃±0.5℃ 的台氏液连续冲洗两次，待舒缩恢复到用药前水平后，再进行下一药物观察。给药顺序如下。

（1）生大黄水煎液 0.3ml，观察并记录肠段收缩曲线。

（2）2% 硫酸阿托品溶液 0.3ml，当肠肌舒张显著时立即滴加生大黄水煎液 0.3ml，待生大黄作用明显时，再滴加 2% 硫酸阿托品溶液 0.3ml，观察药物对家兔离体肠肌的作用。

（3）制大黄水煎液 0.3ml，观察并记录肠段收缩曲线。

（4）2% 硫酸阿托品溶液 0.3ml，当肠肌舒张显著时立即滴加制大黄水煎液 0.3ml，待制大黄作用明显时，再滴加 2% 硫酸阿托品溶液 0.3ml，观察药物对家兔离体肠肌的作用。

【结果】 剪贴药物对家兔离体肠肌的作用曲线并对比最大值、最小值、平均值、面积等参数，分析其作用。

【注意事项】

1. 操作时应避免牵拉肠管而造成肠管活性欠佳。

2. 肠管标本两端对角各穿一线时，应使用单线，防止信号丢失。

3. 每次加药前必须备好更换用的 38℃ ±0.5℃ 台氏液,温度切勿超过 40℃,浴槽内的水温应始终在 38℃ ±0.5℃。

4. 给药时将药液直接加入麦氏浴槽,既不要碰线,也不要碰壁。

实验四 秦艽的抗炎作用

【目的】学习用二甲苯致小鼠耳廓肿胀的实验方法;观察秦艽水煎液的抗炎作用。

【原理】二甲苯涂擦小鼠耳廓有明显的致炎作用,可使小鼠耳廓肿胀。秦艽具有抗炎作用,其抗炎有效成分主要为秦艽碱甲,通过激动垂体、促使肾上腺皮质激素分泌增加而实现抗炎作用。

【器材】5 号注射针头、1ml 注射器、棉签、50ml 小烧杯、直径 6mm 打孔器、镊子、分析天平。

【药品】秦艽水煎液(1g/ml)、氢化可的松 25g/ml 注射液(用蒸馏水稀释至 0.25%)、二甲苯。

【动物】小鼠,雄性,体重 20 ~ 22g。

【方法】

1. 秦艽水煎液的制备 取秦艽 200g,加水浸泡 30 分钟,煮沸后改文火煎煮约 30 分钟,倒出煎液,加水继续煎煮,合并两次煎液,滤过,浓缩至 200ml,4℃保存备用。

2. 分组 选体重 20 ~ 22g 雄性小鼠 12 只,随机分为生理盐水组(1 组)、秦艽组(2 组)、氢化可的松组(3 组),每组 4 只。

3. 给药 2 组小鼠给予秦艽水煎液,3 组小鼠给予 0.25% 氢化可的松,1 组小鼠给予等体积生理盐水,均按 0.2ml/10g 腹腔注射。给药 30 分钟后,各组于每只小鼠右耳两面涂二甲苯 30 ~ 50μl 致肿,左耳不涂。

4. 检测 1 小时后脱颈椎处死小鼠,剪取耳廓,用 6mm 打孔器在每只耳廓相同部位打取耳片,于分析天平上称重。计算耳廓肿胀度(耳廓肿胀度 = 右耳片重 – 左耳片重),并计算耳廓肿胀率[耳廓肿胀率 =(右耳片重 – 左耳片重)/左耳片重×100%]。

【结果】按实验表 3 记录数据。

实验表 3 秦艽水煎液对二甲苯致小鼠耳廓肿胀的影响($\bar{x} \pm S$)

组别	剂量(g/kg)	耳廓肿胀度(mg)
生理盐水组		
秦艽组		
氢化可的松组		

【注意事项】

1. 小鼠应选用雄性,避免雌性小鼠发情期性激素变化的影响。

2. 各组小鼠给药、致肿、处死的时间均应一致。

实验五 附子炮制前后致小鼠中毒死亡情况的比较

【目的】以小鼠中毒死亡为观测指标,比较附子炮制前后毒性的大小,了解炮制对附子毒性的影响。

【原理】附子的有毒成分主要是双酯型乌头类生物碱,它的性质不稳定,容易水解,炮制过程中,乌头碱经水解后生成毒性较小的苯甲酰乌头原碱,继续水解生成毒性更小的乌头原碱。生附子乌头碱含量高,引起动物中毒死亡的剂量小,经炮制后乌头碱含量减少,毒性也降低,相同剂量下可能不引起动物死亡。

【器材】小鼠笼具、天平、1ml 注射器、小鼠灌胃针。

【药品】生附子水煎液（1g/ml）、制附子水煎液（1g/ml）、记号笔。

【动物】小鼠，雌雄各半，体重 18~20g。

【方法】

1. 药液的制备 取生附子 30g，加 20 倍量的水浸泡 30 分钟，武火煮沸，改用文火保持沸腾 60 分钟，趁热过滤，滤液减压浓缩至 1g/ml，得生附子水煎液，置 4℃ 冰箱内冷藏备用。同法制备制附子水煎液。

2. 给药 取健康成年小鼠 8 只，雌雄各半，称重。称重后按体重随机分为生附子水煎液组和制附子水煎液组，每组 4 只，雌雄各半，记号笔标记。分别灌胃生附子水煎液和制附子水煎液，均为 0.2ml/10g。观察 30 分钟内两组小鼠中毒症状和死亡数。

【结果】按实验表 4 记录数据。

实验表 4　附子炮制前后致小鼠中毒死亡情况的比较

组别	剂量（g/kg）	动物（只）	给药途径	中毒症状	死亡数（只）	死亡率（%）
生附子水煎液组						
制附子水煎液组						

【注意事项】

1. 实验者应对正常小鼠的一般状态和活动十分了解，才能及时、准确地观察到药物引起的毒性表现。本实验中生附子引起小鼠急性毒性的表现可见：耸毛、拱背、腹部收缩、从烦躁到安静、口吐白沫或口角流涎，呼吸困难，身体摇摆，步态不稳，抽搐、死亡，最快于灌胃 10 分钟后即可出现死亡。

2. 掌握小鼠灌胃方法，药量准确。

3. 实验室温度控制在 24℃ ±1℃，实验室湿度控制在 65% ±5%。

4. 生附子和制附子水煎液的制备条件（煎煮时间、浓缩方法等）的变化，对实验结果影响大，两种水煎液的制备方法需一致。

视频

实验六　木香对盐酸-乙醇所致急性胃黏膜损伤的影响

【目的】观察木香对盐酸-乙醇所致急性胃黏膜损伤的影响；了解木香的理气与调和肝脾的作用。

【原理】胃酸升高或内服高浓度乙醇均可导致胃黏膜急性损伤，故可采用盐酸-乙醇引起大鼠胃黏膜急性损伤，其症状类似脾胃气滞证，木香具有理气、健脾消食之效，以此来观察木香对胃黏膜损伤的影响。

【器材】大鼠灌胃器、广口烧杯、量尺、注射器、动脉夹、手术剪、眼科镊、天平。

【药品】木香配方颗粒（0.17g/ml）、150mmol/L 盐酸-60% 乙醇溶液（以 1.5ml 盐酸加无水乙醇 60ml，再加蒸馏水至 100ml 即得）、苦味酸液、蒸馏水、生理盐水、甲醛。

【动物】大鼠，雄性，体重 200~220g。

【方法】

1. 分组 取禁食 48 小时的健康大鼠 8 只，称重，用苦味酸液标记，随机分为空白对照组和木香组，每组 4 只。

2. 给药、造模及检测　按 10ml/kg 体重灌胃蒸馏水或木香配方颗粒混悬液，40 分钟后每只大鼠灌胃 1.5ml 盐酸 – 乙醇混合液，再过 40 分钟于深麻醉下脱颈椎处死大鼠，开腹取胃，用动脉夹夹紧贲门，由幽门注入 1% 甲醛溶液 5ml，夹紧幽门，将全胃置于 1% 甲醛溶液中固定 10 分钟。随后，沿胃大弯剪开，将胃外翻，用生理盐水轻轻洗去胃内容物。将胃平铺于玻璃板上，用尺子测量胃黏膜损伤长度和宽度，损伤宽度大于 1mm 者加倍计算，以损伤长度总和或面积总和作为胃黏膜损伤指数，进行统计学处理，并按下式计算抑制率：

$$抑制率（\%）= \frac{空白对照组平均损伤长度或面积 - 木香组平均损伤长度或面积}{空白对照组平均损伤长度或面积} \times 100\%$$

【结果】按实验表 5 记录数据。

实验表 5　木香对盐酸 – 乙醇所致急性胃黏膜损伤的影响 $(\bar{x} \pm S)$

组别	动物数（只）	剂量（g/kg）	胃黏膜损伤指数（mm^a 或 mm^2）	抑制率（%）
空白对照组		—		
木香组				

【注意事项】

1. 大鼠要禁食 48 小时。

2. 取出大鼠的胃后，用 1% 甲醛充分固定胃黏膜，以利于观察胃黏膜的损伤，否则黏膜内的皱襞会影响观察。

实验七　三七的止血作用（毛细玻管法）

视频

【目的】学习用毛细玻管测定凝血时间的方法；观察三七缩短凝血时间的作用。

【原理】三七能促进血小板释放凝血活性物质，增加血液中凝血酶含量，从而缩短小鼠的正常凝血时间，达到止血的功效。小鼠给药后一定时间，取其血液在毛细玻管内折断时出现血凝丝所需时间为指标，即可判断三七缩短凝血时间的作用。

【材料】1ml 注射器、小鼠灌胃器、毛细玻管（内径 1mm，长 10cm）、秒表、棉花、鼠笼、电子秤等。

【药品】生三七水浸液 0.15g/ml、蒸馏水。

【动物】昆明小鼠，雄性，体重 18～22g。

【方法】

1. 药物制备　取生三七粉，溶于蒸馏水中，制备成 0.15g/ml 的生三七水浸液。

2. 分组　取小鼠 4 只，标号，称重，随机分为 2 组，即正常对照组和生三七组。

3. 给药　生三七组灌胃生三七水浸液 0.3ml/10g，对照组给予蒸馏水 0.3ml/10g。

4. 检测　给药 30 分钟后，用毛细玻管旋转刺入小鼠内眦球后静脉丛，深 3～5mm。自血液流进管内开始计时，血液注满后取下毛细玻管平放于桌面上。每隔 30 秒，交替折断毛细玻管一端约 0.5cm，并缓慢拉开，观察、记录直到血凝丝出现为止，所经历的时间即为凝血时间，按下面公式计算凝血时间缩短百分率。

$$凝血时间缩短率 = \frac{正常对照组平均凝血时间 - 生三七组平均凝血时间}{正常对照组平均凝血时间} \times 100\%$$

【结果】填入实验表 6。

实验表6 生三七对小鼠凝血时间的影响（$\overline{X} \pm SD$，$n =$ ）

组别	体重（g）	剂量（g/kg）	凝血时间（分钟）	凝血时间组内平均值（分钟）
正常对照组				
生三七组				

【注意事项】

1. 凝血时间可受室温等因素影响，室温以15℃较好。

2. 毛细玻管采血后不宜长时间拿在手中，以免影响凝血时间。

附：凝血时间测定法

凝血时间（coagulation time，CT）是指血液自离体与异物接触至凝固所需的时间，是一种测定内源性凝血系统的整个凝血过程的研究方法。以动物用药前后或对照组动物与用药组动物之间凝血时间的缩短为标准，来判断止血药的效果。观察内源性凝血系统有无缺陷，常用的全血凝血时间的测定方法有试管法、玻片法和毛细玻管法。凝血时间的长短与血液中凝血因子及抗凝血因子的活性有关，也与试管大小、管壁性状、管壁清洁度、温度、药物pH及摇动因素有关。玻片法由于易混入组织凝血活酶，可靠性差。

实验八　炮制对延胡索镇痛作用的影响（化学刺激法）

视频

【目的】学习化学刺激法致小鼠疼痛的实验方法；观察炮制对延胡索镇痛作用的影响。

【原理】小鼠腹腔注射刺激剂（如酒石酸锑钾、醋酸溶液等）可引起腹腔深部、大面积而持久的疼痛，动物表现出特征性的躯体伸缩行为，称扭体反应（表现为腹部内凹、躯干与后肢伸张、臀部抬高等）。给药组与对照组相比，若使扭体反应发生率减少50%以上，可认为有镇痛作用。延胡索为临床常用的活血止痛类中药，其镇痛效果确切，醋制后镇痛效果增强，通过观察小鼠扭体反应动物数和扭体次数，评价延胡索醋制前后镇痛作用的差别。

【器材】电子天平、小鼠灌胃器、大烧杯（1000～2000ml）、计时器、1ml注射器。

【药品】延胡索水煎液（1g/ml）、醋制延胡索水煎液（1g/ml）、0.6%冰醋酸（0.05%酒石酸锑钾）。

【动物】小鼠，雄性，体重18～22g。

【方法】

1. 药液的制备　取延胡索10 g加8倍量水浸泡40分钟，常规煎煮2次，每次武火煮沸后再用文火煎煮30分钟，药液过滤后合并，于水浴中浓缩至1g/ml，即延胡索水煎液，备用。同法制备醋制延胡索水煎液。

2. 分组　取小鼠9只，称重，随机分为3组，分别为模型对照组、延胡索组和醋制延胡索组，每组3只。观察每组动物的正常活动情况。

3. 给药　延胡索组及醋制延胡索组小鼠分别灌胃延胡索水煎液及醋制延胡索水煎液，均为0.2ml/10g，模型对照组灌胃等容量蒸馏水。

4. 检测　40分钟后，3组小鼠分别腹腔注射0.6%冰醋酸，0.2ml/只，立即计时，观察15分钟内各组小鼠出现扭体反应的动物数和扭体次数。汇总各组实验结果记录于下表内，并按下列公式计算药物镇痛百分率或抑制百分率：

$$镇痛百分率（\%）= \frac{给药组无扭体反应数 - 对照组无扭体反应数}{对照组扭体反应数} \times 100\%$$

$$抑制百分率（\%）= \frac{对照组平均扭体次数 - 给药组平均扭体次数}{对照组平均扭体次数} \times 100\%$$

【结果】按实验表 7 记录数据。

实验表 7　延胡索醋制前后对醋酸所致小鼠扭体反应的影响

分组	动物数（只）	剂量（g/kg）	扭体反应动物数（只）	扭体反应发生率（%）	扭体次数（次）
模型对照组					
延胡索组					
醋制延胡索组					

【注意事项】

1. 醋酸应临用前配制，以免挥发后浓度不准。

2. 如用酒石酸锑钾，需临时配制，若放置过久，其作用明显减弱。

实验九　桔梗的镇咳作用

视频

【目的】学习氨水引咳的实验方法；观察桔梗的镇咳作用。

【原理】氨水具有刺激性，被吸入呼吸道后可刺激支气管黏膜的感受器，引起咳嗽。桔梗可因抑制咳嗽中枢或降低呼吸道感受器的敏感性而镇咳。

【器材】超声雾化器、秒表、橡皮管、500ml 玻璃钟罩、小鼠灌胃器。

【药品】桔梗水煎液（1g/ml）、浓氨水、生理盐水、苦味酸液。

【动物】小鼠，雌雄各半，体重 18 ~ 22g。

【方法】

1. 分组　取小鼠 20 只，称体重，用苦味酸标记，随机分为正常对照组和桔梗组，每组 10 只。

2. 给药　桔梗组按 0.2ml/10g 容积灌胃桔梗水煎液，正常对照组灌胃等容量生理盐水。

3. 检测　灌胃 60 分钟后，将小鼠放入玻璃钟罩，打开通过橡皮管与之相连的超声雾化器，将氨水均匀地喷入玻璃钟罩，喷雾 10 秒，立即取出小鼠，置于清洁干净的烧杯内，观察并记录小鼠的咳嗽潜伏期和 2 分钟内的咳嗽次数，将实验数据填入下表并统计分析其差异。

【结果】按实验表 8 记录数据。

实验表 8　桔梗对氨水引咳小鼠的镇咳作用

组别	动物数（只）	剂量（g/kg）	咳嗽潜伏期（秒）	2 分钟内咳嗽次数（次）
正常对照组				
桔梗组				

【注意事项】

1. 咳嗽潜伏期是从喷雾氨水开始到发生咳嗽所需的时间。

2. 小鼠咳嗽表现为腹肌收缩（胸缩），张口，有时有咳声，需与喷嚏区别开。

3. 各鼠的氨水喷雾量要一致。

【分析讨论】

1. 分析影响本实验结果的主要因素。

2. 中药镇咳实验还有哪些方法或动物模型？

实验十 桔梗的祛痰作用（酚红排泌法）

视频

【目的】学习比色法测定小鼠气管酚红排泌量的实验方法；观察桔梗的祛痰作用。

【原理】酚红是一种小分子物质，腹腔注射后，它可以被腹腔丰富的毛细血管吸收，又可以从气管的杯状细胞中分泌出来。酚红在碱性环境（如 $NaHCO_3$、$NaOH$）中呈红色，当浓度增加时，其颜色加深。因此，用比色法测定气管酚红的排泌量，作为判断祛痰的指标。

桔梗含有皂苷类成分，口服时可刺激胃黏膜，反射性增加气管杯状细胞分泌黏液，使痰液稀释而被排出。

【器材】电子天平、小鼠灌胃器、手术剪、眼科镊、试管、试管架、分光光度计、蛙板、计时器、1ml 注射器、玻璃棒。

【药品】桔梗水煎液（1g/ml）、0.5% 酚红溶液（0.5g/100ml）、5% $NaHCO_3$ 溶液（5g/100ml）、0.9% 生理盐水（0.9g/100ml）。

【动物】小鼠，雄性，体重 18～22g。

【方法】

1. 药液的制备 取桔梗 10g，加 8 倍量水浸泡 40 分钟，常规煎煮 2 次，每次武火煮沸后再用文火煎煮 30 分钟，药液过滤后合并，于水浴中浓缩至 1g/ml，即桔梗水煎液，备用。

2. 分组 取小鼠 6 只，称重，随机分为 2 组，分别为正常对照组、桔梗组，每组 3 只。

3. 给药 桔梗组小鼠灌胃桔梗水煎液 0.2ml/10g，正常对照组灌胃等容量生理盐水。

4. 检测 灌胃后 30 分钟，每只小鼠腹腔注射酚红溶液 0.5ml。30 分钟后，将小鼠脱颈椎处死，分离甲状软骨至气管分支处的一段气管，置于 2ml 5% $NaHCO_3$ 溶液中显色 10 分钟，期间不时用玻璃棒搅拌，使气管分泌物充分溶解在 $NaHCO_3$ 溶液中。采用分光光度计在 540nm 测定吸光值，与标准管比色（标准管配制：取 0.5% 酚红溶液 0.5ml 于试管内，加入 5% $NaHCO_3$ 溶液 1.5ml，混匀，即得标准管，其酚红含量为 1250μg/ml），计算每只小鼠的酚红排泌量（μg/ml）：

酚红排泌量 = 标准管酚红含量（1250）×样品液吸光值÷标准管酚红吸光值

【结果】按实验表 9 记录数据。

实验表 9　桔梗对小鼠气管酚红排泌的影响

分组	动物数（只）	剂量（g/kg）	酚红排泌量（μg/ml）
正常对照组			
桔梗组			

【注意事项】

1. 手术操作要轻柔，以免损伤血管引起出血。

2. 按时处死动物，保证结果准确。

3. 酚红溶液要即时配制，且注射剂量和取样量要准确。

4. 本实验的显色液也可选用氢氧化钠溶液（$NaOH$）。

5. 本实验也可通过酚红标准曲线的绘制，得酚红回归方程为 $y = ax + b$，将样品液的吸光值代入回归方程，计算出样品液的酚红排泌量。

6. 本实验中样品液的制备，也可采用脱颈椎处死小鼠，用灌胃针头插入气管，结扎固定，用 1ml 注射器吸 5% $NaHCO_3$ 溶液 0.5ml 慢慢推入气管，反复推抽，最后吸出冲洗液于试管内，连续 3 次，合并冲洗液，3000r/min 离心 10 分钟后，取上清作为待测样品液。该方法可将气管和支气管中的分泌液均冲洗出来，但操作难度较大，易将肺组织、血液冲洗出来，或无法抽吸出足量的样品液，导致实验失败。

实验十一　天麻钩藤饮的降压作用

视频

【目的】学习采用多通道生物信号采集记录仪测定家兔血压的方法；观察天麻钩藤饮对正常家兔血压的影响，学习药物降压的研究方法。

【原理】将动脉插管插入颈总动脉，动脉插管与压力换能器构成抗凝密封系统，心脏收缩驱动血液流动的压力即为血压，可通过插管所连接的压力换能器在生物信号采集系统中准确地反映出来。

【器材】多通道生物信号采集记录仪、家兔解剖台、动脉塑料插管、气管插管、十二指肠塑料插管、三通开关、动脉夹、手术剪刀、眼科剪、镊子、止血钳、医用缝合线。

【药品】天麻钩藤饮水煎液（5.0g/ml）、0.3%肝素钠生理盐水注射液、25%乌拉坦溶液。

【动物】家兔，体重大于2kg。

【方法】

1. 药液的制备　天麻钩藤饮水煎液：取天麻 9g、钩藤（后下）12g、石决明（先煎）18g、山栀 9g、黄芩 9g、川牛膝 12g、杜仲 9g、益母草 9g、桑寄生 9g、夜交藤 9g、茯苓 9g，浸泡 40 分钟，常规煎煮两次，第一次 1.5 小时，第二次 1 小时，合并两次滤液，80℃蒸气浓缩至含生药 5g/ml，4℃保存备用。

2. 传导系统的连接与准备　将导管和压力换能器内充满 0.3%肝素生理盐水注射液，排走气泡，并且准备好记录仪器。

3. 麻醉　25%乌拉坦溶液（3.5~4ml/kg），耳缘静脉注射，麻醉家兔。

4. 插管　待家兔麻醉后，将其仰卧固定于家兔解剖台上，剪掉颈前部毛，从颈正中线剪开皮肤 5~7cm，分离皮下组织和肌肉，暴露气管。于气管的左侧找到颈总动脉和神经，将颈总动脉与神经分离，分离颈总动脉 3~4cm，下穿 2 条丝线备用。将压力换能器腔内充满含肝素的生理盐水，排除气泡，经三通与血管插管相连。耳缘静脉注入肝素以抗凝。在分离好的颈总动脉的近心端夹一动脉夹阻断血流，并在动脉远心端距动脉约 3cm 处用线结扎。用小剪刀在结扎线的近心端剪一 45°角斜向近心端的小口，向心脏方向插入上述准备好的动脉插管，用备好的丝线结扎固定。确定动脉无出血后，放开动脉夹。

5. 给药及检测　本实验采用耳缘静脉给药。将静脉注射软管和生理盐水注射液连接好，排除软管内的气泡。将注射针头插入家兔耳缘静脉，然后用胶布固定注射针头，将注射软管与三通连接，通过三通控制给药时间和体积，按照 1ml/kg 给药。记录给药后 30 分钟、60 分钟、90 分钟、120 分钟、240 分钟的平均动脉压（MAP）、收缩压（SP）和舒张压（DP）。

【结果】按实验表 10 记录数据。

实验表 10　天麻钩藤饮对正常家兔血压的影响

给药前血压			30 分钟			60 分钟			90 分钟			120 分钟			240 分钟		
MAP	SP	DP	MAP	SP	DP	MAP	SP	DP	MAP	SP	DP	MAP	SP	DP	MAP	SP	DP

【注意事项】

1. 避免对血管造成不必要的损伤。在移除动脉夹之前，须确认无动脉出血。

2. 降压实验一定要将动物插管中的气泡完全排掉后再插管，否则待药物发挥降压作用后，气泡倒流入心脏影响实验结果。

3. 实验前应检查导管系统是否漏气。

4. 麻醉是影响血压的一个重要因素，要注意掌握麻醉的深浅和保持每次实验麻醉深浅的一致性及麻醉药物的一致性。

实验十二　酸枣仁对小鼠自发活动的影响

视频

【目的】学习用小鼠自发活动测试仪测定小鼠自发活动的方法。认识酸枣仁宁心安神的功效与其对中枢抑制作用的关系。掌握小鼠自发活动的实验方法。

【原理】

通常情况下小鼠自发活动方式有走动、前肢向上抬举、抓痒、洗脸、舔足、嗅及咬等，其中以走动、前肢向上抬举为常见。目前多数研究文献采用红外线光束法测定小鼠的自发活动总数。另外少部分研究文献采用开场法人工或自动记录小鼠穿越格数、后腿站立次数、理毛次数等。一般来说，兴奋剂能增强小鼠自发活动，镇静剂抑制其自发活动。酸枣仁具有宁心安神的功效。本实验采用小鼠自主活动测试仪（红外线光束法），可以记录在一定区域、一定时间内小鼠的自发活动数，初步判断药物对小鼠的兴奋或抑制作用。

【器材】小鼠自主活动记录仪、1ml 注射器、小鼠灌胃针头、鼠笼。

【药品】酸枣仁水煎液（1g/ml）、生理盐水。

【动物】昆明小鼠，雄性，体重 18~22g。

【方法】

1. 药液的制备　酸枣仁水煎液：酸枣仁购于市售药店，粉碎，加入适量自来水，煎煮 3 次，每次煮沸后再文火煎煮 30 分钟，药液用纱布二次过滤并合并，于水浴上浓缩至 1g/ml，置于冰箱中备用。

2. 分组与给药　将小鼠称重、标记，随机分为生理盐水组和酸枣仁组，每组 10 只。酸枣仁组按 0.1ml/10g 灌胃酸枣仁水煎液，生理盐水组给予等容量生理盐水。

3. 指标检测与结果分析　给药 30 分钟后，将小鼠置于小鼠自主活动测试仪内，适应 5 分钟。记录 5 分钟内小鼠活动次数。每隔 30 分钟记录 1 次，连续观察 3 次。将实验所得结果填入下表，进行统计学处理，观察酸枣仁对小鼠自发活动的影响。

【结果】按实验表 11 记录数据。

实验表 11　酸枣仁水煎液对小鼠自发活动的影响（$\bar{X} \pm S$，$n = 10$）

组别	剂量（g/kg）	给药后不同时间段小鼠自发活动的次数		
		30 分钟	90 分钟	120 分钟
生理盐水组				
酸枣仁组				

【注意事项】

1. 动物宜事先禁食 12 小时，以增加觅食活动。

2. 测量时应保持安静，不应有强光、震动、噪声等可能对小鼠自发活动产生干扰的刺激。

3. 自发活动个体差异大，每组动物数不应少于 10 只。

4. 每次记录 5 分钟内小鼠活动次数，如记录时间过长，动物则逐渐熟悉环境，导致活动次数减少。

实验十三　人参的耐缺氧作用

视频

【目的】观察人参对小鼠缺氧耐受力的影响。

【原理】以存活时间作为检测小鼠耐缺氧的指标，具有耐缺氧作用的药物可使动物存活时间延长。

【器材】250ml 广口瓶、电子天平、1ml 灌胃器、秒表。

【药品】钠石灰、人参（打粉）、蒸馏水等。

【动物】昆明小鼠，雌雄各半，体重 20～22g。

【方法】向 250ml 广口瓶内加入钠石灰 15g，用以吸收二氧化碳和水分。取小鼠 6 只，称重后分为 2 组（蒸馏水组、人参组），每组 3 只。人参组的 3 只小鼠灌胃给予人参粉混悬液 5g/kg，蒸馏水组给予等容量蒸馏水，作为对照。给药后 15 分钟，依次将小鼠放入广口瓶，盖严瓶盖，立即记录时间，观察小鼠的活动，直至其死亡，记录死亡时间，求得各小鼠的存活时间。综合全实验室的实验结果，求得各组小鼠的平均存活时间，将人参组与蒸馏水组相比，求得存活时间延长的百分率：

$$存活时间延长百分率（\%）=\frac{（人参组平均存活时间 - 蒸馏水组平均存活时间）}{蒸馏水组平均存活时间}\times100\%$$

【结果】按实验表 12 记录数据。

实验表 12　人参对小鼠存活时间的影响

组别	动物数（只）	剂量（g/kg）	存活时间（秒）	存活时间延长百分率（%）
蒸馏水组		—		
人参组				

【注意事项】

1. 所用的广口瓶必须等容量。

2. 瓶盖可涂凡士林，以便盖紧。

视频

实验十四　人参的抗疲劳作用

【目的】了解小鼠游泳实验方法；观察人参的抗疲劳作用。

【原理】以游泳时间作为检测小鼠疲劳的指标，具有抗疲劳功效的药物可使动物游泳时间延长。

【器材】玻璃缸（长 43cm，宽 30cm，高 20cm）、温度计、天平、镊子、灌胃针及针头、计时器、负重物（自制长尾夹）。

【药品】人参（打粉）、生理盐水等。

【动物】小鼠，雌雄各半，体重 18～22g。

【方法】取小鼠 12 只，随机分成 2 组，人参组灌胃给予人参粉混悬液 5g/kg，生理盐水组给予等容量生理盐水，作为对照。给药后 30 分钟，将小鼠（每次 1 只）投入玻璃缸进行游泳试验，水深 15cm，水温调节为 25℃。为缩短观察时间，可在小鼠尾部夹上自制长尾夹以负重（体重的 5%），将小鼠放入水中开始计时，小鼠头部沉入水中不能浮出水面者即为体力耗竭，停止计时，这段时间为小鼠游泳时间。

【结果】人参能提高小鼠的游泳时间，有抗疲劳作用，结果见实验表 13。

实验表 13　人参对小鼠游泳时间的影响

组别	体重（g）	剂量（g/kg）	游泳时间（分钟）
生理盐水组			
人参组			

【注意事项】

1. 严格控制水温。

2. 动物单只游泳为好，集体游泳时互相攀爬会影响实验结果。

附录　英文缩略词表

英文缩写	英文全称	中文全称
2 – HBD	2 – hydroxybutyric dehydrogenase	二羟丁酸脱氢酶
5 – HMF	5 – hydroxymethylfurfural	5 – 羟基糠醛
5 – HT	5 – hydroxytryptamine	5 – 羟色胺
6 – OHDA	6 – hydroxydopamine	6 – 羟基多巴胺
17 – OHCS	17 – hydorxycorticosteroids	17 – 羟皮质类固醇
AA	arachidonic acid	花生四烯酸
AC	adenylate cyclase	腺苷酸环化酶
ACh	acetylcholine	乙酰胆碱
AChE	acetylcholinesterase	乙酰胆碱酯酶
ACP	acid phosphatase	酸性磷酸酶
ACTH	adrenocorticotrophic hormone	促肾上腺皮质激素
AD	Alzheimer's disease	阿尔茨海默病
ADH	antidiuretic hormone	抗利尿激素
ADME	absorption，distribution，metabolism，excretion	吸收、分布、代谢、排泄
ADP	adenosine diphosphate	二磷酸腺苷
AGEs	advanced glycation end products	晚期糖基化终产物
AK	adenylate kinase	腺苷酸激酶
ALB	albumin	白蛋白
ALDH	aldehyde dehydrogenase	乙醛脱氢酶
ALT	alanine aminotransferase	丙氨酸转氨酶
ANF	atrial natriuretic factor	心钠素
Ang – II	angiotensin II	血管紧张素 II
ANP	atrial natriuretic peptide	心钠肽
APD	action potential duration	动作电位时程
ApoA1	apolipoprotein A1	载脂蛋白 A1
APTT	activated partial thromboplastin time	活化部分凝血活酶时间
AS	atherosclerosis	动脉粥样硬化
AST	aspartate aminotransferase	天冬氨酸转氨酶
AT – III	antithrombin III	抗凝血酶 III
ATP	adenosine triphosphate	三磷酸腺苷
AUC	area under the curve	曲线下面积
bFGF	basic fibroblast growth factor	碱性成纤维细胞生长因子
BSA	bovine serum albumin	牛血清白蛋白
BUN	blood urea nitrogen	尿素氮

续表

英文缩写	英文全称	中文全称
CA	catecholamine	儿茶酚胺
cAMP	cyclic adenosine monophosphate	环磷酸腺苷
CAT	catalase	过氧化氢酶
CCH	carbachol	卡巴胆碱
CCK	cholecystokinin	胆囊收缩素
cGMP	cyclic guanosine monophosphate	环磷酸鸟苷
CHAT	choline acetyltransterase	胆碱乙酰转移酶
CIA	collagen induced arthritis	胶原性关节炎
CKD	chronic kidney disease	慢性肾病
CO	cardiac output	心输出量
ConA	concanavalin A	刀豆蛋白 A
COX	cyclooxygenase	环氧化酶
CK	creatine kinase	肌酸激酶
Crea	creatinine	肌酐
CRF	chronic renal failure	慢性肾功能衰竭
CRH	corticotropin releasing hormone	促肾上腺皮质激素释放激素
C – T	concentration – time	浓度 – 时间
CTZ	chemoreceptor trigger zone	催吐化学感受区
Cyt C	cytochrome C	细胞色素 C
DA	dopamine	多巴胺
DAB	dimethylaminoazobenzene	二甲基氨基偶氮苯
DDV	dichlorovos	敌敌畏
D – Gal	D – galactosamine	D – 氨基半乳糖
D – IBS	diarrhea – predominant irritable bowel syndrome	腹泻型肠易激综合征
DIC	disseminated intravascular coagulation	弥散性血管内凝血
DMH	dorsomedial nucleus of hypothalamus	背内侧核
DMN	dimethyl nitrosamine	二甲基亚硝胺
DNA	deoxyribonucleic acid	脱氧核糖核酸
DNCB	2,4 – nitrochlorobenzene	2,4 – 二硝基氯苯
DNJ	deoxynojirimycin	1 – 脱氧野尻霉素
DTH	delayed type hypersensitivity	迟发型超敏反应
dTMP	thymidylic aicd	胸腺嘧啶脱氧核苷酸
DβH	dopamine β – hydroxylase	多巴胺 β 羟化酶
EC	enterochromaffin cell	肠嗜铬细胞
ECM	extracellular matrix	细胞外基质
EDRF	endothelium – derived relaxing factor	内皮源性舒张因子
eNOS	endothelial nitric oxide synthase	内皮型一氧化氮合酶
EPM	elevated plus – maze test	高架十字迷宫
ERK1/2	extracellular signal – regulated protein kinase	细胞外信号调节蛋白激酶 1/2
ERP	effective refractory period	有效不应期

续表

英文缩写	英文全称	中文全称
ES	endostatin	内皮抑素
ET	endothelin	内皮素
F	bioavailability	生物利用度
Fbg	fibrinogen	纤维蛋白原
FDA	Food and Drug Administration	美国食品药品管理局
FSC	hepatic stellate cell	肝星状细胞
FSH	follicle – stimulating hormone	卵泡刺激素
FWS	fast wave sleep	快波睡眠
G6P	glucose – 6 – phosphatase	葡萄糖 – 6 – 磷酸酶
G6PD	glucose – 6 – phosphate dehydrogenase	葡萄糖 – 6 – 磷酸脱氢酶
GABA	γ – aminobutyric acid	γ – 氨基丁酸
GAG	glycosaminoglycan	糖胺聚糖
GAGs	glucosamine	葡萄糖氨基糖胺
GBM	glomerular basement membrane	肾小球基底膜
GLB	globulin	球蛋白
GLDH	glutamic dehydrogenase	谷氨酸脱氢酶
GLP	good laboratory practice	实验室管理规范
GM – CSF	granulocyte – macrophage colony stimulating factor	粒细胞 – 巨噬细胞集落刺激因子
GMP140	alpha granule membrane protein 140	α 颗粒膜蛋白 140
GSH	glutathion	谷胱甘肽
GSH – Px	glutathione peroxidase	谷胱甘肽过氧化物酶
GSSG	oxidized glutathione	氧化型谷胱甘肽
GSTs	glutathione *S* – transferase	谷胱甘肽 *S* – 转移酶
GTP	guanosine triphosphat	三磷酸鸟苷
HCT	hematocrit	红细胞比容
HDL – C	high density lipoprotein cholesterol	高密度脂蛋白胆固醇
HGPRT	hypoxanthine – guanine phosphoribosyl transferase	次黄嘌呤 – 鸟嘌呤磷酸核糖转移酶
HIOP	hyper – intraocular pressure	高眼压
HIV	human immunodeficiency virus	人类免疫缺陷病毒（艾滋病病毒）
HMG CoA	hydroxy – methyl – glutaryl coenzyme A	羟甲基戊二酰辅酶 A
HMGR	hydroxy – methyl – glutaryl coenzyme A reductase	羟甲基戊二酰辅酶 A 还原酶
HPA	hypothalamic – pituitary – adrenal axis	下丘脑 – 垂体 – 肾上腺轴
HSP	heat shock protein	热休克蛋白
Hyp	hydroxyproline	羟脯氨酸
IAP	inhibitor of apoptosis	凋亡抑制因子
IC_{50}	50% inhibiting concentration	半数抑制浓度
IFN	interferon	干扰素
IL	interleukin	白细胞介素
iNOS	inducible nitric oxide synthase	诱导型一氧化氮合酶
IR	insulin resistance	胰岛素抵抗
IRB	institutional review board	伦理审查委员会

续表

英文缩写	英文全称	中文全称
LAK	lymphokine activated killer cell	淋巴因子激活杀伤细胞
LDA	lateral hypothalamic area	下丘脑外侧区
LDH	lactic dehydrogenase	乳酸脱氢酶
LDL – C	low density lipoprotein cholesterol	低密度脂蛋白胆固醇
LH	luteinizing hormone	黄体生成素
LP	leukocyte pyrogen	白细胞致热原
LPF	lipofuscin	脂褐素
LPO	lipid peroxide	脂质过氧化物
LPS	lipopolysaccharide	脂多糖
LTP	long – time potentiation	长时程增强效应
LVSP	left ventricular systolic pressure	左心室收缩压
MAO	monoamine oxidase	单胺氧化酶
MCHC	mean corpuscular hemoglobin contentration	红细胞平均血红蛋白浓度
MCP	monocyte chemoattractant protein	单核细胞趋化蛋白
MDA	malonyldialdehyde	丙二醛
MDR	macrophage disappearance reaction	巨噬细胞消失反应
MES	maximal electroshock seizure	最大电休克发作
MLR	mixed lymphocyte reaction	混合淋巴细胞反应
MMC	migrating myoelectric complex	移行性综合肌电
MMPs	matrix metalloproteinases	基质金属蛋白酶
MOEL	maximum no – effect dose	最大无作用剂量
MP	myoplasma pneumonia	肺炎支原体
MPO	myeloperoxidase	髓过氧化物酶
MSOF	multiple organ failure	多器官功能衰竭
MT	melationin	褪黑素
MTD	maximal tolerance dose	最大耐受量
MTL	motilin	胃动素
MUC5AC	mucoitin 5AC	黏液素 5AC
NA	noradrenaline, norepinephrine	去甲肾上腺素
NIM	neuroendocrine immunomodulation	神经 – 内分泌 – 免疫调节
NK cell	natural killer cell	自然杀伤细胞
NO	nitric oxide	一氧化氮
NOS	nitric oxide synthase	一氧化氮合酶
ox – LDL	oxidized – low density lipoprotein	氧化型低密度脂蛋白
PAF	platelet activating factor	血小板活化因子
PAI	plasminogen activator inhibitor	纤溶酶原激活物抑制剂
PAN	puromycin aminonucleoside	嘌呤霉素氨基核苷
PD	Parkinson's disease	帕金森病

续表

英文缩写	英文全称	中文全称
PDGF – B	platelet – derived growth factor B	血小板衍生生长因子 B
PF – 4	platelet factor	血小板因子 4
P – gp	P – glycoproetin	P – 糖蛋白
PFC	hemolytic plaque test	溶血空斑试验
PFC	plaque forming cell	空斑形成细胞
PG	prostaglandin	前列腺素
PHA	phytohemagglutinin	植物血凝素
PI	phosphtidylinositol	磷脂酰肌醇
PKC	protein kinase C	蛋白激酶 C
PNS	panax notoginseng saponins	三七总皂苷
PRL	prolactin	催乳素
PT	prothrombin time	凝血酶原时间
PTCM	pharmacology of traditional Chinese medicine	中药药理学
PTK	protein tyrosine kinase	蛋白酪氨酸激酶
PVN	paraventricular nucleus	下丘脑室旁核
RFC	specific rosette test	特异性玫瑰花试验
RGCs	retinal ganglion cells	视网膜神经节细胞
RNA	ribonucleic acid	核糖核酸
ROCC	receptor – operated calcium channel	受体依赖性钙通道
ROS	reactive oxygen species	活性氧
RPE	retinal pigment epithelium	视网膜色素上皮细胞
SARS	severe acute respiratory syndrome	严重急性呼吸综合征
SDH	succinate dehydrogenase	琥珀酸脱氢酶
SMC	smooth muscle cell	平滑肌细胞
SOD	superoxide dismutase	超氧化物歧化酶
SRBC	sheep red blood cell	绵羊红细胞
SS	somatostatin	生长抑素
STZ	streptozotocin	链脲佐菌素
sVCAM	soluble vascular cell adhesion molecule	可溶性血管细胞黏附分子
SWS	slow – wave sleep	慢波睡眠
T_3	triiodothyronine	三碘甲状腺原氨酸
T_4	tetraiodothyronine	四碘甲状腺原氨酸
T – AOC	total antioxidant capacity	总抗氧化能力
TAT	tyrosintransaminase	酪氨酸转氨酶
TC	total cholesterol	总胆固醇
TCM	traditional Chinese medicine	中药
TG	triglyceride	三酰甘油
TGF – β1	transforming growth factor beta 1	转化生长因子 – β1
TIMP	tissue inhibitor of matrix metalloproteinases 1	金属蛋白酶组织抑制因子 1
TNF	tumor necrosis factor	肿瘤坏死因子

续表

英文缩写	英文全称	中文全称
TP	total protein	总蛋白
t – PA	tissue plasminogen activator	组织型纤溶酶原激活物
TRH	thyrotropin – releasing hormone	促甲状腺激素释放激素
TS	testosterone	睾酮
TSH	thyroid stimulating hormone	促甲状腺激素
TSP	thrombospondin	血小板反应素
TT	thrombin time	凝血酶凝固时间
TXA_2	thromboxane A_2	血栓素 A_2
TXB_2	thromboxane B_2	血栓素 B_2
UC	ulcerative colitis	溃疡性结肠炎
UCP – 2	uncoupling protein	解偶联蛋白 – 2
UGTs	UDP – glucuronosyltransferases	尿苷二磷酸 – 葡萄糖醛酸基转移酶
VCR	vincristine	长春新碱
VEGF	vascular endothelial growth factor	血管内皮生长因子
VMH	ventromedial nucleus of hypothalamus	腹内侧核
ZO – 1	zonula occluden 1	紧密连接蛋白1
β – TG	beta – thromboglobulin	血栓球蛋白 β